"十二五"职业教育国家规划教材
经全国职业教育教材审定委员会审定

全国中医药行业高等职业教育"十二五"规划教材

中医内科学

（供中医学、针灸推拿、中医骨伤、中医康复技术、中医养生保健专业用）

主　　编　韦绪性（安阳职业技术学院）

　　　　　杨德全（重庆三峡医药高等专科学校）

副 主 编　赵进喜（北京中医药大学）

　　　　　丁英均（河北中医学院）

　　　　　孙世山（曲阜中医药学校）

　　　　　刘　冰（南阳医学高等专科学校）

编　　委　（以姓氏笔画为序）

　　　　　王彦如（河南护理职业学院）

　　　　　付占宇（安阳市中医药学校附属医院）

　　　　　李　杨（黑龙江中医药大学）

　　　　　杨　勤（重庆三峡医药高等专科学校）

　　　　　张重州（渭南职业技术学院）

　　　　　曾洪长（四川中医药高等专科学校）

学术秘书　付占宇（安阳市中医药学校附属医院）

　　　　　杨　勤（重庆三峡医药高等专科学校）

中国中医药出版社
·北京·

U0346219

图书在版编目（CIP）数据

中医内科学/韦绪性，杨德全主编 . —北京：中国中医药出版社，2015.8
全国中医药行业高等职业教育"十二五"规划教材
ISBN 978 - 7 - 5132 - 2621 - 9

Ⅰ. ①中…　Ⅱ. ①韦…　②杨…　Ⅲ. ①中医内科学 - 高等职业教育 - 教材
Ⅳ. ①R25

中国版本图书馆 CIP 数据核字（2015）第 133011 号

中 国 中 医 药 出 版 社 出 版
北京市朝阳区北三环东路 28 号易亨大厦 16 层
邮政编码　100013
传真　010 64405750
廊坊市成基包装装潢有限公司印刷
各地新华书店经销

＊

开本 787 × 1092　1/16　印张 30.75　字数 692 千字
2015 年 8 月第 1 版　2015 年 8 月第 1 次印刷
书　号　ISBN 978 - 7 - 5132 - 2621 - 9

＊

定价　60.00 元
网址　www. cptcm. com

张美林（成都中医药大学附属医院针灸学校党委书记、副校长）

张登山（邢台医学高等专科学校教授）

张震云（山西药科职业学院副院长）

陈　燕（湖南中医药大学护理学院院长）

陈玉奇（沈阳市中医药学校校长）

陈令轩（国家中医药管理局人事教育司综合协调处副主任科员）

周忠民（渭南职业技术学院党委副书记）

胡志方（江西中医药高等专科学校校长）

徐家正（海口市中医药学校校长）

凌　娅（江苏康缘药业股份有限公司副董事长）

郭争鸣（湖南中医药高等专科学校校长）

郭桂明（北京中医医院药学部主任）

唐家奇（湛江中医学校校长、党委书记）

曹世奎（长春中医药大学职业技术学院院长）

龚晋文（山西职工医学院/山西省中医学校党委副书记）

董维春（北京卫生职业学院党委书记、副院长）

谭　工（重庆三峡医药高等专科学校副校长）

潘年松（遵义医药高等专科学校副校长）

秘　书　长　周景玉（国家中医药管理局人事教育司综合协调处副处长）

前　言

　　中医药职业教育是我国现代职业教育体系的重要组成部分，肩负着培养中医药多样化人才、传承中医药技术技能、促进中医药就业创业的重要职责。教育要发展，教材是根本，在人才培养上具有举足轻重的作用。为贯彻落实习近平总书记关于加快发展现代职业教育的重要指示精神和《国家中长期教育改革和发展规划纲要（2010—2020年）》，国家中医药管理局教材办公室、全国中医药职业教育教学指导委员会紧密结合中医药职业教育特点，充分发挥中医药高等职业教育的引领作用，满足中医药事业发展对于高素质技术技能中医药人才的需求，突出中医药高等职业教育的特色，组织完成了"全国中医药行业高等职业教育'十二五'规划教材"建设工作。

　　作为全国唯一的中医药行业高等职业教育规划教材，本版教材按照"政府指导、学会主办、院校联办、出版社协办"的运作机制，于2013年启动了教材建设工作。通过广泛调研、全国范围遴选主编，又先后经过主编会议、编委会议、定稿会议等研究论证，在千余位编者的共同努力下，历时一年半时间，完成了84种规划教材的编写工作。

　　"全国中医药行业高等职业教育'十二五'规划教材"，由70余所开展中医药高等职业教育的院校及相关医院、医药企业等单位联合编写，中国中医药出版社出版，供高等职业教育院校中医学、针灸推拿、中医骨伤、临床医学、护理、药学、中药学、药品质量与安全、药品生产技术、中草药栽培与加工、中药生产与加工、药品经营与管理、药品服务与管理、中医康复技术、中医养生保健、康复治疗技术、医学美容技术等17个专业使用。

　　本套教材具有以下特点：

　　1. 坚持以学生为中心，强调以就业为导向、以能力为本位、以岗位需求为标准的原则，按照高素质技术技能人才的培养目标进行编写，体现"工学结合""知行合一"的人才培养模式。

　　2. 注重体现中医药高等职业教育的特点，以教育部新的教学指导意见为纲领，注重针对性、适用性及实用性，贴近学生、贴近岗位、贴近社会，符合中医药高等职业教育教学实际。

　　3. 注重强化质量意识、精品意识，从教材内容结构、知识点、规范化、标准化、编写技巧、语言文字等方面加以改革，具备"精品教材"特质。

　　4. 注重教材内容与教学大纲的统一，教材内容涵盖资格考试全部内容及所有考试要求的知识点，满足学生获得"双证书"及相关工作岗位需求，有利于促进学生就业。

　　5. 注重创新教材呈现形式，版式设计新颖、活泼，图文并茂，配有网络教学大纲指导教与学（相关内容可在中国中医药出版社网站 www.cptcm.com 下载），符合职业院校学生认知规律及特点，以利于增强学生的学习兴趣。

在"全国中医药行业高等职业教育'十二五'规划教材"的组织编写过程中，得到了国家中医药管理局的精心指导，全国高等中医药职业教育院校的大力支持，相关专家和各门教材主编、副主编及参编人员的辛勤努力，保证了教材质量，在此表示诚挚的谢意！

我们衷心希望本套规划教材能在相关课程的教学中发挥积极的作用，通过教学实践的检验不断改进和完善。敬请各教学单位、教学人员及广大学生多提宝贵意见，以便再版时予以修正，提升教材质量。

国家中医药管理局教材办公室

全国中医药职业教育教学指导委员会

中国中医药出版社

2015 年 5 月

编写说明

中医内科学是一门综合性较强的临床学科，是中医学专业的主干课程之一，也是中医临床各科的基础。随着社会的进步和疾病谱的变化，以及人类对健康需求的不断增加，中医药学的特色和优势日益凸显。中医内科学如何进一步发挥中医药学的特色和优势，有效地提高防病治病能力，这既是其主体发展的关键，也是如何在人类健康事业中发挥更大作用的核心问题。所有这些均为《中医内科学》教材的编写提供了清晰思路和强大动力。

高等职业教育以培养既有一定理论知识又有实践操作能力的高素质技术技能人才为特色。因此，编写本教材的指导思想，首先，应以市场需求为导向。在理论与实践兼顾的基础上把实用性放在首位，不能照搬本科教材模式。对于理论知识应遵循"适度、够用"的原则，充分体现对高素质技术技能人才培养的具体要求，并注意与国家中医执业助理医师和中医执业医师资格考试大纲要求接轨。让学生听了就懂，看了就会，学了能用。其次，要突出中医辨证论治体系特色，融传授知识、培养能力、提高素质为一体，力求满足学科、教学和社会三方面的需求。其三，要坚持继承与创新相结合，在充分吸收以往《中医内科学》教材成功经验基础上，适度增加新的教学内容和研究成果，以反映中医内科学的时代新需求。其四，要坚持"三基"（基础理论、基本知识、基本技能）与"三贴近"（贴近社会、贴近岗位、贴近学生）相结合，把"精品意识""质量意识"贯彻编写全过程，使内容更为系统、规范、实用。

在编写原则上，坚持科学性、实用性、创新性、思想性、启发性"五性"的统一。所谓科学性是指要将科学的、成熟的、公认的内容编入教材。主要体现在以广泛占有资料为基础，精心选材，务求引用资料可靠，叙述确切。对于病证的辨证分型以有关规范或权威教材为据，避免别出心裁。实用性是根本，重在突出临床需要。为此特设了专方验方、中成药、简便疗法三项，所选内容力求独到、高效、可靠，并体现出中医简、便、验、廉适宜技术的应用。创新性系在广泛征求意见的基础上，对有关内容与编写形式有所改进。如多版教材总论中所涉及中医基础理论等课程的交叉内容较多，作为知识结构的系统性要求，这些内容是不可或缺的，但为了减少重复，特将部分内容压缩，有的则浓缩到各论每章之概述中。同时，用较大篇幅编写了"中医内科学临证基本程序"，旨在强化临证思维，细化辨证论治过程中实施的各项基本原则、方法和步骤，力求规范、实用。此系学习好各论的重要前提，更是必须具备的临证基本功。思想性是指教材作为教书育人的载体，要突出以人为本的教育理念，把培养学生辨证论治思维、奠定防治内科疾病的坚实基础、培养临证能力作为出发点和落脚点，使其基本适应社会对中医药健康服务的需求。启发性是指编写内容要有利于"授人以渔"，使学生善于临证思维，在学习本专业知识、技能中能够创新性学习。

本教材分总论和各论两部分。总论共设四章，分别介绍中医内科学的基本概念、源流、临证基本程序、学习思路与方法。各论以全国统一的 2013 年版《医师资格考试大纲》（中医执业助理医师综合笔试部分）为依据，分为八章，共介绍了 46 个常见病证和 4 个附病。在内容安排上坚持突出重点，详略得当。如中医内科疾病的病因，不外乎外感，内伤情志、饮食、劳欲，以及久病、体质、禀赋等方面，而不同的病证又需从不同角度阐述分析，如果对其内涵把握不当，内容就易于重复、枯燥。对此，共性内容宜略，个性内容宜详。如病因同为"风寒犯肺"，发病则有感冒、咳嗽、哮病、喘证之别；病因同为"饮食停滞"，发病则有胃痛、呕吐、泄泻、便秘之殊。对其病因、病位、病性与基本病机的逻辑关系，则予阐明。对疾病证型一般不作症状分析，仅提炼其基本病机，以有利于启发式教学和学生独立思考能力的培养。编写"辨证要点"和"论治要点"，则突出其针对性，力避模式化和"放之诸病而皆准"的空话、套话。"证治汇补"项，系对具有创新性、实用性、指导性的观点或名老中医经验予以选介；"医案选读"项，系遴选公开刊行的古今名医医案，以助拓展临床知识及经验借鉴，其中对有些"按语"作了适当充实，以利学生分析和思考。书中还穿插了"知识链接"和"课堂互动"，作为教材内容的外延和补充。

本书的编写分工，总论第一章至第四章及第十二章第一节由韦绪性编写；第五章第一节至第四节由杨德全编写；第五章第五节至第七节及第六章第二节由杨勤编写；第六章第一节、第三节及第十章第五节由曾洪长编写；第七章由李杨编写；第八章第一节至第三节、第七节由刘冰编写；第八章第四节至第六节、第八节、第九节及附录方剂药物组成由付占宇编写；第九章由王彦如编写；第十章第一节至第四节由丁英均编写；第十一章第一节至第四节由赵进喜编写；第十一章第五节至第八节由张重州编写；第十二章第二节至第四节由孙世山编写。全书由韦绪性、杨德全审修、统稿。

编委会全体同仁，在时间紧、任务重的情况下，不辞辛劳，精心笔耕，如期脱稿。但限于我们的水平和经验，加之参编人员较少，其间疏漏舛误实恐难免，恳请各中医院校师生和广大读者提出宝贵意见，以便再版时修订完善。

《中医内科学》编委会
2015 年 6 月

目 录

总 论

各 论

总　论

第一章　中医内科学的基本概念

中医内科学是中医学的重要组成部分，其以中医学藏象、经络、气血津液等学说为指导，系统阐述了内科所属病证的病因病机及其证治规律，融会了历代医家的学术思想和医疗经验，并不断汲取理论研究、临床研究、实验研究新成就、新进展。学习中医内科学的定义、性质、疾病范围、命名原则及特点等基本概念，是学好中医内科学的重要前提。

一、中医内科学的定义及性质

中医内科学是以中医学理论系统阐述内科疾病的临床特征、病因病机、辨证论治、转归预后，以及预防、康复、调摄规律的一门临床学科。

中医内科学前承中医基础理论等课程，后启中医临床各科，既是中医学的一门主干临床学科，也是学习中医其他临床学科的基础，并对中医院校学生辨证论治思维方式的形成和诊疗基本技能的培养具有重要作用。因此，中医内科学在中医专业中具有极其重要的学科地位，是必须学好的一门临床专业课。

二、中医内科学疾病的范围及分类

中医内科古代称为"大方脉"，从业人员称"疾医""杂医"。说明中医内科学研究的范围甚为广泛，一般来说，主要包括外感病和内伤病两大类。

1. 外感病　主要指《伤寒论》《温病学》记载的伤寒、温病、疫病等热性病，一般均属外感病范畴。其病因为外感风、寒、暑、湿、燥、火六淫病邪，或时行疫毒。外感病邪侵袭，大多由表入里，有相应的转化或传变过程，但也有"直中"或旋即转成里证者。由于外感病邪的性质和作用部位的不同，发生的外感病证亦不相同。其辨证论治以六经、卫气营血和三焦的生理、病理理论为指导。

2. 内伤病 主要指《金匮要略》及后世内科专著所述的脏腑、经络、气血津液等杂病。

内伤病的病因主要为内伤七情、饮食，劳倦等。其每一病证临床特征、病因病机、诊断及鉴别诊断、辨证论治、转归预后、预防与调护等均有自身规律和特点。内伤杂病的辨证论治以脏腑、经络、气血津液的生理、病理理论为指导。

由于人体是一个以五脏为中心、形神合一、天人合一的有机整体，故外感病与内伤病虽各有其病因病机、临床特点、诊治方法，但二者又是相互联系、相互兼夹、相互转化的。故临床中必须因时、因地、因人详审细辨，全面权衡，方能诊断正确、治疗合理，从而取得较好的疗效。

随着学术的发展、学科的分化，原来属于中医内科学范畴的外感病，如伤寒、温病等热性病已另设专科。因此，现行的《中医内科学》教材所论述的范围主要是内伤杂病和部分外感病，即以脏腑、经络、气血津液疾病为主要研究对象，按其体系分为肺系病证、心系病证、脑系病证、脾胃病证、肝胆病证、肾系病证、气血津液病证和肢体经络病证。近年来，疾病分类日益受到重视，并加强了疾病名称规范化的研究，中医内科学研究的范围也在不断扩大。

尚需指出，由于人既有自然属性，又有社会属性，人生活在天地之间、时空之内，其生命活动必然受到自然环境和社会环境的影响。因此，应置人于自然、社会环境的变化之中，全面客观地分析病情及其疾病范围，既重视人患的"病"，更重视患病的"人"。这就要求医生"上知天文，下知地理，中知人事"，既要顺应自然法则，因时、因地制宜，即所谓"异法方宜"；又要注意调整患者的精神情志异常，提高其适应环境的能力，即所谓"移精变气"。诚如《素问·疏五过论》所说："圣人之治病也，必知天地阴阳，四时经纪，五脏六腑，雌雄表里，刺灸砭石，毒药所主，从容人事，以明经道。贵贱贫富，各异品理，问年少长，勇怯之理。审于分部，知病本始，八正九候，诊必副矣。"提示对每一种病证都应作全面的观察分析，只有这样才能得出符合疾病本质的诊断和范围，从而给予正确而有效的治疗。其基本精神包含着丰富而合理的科学内涵和实用价值，主导着历代医家的理性认识和临床实践，并对未来科学的医学模式的确立和完善提供有益的启迪和借鉴。

三、中医内科学疾病的命名及特点

中医内科病证的命名原则，以病因、病机、病理产物、病位、部位、主症、体征等为依据，但主要是以临床症状和体征命名。如以病因命名的疟疾、中暑、虫证等；以病机命名的郁证、痹证、虚劳等；以病理产物命名的痰饮等；以疾病发生病位命名的肺痿、肺痈、肺胀、肝着、肾着、胃痛等；以症状出现的部位命名的腹痛、胁痛、头痛、腰痛等；以主症命名的中风、咳嗽、喘证、噎膈、呃逆、呕吐、泄泻、眩晕、癃闭等；以主要体征命名的黄疸、积聚、鼓胀、水肿、肥胖、汗证、痿证、颤证、痉证等。有些疾病非单一命名原则所能概括，则用多原则命其名。如胸痹系部位加病机命名、肺痨系病位加病因命名、厥证系症状加病机命名、内伤发热则系病因加症状命名等。

这些疾病名称虽然与西医学不尽相同，有的还尚属笼统，不能全面揭示疾病的本质，但长期的医疗实践表明，这种传统的命名方法已具有确定的含义，并逐步形成了对有关疾病病因病机、临床特点、鉴别诊断、发展变化、转归预后的系统认识，以及辨证论治的具体方法。中医内科学宝贵的临床经验和丰富的学术理论，正是通过对这些具体疾病的认识来体现的，迄今仍有效地指导着临床实践。

中医内科疾病的特点，以外感病而言，其发病常与季节有关，起病较急，病邪多由皮毛、口鼻而入，由表传里，多具有季节性、传变性，若兼夹戾气、疫毒则具有传染性、流行性。如急黄，其病因为外感湿热疫毒，发病急骤，发病初起虽可有短暂表证，但邪毒迅即由表入里，而致热毒炽盛，充斥三焦，甚则深入营血，内陷心肝，其来势凶猛，传变迅速，可呈区域性流行，互相传染。

内伤杂病则多由劳倦、饮食、情志内伤所致，其特点是多因素相加、多脏腑相关、多病性复合、多病证杂见，往往脏病及脏、脏病及腑或腑病及脏等。若因复感外邪，则可出现表里同病、寒热错杂、虚实并见的证候。如鼓胀，初起多属肝脾先伤，肝失疏泄，脾失健运，两者互为相因，乃至气滞湿阻，清浊相混，此时虚实并见以实为主；进而湿浊内蕴中焦，阻滞气机，既可郁而化热致水热互结，亦可湿从寒化出现寒湿困脾之候。肝脾日虚，穷必及肾，肾阳虚衰，则无力温助脾阳，蒸化水湿，且开阖失司，气化不利，而致阳虚水盛；若阳损及阴，或湿热伤阴，则肝肾之阴亏虚，以致阳失阴助，肾阳无以气化，水津失布，而阴虚水停，故后期以虚为主。由于邪愈盛而正愈虚，本愈虚而标愈实，互为因果，故肝、脾、肾三脏互损，气、血、水之症并见，病性则虚实夹杂，甚至寒热错杂，致使病势日益深重。

第二章 中医内科学源流概要

中国是世界上文明史久远的古国之一，有着光辉灿烂的文化。中医药学则是中华文明史上的一朵奇葩。纵观世界自然科学发展的历史，中医药学几千年来一直保持了其独特的理论体系，并且是在现代科学、西方医学的冲击之下，仍然保持了其生命力的学科之一。中医内科学是中医学的重要组成部分，为中华民族的繁衍昌盛做出了巨大的贡献。中医内科学的发展史就是一部不断传承前人成果，并充分融汇时代理论研究成果、临床诊疗经验，以及预防、康复、调摄等先进理念、技术和知识，逐步完善和创新发展的历史，也是在不断适应社会发展、满足社会医疗需求中求发展的历史。浩如烟海的中医内科文献，蕴藏着人类与自然界、与疾病做斗争的丰富智慧，是一份珍贵的文化遗产和巨大的精神财富。中医内科学理论体系的初步形成，以秦汉时期的《黄帝内经》《伤寒论》《金匮要略》等经典著作的相继问世为标志。其中《黄帝内经》奠定了中医内科学的理论基础，《伤寒论》《金匮要略》则创建了中医内科学辨证论治的理论体系。迨至明代，《内科摘要》的问世，标志着中医内科学的初步形成。中医内科学的源流大体经历了以下几个时期。

一、起源时期

中医内科学起源较早，早在远古时代，我们的祖先在长期同自然灾害、猛兽、疾病斗争的过程中，便开始了医疗保健活动。由于医药起源时期尚未出现文字，直至在河南安阳殷墟出土了汉字的早期形式——"甲骨文"，才发现了中医内科疾病及有关内容的记载。甲骨文载有各种疾病约 40 种，其中内科疾病就有疾首、疾天（颠）、腹不安、腹痛、癥瘕、疾身、疾软、眩、疾心、祸风（伤风）等。在药物应用方面，据初步统计，甲骨文献中记录了 30 多种可入药的动、植物之名，还有"药"字的记载，并有用枣、鱼治病的卜辞。1973 年，河北藁城台西村殷商遗址发掘出作为药物使用的桃仁、杏仁、郁李仁，印证了甲骨医药文献有关药物的记载，说明 3000 多年前的殷人不仅知道这些药物的药用价值，而且大量加工储存以备医疗之用（《文物》1974 年第 8 期）。甲骨文关于流行病的记载，有"疾年"，指多疾之年；"雨疾""降疾"，表示像降雨一样，一次就有很多人染病。在防病方面，通过对甲骨文卜辞的研究和分析表明，当时人们已有通过挖渠排水、房屋构筑以避风御寒、防暑除湿的丰富知识，并有殷人扫地、洗手、洗头、洗脚、洗浴等卫生习惯以防病的记载。

《山海经》作为先秦时期记述古代动物、植物、矿物、巫术、医药、民俗等内容的古籍，也有关于"风""疟""疫疾""腹痛"等内科疾病和症状的记载。

周朝将医学进行分科，据《周礼·天官》记载，当时的宫廷医生分为食医、疾医、疡医、兽医4种。其中疾医"掌养万民之疾病"，大体相当于现在的内科医生，但治病范围包括妇、儿科疾病，即除外伤科以外的"大内科"。该书还说："以五气、五声、五色视其死生，两之以九窍之变，参之以九脏之动。"说明医生诊察疾病，应当根据患者五脏所发出的气味、言语发出的声音、容貌所观的颜色，来判断疾病的生死吉凶，并须观察其九窍的变化和脏腑的反映。其对后世的诊断，有很大的启示作用。

二、奠基时期

成书于战国至秦汉时期的《黄帝内经》（简称《内经》），为汉以前医学文献的总结。该书是我国现存最早的一部以论述医学为主的百科全书，是奠定中医学理论基础的旷世巨著。《内经》包括《素问》和《灵枢》两部分，共18卷，计162篇。《内经》的具体内容包括阴阳五行、五运六气、摄生、藏象、经络、病因、病机、诊法、辨证、治则、治法、针灸、汤液，以及天人关系、形神关系、行医规范、医德要求等，代表了当时中医学的最高成就。它比较全面地阐述了中医学理论体系的系统结构，反映了中医学的理论原则和学术思想。这一理论体系的建立，为中医内科学的发展奠定了基础。书中对内科病证的记述达200多种，有详有略，多能从病因、病机、转归、传变及预后加以论述。对有些病证还设立专篇详述，如"热论""痿论""疟论""痹论"等。《内经》的许多理论对中医内科学有着重大影响。中医学发展史上所出现的许多著名医家和医学流派，从其学术渊源来看，无一不是以《内经》理论体系为基础而发展起来的，故历代医家多尊之为"医家之宗"，成为学习《中医内科学》必读的经典医籍。

东汉末年，医圣张仲景"勤求古训，博采众方，撰用《素问》《九卷》《八十一难》《阴阳大论》《胎胪药录》并《平脉辨证》，为《伤寒杂病论》合十六卷"。仲景全面地总结了前人和同时代医家的医学成就，结合自己的临床经验，撰就在中医学发展史上具有划时代意义的《伤寒杂病论》一书。原书一度佚失，后经东晋医家王叔和收集整理编撰，至宋代成为现存的《伤寒论》和《金匮要略》两书。《伤寒杂病论》是我国第一部理论联系实践、理法方药兼备的临床医学巨著，确立了中医学的辨证论治原则，使中医学的基础理论与临证实践紧密结合，为中医内科学奠定了坚实基础，一直指导着后世的临床实践，被奉为圭臬。该书所载方剂多达269首，使用药物214种，基本上概括了临床各科的常用方剂，并提出了完整的组方原则，具体运用了汗、下、吐、和、温、清、消、补八法，所载方剂类型有汤剂、丸剂、散剂、酒剂、洗剂、溶剂、熏剂、滴耳剂、灌鼻剂、软膏剂、肛门栓剂等，而且书中所载方剂，大多疗效可靠，切合临床实际。所以《伤寒杂病论》还为中医方剂学奠定了基础，被誉为"方书之祖"。其中《伤寒论》确立了六经辨证论治的纲领和具体方法，阐明了六经（太阳、阳明、少阳、太阴、少阴、厥阴）的形证、六经的传变机制和分经辨证论治的原则和方法，载方113首，用药少而精。该书不仅为外感疾病的诊治奠定了基础，而且对其他临床各科疾病的辨证论治具有普遍指导意义。《金匮要略》以内科杂病为主，兼及外科、妇产科及有关急救、食禁等内容。书中运用阴阳五行、脏腑经络学说作为辨证论治的理论依据，分述了痉病、湿病、暍病、百合病、狐惑病、阴阳毒、疟病、中风、历节、血痹、虚劳、肺痿、肺痈、咳嗽、上气、奔豚气、胸痹、心痛、短气、腹满、寒疝、宿食、五脏风寒、积聚、痰饮、消渴、小便不利、淋病、水气、黄疸、惊悸、吐衄、下血、胸满、瘀血、呕吐、哕、下利等近40种疾病的辨证论治，并创立了辨病与辨证相结合的辨证论治体系。在诊断方面，除运用望、闻、问、切四诊外，还对舌诊和脉诊进行了深入研究。

三、充实时期

两晋隋唐时期，中医内科理论进一步充实和系统化。在病证识别、病机分析及诊疗手段、医方创制等方面，都取得了较大成就，出现了大量医学著作。如西晋王叔和所著的《脉经》，结合临床实践探讨了脉学的基础理论；西晋皇甫谧所著的《针灸甲乙经》，系统总结了针灸经络学成就，厘定穴位已达649个，详论了各穴位的主治及禁忌；隋代巢元方编撰的《诸病源候论》，探讨疾病病源及证候特点，论述证候多达1700余条，涉及大量内科病证，成为中国历史上第一部病因病机及临床证候学专著；唐代最著名的医学家孙思邈历数十年，集唐以前医学文献之大成，先后著成《备急千金要方》和《千金翼方》，在脏腑辨证、处方用药等方面有长足的进步；北宋的《太平圣惠方》《圣济总录》《太平惠民和剂局方》，系国家颁行的大型方书，其中内科部分占很大比重。

宋代的另一大成就是将内、外、妇、儿各科分开，内科始称为"大方脉科"。可见，在宋代以前并没有内科学方面的专著，有关内科疾病的论治多收入综合性医著和方书类著作中。因此，要了解宋代以前的中医内科文献就必须学习、查阅丰富的综合性医著类、方书类、医案医话类著作。南宋陈无择的《三因极一病证方论》，在中医病因学方面提出了著名的"三因学说"，其以外感六淫为外所因、内伤七情为内所因、其他病因为不内外因，对后世的病因分类产生了深远影响。

金元时代，受宋代医学理论与革新思想的影响，并随着临床医学的进一步发展，学术流派崛起，学术争鸣激烈，成为这一时期医学发展的显著特点，大大推动了中医内科学的充实和发展。最具代表性的医家有刘完素、张从正、李东垣和朱丹溪，他们被称为"金元四大家"。刘完素倡六气皆可从火化，善用寒凉药物，被后世称为寒凉派；张从正认为任何疾病都是由邪气所致，治病力主攻邪，善用汗、吐、下三法，使邪气去而人身的元气自然恢复，人称攻下派；李东垣强调"内伤脾胃，百病由生"，治疗上善于升发脾阳，人称补土派；朱丹溪创"阳常有余，阴常不足"之说，在治疗上提倡滋阴降火之法，人称滋阴派。这些医家的独到见解，虽各有侧重，但均有其实践基础和理论价值，对后世医家产生了极大影响，促进了中医内科学的发展。

四、形成时期

明清时代，在金元医学争鸣的基础上，对前期医学理论进行综合汇通，集其大成，并在分析评价的基础上提出一些新的创见，使大量内科类名著问世，促进了中医内科学的发展。如明代医家薛己著《内科摘要》，标志着中医学始有"内科"之称。该书为薛氏治疗内科杂病的医案实录，共分两卷，卷末各有一篇"各证方药"。书中主要列内科亏损病证 21 种，计 200 余案。以医话的形式论述病因、病机、遣方用药，以及预后或误治等，其辨证以脏腑辨证为主，病机独重脾肾亏虚，治疗倡用甘温之品，突出反映了薛氏治疗内科杂病的特点，为后世医家所推崇。此期有关内科学的专著和内科专病类著作也开始出现并逐渐增多。王肯堂的《证治准绳》、张介宾的《景岳全书》、秦景明的《症因脉治》等著作，对内科的许多病证都有深刻的认识。尤其是《景岳全书》，虽为综合性医书，但全书取材广泛，择取诸家精要，全面论述了中医基础理论和多科疾病的辨证论治，对内科疾病的辨证论治尤多阐发，并充分论述了"阳非有余，真阴不足"的学说和经验。其治法以温补为主，创制新方二卷，立论和治法更有自己的独特见解，对内科疾病的理论和临床研究均做出了重要贡献。楼英的《医学纲目》系统总结了内科疾病证治，为明清类书中论述内科病证治较为成功者。该书根据疾病的证候特点，分别归属脏腑，并分门论述，如将中风、癫痫、痉厥、劳风、瘿疬、怒气、破伤风、子痫、目疾等病归入肝胆部；所述病证多属常见病，以内科杂病为主。

　　清代对丛书的编著更是琳琅满目。以内科为主体的书籍有《图书集成医部全录》《医宗金鉴·杂病心法》《张氏医通》《沈氏尊生书》《证治汇补》《类证治裁》《医醇賸义》《医学实在易》等。这些著作对疾病分门别类，多数含有疾病的概念、病因病机、辨证论治、治疗方药和医案等，使中医内科学术理论更臻成熟与完备，对后世中医内科学的发展产生了深远影响。王清任所著《医林改错》，勇于创新，力改古医籍在人体解剖某些方面之错，并创立了多首活血化瘀的有效方剂，丰富和发展了中医学的气血理论。清代中医内科学的另一个巨大成就，就是温病学的进一步发展。如叶天士的《外感温热篇》，创立了卫气营血辨证，成为后世诊治温病的准绳；薛生白的《湿热病篇》，对湿热病的辨证论治多有发挥，丰富了温病学的内容；王孟英的《温热经纬》，以《内经》及仲景的理论为经，以叶天士、薛生白等诸家之说为纬，结合自己的临床实践，明确提出"新感""伏邪"两大辨证纲领，重视审同察异，灵活施治，充实并发挥了温病的发病机理和辨证施治理论。吴鞠通著《温病条辨》，"采集历代名贤著述，去其驳杂，取其精微，间附己意，以及考验，合成一书"。全书 5 卷，分温病为风温、春温、温疫、温毒、暑温、湿温、秋燥、冬温、伏暑等 9 种，按上、中下三焦论述证治，治方多有独创，开内科温病证治之新域。

　　自鸦片战争爆发以后，西方现代科学技术逐渐传入中国，尤其是随着传教士的涌入，带来了西方医学知识，对中医学的发展产生了深远的影响。中医学在这一时期的发展呈现出两大趋势：一方面从长期的中西医论争，逐渐发展到试图走中西医汇通之路，出现了影响较大的中西医汇通思潮，代表人物有唐容川、朱沛文、恽铁樵、张锡纯等。张锡纯所著的《医学衷中参西录》，就是一部很有价值的中西医学汇通专著。但是，由于这一时期旧政府对中医采取歧视、排斥政策，甚至要消灭中医，使中医学的发展处于生死存亡的危险时刻。旧政府废止中医这一反科学的做法虽以失败而告终，但严重影响了中医的生存和发展，中西医汇通的成就自然很有限。另一方面，近代医家注重发掘、整理前人的学术成果，对保存中医学遗产和维护中医学的发展起了积极的作用。如曹炳章所辑《中国医学大成》丛书，收辑医著128种，书中辑录了魏晋至明清历代重要医著及少数日本医家著作，分医经、药物、诊断、方剂、通治、外感、内科、妇科、儿科、针灸、医案、杂著共13类。每种均经校阅圈点，列有内容提要，便于学习，其中很多医著有历代医家评注，促进中医内科学形成了自身的学术理论体系。

五、创新时期

新中国成立60多年来，中医内科学研究硕果累累，发展较快。大量的临床研究、理论研究、实验研究，以及古医籍整理、中医内科学教材和临床专著的出版，中医内科专业队伍与学术团体建设不断加强，使中医内科学术达到了新的水平。目前对许多疾病病因病机的认识已日益明确和深化，在诊断、辨证规范和防治方法研究上也有较大的更新和发展。尤其是在心脑血管疾病、生殖系统疾病、恶性肿瘤、疼痛、病毒性肝炎、老年病，以及类风湿性关节炎、系统性红斑狼疮、干燥综合征、血液病等疑难危重病的治疗方面皆取得了较满意的疗效，中医药治疗艾滋病、戒毒也取得了可喜的苗头。特别是近年来，随着医学模式的转变，中医内科学研究的重点已开始从临床逐渐转向预防和养生保健等方面。所有这些均标志着中医内科学术研究达到了新的水平。在中医内科新药研制与剂型改革方面，在筛选有效方药的前提下，注重运用现代科学技术和工艺，生产出多种新剂型，如片剂、浸膏、合剂、冲剂、气雾剂、针剂等，以及多途径的给药方式，特别是静脉给药，大大提高了临床疗效，缩短了疗程，使原来运用西药急救治疗的急性病也能用中药治疗，进一步提高了中医治疗急症的水平。

随着时代的发展，尤其是我国改革开放以来，中医内科学的学科分化日趋明显，新的中医内科专科专病著作相继出版，在一定程度上标志着学科的不断细化。如《中医体质学》《中国中西医专科专病临床大系》《中医脑病学》《中医湿病证治学》《中医脾胃病学》《中医男科学》《中医痛证诊疗大全》《中西医临床疼痛学》《中医肿瘤学》《中医肾脏病学》等，全面总结了古今中医内科相关专科专病的成就和经验，反映了当代中医内科学理论研究和临床实践的新成果，为相关专科的创建奠定了坚实的理论与诊疗基础。

综上所述，中医内科学是随着时代的发展，经过广泛的临床实践、不懈的学术探索而逐步形成和完善的。在科学技术飞速发展的今天，我们要保持中医学的自身特点和优势，完善中医内科学理论和疾病的诊治规范。要正确处理继承与创新的关系，一方面要以继承中医学的精粹为基础，加强危重症和中医优势病种的研究，提高临床疗效，发挥学术优势；另一方面，从中医学自身的学术特点出发，运用现代科学技术手段，重视与相关学科的交叉渗透，积极开展研究工作，揭示其本质，探索其规律，拓宽学科领域，培植新的学科增长点，促使中医内科学成为更加先进的学科体系，不断提高理论与临床水平，使其在新的历史时期得到更大的发展。

第三章 中医内科学临证基本程序

中医内科学临证基本程序，是指在辨证论治过程中依次实施的各项诊治原则、方法和步骤，涵盖了患者就医过程中"诊察、辨证、论治"的三个阶段。这一临证基本程序，就是辨证论治思维的过程。辨证论治既是中医学认识疾病和治疗疾病的基本原则，又是诊断和防治疾病的基本方法，更是中医基本理论、基本知识、基本技能的综合运用，显然属于中医内科学的核心内容。

中医内科学作为一门自然科学，具有较强的系统性、技艺性、实用性等临床优势。体现这些优势，必须恪守临证基本程序方能实现。临证的基本程序实际上就是一种诊疗规范，如果没有自身的规范，就大大降低了其临床优势，也无扎实的临证思维能力和基本功可言，更无法促进学科的发展。所以古今许多著名医家，无不重视临证诊疗规范。如古代的《医门法律》《兰台轨范》《医宗金鉴》《医宗必读》《温热经纬》，现代的《辨证论治研究七讲》《中医体质学》等，对规范临证诊疗皆具有很好的示范和指导作用。

中医内科学临证基本程序，具有系统的理论体系、独特的思维方式、肯定的临床疗效，其诊疗技术的成熟度毋庸置疑。但由于它是建立在中医整体观念上的个体化诊疗技术，其"个体化"诊疗的特点犹如量体裁衣，主要体现在单个症状采集的个体化、单个体征采集的个体化、症状体征群采集的个体化、辨证的个体化、治法用药的个体化等方面，如果按标准化的技术要求（标准化研究的主要目的是从个性化群体信息中寻找共性规律），很难将其纳入标准化的技术规范中，这是目前辨证论治标准化研究者面临的难题。

对中医内科学临证基本程序的具体运用，是中医药院校中医学专业学生必须具备的基本功。要在整体恒动观的指导下，首先运用四诊收集临床资料，并根据"审证求因"的原则，辨别发病的病因；再根据"审察病机，无失其宜"的原则，结合地理环境、时令、气候，患者的体质、性别、职业等情况具体分析，从而辨识疾病的病机、病位、病性等，得出辨证结论；最后依据"谨守病机，各司其属"的原则，依次确定治法、选方、遣药、医嘱。在临床实践中，要以所学的中医内科学理论为指导，分析、判断、解决每一个疾病的实际问题，同时要对所学的理论进行检验。经过实践、认识、再实践、再认识的过程，理论学习和临床实践的循环往复，从而达到临证视野开阔、思维活跃，学有所本、论有所据，辨证精细、治法严谨，处方简约、用药灵活，不断提高中医内科学的理论水平和诊治疾病的实际能力。

目前存在的一些反常现象值得关注和改进，如辨证论治简单化，强调辨证结论的多，对辨证论治程序和方法运用相对较少；中医药院校毕业的有些青年中医缺乏中医思维，临床能力不强；有些中医医院"西化"现象严重，用化学、物理检查代替"四诊"，用西药代替中药，辨证论治束之高阁等。凡此种种，如果长期得不到解决，这个"非不愿也，实不能矣"将危害中医药事业的根基，后果极其严重！因此，必须强调全面覆盖中医内科学临证基本程序知识与技能的学习。从继续教育的角度来看，也应将其作为中医住院医师规范化培训的重要内容。

第一节 诊 察

诊察即诊视察验病情，是指医生运用望、闻、问、切四诊，全面系统地收集患者的临证资料，是辨证论治的前提和依据。《难经·六十一难》谓："望而知之谓之神，闻而知之谓之圣，问而知之谓之工，切而知之谓之巧。"前贤对四诊的重视程度由此可见一斑，但并非将四诊的意义分成神、圣、工、巧4个等级，而是强调其各自的重要性及掌握这些技巧的难易程度。

一、诊察的内容

诊察的内容主要是望、闻、问、切四诊。医生通过四诊获得辨证所需的全部资料。这些资料内容包括患者的一般情况，如姓名、性别、年龄、籍贯、职业、工作单位、主诉、现病史、既往史、个人史、过敏史、婚育史、家族史等。应根据就诊对象的具体情况，有针对性地诊察，如望患者的神、色、形、态及局部情况，闻声音和气味的变化，询问门诊或住院等与疾病有关的情况，切按脉象和体表局部的变化等。诊察既要全面系统，又要重点突出，力求详而有要，简而不漏。要防止无目的的望、不必要的闻、当问不问和应切未切等缺点，使四诊资料更好地为辨证论治提供必要依据。

二、诊察的重点

四诊所收集的各种病情资料，是诊察病证的原始依据，为了使其准确可靠，对诊察内容应突出以下三个重点。

1. 完整性 人体以脏腑为中心，四肢百骸、五官九窍、皮肉筋脉骨等无不通过经络与脏腑相联系，形成了统一的整体。局部有病可通过经络影响全身；脏腑、气血的病变也可通过经络而表现于局部。同时，人体的生理功能与地理环境及自然界相统一。因此，患者的症状和体征涉及各个方面，在收集病情资料时，应耐心细致地了解疾病发生、发展的全过程，力求完整。忽视病情资料的完整性，遗漏或过于简单，则难以作出准确结论，或导致漏诊、误诊。因此，对病情资料的收集必须"四诊合参"。不能片面强调或夸大某一诊法的作用，而必须对患者进行全面系统的诊察，将四诊综合运用，多层次、多角度、多方面收集病情资料。如问诊时按"十问"的顺序进行，以免遗漏。同时，注意患者与自然、社会的关系，考虑四时气候、地域水土、生活环境、职业性质、工作条件、生活习惯、性格爱好、精神情志、体质强弱等对病情的影响，做到察形与察神、察人体与察环境的统一。在不脱离中医理论指导的前提下，还可以借助现代科技补充四诊信息，作为望、闻、问、切的延伸，进行微观辨证，丰富辨证依据。如对无症状性冠心病做心电图检查，无疑有助于中医的诊断；对头痛、三叉神经痛患者进行脑电图、头颅 CT 检查，则有助于对颅脑器质性病变的排除，准确把握其预后与转归，辨证论治就更有的放矢。还可根据治疗前后检查结果的改善情况，为中医疗效的判定提供量化指标。

2. 准确性　由于病情错综复杂，收集临床资料时难免不够准确和客观，从而影响对诊察内容的正确判断。判断诊察内容的准确与否，应从医生和患者两方面着手。医生要认真负责，实事求是地对病情资料进行反复调查和动态观察，防止主观性和片面性，避免先入为主或主观臆测。如问诊时不能暗示或诱导，更不能只"问其所需"，否则就损害了临床资料的准确性，甚至失去其临床价值。患者如实、准确地反映病情也很重要，但由于患者受年龄、文化程度、表达能力、神志状况等因素的影响，有时表达不够准确、全面，甚至有隐讳、夸大等情况，医生应及时纠正、完善，以保证诊察内容的准确可靠。

3. 抓主症　所谓主症，是患者的主要症状和体征，一般由医生从患者的主诉中加以分析确定。主诉是指患者感觉最明显、最痛苦的症状、体征，或就诊的主要原因，一般应包括 1～2 个主要症状或体征的发生及其持续时间。抓主症要以主诉为线索，以兼症为佐证和鉴别，既条分缕析，又全面综合，以有利于重点突出，简明扼要地诊察。任何病证都有包括主症在内的基本临床表现，在诊察过程中，应尽早确定主症，并围绕主症收集临床资料，从而避免无目的地罗列症状。主症往往反映着疾病的主要病机，如内科常见的痞满病证，其临床证型较多，其中若具备"腹中雷鸣下利"这一主症，即说明该证型的病机特点为"胁下有水气"，而治之以生姜泻心汤。

在中医内科学的病证中，有许多是以主症命名的，如咳嗽、喘证、噎膈、呃逆、呕吐、泄泻、眩晕等，其既是主症，又是该病证的名称。不同系统的病证有其不同的主症特点，如肺系病证以咳、喘为主，心系病证则以心悸、心痛、胸闷为主等。应围绕主症，了解其发生的部位、性质、程度、持续时间、缓解或加重因素等，从而为辨证论治提供可靠依据。尤其是在诊治疑难病或急重症过程中，常遇到症状繁多、病因复杂、病性交错、病位难分、虚实互见的情况，这就更要抓主症，解决主要矛盾。

三、诊察的程序

诊察的程序即四诊的运用程序。四诊的孰先孰后往往因医生的知识结构、习惯与从事专业等的不同而不尽一致。在脉诊方面，《素问·脉要精微论》认为："微妙在脉，不可不察。"然而由于脉诊"心中易了，指下难明"，往往令年轻学者颇以为难。但脉诊历来被视为中医诊疗疾病具有特色的诊法之一，很多疾病的性质、吉凶顺逆皆以脉断。因而中医历代经典著作无不重视脉诊。《内经》中专门论脉的就有《素问·脉要精微论》等 6 篇。《难经》论脉者占 1/4 多，确立寸口脉法并为后世所宗。医圣张仲景更是将脉诊置于首要位置，每篇皆名"辨某病脉证并治"，即依据脉之变化来确定病证。《古今医案》亦谓："脉为医之关键。"故有先切脉者，根据脉象先对病证作出初步判断，然后再运用望、闻、问深入详细诊察。

在问诊方面，古代医家提出"未诊先问，最为有准"。明代张景岳称问诊为"诊病之要领，临证之首务"。清代医家赵晴初在《存存斋医话稿续集》中也说："脉居四诊之末，望、闻、问贵焉。其中一问字，尤为辨证之要。"肖龙友先生在新刻《三指禅》序中，对问诊重要性的阐述尤为具体，他说："唯问乃能关于患者，故余诊病，问最留意。反复询究，每能使病者尽吐其情。盖五方之风气不同，天之寒暑湿燥不定，地之肥瘠高下燥湿有别，禀赋强弱习惯各殊，而病之新旧浅深隐显变化，又各人一状。例如南人初来北方一时水土不服，倘若患病仍当照南方治法，胃部方能受而转输各脏腑而不致有害。北人移到南方者治亦然。但病同状异者多，自非仍详问，不能得其致病之由。"故有先问诊者，以患者的主诉为主线，再配合望、闻、切诊察。

《素问·阴阳应象大论》将察色置于四诊之首，并指出："善诊者，察色按脉先别阴阳，审清浊而知部分……"《灵枢·本脏》云："视其外应，以知其内脏，则知所病矣。"故有先望诊者，其既可诊察内脏病变，还可了解人体精、气、神的动态变化。由于小儿气血未充，加之小儿寸口部位短小，难容三指，且语言不通，往往在临诊时畏怯啼哭，影响气息脉象，切诊亦难准确，故儿科望诊尤为重要。

闻诊系通过声音和气味的变化，以推断正邪盛衰和疾病种类。《难经》将闻诊与其他三诊并列，以望、闻、问、切为序，确立了闻诊在四诊中的位置，强调了闻诊的重要性。然而闻诊在当今之中医临床似嫌重视不够，难免造成漏诊、误诊，故当予以重视。

不论"四诊"孰先孰后，在辨证分析时，仍需遵循"四诊合参"的原则。不能片面强调或夸大某种诊法的作用，而必须发挥医生的主导作用，对患者进行全面系统的诊察。四诊合参是认识疾病的过程，望、闻、问、切取得的诊断资料是疾病的外部表象，有真有假，还没有把握疾病的内在本质。要认识疾病的内在本质，就必须将四诊有机地结合起来，由此及彼，由表及里，去伪存真，分析综合，推理判断，才能确定诊断。这是一个完整的思维认识过程，只四诊不合参，等于只有感知，没有推理判断，处于感性认识阶段，没有上升到理性，就难以作出正确的诊断。

由于"四诊"收集的临床资料与辨证是密切相关的，医生往往一边"四诊"一边辨证分析，故诊察与辨证很难截然划分，只是两者各有所侧重而已。

第二节　辨　证

所谓辨证，就是对四诊所收集的临床病情资料进行综合分析，揭示疾病发生发展过程中某一阶段的病因、病位、病性、病机、病势等要素，概括、判断为某种性质的证。它是一种结合时令、环境、地域，以及患者的体质、性别、职业与疾病特点等综合分析的诊断方法。辨证是论治的前提和依据。辨证的关键是"辨"，"辨"即"分辨""辨别"。"辨"的过程就是在"四诊"的基础上，运用相应的辨证方法，予以分析、归纳，作出病证名称和证候名称诊断，"辨"的最终结果是得出"证"。这个过程也是将感性认识上升到理性认识，再回到临床中进行验证，并不断进行修正、不断深化认识的过程。

中医内科常用的辨证方法有八纲辨证、脏腑辨证、气血津液辨证、病因辨证等。对某些外感时病，有时尚需结合六经辨证、卫气营血辨证、三焦辨证。这些辨证方法，虽有其各自的特点，但在对不同疾病的诊断上各有侧重，又是互相联系和互相补充的，并以脏腑的生理病理为基础，以八纲辨证作为总纲。

一、辨病因

辨病因是辨证的重要内容，中医学从病因角度将疾病分为外感病和内伤病两大类。两类疾病的发生发展规律不同，而辨证论治的方法迥异。外感时病用六经辨证或卫气营血辨证、三焦辨证，而内伤杂病则用脏腑辨证或八纲辨证、气血津液辨证、病因辨证等。所以，辨证应首先从病因上分清外感、内伤，以便于进一步辨病位、病势等。

辨病因不能等同于"审证求因"。因为中医学的病因包括"旧病因"与"新病因"。"旧病因"系导致疾病的原始因素，多具有相关病史，一般通过"问"，甚至做相关检查才能了解，其属于病因学范畴。如肺痨的旧病因为"痨虫"、疟疾的旧病因为"疟虫"，若因外感诱发或加重则其仅仅是新病因，此类情况必须"问""查"结合，才能辨其旧病因。再如暴怒伤肝导致的中风、居处阴寒潮湿所致的腰痛，其旧病因分别为"暴怒""寒湿"，也需要通过问病史来辨之。"新病因"一般需"审证求因"，属于辨证学范畴。如外感病，病因是风寒或是风热，只有对临床表现分析后才可以确定；瘀血、痰饮等病理产物作为继发性病因，也是通过"审证"而"求因"的。

《内经》分析病因，一方面系以六淫加以概括。如《素问·至真要大论》云："夫百病之生也，皆生于风寒暑湿燥火，以之化之变也。"六淫各有其特性和致病特点，所致疾病的临床表现各异，临床可通过六淫的变化探求疾病发生的原因。另一方面，强调"审察病机，无失气宜"。气宜，是指六气的循序主时。无失气宜，就要在审察、分析病机时从六气主时出发，重视季节气候变化对人体疾病的影响，而在治疗时不违背六气主时的规律。《内经》这一分析病因、病位的方法，为后世的病因辨证乃至辨证论治奠定了基础。

二、辨病位

辨病位就是辨别确定病证发生的部位，其系针对病机而言。病位是形成一系列临床症状、体征的根源所在。疾病的发生，总是有一定的病变部位，如五脏、六腑、经络及气血等都可能成为病位，而病位并不等同于个别症状表现的部位。辨病位一般是运用以五脏为中心的整体观，分析综合临床资料后作出疾病的整体定位。五脏是人体脏腑组织器官的总概括，包括各自所主的腑、体、窍、华、经脉等"五脏系统"。而五脏又分属五行，各有其特殊的功能特点，故疾病的临床表现虽然千差万别，但总能根据其不同的功能特点来确定病位。辨病位不仅要落实在脏腑等具体部位上，而且还应结合其具体病理变化来探求病位之所在，如感冒的病位在肺卫、咳嗽的病位在肺系、肺痨的病位在肺等。另外，病证传变的层次也可视作病位，如表与里是病位，卫、气、营、血也是病位等。由于病位与病因、病性、病势等密切相关，故辨病位在辨证中具有重要意义。临床常用的定病位方法有脏腑定位、经络定位、表里定位、上下定位和气血定位等。

1. 脏腑定位　脏腑定位是根据脏腑功能失调所表现的症状，以判断其病变部位。由于藏象学说以五脏为中心，脏腑与全身各部位的沟通依赖于经络，故脏腑与经络在定位中往往密切相关。脏腑定位涉及的范围很广，应根据脏腑的功能、归属部位、症状特点，脏腑与季节气候、病因等的关系和影响，以及脏腑与体质、年龄、性别等的关系和影响，进行定位。

（1）以脏腑的生理、病理特点定位　如肺为五脏六腑之华盖，上连气道、喉咙，开窍于鼻，合称肺系。肺主气，司呼吸，朝百脉而助心行血，通调水道而为水之上源，外合皮毛而煦泽肌肤。肺为娇脏，不耐寒热，性喜清肃，其气以下降为顺。因此，肺病主要表现为呼吸功能异常、水液代谢失调、卫表功能失常，以及气的生成、血液循环障碍和某些皮肤疾患等。肺主气，司呼吸，以宣降为顺，故咳喘类病证均可定位在肺。肺与大肠相表里，大肠为传导之官，主津，传导糟粕和吸收水分为其功能特点。故凡病位在大肠者，主要表现为大便的异常，如泄泻、痢疾和便秘等。肺与大肠的病理也常互相影响，如肺热移肠、肺虚致大肠传导无力，或肠腑不通而肺气不降等。

（2）以五脏与五体、五志、五液等的关系定位　如肝开窍于目，在体为筋，其华在爪，在志为怒，在液为泪，故这些范围的病证可定位在肝。

（3）以脏腑所属经络定位　如肝之经脉绕阴器、抵少腹、布两胁等，因此，这些部位的病证可定位在肝。

（4）以脏腑与病因的关系定位　如风伤肝、火伤心、湿伤脾、燥伤肺、寒伤肾等。

（5）以脏腑与季节相应的关系定位　如春病在肝、夏病在心、长夏病在脾、秋病在肺、冬病在肾等。

《素问·至真要大论》所述的"病机十九条"，历代先贤皆十分重视，并代有发挥，其对探讨疾病的病机、病性、病位等意义重大，又切合临床实用。其中的"诸风掉眩，皆属于肝；诸寒收引，皆属于肾；诸气膹郁，皆属于肺；诸湿肿满，皆属于脾；诸热瞀瘛，皆属于火；诸痛痒疮，皆属于心；诸厥固泄，皆属于下；诸痿喘呕，皆属于上"等，系脏腑定位的重要依据，对分析一些比较复杂的症状往往有执简驭繁的作用。

2. 经络定位　经络包括十二经脉和奇经八脉两部分。由于经络内属脏腑、外络肢节，当人体感受外邪或由于内伤导致气血失调时，经络及其所络属的脏腑必然会产生相应的病理变化。经络的病理变化，既与各经脉所络属脏腑的病理变化有关，又与各经络的循行路径和经脉气血运行通达与否有关。

（1）十二经脉证候　十二经脉各有不同的循行路径，经络的生理功能异常，会通过其所循行的有关部位，反映出各种症状和体征来。每一经脉所出现的证候，其原因较为复杂，性质也有寒热虚实之异。此仅以手三阳经定位为例：①手太阳小肠经证候：耳聋，目黄，颊肿，咽喉肿痛，头部转侧不利，肩臂外侧疼痛。②手阳明大肠经证候：鼻衄，流清涕，齿痛，咽喉肿痛，颈肿，口渴，颈、肩前、上肢疼痛，食指疼痛而不能运动。③手少阳三焦经证候：耳聋，咽喉肿痛，目外眦痛，面颊肿痛，耳后疼痛，肩、臂、肘外侧疼痛。

（2）奇经八脉证候　奇经八脉贯穿于十二经脉之间，具有调节十二经气血的作用。所以，奇经八脉的病变亦关系到全身，多与肝肾密切相关。其中冲、任、督、带四脉的病证较为常见，多表现为气血失调、生殖功能障碍。如督脉上络于脑，下络于肾，总督一身之阳气，所以阳经的病证多关系于督脉。其与冲脉同起于胞中，所以其病变又常与妇科疾患有关。任脉与冲脉，亦同起于胞中，上络于唇口，隶属于肝肾。冲任二脉的疾病主要表现在性功能及生殖功能异常方面，尤以妇科病为多见，如月经不调、崩漏、带下、不孕、流产、恶露不尽、乳汁减少及奔豚等。带脉为病与妇科有关，如胎漏、滑胎、带下等。

3. 气血定位　气血定位是辨别病证在气、在血的定位方法。由于脏腑的病变可以影响气血的变化，而气血的病变也必然要影响脏腑的功能，故气血病证是与脏腑密切相关的。一般而言，新病在气，久病及血；温病在发生发展过程中，病情轻浅者，邪在卫分、气分，病情深重者，邪入营分、血分。但气血常可相互影响，临床既见气病又见血病，而为气血同病，如气滞血瘀、气虚血瘀、气血两虚、气不摄血、气随血脱等。

4. 上下定位　上下定位是根据人体上、下不同部位所作出的症状定位，其多在外感疾病中运用。如《素问·太阴阳明论》说："伤于风者，上先受之，伤于湿者，下先受之。"由于邪气中人，随其性质之不同，故侵犯人体的部位各异，从而形成了上、下不同部位的临床表现。如上部多见伤风证、热证、火证、热毒证，下部多见湿证、湿热证。温病中的湿热病上、中、下三焦辨证，也是这一定位法的具体运用。

5. 表里定位　表里反映着病位的深浅、病情的轻重和病变的趋势，临床表现有表证、里证、表里同病之别。

（1）表证　其病因虽有风、寒、暑、湿、燥、火之别，但病位均在肌表，同属表证。故临床以起病急、病程短及发热、恶寒、苔薄、脉浮为特征。

（2）里证　里证有深浅之别，如在腑、在脏、在骨髓等。一般而言，病证如能排除表证和表里同病，均可归属于里证。里证所包括的临床证候甚广，并有虚、实、寒、热等的不同，所以对其具体病证病位的判定，必须落实到脏腑、气血等，具体情况具体分析。

（3）表里同病　表里同病是指患者表、里证并见的证候。临床应详审标本主次，辨明轻重缓急和虚实寒热。其病位一般有三种情况：

一是外感病中的表里同病：多见于外感病由表入里的传变过程中，或在发病初期即见表里同病，或感受外邪后，伏而不发，复为新邪引发而成。临床往往先见表证，后见表里同病，或为以恶寒无汗、发热、形寒肢冷、腹痛、喜温喜按为特征的表里俱寒证，或为以发热恶寒、头痛、口渴、烦躁、便秘、脉数为主要特征的表寒里热证，或为以发热恶风、身痛、口渴、烦躁、便秘为主要特征的表里俱热证。

二是内伤兼外感的表里同病：多为在内伤病证的基础上复感外邪，从而形成表里同病。由于既往内伤之因的不同，临床常表现为以下 4 种证候：①表里俱实证，临床以发热、恶寒、无汗、脘腹疼痛拒按、便秘、脉实为特征。②表里俱虚证，临床以自汗、发热、恶风、气短乏力、脘闷纳呆、肢体倦怠、脉弱为特征。③表实里虚证，临床以发热恶寒、无汗、头痛、腹痛、喜温喜按、大便溏泄为特征。④表虚里实证，临床以自汗、恶风、腹痛、便秘、舌苔厚腻为特征。

三是宿疾兼新感的表里同病：多为在宿疾里证的基础上，因正气虚弱，复感外邪，而兼见表证。

著名中医学家方药中教授在其所著的《辨证论治研究七讲》一书中，以中医藏象学说为依据，结合其临床经验，确立了脏腑定位的 7 个方面：①从患者临床表现部位上的特点进行定位，主要根据脏腑归属部位及经络循行部位来定位。②从各脏器功能上的特点进行定位。③从各脏器在体征上的特点进行定位。④从各脏器与季节气候方面的关系和影响来进行定位。⑤从各脏器与病因方面的关系和影响来进行定位。⑥从各脏器与体型、体质、年龄、性别的关系和影响来进行定位。⑦从发病时间及临床治疗经过上的特点来进行定位。这 7 个定位方法执简驭繁，颇合实用。

三、辨病性

辨病性就是辨别病证的基本性质。一般而言，疾病在总体上属于阴阳或正邪的偏盛偏衰，而具体表现为寒、热、虚、实 4 证，所以寒、热、虚、实是其基本病性。对病证属性的定性，除寒与热、虚与实两端外，还应注意它们之间的错杂与真假。

1. 寒热定性 从阳盛则热、阴盛则寒、阳虚则寒、阴虚则热等病性规律分析。在外感疾病中，常可揭示邪气的性质；在内伤杂病中，则可揭示体内阴阳盛衰的变化。在某些情况下，病性与病因不尽一致。如阳盛体质之人，感受寒邪可从阳化热而表现为热证；在内伤杂病中，某些病证并无明显的偏寒或偏热属性，如肝气郁结、中气下陷证、肾精亏虚证等。

"阳盛则热"的病性特点，多表现为发热、烦躁、舌红苔黄、脉数等实热证，同时还会出现口渴、小便短少、大便干燥等阳盛伤阴、阴液不足的症状，故称"阳盛则阴病"。"阴盛则寒"的病性特点，多表现为形寒、肢冷、喜暖、口淡不渴、苔白、脉紧等实寒证。由于"阴盛则阳病"，故可同时伴有轻度的阳气不足，兼见溲清便溏、舌质淡、脉沉紧等。在一般情况下，热可以由于阳盛，也可以由于阴虚，寒可以由于阴盛，也可以由于阳虚。一实一虚，一寒一热，最当分辨。寒热在疾病发展过程中，还可以互相转化，"寒极生热""热极生寒"。一般而言，由热转寒者，多由于正气损伤，病多难愈；由寒转热者，多是正气来复，病较易治。寒、热病性尚有真假，尤当明辨。

2. 虚实定性 根据"邪气盛则实，精气夺则虚"等病性规律分析。大凡外感六淫，内伤情志、食积，以及痰饮、瘀血等所致的病证，多可定性为实证；而先天禀赋不足、后天调摄失宜、久病重病、房劳过度等所致的病证，则多可定性为虚证。若从病程特点定性，则新病多实、久病多虚；从体质特点定性，则体质强壮者多实、素体虚弱者多虚。

虚实在一定条件下往往互相转化或错杂，如脾虚水肿证、气虚血瘀证，为虚中夹实；温热病后期之阴虚内热证，为因实转虚。分析虚实转化、错杂的病机，应根据邪正之孰缓孰急、虚实之孰多孰少来确定其主次。虚实病性尚有"至虚有盛候"的真虚假实和"大实有羸状"的真实假虚，当予详审。

四、辨病机

"病机"二字，首见于《素问·至真要大论》的"审察病机，无失气宜"和"谨守病机，各司其属"。病机之"机"与"机理"的含义不同，前人释为"病之机要""病之机括"，故"病机"含有疾病之关键的意思。

病机是从整体上和动态中对患病机体所呈现的病理状态和病理变化的高度概括，它揭示了疾病发生、发展、变化及转归的本质特点和基本规律，因而也是认识疾病证候的临床表现，并进行辨证、预防治疗的内在根据和理论指导。辨病机就是阐明病证发生、发展、变化的关键。从《素问·至真要大论》所述的病机十九条来看，病机包括病因、病位、病性、病势等要素，形成了对病证本质整体、动态的概括性认识。病因、病位、病性、病势等都只是侧重于表明疾病过程中某一侧面的病理要素，而证候的病机则综合、概括了这些要素，因而能全面地解释所有临床表现产生的总机制，揭示疾病现阶段的病理实质及其特征。辨病机主要依据对证候的分析，有的单凭症状或体征即可反映部分病机，如盗汗为阴虚，舌质红苔少亦为阴虚；但有的症状病机复杂，需结合其他伴随症状、体征等病情资料辨别、分析，如潮热，可由阳明腑实、湿温、阴虚等多种病机引起，因而仅凭潮热一症难以确定其病机。

辨病机，重在根据《素问·至真要大论》"谨守病机，各司其属"的原则，分析主病之关键病理机制。其主要方法是以疾病表现之象为对象，根据中医学理论有关五脏、六气的特性，运用类比的方法，进行分类归属、辨别判断。探求其发生的六气之因、五脏之位等，即找出病象与病因、病位等的所属关系，分析五气中何气偏盛、五脏中何脏受伤等。辨病机，尤其对分析一些比较复杂的症状具有执简驭繁的作用，临证必须联系具体病情，全面分析，才能切合实际。

五、辨体质

中医体质学说认为，体质是指人体生命过程中，在先天禀赋和后天获得的基础上所形成的形态结构、生理功能和心理状态方面综合的、相对稳定的固有特质。辨体质"即以人的体质为认知对象，从体质状态及不同体质分类的特性，把握其健康与疾病的整体要素与个体差异，制定防治原则，选择相应的治疗、预防、养生方法，从而进行'因人制宜'的干预"（《国医大师王琦医学演讲录》）。因此，辨体质有着重要的临床应用价值。辨体质要以整体观念为指导，运用望、闻、问、切广泛而全面地收集体质资料，而不能只看到局部的体质状况，并结合时、地、病的特殊性，对人体肥瘦、寒温、强弱等体质状态进行全面分析，综合判断。《中医体质分类与判定》将体质分为平和质、气虚质、阳虚质、阴虚质、痰湿质、湿热质、血瘀质、气郁质、特禀质 9 个类型，为体质辨识及与中医体质相关疾病的防治、养生保健、健康管理等方面提供了依据。

体质的强弱之别，与疾病的发生、发展变化密切相关。素体强壮者，一般不易感邪，一旦感邪则传变较少，病程亦较短暂；素体虚弱者，则易于感邪，且病程缠绵而易传变。体质的阴阳之偏，还影响病邪的"从化"。素体阳盛者，则邪多从热化，疾病多向实热或虚热演变；素体阴盛者，则邪多从寒化，疾病多向实寒或虚寒演变。诚如《医宗金鉴·伤寒心法要诀》所说："人感受邪气虽一，因其形脏不同，或从寒化，或从热化，或从虚化，或从实化，故多端不齐也。"上述说明，体质的类型不仅决定对某些病邪或疾病的易感性，而且也决定着疾病的发展过程。

辨识体质，系制定个体化治疗方案，提高疗效的重要举措。《医学源流论·病同人异论》谓："天下有同此一病，同治此则效，治彼则不效，且不唯无效而反有大害者，何也？则以病同而人异也。夫七情六淫之感不殊，而受感之人各殊，或气体有强弱，质性有阴阳，生长有南北，性情有刚柔，筋骨有坚脆，肢体有劳逸，年力有老少，奉养有膏粱藜藿之殊，心境有忧劳和乐之别，更加天时有寒暖之不同，受病有深浅之各异。一概施治，则病情虽中，而于人之气体迥乎相反，则利害也相反矣。故医生必细审其人之种种不同，而后轻重缓急、大小先后之法因之而定。"这一论述既强调了辨体质的重要性，又提出了治疗原则的个体化特点，有效地指导着临床实践。

六、辨病势

辨病势就是预测病证发展、演变的趋势，辨别病情轻重、缓急的程度，推测病证的预后与转归。病势主要取决于正邪交争的盛衰。具体而言，是对患者体质、病邪性质、受邪轻重、病位浅深、治疗及调养等因素综合辨识的结论。

预测病势有其规律可循，如外感病发展、演变的趋势，或具有卫气营血辨证的传变规律，或具有三焦辨证的传变规律，或具有六经辨证的传变规律。而五脏疾病的传变与五行生克制化规律有密切关系，如《素问·五运行大论》所云："气有余，则制己所胜而侮所不胜；其不及，则己所不胜，侮而乘之，己所胜，轻而侮之。"就是说，按五行生克乘侮规律分析，五行中若某一行之气太过，则对其所胜（我克）之行过度制约，发生相乘；而对其所不胜（克我）之行发生相侮，即反克。若某一行之气不足，则克我之行必过度制约而乘之；而己所胜者，即我克之行必因我之不足而反克相侮。如以木克土为例，则木太过者即"木亢乘土"，木不及者即"木虚土侮"。说明五脏病发展、演变的趋势，具有"所胜""所不胜"的脏腑病机转化规律。总之，五脏相通，移皆有次，脏腑之间，亢则害，承乃制。所以《素问·玉机真脏论》说："五脏受气于其所生，传之于其所胜，气舍于其所生，死于其所不胜。病之且死，必先传行至其所不胜，病乃死。此言气之逆行也，故死……故病有五，五五二十五变，乃其传化。"这是五脏疾病按生克制化规律传变的一般规律。但是体质有强弱，受邪有轻重，病情有万变，治疗有正误，所以疾病的传变也有不以次相传者。因此，不能把这种传变规律当作刻板的公式，按图索骥，必须全面观察、灵活运用。

辨病势还应结合病证的相关因素，具体情况具体分析。如表证病较轻，里证病较重；新病多急，久病多缓；外感病证病势多较急，内伤杂病病势多较缓；感受火热之邪病势多急，感受寒湿之邪病势多缓；体质强而感邪重者病势多急，体质弱而感邪轻者病势多缓；体质强或感邪轻者病势较轻，体质弱或感邪重者病势较重。感邪轻浅者预后较好，感邪深重者预后较差。正气胜邪气者病向愈，病邪胜正气者病恶化。治疗调养得当者病向愈，反之则病当加重或内传。

七、辨病证

（一）辨病

病，又称疾病，是在病因的作用下，机体邪正交争，阴阳失调，所出现的具有一定发展规律和转归的全部演变过程，具体表现出若干特定的症状和各阶段的相应证候。《说文解字》云："疾，病也。"又说："病，疾加也。"说明"病"与"疾"的字义基本一致，但又不尽相同，疾轻而病重。"病"主要是由"症"体现出来的，反映了病理变化的全过程和发生、发展、变化的基本规律。徐大椿在《医学源流论·病症不同论》中明确提出了病的概念，即"凡病之总者，谓之病，而一病必有数症……如疟，病也，往来寒热、呕吐、畏风、口苦，是症也，合之而成为疟"。

辨病亦称诊病，即对疾病的病种作出判断，得出病名诊断。疾病的病名，是对该病全过程的特点与规律所作出的概括与抽象。《内经》所记载的病名多达 200 余种，《伤寒论》首创辨病与辨证结合模式，该书诸篇皆先"辨某病"而后"脉证并治"，以病统证。《金匮要略》论内伤杂病也是以病为纲，病证并重，所载疾病 40 余种。中医的许多病名，如历节风、痛风、中风、感冒、痢疾、霍乱、疟疾、鼓胀、癫痫等，其命名科学确切，见名知义，易于掌握，一直沿用至今。任何疾病都有其自身的规律可循，病因可审，病机可察，治法可立，预后可测。通过辨病，将"证"明确在某一疾病之中，就可以缩小辨证范围，减少辨证的盲目性。所以应高度重视辨病，以利总揽病变全局，把握疾病本质，实施针对性较强的治疗措施等。诚如朱肱《南阳活人书》所说："因名识病，因病识证，如暗得明，胸中晓然，无复疑虑，而处病不差矣。"

辨病虽无固定的模式可循，一般可根据发病特点或病因、病史、主症或特征性症状等进行分析思考。①从发病特点辨病：如中风、痫证、厥证均可见突然昏仆，不省人事，但中风同时见口眼㖞斜、半身不遂，清醒后多有后遗症；痫证同时见四肢抽搐、口吐涎沫、两目上视，或口中发出叫声，醒后一如常人；厥证同时见面色苍白、四肢厥冷，无口眼㖞斜及手足偏废，亦无四肢抽搐等症。②从病因辨病：若能了解疾病发生的特殊原因，则有利于对疾病的诊断。如神昏者，虽不可能了解患者的自觉症状，但若有头部外伤、暑热高温下劳作、暴遇寒冷、过量饮酒、服食毒物等病因者，可分别考虑为头部外伤、暑厥、寒厥、酒厥、食物或药物中毒的可能。③从病史辨病：即了解既往患病情况，并根据其病情演变趋势而推测当前疾病。如肺胀与哮证均以咳而上气、喘满为主症，有其相似之处，但肺胀具有多种慢性肺系疾病的病史，而哮证是具有反复发作性的一个独立疾病。有的本有严重心痛病史，若突然出现心痛剧烈难忍、面色苍白或青紫、肢厥、冷汗淋漓、脉结代或微者，则为真心痛；平素眩晕、头痛、血压高，突然仆倒、神志昏迷者，多为中风。④从主症或特征性症状辨病：如哮病必有喉间哮鸣声、呼吸喘促的特征，偏头痛则以反复作、或左或右的剧烈头痛为主症。

中医病名的命名尚存在一些问题，如有些病名的定义欠确切，内涵与外延不够清晰；对病、证、症概念的认识不够统一，至今仍有争议；存在一病多名或多病一名的现象；有的病名实为病类概念等。这些问题提示，中医病名标准化研究亟待加强。

（二）辨证

辨证即是认证识证的过程。证即证候，是疾病发生和演变过程中某阶段本质的反映，它以一组相关的症状，不同程度地揭示病因、病机、病位、病性、病势、邪正关系等。证虽然是由症状组成的，但它不是若干症状的简单相加，而是透过现象分析其内在联系，从而揭示疾病的本质。因而，证比症状更全面、更深刻、更正确地揭示了疾病的本质。

辨证名就是确定辨证的最后结论。因此，证名诊断就是用规范性术语高度、准确地概括疾病现阶段的病机类型。辨证名的要点，一是同一疾病在不同的发展阶段，可以表现出不同的证型；而不同的疾病在其发展过程中又可表现出同样的证型，这就是"同病异治"或"异病同治"的依据。二是辨证是一个动态的过程，要对证候进行动态观察，证名随着证候的变化而变化。如"胁痛"病，若发病初期表现为以胁肋胀痛为特征的"肝气郁结证"，病程日久，以胁肋刺痛为主时，则转化为"气滞血瘀证"。再如"咳嗽"，初起为上气咳逆阵作、咳时面赤的"肝火犯肺证"，日久则可变为干咳、咳声短促的"肺阴亏耗证"。三是不要拘泥于"辨证分型"，临床上往往数证兼夹、复合，如"阴虚夹湿证""外寒里热证"等，故要根据证候的实际，概括正确、规范的证名。四是务必术语规范，可参照国家标准"中医临床诊疗术语"或历版《中医诊断学》教材。

症、证、病既有区别又有联系，三者均统一在人体病理变化的基础之上。"症"和"证"从文字上说是可以通用的，所以历代医家对此并未严格区分。近几十年来，为了能阐明证候和症状的关系及二者的不同含义，因而将其区分开来。"症"是病变所反映出的个别症状、体征；"证"则反映了疾病某个阶段的病变本质，它将症状与疾病联系起来，从而揭示了症与病之间内在联系的证据；而"病"是由一组具有临床特征的症状构成，反映了病理变化的全过程，并各有其不同的演变规律。《医学源流论·知病必先知症论》曾说："凡一病必有数症，有病同症异者，有症同病异者，有症与病相因者，有症与病不相因者，盖合之则曰病，分之则曰症，同此一症，因不同，用药亦异，变化无穷，当每症究其缘由，详其情况，辨其异同，审其真伪。"这里所说的"症"，即是症状，而不是证候，所谓"辨其异同，审其真伪"就接近于证候了。

综上所述，辨病与辨证结合是中医学诊断疾病的精髓，对病和证的分层认识具有较强的互补性，"病"之与"证"是"纲"和"目"、统领和从属的关系，犹如经纬纵横相贯。通过辨病和辨证，确定病名与证名，使诊断更为全面准确，这是中医诊断的最终归宿。辨的重点不是着眼于"病"的异同，而是在"证"的辨别上，通过辨证而进一步认识疾病。例如，胸痹是一种疾病，通过其胸部闷痛甚则胸痛彻背、喘息不得卧等临床症状，诊断为"胸痹"病，但由于病因、病机、病性等的不同，临床则可表现为心血瘀阻证、痰浊闭阻证、气阴两虚证等，只有辨清了胸痹的证，才能确立相应的治法、方药。这是与用同一方药、治疗同一疾病的辨病治疗的根本区别。

第三节　论　治

论治，又称为"施治"，即根据辨证的结果，确定相应的治疗原则、治疗方法和措施。治则是在辨证论治精神指导下制定的，其对于疾病治疗的立法、选方、遣药具有指导意义。治法从属于治则，是在其指导下制定的对某一疾病的治疗大法和对某一证候的具体治法。如治疗外感疾病，在"祛邪"治则指导下，确立"汗法"这一大法，而"汗法"又有"辛温解表""辛凉解表"等具体治法。

"论治"较"施治"更强调了"论"的意义，"论"的过程贯穿了理、法、方、药的各个环节，包括治则、治法、选方、遣药等具体内容。因此，论治的过程，是在中医基本理论、方剂学、中药学等理论指导下进行的。

一、治则

治则，即治疗原则。治则的内容颇为丰富，如治病求本、治未病、扶正祛邪、同病异治、异病同治、分期论治、调摄护理等。其中包含着许多辩证法思想，在临床治疗上起着重要指导作用。

（一）治病求本

"本"是相对于"标"而言的。标本常用以概括说明事物的本质与现象、原因与结果、先与后、主与次等关系，包含范围广泛。因此，中医学的标本理论可以从不同角度概括说明疾病变化过程中各种矛盾的关系。如以邪正关系言，正气是本，邪气为标；以病因与症状言，病因是本，症状为标；从发病先后来分析，旧病、原发病为本，新病、继发病是标；从病变部位言，病在内为本，病在外为标等。在一般情况下，应当先治其本，后治其标，这是因为随着病变主要矛盾的解决，许多次要矛盾也往往迎刃而解。在特殊情况下，则应该根据病情的轻重缓急，以"急则治其标，缓则治其本"，或"标本同治"原则为指导，确定具体的治疗步骤。

《素问·阴阳应象大论》中的"治病必求于本"，旨在说明治病必须寻求疾病的"阴阳变化"之本。后世对"治病求本"的认识多有发挥，主要是指治疗某些疾病时，必须要寻求其根本原因，并针对根本原因进行治疗，丰富了其内涵，也颇合临床实际。

1. 先治其本，后治其标　在通常情况下，病必从本治。因为疾病的"本"是其发生、发展和传变的关键。如治疗暴泻，若患者泄泻清稀，甚则如水样，腹痛肠鸣，属于寒湿内盛证，则其"寒湿内盛"为病之本，而泄泻仅是其标，故治疗时应散寒化湿以治其本，寒湿除而泄泻自愈。若久泻不愈，始可收涩止泻以治标。

2. 急则治其标 《素问·标本病传论》曰："先热而后生中满者治其标……先病而后生中满者治其标……小大不利治其标。"这里所说的"标"，是指病证中较危急的症状，如果不及时处理，病势就可能急转直下，甚至危及生命。所谓"中满"是指腹部胀满，"小大不利"即大小便不通。此时病势较急，必先"逐水"以治其标，待腹水宣泄之后再调治其本。在处理新病与痼疾的关系上，仍应先治新病（标），后治痼疾（本）。如患喘证"宿疾"，复因风寒感冒而急性发作，一般应按急则治标的原则，先治其风寒感冒新病，然后治喘证宿疾。

3. 缓则治其本 缓者，指病势缓而邪气衰。一般而言，急性病的恢复期、缓解期，或慢性病，其大多处于病邪已去其大半而正气尚未复原阶段。此时的治疗多侧重于扶正，以治其本。如阴虚燥咳，则阴虚为本，燥咳为标，治当滋阴润燥以止咳，阴虚之本得复，则燥咳之标自除。许多疾病的"冬病夏治"，也是本着缓则治其本的原则制定的。

4. 标本兼治 指治标与治本同时兼顾的原则，多用于标本皆急，不宜单独治本或治标者。如体虚感冒，体虚为本而外感为标，若单纯以解表法治其外感，则恐更伤正气；若仅补其虚，则易助邪。此时的标本兼顾，就应视其具体情况，选用益气解表、滋阴解表、助阳解表、养血解表等法。标本兼顾还包括表里同治，新病、久病同治等。

此外，《素问·汤液醪醴论》尚有"病为本，工为标，标本不得，邪气不服"之论。对此可从两方面理解：就医患关系而言，患者为疾病的主体，所以患者为本；医生治病解除患者的痛苦，所以医生为标。就疾病与治疗手段而言，疾病本身为本，所采取的治疗方法、药物为标。缓解紧张的医患关系尤应遵照"病为本，工为标"的思想，这一论述至今仍具有现实的指导意义。

（二）治未病

"未病"包含无病状态、病而未发、病而未传、愈后未复等多层含义。故"治未病"的原则对应其4个方面：未病养生，防病于先；欲病救萌，防微杜渐；已病早治，防其传变；瘥后调摄，防其复发。"治未病"是早在《内经》中就提出来的防病养生谋略，如《素问·四气调神论》说："是故圣人不治已病治未病，不治已乱治未乱，此之谓也。夫病已成而后药之，乱已成而后治之，譬犹渴而穿井，斗而铸锥，不亦晚乎！"这一重要论述从正反两方面强调治未病的重要性，已成为"治未病"的座右铭。

中医学"治未病"的原则，是指采取一定措施防止疾病的发生、发展和复发。治未病的内容十分丰富，涉及各个方面的综合调摄，是中医养生防病的一大优势。其基本原则包括以下4个主要方面。

1. 未病养生，防病于先 是指在未病之前，采取一定的措施维护健康状态和预防疾病的发生。《素问·上古天真论》曰："上古之人，其知道者，法于阴阳，和于术数，食饮有节，起居有常，不妄作劳，故能形与神俱，而尽终其天年，度百岁乃去……夫上古圣人之教下也，皆谓之虚邪贼风，避之有时，恬惔虚无，真气从之，精神内守，病安从来。"说明了中医学对人类养生保健的高度重视。通过顺应四时、调摄情志、食饮有节、起居有常、适度劳作等，力求达到形与神俱而尽终其天年的健康状态及"正气存内，邪不可干"的疾病预防目的。另外，在传染病流行季节，还可采用药物消毒防病，如用雄黄、艾叶、苍术等熏烟以防疫疾。

2. 欲病救萌，防微杜渐　欲病是指患者有多种异常表现和体验，通过常规的物理、化学等检查方法难以作出疾病诊断的状态，其与现代所谓之为亚健康状态大体相同。《素问·序》指出"消患于未兆"，其"未兆"即未有显著疾病的征兆，属于欲病状态。此阶段经过调理恢复则健康，若继续发展便是疾病，故此时是"治未病"的最佳时期。欲病状态养生，要突出两个重点。

（1）**生活方式科学**　预防和消除欲病状态，其重要前提是养成科学的生活方式，诸如饮食有节、起居有常、情志调畅、劳逸适度、运动锻炼，以及戒除不良嗜好等，但要持之以恒，方可收效。

（2）**适当调养干预**　针对不同体质，结合四诊合参，以辨证施"养"。主要采用针灸、推拿、刮痧、气功、食疗等非药物疗法进行调治。必要时也可遵循《内经》"寒者热之，热者寒之，虚者补之，实者泻之"的治疗原则，适当运用药物调理，以促使机体恢复到阴阳平衡的状态。

3. 已病早治，防其传变　人体在患病之后，要及时采取有效措施，早期诊断，早期治疗，预防疾病的发展和传变。《素问·阴阳应象大论》指出："故邪风之至，疾如风雨，故善治者治皮毛，其次治肌肤，其次治筋脉，其次治六腑，其次治五脏。治五脏者，半死半生也。"此即强调了早期诊治的重要性。

（1）**早期诊治**　指在患病之初，就要采取积极的措施，防止疾病进一步加重。如外感病的传变，多由表入里、由浅入深。因此，在表证初期，就应及早诊治。有些疾病在发作前，每有一些预兆，此时及早诊治可收到事半功倍的效果。如中风病在发作前常有眩晕、肢体麻木等先兆症状，如能抓住这些预兆，早期诊治，多可避免中风的发生。

（2）**预防传变**　人体是一个完整统一的整体，某一脏腑组织有病，往往会影响到其他脏腑组织，使病情复杂或加重。因此，要根据脏腑相关学说、五行生克制化、经络与六经传变等理论，分析、判断疾病的传变规律，采取"扭转截断"的治疗措施，同时保护人体正气和未受邪之地，以阻止疾病的进一步传变。《金匮要略》有"见肝之病，知肝传脾，当先实脾"的原则，其宗旨是防止疾病的传变。

4. 瘥后调摄，防其复发　疾病初愈，往往正气尚虚，邪气留恋。此时若不注意调摄，每可使病情复发或加重。故应给予适当的善后调治，防止复发。

（1）**祛邪务尽**　疾病初愈之时，若失于善后调治，则正虚邪恋可缠绵不已。如周学海《读书笔记》云："盖凡大寒大热病后，脉络之中，必有推荡不尽之瘀血，若不驱除，新生之血不能流畅，元气终不能复，甚有传为劳损者。又有久病气虚，痰涎结于肠胃，此宜加涤痰之品。"故病后邪气虽已去大半，但为了防止邪气留恋而病复，当尽除余邪。

（2）**防止复发**　疾病初愈，若调养不当，可使其在一定条件下复发。预防之法，当着重防食复、防劳复、防情志复、防重感复、防药复。

防食复：食复是指疾病愈后，脾胃尚虚，因饮食失节而导致疾病复发者。食复轻者损谷自愈，重者消导方瘥。

防劳复：劳复是指疾病初愈，余邪未清，因过度劳累而致疾病复发者。劳复一般分为劳力复、劳神复和房劳复三种。所以疾病初愈之际，以充分休息、节欲惜精、保养精气作为病后调摄的重要原则。

防情志复：多为疾病初愈，由于情志过激而致旧病复发。预防之法，当注意调节其情志，保持精神恬静愉悦，以防因情志因素伤及脏腑气机。

防重感复：是指病后正虚，余邪未尽，又复感新邪，致旧病复发。此重感致复多发生于热病新瘥之后，即所谓"瘥后伏热未尽，复感新邪，其病复作"（《重订通俗伤寒论·伤寒复证》）。注重病后调护，防寒保暖，慎避外邪，对防止复发有着重要的意义。

防药复：疾病瘥后，运用药物调理失当而致复发者，称为"药复"。疾病新瘥，可辅之以药物适当调理，但不可急于求成，既不能迭进大补而壅滞助邪，更不能不辨证而致药证相悖，每致病情复发。应遵循扶正宜平补勿助邪、祛邪宜缓图勿伤正的原则。

（三）扶正祛邪

所谓"扶正"，就是运用多种方法增强人体的正气。"扶正"并不完全等同于药物的"补虚"，它既包括运用气功、保健操、食疗等多种养生法，也包括运用药物治疗的补气、养血、滋阴、温阳等治法以扶正，重视运用养生法扶正更具有积极意义。所谓"祛邪"就是运用汗、吐、下、清、消等治法以驱除邪气，多种养生方法也有祛邪的治疗作用，可同时运用。

扶正祛邪原则的具体运用，应详审邪正的消长盛衰，权衡主次、先后，灵活变通。扶正以祛邪，用于正虚为主者；祛邪以扶正，用于邪盛为主者；先祛邪后扶正，则用于邪盛而正虚不甚者；先扶正后祛邪，则用于正虚而邪不盛者；扶正与祛邪并用，则用于正虚邪实者，即所谓"攻补兼施"，但应分清虚实的主次，或以扶正为主、祛邪相辅，或以祛邪为主、兼顾扶正，务求"扶正不留邪，祛邪不伤正"。

（四）同病异治与异病同治

疾病在发生、发展过程中，由于病因、病位、病程、体质、时令等的不同，同一种病在病程中可以出现不同的证，而不同的病在病程的某一阶段，又可出现相同的证。因此，在临床治疗中，证同则治疗原则也同，证异则治疗原则亦异。无论同病异治，还是异病同治，其着眼点主要在于证的异同。

病同而证不同，则采用同病异治的原则。如同属内伤咳嗽，若系由他脏病变累及于肺系，则可在病程中分别表现出脾虚生痰、肝火犯肺、肾气不足等证，而治疗亦分别从脾、从肝、从肾论治，这就是"证异治亦异"的原则。

病异而证相同，则采用异病同治的原则。如胃下垂、肾下垂、脱肛、子宫脱垂、慢性泄泻等病，如果辨证都属于"中气下陷"之证者，则皆可运用"补中益气"法治之，这就是"证同治亦同"的原则。

（五）分期论治

在疾病的发展变化过程中，由于邪正盛衰、阴阳消长等病理因素，使疾病往往处于传变阶段与相对稳定阶段。疾病的阶段性，不仅能反映出病情的轻重、病势的进退，还能揭示出病机的变化，进而作为分期论治的依据。

1. 外感病证的分期论治　外感病证的初期，邪气未盛，正气未衰，病位较浅，当从表治，及时发散祛邪；中期，表证已罢，病邪深入，则当从里治，予以清、下、消等法，以祛其邪；后期，邪气渐衰，正气未复，治当扶正以祛邪，或祛邪以扶正，俾邪去正复，而获治愈。

2. 内伤病证的分期论治　内伤病证，有体质之别、久暂之分、缓急之异，故宜审视病程、病势等，分期论治。如祛邪与扶正，孰先孰后，孰主孰次，妙在随机应变，庶不致贻误病机。一般而言，病之初起，正气尚强，无论病情轻重，用药宜猛不宜缓，以速祛其邪；病之中期，正气渐衰，当施以猛缓相济之药，方能中的；病程久延，正气渐亏，唯宜扶正为主，俟正气充足，邪气自除，此时用药万勿猛烈，须缓图而不可急功。

清代程国彭《医学心悟》分期治疗积聚的经验，堪称范例，对指导内伤病的分期论治具有很高的借鉴价值。如谓："治积聚者，当按初、中、末之三法焉。邪气初客，积聚未坚，宜直消之，而后和之。若积聚日久，邪盛正虚，法从中治，须以补泻相兼为用。若块消及半，便从末治，即住攻击之药，但和中养胃，导达经脉，俾荣卫流通，而块自消矣。更有虚人患积者，必先补其虚，理其脾，增其饮食，然后用药攻其积，斯为善治，此先补后攻之法也。"

（六）调摄护理

所谓调摄护理，就是要采取顺应四时、调摄情志、饮食调护、起居有常、合理给药、运动健身等综合调护原则，以促进患者顺利康复。调摄护理的内容十分丰富，兹择要举例如下。

1. 顺应四时　中医学强调养生要符合四季寒暑变化等自然规律，这就是《内经》的"天人相应"观。正如《素问·四气调神大论》所说："故阴阳四时者，万物之终始也，死生之本也，逆之则灾害生，从之则苛疾不起，是谓得道。"由此可见，四时阴阳的变化规律，是万物由生而死、由始而终的根本法则。如果违背了这些自然规律，就会损害身体，导致疾病。因此，顺应四时，就要适应自然，避免外邪，使人体的内环境与外环境相统一，才能达到防病健身、促进健康之目的。要指导患者养成健康的生活方式，如在一年之中，春防风、夏防暑热、长夏防湿、秋防燥、冬防寒。

2. 调摄情志　喜、怒、忧、思、悲、恐、惊七情，概括了复杂情感过程的基本状态及情绪、情感等心理活动。适度的情志活动是身心健康的标志，过度或不良的情志活动则对疾病的发展、转归有着重要影响。要调摄情志，就必须保持乐观的情绪、开朗的性格、良好的涵养、开阔的胸怀，从而达到情志畅达，避免七情失调。医护人员应鼓励患者表达自己的想法、观点和感受，同时表示理解、同情和乐于倾听，使患者感到自己是安全的、被人理解的，从而增强其继续交流的信心和兴趣。还应根据患者的性格特征观察其情绪的变化，努力使患者保持良好的情绪状态，可综合应用移情、疏导、相制等矫正方法，改变患者的感受、认识、情绪、态度和行为，使其保持舒畅、宁静的心理环境，树立战胜疾病的信心。如《素问·阴阳应象大论》中的悲胜怒、恐胜喜、怒胜思、喜胜忧、思胜恐，就是一种"以情胜情"的心理疗法。这是依据五行相胜的制约关系，用一种情志去纠正相应所胜的情志，从而有效地治疗疾病。再如，中医学的"移情易性"疗法，可以排遣情思，将患者的注意力转移他处。如可以让患者放放风筝，在风和日丽的天气踏青问柳、登山赏花、临溪戏水等，以陶冶性情，使其情志与大自然相适应，充满勃勃生机；也可以通过学习、娱乐、交谈等方式，排除内心的悲愤、忧愁等不良情绪，达到促进康复之目的。

3. 饮食调护 饮食为人体气血生化之源，是维持人体生命活动不可缺少的物质基础。如果饮食不当，则可导致疾病的发生或病情恶化。饮食调护对提高疗效，促进患者的康复具有重要意义。故《养老奉亲书》强调："凡老人有患，宜先食治；食治未愈，然后命药……是以善治病者，不如善慎疾；善治药者，不如善治食。"

饮食调护必须重视辨证，因证施膳。应根据病证的寒、热、虚、实及患者的年龄、体质等因素，结合中药的四气、五味、升降浮沉及药物归经等理论选择食物；并根据"寒者热之，热者寒之，虚则补之，实则泻之"的调治原则，注意不同疾病的饮食宜忌，做到因时、因地、因人、因证施膳。如春季是阳气升发、万物复苏的季节，宜养肝，饮食要增酸减甘，宜食一些辛散之品，以振奋阳气；夏季炎热，宜食苦寒清热之品；三伏天暑湿较重，宜食健脾化湿之品；秋季气候干燥，宜食甘润之品；冬季气候寒冷，宜予温补之品。同时地域不同，饮食也有差别。再如阴虚证，饮食宜甘凉、清淡，可多食蔬菜、瓜果，忌食辛辣；气虚证，饮食宜甘淡，忌食肥甘厚味；阳虚证，饮食宜甘温，忌食生冷。

4. 运动健身 适当运动可以强筋骨、利关节、行气血、通经脉、调养脏腑。常用的运动健身项目很多，但对于患者而言，要以运动强度较小的慢活动为宜，如散步、太极拳、五禽戏、八段锦、气功等。还应根据天气的冷、暖、晴、雨，掌握活动的时间和场所，如寒冷季节不宜在室外活动、炎热季节应避开烈日等。

5. 合理给药 给药方法是否恰当，对疗效有一定的影响。给药方法包括服药时间、服药方法、服药次数药后调护等，兹分述如下。

（1）服药时间 《内经》要求医生顺应天时而调理血气，"有余不足，当补则补，当泻则泻，毋逆天时"，"顺天之时，而病可与期。顺者为工，逆者为粗"。提示无论用针用药，都必须随时间的不同而采取不同的措施，否则，将会引起不良的后果。《神农本草经》记载了不同病位病证的服药时间与饮食时间的关系："病在胸膈以上者，先食后服药；病在心腹以下者，先服药而后食；病在四肢血脉者，宜空腹而在旦；病在骨髓者，宜饱满而在夜。"一般说来，病在上焦，宜食后服；病在下焦，宜食前服；滋补药宜食后服；驱虫药和泻下药宜空腹服；安神药宜临卧服；对胃肠有刺激的，亦应食后服。急性病、重病则不拘时服，慢性病应按时服，治疟药宜在发作前2小时服。十枣汤服在平旦、鸡鸣散服在五更。这些服药时间，对提高疗效都有重要的临床意义。

（2）服药方法 《古今医统大全》曰："病在上者，不厌频而少；病在下者，不厌顿而多。少服则滋荣于上，多服则峻补于下。"强调因病位不同，服药方法各异。一般而言，服用汤剂多为每日1剂，分2~3次温服。也可根据病情需要，每日只服1次，或每日服数次。还应根据病性和药物的特点来决定不同的服用方法。如治疗寒证药宜热服、温服；治疗热证药宜凉服。但若病情严重，又应寒药热服、热药冷服，以防邪药格拒；服药呕吐者，宜佐用少量姜汁，或先服姜汁，亦可采取冷服、小量频服的方法；服峻烈、毒性药物时，宜从小剂量开始，中病即止，以免中毒和损伤正气；危重患者宜少量频服，或取鼻饲给药法等。

（3）服药次数 《素问病机气宜保命集》根据《内经》"补上治上制以缓，补下治下制以急"及"气有多少，病有盛衰，治有缓急，方有大小"的制方原则，首先提出了不同病位的不同服药次数："肾肝位远，数多则其气缓，不能速达于下，必大剂而数少，取其迅急，可以走下也。心肺位近，数少则其气急，不能发散于上，必小剂而数多，取其气宜散，可以补上也。"《伤寒论》中每个方剂都有服药次数之嘱。如用治表证的方剂，多分三次服，强调一服汗出者，止后服，再服不汗者，可缩短给药时间；治疗咽痛的方剂则多次少量服，如猪肤汤"温分六服，少少含咽"，苦酒汤"少少含咽之"。治疗危急病证，多采用大剂顿服以抑制病势，如攻逐水饮的十枣汤要"平旦服，若下少病不除者，明日更服"，大小承气汤"下，余勿服"，"若更衣者，勿服之"。葶苈大枣泻肺汤、大黄牡丹汤、大黄甘遂汤等的"顿服"，则都是突击给药，力求速去其邪而勿伤其正。以上说明服药次数，须根据病情轻重、病位的不同和药力大小而定。

（4）药后调护 服药后的调养与护理不仅直接影响着疗效，而且关系到疾病的康复。如《伤寒论》桂枝汤的服法为"服已须臾，啜热稀粥一升余，以助药力"。一般服解表药应取微汗，不可大汗，亦不能汗出不彻。服泻下剂后，不宜进生冷、油腻食物，以免影响脾胃的健运。药后调护尚应注意饮食的宜忌，如水肿者宜少食盐、消渴者忌糖、肥胖者慎食油腻、阴虚证慎食辛辣等。此外，汗后避风及慎劳役、戒房事、调情志等，皆为药后调护的重要内容，应辨证调护。

二、治法

治法是以病机理论和治则为指导，针对不同病证采用的具体治疗方法与手段。治法是方剂组成的依据，反之，方剂又是治法的具体体现。如只有治法而无方药，治法就不能体现出来，也就不能完成辨证论治的全过程，故前人有"方从法立，以法统方"的理论。治法包括治疗大法和具体治法，常用的治疗大法有汗、吐、下、温、清、和、消、补八法。如在"汗法"之中，又有辛温解表、辛凉解表、清暑解表等具体治法。

治疗大法的运用，应根据患者的具体情况，可一法独用，或两法、多法并用。如表里同病者，常规的治法是先解表后治里，倘若表里俱急、内外俱实者，就应表里双解，汗下并用。又如上热下寒或上寒下热证，单以温法或清法治之皆不适宜，又当温清二法合用。因此，临证时会出现消补并用、攻补兼施、汗补并用、和下兼施等多种治法。

　　由于病证有常亦有变，故具体治法亦有常法和变法之别。所谓"常法"，是指在论治中运用针对性很强的常用治法，上述的辛温解表、辛凉解表、清暑解表等具体治法皆是常法。所谓"变法"，是指针对患者的体质、兼症、宿疾等情况，在运用常法的基础上，针对病证的变化而对常法予以变通应用，故临证选用具体治法时，应知常达变。如治疗血瘀证，用"活血化瘀法"治疗是其"常法"，但在血瘀证形成和发展过程中，由于病因、体质、病程等的不同，临床往往有寒凝血瘀、热壅血瘀、气滞血瘀、气虚血瘀、阴虚血瘀、阳虚血瘀等不同之证，而治疗上采取的散寒化瘀、清热化瘀、理气化瘀、补气化瘀、育阴化瘀、温阳化瘀等相应治法，即为活血化瘀法的"变法"。具体治法的多样性，是中医学宝库瑰丽丰富的体现。

三、选方

　　选方是依据治法选用与之相应、相宜的方剂。方剂是以法为凭，依据治法选方，方可做到方合于法、药合于病。"方从法出"是辨证论治原则的体现。反之，无法选方，或无法无方，临时凑药，就违背了辨证论治原则。

　　1. 依法统方　根据"方从法出，法随证立"的逻辑关系，方剂配伍要与辨证立法一致，达到方证对应的目的。按治法选方的要点有三：①明辨方剂作用异同。如降气方剂，临证常用的有四七汤、旋覆代赭汤、橘皮竹茹汤、丁香柿蒂汤、大半夏汤、四磨饮、定喘汤、苏子降气汤等。由于气逆病既有肝、肺、胃气逆之别，虚、实、寒、热之分，又有兼痰热、寒饮等不同，因此，以上方剂虽同属一类，但配伍特点各异，其主治功用亦不同。故在选方时，当同中求异，务使其切合治法。②辨证结合辨病选方。证型虽然相同或相近，由于疾病不同而用方各异。如同属于肝气郁滞证，但在呕吐、胁痛、泄泻、便秘、聚证等不同疾病中，由于病位、病机不尽相同而分别选用四七汤、柴胡疏肝散、痛泻要方、六磨汤、逍遥散。③了解方药的相关注意事项。如胸痹证用薤白，但气虚者应慎用；阴虚证宜用生地黄，若有痰则应慎用；血虚证宜用当归，如大便溏则应慎用。

　　2. 君臣佐使　是指方剂中药物间的主从和相须、相使等的配伍关系。清代吴仪洛《成方切用》谓："主病者，对证之要药也，故谓之君，君者，味数少而分量重，赖之以为主也。佐君者谓之臣，味数稍多，而分量稍轻，所以匡君之不逮也。应臣者谓之使，数可出入，而分量更轻，所以备通行向导之使也。此则君臣佐使之义也。"一般来说，君药是指针对主病或主症起主要治疗作用的药物。君药为针对病因和主症而选，药力应居方中之首，为方剂的灵魂。臣药是辅助君药加强治疗作用的药物，或是针对兼病、兼症起主要治疗作用的药物。佐药有三种意义：一是佐助药，即配合君、臣药以加强治疗作用，或直接治疗次要兼症的药物；二是佐制药，用以消除或减弱君、臣药峻烈之性或毒性的药物；三是反佐药，是根据病情需要，在方中配伍少量与君药性味或作用相反而又能在治疗中起相成作用的药物。使药，是引经药和调和药。在一首方剂中，君药是不可缺少的，而臣、佐、使是否均需具备，以及其药味的多少，则应根据病情和治疗的需要及所选药物的作用来决定。

君、臣、佐、使在临床的具体运用，应针对证候的主要因素和次要因素、发病的主要环节和次要环节等，按照"主病之谓君，佐君之谓臣，应臣之谓使"（《素问·至真要大论》）的原则选药配伍。如《伤寒论》的麻黄汤，主治以恶寒发热、头痛身痛、无汗而喘、舌苔薄白、脉浮紧为特征的风寒表实证。方中麻黄辛温解表，宣肺平喘，针对主症为君药；桂枝辛温解表，通达营卫，助麻黄峻发其汗为臣药；杏仁宣肺降气，助麻黄以平喘为佐药；甘草调和麻黄、桂枝峻烈发汗之性为使药。

3. 随证化裁 以经典成方为核心，针对证候的具体情况加减配伍，临床习惯谓之核心方剂加减配伍法。临证用方时，应随着病情的变化，以及体质、年龄、性别、季节、方土习惯等的不同，灵活加减运用，做到"师其法而不泥其方"，才能切合病情，收到预期的效果。

（1）药味加减的变化 方剂常因药味的加减而改变其功用和适应范围。如桂枝汤具有解肌发汗、调和营卫的作用，主治"发热、汗出、恶风、脉缓"的太阳病中风证。如因太阳病中风引发旧病喘息，就当加厚朴、杏仁，以下气泄满、降逆定喘，此方即为桂枝加厚朴杏子汤；又如桂枝汤证因误下而胸满，此时桂枝汤证仍然存在，因方中有芍药之酸收，不利于胸满，就当减去芍药，以专解肌散邪，此方即为桂枝去芍药汤。必须注意，方中药味加减的前提是主症未变。若主症已发生变化，则不属于方剂药味加减的范围，而应改变治法或方剂。

（2）药量加减的变化 古有"中医不传之秘在剂量"之说，所用方剂的药物虽相同，但由于药量的加减变化，治疗的病证却大不相同，方名亦因而改变。例如小承气汤、厚朴三物汤、厚朴大黄汤三方同样由大黄、枳实、厚朴三味药组成。小承气汤用大黄 12g 为君药，枳实 9g 为臣药，厚朴 6g 为佐使药，主治阳明腑实之大便秘结、潮热谵语等；厚朴三物汤用厚朴 12g 为君药，枳实 9g 为臣药，大黄 6g 为佐使药，主治腹部胀满之大便秘结等；厚朴大黄汤以厚朴 12g 为君药，大黄 6g 为臣药，枳实为 4g 为佐使药，主治支饮胸满证。小承气汤证的病机是阳明腑实，治疗目的在于攻下，故用大黄为君药；厚朴三物汤证的病机是气机阻滞，治疗目的在于除满，故用厚朴为君药；厚朴大黄汤证的病机是胸有支饮，治疗目的在于开胸泄饮，故用厚朴为君药、大黄为臣药。可见，在确定辨证、选方、用药之后，合理用量是疗效的关键所在。

药量加减的变化还应掌握两个原则：一是中病即止（或中病即减）原则，如解表药、泻下药、利尿药、毒性药等的应用，若已达到预期疗效，应及时停药，或逐渐减量，以防过剂伤正。二是"已知为度"原则，"已知"是指用药后取得了明显疗效，就应根据具体情况调整用量。

4. 按药性化裁 根据治则、治法的要求，以药性理论为依据，选择适当的化裁药物。其主要包括以下两个方面。

（1）按五脏苦欲补泻配伍 《内经》的"五脏苦欲补泻"是根据五脏的功能特性来指导处方用药的理论。如《素问·脏气法时论》云，"肝苦急，急食甘以缓之"，"心苦缓，急食酸以收之"，"脾苦湿，急食苦以燥之"，"肺苦气上逆，急食苦以泄之"，"肾苦燥，急食辛以润之"。又说，"肝欲散，急食辛以散之，用辛补之，酸泻之"，"心欲软，急食咸以软之，用咸补之，甘泻之"，"脾欲缓，急食甘以缓之，用苦泻之，甘补之"，"肺欲收，急食酸以收之，用酸补之，辛泻之"，"肾欲坚，急食苦以坚之，用苦补之，咸泻之"。五脏之苦的"苦"，即病症、病理状态，由多种因素导致其自身收散升降等生理功能失常，其表现形式或太过或不及。"欲"，即顺其脏腑特性，或顺其脏腑功能。正如《医宗必读·苦欲补泻论》所云："违其性则苦，遂其性则欲。本脏所恶，即名为泻；本脏所喜，即名为补。"后世许多医家将"五脏苦欲补泻"理论作为临床用药的指导原则，李中梓甚至有"夫五脏之苦欲补泻，乃用药第一义也，不明乎此，不足以言医"（《医宗必读·苦欲补泻论》）之论。当然，临证治病时必须结合脏腑的喜恶、病变的表里虚实寒热性质、药物的气味特点等因素综合考虑，才能提高疗效。

王好古《汤液本草》所提出的五脏苦欲补泻具体药味，是对五脏苦欲补泻配伍理论的发挥，也系经验之谈，可供临床参考。如"肝苦急，急食甘以缓之，甘草；欲散，急食辛以散之，川芎；以辛补之，细辛；以酸泻之，芍药"。"心苦缓，急食酸以收之，五味子；欲软，急食咸以软之，芒硝；以咸补之，泽泻；以甘泻之，人参、黄芪、甘草"。"脾苦湿，急食苦以燥之，白术；欲缓，急食甘以缓之，甘草；以甘补之，人参；以苦泻之，黄连"。"肺苦气上逆，急食苦以泻之，诃子皮，一作黄芩；欲收，急食酸以收之，白芍药；以辛泻之，桑白皮；以酸补之，五味子"。"肾苦燥，急食辛以润之，知母、黄柏；欲坚，急食苦以坚之，知母；以苦补之，黄柏；以咸泻之，泽泻"。

（2）根据药性理论配伍　一是相辅相成的配伍，将功效性能相似的药物同用，以增强药效。如大黄配芒硝，泻火通便；石膏配知母，清热泻火；附子配干姜，回阳温中；乳香配没药，化瘀止痛。二是性味相异的配伍，以提高主药的疗效。如酸甘化阴、辛甘化阳、辛开苦降。三是功效相异的配伍，以标本兼顾，如益气补血、理气活血、益气活血、解表清里。四是相反相成的配伍，将性能相反的药物配伍同用，以适应复杂多变病情的需要，或降低某些药物的毒副作用，以提高疗效。如补泻兼施、寒热同用、散敛相合、刚柔相济、润燥互济、动静结合等。

5. 选择剂型　《汤液本草·东垣用药心法》说："汤者荡也，去大病用之；散者散也，去急病用之；丸者缓也，舒缓而治之也。"说明中药的剂型不同，作用力的强弱也不完全相同，应酌情选择。汤剂的特点是吸收快，迅速发挥药效，能荡涤病邪，适用于常见病、大病。如麻黄汤祛风寒、大承气汤荡涤阳明热结。汤剂的用量往往较重，如将原方由汤剂改为丸剂时，则可适当减轻其用量。散剂不用煎煮，可直接冲服，取用方便，有散结除邪等功效，多用于急病，如伤科多用七厘散散血疗伤。丸剂的特点是吸收缓慢、药力持久，一般适用于慢性、虚弱性疾病，如六味地黄丸、人参养荣丸等。上述并非绝对，如治急病的丸剂就有安宫牛黄丸、苏合香丸等，而汤剂作用缓慢的也复不少。除了上述剂型以外，还有膏、丹、酒等许多剂型。总之，方剂的剂型并非一成不变，但总是万变不离其宗，即根据病证的变化而变化的。

此外，尚有"药对"配伍法，即根据治法的要求，选择数个药对为基础组合配伍；复方合方配伍法，即以两个以上经典小成方相互组合。

四、遣药

遣药是诊察、辨证、立法、选方之后的具体举措，是保证疗效的关键。清代医家徐大椿《医学源流论》列"用药如用兵论"为专篇，指出："是故兵之设也以除暴，不得已而后兴；药之设也以攻疾，亦不得已而后用，其道同也。"形象生动地说明了合理用药的重要性。因此，在临证用药时，必须认真细致，极端负责，全面权衡。除了严格遵守十八反、十九畏配伍原则外，还应重视以下几个方面。

1. 选择给药方法　合理的给药方法是提高临床疗效的重要环节。《医学源流论》曰："患者之愈与不愈，不但方必中病，方虽中病，而服之不得法，则非特无功，反而有害，此不可不知也。"说明不仅选对方药很重要，如何用药也是能否治愈疾病的重要环节。中医学在漫长的发展过程中，积累了丰富的给药方法，除了常用的口服汤剂外，药物外治疗法的内容亦甚为丰富，种类繁多，仅《当代中药外治临床大全》所载的各种药物外治疗法即达 115 种。常用剂型如外用膏剂、散剂、锭剂、栓剂、酒剂、酊剂、贴敷剂、油剂、气雾剂、膜剂、离子透入剂、注射剂等。其中仅常用的贴敷剂就有泥剂、浸剂、散剂、糊剂、饼剂、丸剂、锭剂、膏剂（煎膏、药膏、膏药）等。非药物外治疗法尚有针灸、推拿、按摩、挑割、刮痧、捏脊、指压、拔罐、竹筒、牵引、结扎、埋藏、放血、哑吸、冰敷、水疗及针刀、微创等。

在给药途径方面，除了口服药物外，尚有滴耳法、吹耳法、滴鼻法、吹鼻法、滴眼法、擦牙法、烟雾法、舌下含化法、脐部给药法、熏蒸浴洗法、肛门给药法、阴道给药法等。这些极其丰富的治疗方法、剂型、途径，具有运用范围广泛、疗效确切、价格低廉、易于普及等特点，是中医临床的一大优势。其中许多疗法属于"中医药适宜技术"，因其"简、便、验、廉"而发挥着独特的疗效，尤其在广大农村、社区易于推广。

2. 明确用药宜忌　由于药物皆有其适用范围，且药性不同，功用各异，因此，在临证用药时，必须辨证施药，明确其宜忌。如麻黄辛温，能发汗平喘，宜用于风寒表实证，若表虚自汗或肺虚咳喘则当忌用；赤石脂甘温涩，功擅涩肠止泻，宜用于虚寒久泻、久痢，若泄泻、痢疾病程较短或系湿热证，则皆当忌用。中成药的运用也有一定的适用范围和禁忌。如安宫牛黄丸用于热闭神昏证，若属于寒闭神昏者则应禁用。特殊人群的用药宜忌尤当注意。如老年人体质相对较弱，用药要酌情减量，一般应从小剂量开始，尤其是一些毒性药物，不可久服和多服。婴幼儿患者中药的合理使用，一般需注意以下几点：①用药及时，用量宜轻。②宜用轻清之品，因小儿脏气清灵，对大苦、大辛、大寒、大热、攻伐和药性猛烈的药物皆应慎用。③宜佐健脾和胃之品。④宜适时佐用凉肝定惊之品。⑤不宜滥用滋补之品等。还应结合物理、化学等相关检查明确用药宜忌。如肾功能不全时，对于肾毒性较强的药物，如雷公藤、草乌、益母草、蓖麻子、麻黄、北豆根、巴豆、土荆芥、苍耳子、斑蝥、蜈蚣、蜂毒、雄黄、朱砂，以及含马兜铃酸的马兜铃、天仙藤、寻骨风等均应忌用；肝功能不全者，对已知有肝毒性的中药或中成药，如黄药子、苍耳子、千里光、雷公藤、棉花子、艾叶、蓖麻子、苦杏仁、广豆根、北豆根、石榴皮、地榆、鱼胆、蟾酥、斑蝥、蜈蚣、朱砂、雄黄、密陀僧、铅丹等，应尽量避免使用。

3. 慎重妊娠用药　无论从用药安全角度，还是从优生优育角度，妊娠用药都是应当慎重对待的。在妊娠禁忌药中，依据其对妊娠危害程度的不同，近代临床多分为禁用与慎用两大类。禁用类多系剧毒药，或药性作用峻猛，或堕胎作用较强之品，如大戟、甘遂、芫花、巴豆、牵牛子、商陆、砒霜、斑蝥、蟾酥、轻粉、雄黄、水银、干漆、三棱、莪术、水蛭、虻虫、川乌、草乌、马钱子、藜芦、胆矾、瓜蒂、麝香等。慎用类主要是泻下药、理气药、化瘀药、温阳药中的某些药物，如大黄、番泻叶、芦荟、芒硝、枳实、枳壳、川牛膝、川芎、桃仁、红花、姜黄、牡丹皮、附子、肉桂等。一般而言，禁用类药物，不能使用。慎用类药物，可根据《素问·六元正纪大论》"有故无殒，亦无殒"的原则，视孕妇患病的具体情况，斟酌使用。但应准确辨证，恰当炮制和配伍，并严格掌握剂量与疗程。如无特殊必要，应尽量避免使用，以免发生意外。

4. 严格药物用量　药量不仅是指方剂中药物的剂量，尤其包括药量间的配伍比例。特别是应用经方，一定要合乎经方药量之间的比例法度。《伤寒论》《金匮要略》所载的经方，因药味少而精，药量配比法度严谨，出神入化，疗效肯定，可重复性强，被历代医家所公认。在上述的"选方"内容中，药量加减变化的比例已举例说明，这里仅简要介绍确定药物用量的要点。①依据药物性能定量：凡有毒、峻猛的药物用量宜小，如巴豆、大戟、甘遂、乌头等。质重的药物用量宜大，如石膏、龙骨、牡蛎、代赭石等。质轻的药物用量宜轻，如辛夷花、蝉蜕。芳香类药物用量宜轻，如藿香、丁香、檀香等。有的药因用量轻重不同而作用各异，如防风轻用升阳、重用则发散。②依据病情轻重定量：病情较轻或慢性病，用量宜轻。病情深重，或顽固难愈，用量宜重。③依据配伍、剂型定量：一味单用，用量宜重；复方配伍，用量宜轻。方中主药用量宜重，辅药用量宜轻。汤剂用量宜重，丸散剂用量宜轻。④用量因人而异：老年、体弱、女性、儿童用量宜轻，男性、体壮、年轻用量宜重。

5. 配合食物"忌口"　在服药期间不宜吃某些食物，也就是通常所说的"忌口""食忌"。服药期间一般应忌食生冷、油腻、腥膻、辛辣、不易消化及有特殊刺激性的食物。也应根据病情的不同，对饮食禁忌有所区别。如热性病应忌食辛辣、油腻、煎炸类食物；寒性病应忌食生冷食物；胸痹患者应忌食肥肉、动物内脏；肝阳上亢患者应忌食辛温助阳之品；脾胃虚弱患者应忌食肥腻、冷、硬等不易消化的食物；疮疡、皮肤病患者，应忌食鱼、虾、蟹、羊肉等腥膻发物及刺激性食物。

6. 适当运用药引　药引，又称引药，指某些药物能引导其他药物的药力到达病变部位或某一经脉，具有"向导"之意。其在方剂配伍中具有引经报使、调和诸药、消除毒性、增强疗效、矫味等作用，是中药方剂配伍中不可缺少的组成部分。临床常用药引如生姜、大枣、黄酒、葱白、灯心草、粳米、蜂蜜、食醋、红糖、食盐等。其具体运用，有按功效分者，如清代张介石《资蒙医经》云："酒入药为引者，取其活血引经；姜入药为引者，取其发表注凝；小枣入药为引者，取其消散和胃；大枣入药为引者，取其补血健脾；龙眼入药为引者，取其宁心利水；灯心入药为引者，取其得睡神归；葱白入药为引者，取其发散诸邪勿注；莲实入药为引者，取其清心养胃和脾。"有按经络分者，如张洁古《珍珠囊药性赋》云："从经络分，手少阴心经有黄连、细辛；手太阳小肠经有藁本、黄柏；足少阴肾经有独活、知母、肉桂、细辛；足太阳膀胱经有羌活；手太阴肺经有桔梗、葱白、升麻、白芷；手阳明大肠经有升麻、苍术、葛根、白芍；足阳明胃经有白芷、升麻、石膏、葛根；手厥阴心包经有柴胡、牡丹皮；足少阳胆经有柴胡、青皮；足厥阴肝经有青皮、吴茱萸、川芎、柴胡。"这些用药经验虽然角度不同，但均系辨证而施。用药引还需与主方功用一致，同气相求，方可增强疗效。

7. 掌握煎药方法　《医学源流论》说："煎药之法，最宜深讲，药之效与不效，全在乎此。"说明煎药之法至为重要。若煎药方法失误，不论处方用药多么精当，终将功亏一篑。

（1）器具　煎药器具以砂锅为宜。因为砂锅的材质稳定，不会与药物成分发生化学反应，而且导热均匀，热力缓和，锅周保温性强，水分蒸发少。应忌用铁锅、铜锅等金属锅，因为这些金属易与中药发生化学反应，可降低药效，甚至产生毒副作用。

（2）用水　煎药用水必须无异味，洁净澄清，含矿物质及杂质少。一般来说，凡人们在生活上可作饮用的水都可用来煎煮中药。

（3）水量　一般为第一遍液面淹没过饮片约2cm为宜，第二遍用水量以水淹没过饮片约1cm为宜。质地坚硬、黏稠，或需久煎的药物加水量可比一般药物略多。质地疏松，或有效成分容易挥发、煎煮时间较短的药物，则液面淹没药物即可。如果草、花、叶类药物较多，吸水量较大，煎煮前应补充加水。

（4）浸泡　多数药物宜用冷水浸泡，夏天气温高，浸泡时间不宜过长，以免腐败变质，冬季浸泡时间可以长些。外感祛邪药物浸泡宜短、滋补药物浸泡宜长。一般以花、叶、茎为主的药物浸泡30分钟左右，以根、种子、果实为主的药物浸泡40分钟左右，以动物为主的药物可浸泡60分钟左右。

（5）火候与时间　一般先用武火煮沸，再用文火煎煮，水沸后计算煎煮时间。至于煎煮火候与时间的控制，则主要取决于不同药物的性质和质地。对质地轻，具有升散、易挥发作用的药物，如花、茎、叶等，武火煎沸后改文火煮10分钟即可；对质重，具有沉降、滋补作用的药物，如根、块、矿物质等，武火煮开后，文火慢煎30~50分钟；也有单纯用急火或慢火煎者，或先煎、后下、包煎、烊化、另煎、泡服、冲服等，均应遵医嘱。

（6）次数　中药煎煮一般要煎2次，对于药量较大的处方，可再煎第3次。

（7）取汁　汤剂煎完后应榨渣取汁。因为一般药物加水煎煮后都会吸附一定药液。如药渣不经压榨取汁就抛弃，会造成有效成分的损失。在最后一次煎煮时，趁热将药液滤出后，再将药渣用双层纱布包好，或用专门器具，绞取药渣内剩余药液。一般而言，中药的煎出量应保持在400~500mL之间。

五、医嘱

医嘱是指医师在医疗活动中下达的医学指令，应由执业医师书写。医嘱对患者的治疗、预后、防护调摄、医患沟通等，均起着重要的作用，也是解决医疗纠纷、判定法律责任、医疗保险等事项的重要依据。患者将要出院时，应向其交代下一步治疗方案和健康教育，帮助患者继续治疗。出院后要与患者保持联系，定期与其电话随访或登门随访，指导院外保健预防和治疗。同时在生活起居、饮食宜忌、服药方法、情绪控制、心理调摄等方面指导患者配合治疗，以调动一切积极因素，帮助患者尽快恢复健康。目前中医住院医嘱大多借鉴西医医嘱的记录格式，其具体内容已有统一规范可循，本节主要讨论中医门诊医嘱。

中医门诊医嘱必须突出中医特色，其具体内容，应在辨证论治原则的指导下，用通俗易懂的中医术语表述。要向患者及其家属嘱咐诊断与医技检查相关问题、有关治疗方案的利弊及最佳治疗方案，要结合患者医疗费用的实际情况，供患者及其家属选择。尤其当治疗过程中病情发生变化，要及时与患者及其家属分析、沟通变化的原因，提出治疗措施，让患者配合治疗。中华中医药学会于 2010 年 7 月 21 日发布的《中医医院中医护理工作指南（试行）》，明确指出要"严格遵循医嘱"，并在"临床护理实施"一章中提出了 7 项工作要点。①应尊重患者，充分考虑患者习惯、喜好等。②临床护理应符合患者疾病证型的护理要求，同时根据患者病情变化及时调整。③对患者膳食的具体指导。④应正确执行给药方法、时间、剂量，指导患者正确使用药物，密切观察用药反应。⑤情志护理应注重多种方法的综合应用，注意与患者家人的密切配合。⑥应注重解决某种（类）疾病、症状（体征）在临床护理中的突出问题。⑦遵循医嘱积极开展拔罐、刮痧、耳穴压豆、灸法、熨法等。

中医医嘱的特点在于重视以人为本，关注患者情志变化等诸多因素，强调医患沟通。如《内经》认为，"病为本，工为标，标本不得，邪气不服"（《素问·汤液醪醴论》）；"标本相得，邪气乃服"（《素问·移精变气论》）。在临证诊疗中，患者（病）为本，医生（工）为标。只有医患密切合作，医生的治疗措施才能施行，邪气才能祛除。否则，医生的治疗措施就无法实施，邪气就不能祛除。李中梓《医宗必读·不失人情论》曾提出，医生治病要做到"不失人情"，就必须注意不失"三情"：一是不失患者之情，除一般诊察外，还要了解患者的性格和精神状态，以便有针对性地治疗；二是不失旁人之情，对患者亲戚、朋友、邻居的意见，医生和患者都要善于分析，不可轻从；三是不失医人之情，要对医界的各种不正之风注意引以为戒。可见，他也深刻感受到了人之常情的复杂，所以特别强调要"思之慎之，勿为陋习所中"。

中医医嘱的特点还在于内容丰富，可靠实用。这些内容在众多古代文献中记载颇多，如《金匮要略》所载的方剂之后都附有"医嘱"，用以说明药物的炮制和处理，汤剂的煎煮方法及丸、散、膏、栓等剂型的制作方法，服药方法、时间和药量，药后调养及辅助法，服药禁忌，注意事项，药物加减，方剂的功效及适应证，服药反应与预后等，内容非常丰富，简便宜用。医嘱的运用在《伤寒论》中也不乏范例，如桂枝汤方后注云："右五味，㕮咀三味，以水七升，微火煮取三升，去滓。适寒温，服一升。服已须臾，啜热稀粥一升余，以助药力。温覆令一时许，遍身漐漐微似有汗者益佳，不可令如水流离，病必不除。若一服汗出病差，停后服，不必尽剂；若不汗，更服，依前法；又不汗，后服小促其间，半日许令三服尽；若病重者，一日一夜服，周时观之，服一剂尽，病证犹在者，更作服；若汗不出，乃服至二三剂。禁生冷、黏滑、肉面、五辛、酒酪、臭恶等物。"嘱咐何等详尽，临床应予以足够重视。

第四章　学习中医内科学的思路与方法

　　"思路"就是思考某一问题时思维活动进展的线路或轨迹。"方法"犹如途径，得其门径，才能登堂入室，方法学对于任何一门学科都不可缺少。中医内科学是中医学专业的主干课程，也是临床各学科的基础，在中医学中占有非常重要的地位，因而理清学习中医内科学的思路与方法，对充分调动学生学习的主观能动性、提高分析问题和解决问题的能力，是至关重要的。针对本课程系统理论学习、课间见习和毕业实习三个阶段的实际，学习中医内科学的思路与方法，一般要掌握以下 7 个方面。

一、筑根基，首重修德

　　所谓修德，可从清华大学"自强不息，厚德载物"的校训谈起。此语出自《周易》，所表述的是中国传统文化的精粹。高等学府将其作为校训，无疑是要教育学生能深刻认识这种精神并自觉加以践行。只有"自强不息"，才能选好人生的方向，珍惜时光，努力进取，乐于奉献；只有"厚德载物"，才能具有强烈的责任心和使命感，不断提高自身的道德修养和文化品味。作为高等中医药院校的学生，还应献身于中医药学事业，刻苦钻研业务，对技术精益求精，发扬救死扶伤的精神，把患者的利益放在第一位，对工作认真负责，严格遵守各项规章制度和操作规程，发扬中医学"仁心仁术"的优良传统，处处对患者生命、安全、健康负责，文明行医，礼貌待人，热心为患者服务，要廉洁奉公，不徇私情，决不借职务之便，牟取私利。

　　筑牢中医学专业学生的根基，既要有深厚的文史哲基础，又要有扎实的中医学功底。中医离不开传统文化，这是基础，基础不筑牢就难以提高、发展。在中医学专业的毕业学生中，常可听到学难致用、临床所见往往和教材对不上号，或一旦进入临床实习便手忙脚乱、无从下手等反映。究其原因，除了他们刚接触临床，还未形成系统的中医内科临床思维能力外，与中医"根基"不牢不无关系。中医内科学是一门实践性很强的临床学科，理论是实践的指导，在理论学习阶段，要紧密联系经典著作、中医基础理论、中医诊断学、中药学、方剂学等前期基础学科的理论，夯实基础。否则业医不懂脏腑经络，开口动手便错；或诊断学基础不牢，面对复杂的临床表现无从诊察、辨证；或方药学知识匮乏，而选方遣药茫然。同时也要熟练掌握每一种疾病的病因病机要点、诊断依据、辨证论治原则、各证型的证候特征与代表方剂。此外，还应充分利用系统理论学习阶段的临床重点病例示教和临床见习的机会，增加感性认识，了解中医内科疾病诊治的过程和方法，理论知识与临床实践相结合，为毕业实习阶段的学习，乃至毕业后的独立工作打下坚实的基础。

二、明定义，提纲挈领

中医内科学是运用中医学理论阐述内科病证的一门临床学科，对病证的学习，应以各病证的定义为纲。病证的定义高度概括了该病证特有的、区别于其他病证的病因、病机和临床特征等。明确病证的定义，对学习该病证具有指南作用和提纲挈领作用。

中医内科病证的命名主要以临床症状和体征为原则，涉及病因、病机、病理产物、病位等方面。病名的定义非常严格，只有明确定义的内涵，才能对疾病作出正确诊断。如泄泻，是以排便次数增多，粪便稀溏，甚至泻出如水样为主症的病证，其中尤以粪便稀溏为重要特征。若便次虽增，但粪质成形正常者，则不属泄泻之范畴。在临床上或文献中，常常可以看到将泄泻与西医学的腹泻混同现象，要知西医学的腹泻包括脓血便，而中医学将脓血便归属于痢疾的范畴。黄疸是以目黄、身黄、小便黄为主症的一种病证，其中目睛黄染是本病的重要特征。积聚是以腹内结块，或胀或痛为主要临床特征的一类病证，其"结块"为诊断本病的着眼点。因"积"为有形，固定不移；"聚"为无形，聚散无常。"积"与"聚"合称时，只能是"结块"，而不是"痞块""积块"。"或胀或痛"的表述亦至为精当，两个"或"字非选择连词，而是无指代词，即"有的（指聚）胀，有的（指积）痛"。鼓胀临床以腹大胀满、绷急如鼓、皮色苍黄、脉络显露为特征。除腹大胀满这一基本特征外，肤色只能是苍黄，而不能是萎黄或苍白，因苍主肝气盛、黄为脾土衰，本病系肝脾为患，故令苍黄。显然，"皮色苍黄"对本病的定位诊断具有重要意义。虚劳是以脏腑亏损、气血阴阳虚衰、久虚不复成劳为主要病机，其中久虚不复、由虚成劳系诊断本病的关键，多见于慢性虚弱性疾病的严重阶段。

三、察病机，融会贯通

中医内科症证的病种较多、范围甚广，任何脏腑功能的失常和气血阴阳的失调，均可导致内科病证的发生。病机既是临床辨证的依据，又是论治用药的指南，只有对病机有了准确的把握，才能真正在实践中融会贯通，并以理论指导实践。中医内科病证各有其临床特点和病机变化，只有掌握不同病证的特点和病机，才能从整体上把握疾病的发展转归及其不同病证的鉴别。中医学的病因，不外外感、内伤及年老久病等，但相同的病因引起不同疾病的关键，是因其病机不同，致使临床出现各种证候表现，发生不同的病证。如感冒、咳嗽、哮病皆可因外感引起。其中感冒以风邪为主因，常夹寒、热之邪，故以风寒、风热之证多见，病机则以卫表不和为主；咳嗽以风寒居多，其病机以肺气上逆为主；哮病其痰伏于肺的发病"夙根"，每因外邪等病因引动而触发，故其病机则以痰气交阻、肺气不宣、引动伏痰为主。同时，还应视邪气的盛衰和患者体质的强弱等具体情况，权衡病机的主次，明确病位、病性及病机转归。如痹证初期，邪在经脉，累及筋骨、肌肉、关节，经脉闭阻、不通则痛是其基本病机。日久不愈，既可耗伤气血，损及肝肾，而虚实相兼；也可由经络累及脏腑，出现相应的脏腑病变，其中以心痹为多见。其病理性质虽有虚实之分，但虚实之间常可以相互夹杂或转化，故当明辨之。

四、悉证治，通常达变

辨证和论治是诊治疾病密切联系而不可分割的两部分，其既是理法方药在临床上的具体运用，也是中医内科临床必须遵循的基本原则。因此，在学习中医内科学时，不仅要牢牢地掌握每个病证的辨证要点、治疗原则和治法，关键是要熟练掌握每个病证各证型的证候与病机特点，以及治法、方药的灵活运用，使理法方药环环相扣，以提高辨证论治的准确性与灵活性，做到通常达变。

所谓"通常"，即要善于把握辨证论治的基本规律，从而执简驭繁。如对各证型证候的学习，由于中医内科学涉及证型多达200余个，单纯死记硬背，很难掌握，这就需要从病证的分型规律入手。中医内科学所述病证以内伤杂病为主，其分型规律则以脏腑辨证为主要依据，故掌握脏腑辨证的基本证候和内科病证中该证型的证候特点即可化难为易。以脾气虚弱证为例，不论何病证中的该证型，其必须具备脏腑辨证中的面色萎黄、少气懒言、肢体倦怠、脘闷纳呆、便溏、肌肉瘦削、舌质淡、脉濡弱等基本证候，再加上内科病证中该证型的证候特点即为该证型证候的全部。如脾气虚弱型泄泻、便秘、头痛、水肿、癃闭，在脏腑辨证该证基本证候的基础上，分别加上：大便时溏时泻，反复发作，稍有饮食不慎大便次数即增多；大便干或不干，虽有便意，但排出困难，便后乏力；头痛隐隐，时发时止，遇劳加重；身肿日久，腰以下为甚，按之凹陷不易恢复；小腹坠胀，时欲小便而不得出，即为上述病证脾气虚弱型证候的全部。

所谓"达变"，即要"观其脉证，知犯何逆，随证治之"（《伤寒论》）。中医内科病证往往复杂多变，或多个病证、病机同时并存，或涉及多个脏腑经络。"证"的可变性，就决定了辨证论治的灵活性。因此，要对具体病情作具体分析，根据实际病情进行具体治疗，如标本兼顾、同病异治、异病同治，以及因时、因地、因人制宜等。

五、析纵横，辨别异同

运用比较、归纳的学习方法，对相关内容进行纵向、横向比较分析，不仅有利于掌握病证间的区别与联系，使疑似问题豁然开朗，并能使所学知识条理化。如能持之以恒，对提高学生归纳、总结问题的能力大有裨益。

在纵向方面，每学完一个病证后，要自觉地对病因特点、基本病机、辨证要点、治法要点、各证型的证候与理法方药要点、病机转归规律、预后等予以归纳总结，尤其要注意比较同一病证中不同证型间的异同。如外感泄泻，多以表证兼湿为共性，应进一步比较寒湿、湿热、暑湿之异同；感冒中的风寒证与风热证病因、临床表现的异同进行比较等。

在横向方面，需要比较、归纳的内容较多，可从类病机、类病位、类病证、类证候、类治法、类方药等方面比较，总结其异同。如同为饮食停滞证，可分别见于呕吐、泄泻、腹痛等病证，其病机特点却不完全相同。呕吐为食积胃脘，胃气上逆；泄泻为食滞肠胃，脾胃纳化失司，清浊不分；腹痛为食滞胃肠，腑气壅滞，不通则痛。对于相似的病证，如中风与痫病、厥证，吐血与咳血，眩晕与中风，尿血与血淋等，要比较其异同。在类治法方面，如湿热泄泻治以清热利湿，含"利小便以实大便"之义；而湿热痢疾治以清热化湿解毒，调气行血导滞，禁利小便。在类方药方面，如心悸、不寐、郁证、血证都有心脾两虚证，治疗均用归脾汤，归脾汤在血证中的运用尤为广泛；黄连温胆汤既可治疗心悸、不寐之痰火扰心证，又可治疗眩晕之痰热上扰证；五磨饮子既可治疗肺气郁闭之喘证，也可治疗气厥实证等。如此比较、归纳，就能将前后学习的内容融会贯通，从而辨析异同，把握规律，并且便于记忆，加深理解。

六、重临床，培养能力

中医内科学是一门源于临床实践的学科，其生命力亦源于临床实践活动。因此，学习中医内科学最好的方法是理论联系实际，即所谓"纸上得来终觉浅，绝知此事要躬行"。理论联系实际，从某种意义上说就是学与用的结合。所学中医内科学理论知识，并不能代替自己的实践，只有通过临床，把理论和实际结合起来，才能真正将精髓学到手。这种从学到用、从用到学，其实就是一个由理论到实践、又由实践到理论的反复提高过程。要遵循"早临床，多临床"的原则，以理论为指导，循序渐进地不断提升临证能力。

1. 练好中医内科临证基本功　毕业实习是中医内科学的重要学习阶段，通过临床实习，巩固和加深理解已学到的理论知识，奠定良好的中医内科临证基本功。所谓中医内科临证基本功，就是前面着重论述的"中医内科临证基本程序"。其是从系统的角度，对诊察、辨证、沦治三项核心内容的构成要素及其具体运用所作的一次全面、系统的表述，初步形成了临证基本程序，突破了长期以来对辨证论治的纲领式简约概括。这是培养中医临床思维方法和诊疗能力的重要环节，必须认真学习，了然于胸，并在实践中反复练习和体会，从而不断提高中医内科学的理论水平和处理常见病、多发病和部分疑难病的能力。

2. 培养临证能力是首要目标　实践就是要临证，只有大量的临证实践，才能上升为能力。没有临证，就谈不上能力；临证不多，能力也大不了，临证多了，能力自然就提高了，这是再普通不过的道理。中医的生命力在于临床，中医的出路也在于临床，没有临床疗效中医学就不复存在，故中医学术的发展应以临床为先导、疗效为核心，这是中医学作为一门应用学科的性质所决定的。培养优秀的中医人才，临证能力是首要目标。历史上的中医大家，尽管建树不尽相同，但有一点是共同的，就是表现在他们卓有成效的临床上，也因此使他们成为世代传颂的中医药学术和临床水平的杰出代表。换句话说，就是临床造就了代代名医。中医前辈们成功的从医之道，值得我们认真学习和借鉴。

3. 临床实践需要理论的指导　没有理论指导的临床是盲目的临床，不可能取得很好的疗效，也不可能推动临床学科的发展。临床学科的发展、临床疗效的提高，必须借助于科学的思维模式，借助于理论的继承与发扬。学好中医内科学的关键，除了读书识理之外，特别重要的是"博涉知病，多诊识脉，屡用达药"（《褚氏遗书·辨书》）。其中"博涉""多诊""屡用"都是指广泛、大量、多次的意思，是方法，"知病""识脉""达药"是目的。理论的正确与否，也必须通过实践加以检验。历史上凡是有所成就、有所创新的名医，均具有深厚的理论功底和丰富的临床经验。现代著名中医学家蒲辅周先生十分重视读书与实践并行，他深有体会地说："我一生行医十分谨慎小心，真所谓如临深渊，如履薄冰。学医首先要认真读书，读书后要认真实践，二者缺一不可。光读书不实践，仅知理论不懂临床；盲目临床，不好好读书，是草菅人命……我的一生就是在读书与实践中度过的。"（《认真读书认真实践的一生》）这不仅是蒲老一生的治学经验总结，也是古往今来的名医们共同走过来的一条成才之道。

"熟读王叔和，不如临证多"。临床实践是中医学术赖以生存和发展的土壤，作为一名即将面向中医临床的医学生，不仅要有扎实的中医内科学理论功底和灵活运用中医辨证思维的能力，而且要在将来的临床实践中，勤学苦练，不断学习，不断总结，注重理论与实践相结合，注重能力的培养，把中医学的精髓贯穿于临床之中，在继承中不断发展，有所创新，成为实践能力强、发展潜力大的中医人才，这是新一代中医人的光荣使命。

七、学医案，启迪思维

中医医案不仅是中医理论的有力验证和真实记录，也是中医理论与临床实践紧密结合的生动范例，贯穿于医生临床思维活动和理、法、方、药综合应用的具体过程，反映了医家的临床经验和学术特色。病证关系、方证关系、药证关系、临证思维等无不在医案中充分体现。由此可见，学习医案对借鉴前人经验，启迪思维，汲取精华，进而提高临床疗效，升华中医理论，都是十分重要的。可以说，学习医案是每一位中医医师成长的必由之路，也是中医素养提升的必要手段。

对于中医医案的学习，古今医家都十分重视。清代医家周学海在《读医随笔》中说："宋以后医书，唯医案最好看……每部医案中，必有一生最得力处，潜心研究，最能汲取众家之所长。"因此，对医案的学习，重在揣摩名医的临证思维规律，感悟医家的学术特色，借鉴医家的诊疗思路，观察复诊转方变化，总结用药独特经验，掌握药物剂型、剂量等，从而提高辨证论治的技能和培养知常达变的能力。学习医案，要由易到难，可以先从学习通俗易懂的当代名医医案入手，如《当代名老中医典型医案集》《蒲辅周医案》《岳美中医案医话集》等。待有一定基础，再选择一些有一定难度和重要价值的医案来学习，如《清代名医医案精华》《名医类案》《临证指南医案》等。学习医案还要注意各个不同历史时期的学术特色、叙述风格，了解医案的大体优势、侧重，才能汲取其精华，避其不足。

各　论

第五章　肺系病证

　　肺系病证是指外感或内伤等因素所致肺脏功能失调，以咳、喘、痰等肺系症状为特征的一类病证。临床常见的病证有感冒、咳嗽、哮病、喘证、肺痈、肺痨、肺胀等。

　　肺的主要生理功能是主气，司呼吸，主宣发肃降，外合皮毛，开窍于鼻，又为娇脏，既不耐寒热，更恶燥邪，故风、寒、燥、火（热）等六淫之邪从口鼻、肌表、皮毛而入，每多首先犯肺。同时因肺位于胸腔，其位最高，故称"华盖"之脏，且肺朝百脉而通他脏，故内伤诸因，除肺脏自病外，他脏有病亦可影响于肺。其发病原因为外感、内伤两方面，主要病理变化为肺气宣降失常，病位主要在肺。病理性质有虚实两端：实者由于外邪犯肺，或痰浊阻肺，肺失宣肃，升降不利；虚者由于肺之气阴不足，肺不主气而升降无权。

　　肺还为水之上源，有通调水道、下输膀胱的功能，与大肠相表里，且与其他脏腑关系密切。如肺气能助心以行营血，脾为肺母，肝脾升降相因，金水相生，故其为病可涉及心、肝、脾、肾、膀胱、大肠等脏腑，而且病证之间相互影响、相互兼夹、相互转化的情况甚多，临证时要充分考虑这些因素，灵活处置。

第一节　感　冒

学习要点

1. 感冒的定义及病因病机。

2. 感冒的诊断及病证鉴别。

3. 感冒的辨证论治要点。

4. 感冒各证型的辨证要点、治法、代表方剂。

感冒是指感受触冒风邪，卫表失和，肺卫功能失调，导致以鼻塞、流涕、喷嚏、头痛、恶寒、发热、咳嗽、全身不适、脉浮为特征的病证。

本病一年四季均可发生，尤以冬春季气候突变之时为多。病情轻者多为感受当令之气，称为伤风、冒风、冒寒；病情重者多为感受非时之邪，称为重伤风；若在一个时期内广泛流行，病情严重，症状相类似者，称为时行感冒。

有关感冒病因、临床表现的记载最早见于《内经》，如《素问·骨空论》说："风者，百病之始也……风从外入，令人振寒，汗出头痛，身重恶寒。"汉代张仲景《伤寒论·辨太阳病脉证并治篇》论述太阳病时，以桂枝汤治表虚证、麻黄汤治表实证，提示感冒风寒有轻重的不同，为感冒的辨证论治奠定了基础。感冒病名首见于北宋《仁斋直指方·诸风》篇，该书在"伤风方论"中引用《和剂局方》参苏饮时，谓其"治感冒风邪，发热头痛，咳嗽声重，涕唾稠黏"。金元时期朱丹溪《丹溪心法·中寒二》认为本病的病位在肺，提出辛温、辛凉两大治法，如谓："伤风属肺者多，宜辛温或辛凉之剂散之。"

西医学中的普通感冒、流行性感冒、上呼吸道感染而表现有感冒特征者，皆可参照本节辨证论治。

【病因病机】

感冒的发生，是因六淫之邪或时行病毒，乘人体正气不足之时侵袭肺卫，以致卫表不和，肺失宣肃而为病。

1. **风邪为主因，常兼夹他邪** "风为百病之长"。因风为六淫之首，流动于四时之中，故外感为病，常以风为先导。风邪引起感冒的发病特点，与气候骤变、淋雨受凉、汗出伤风、冷热失常、温差增大等有密切的关系。风邪侵袭人体，往往非单独伤人，而在不同的季节兼夹当令之时气，相合致病。如春夏季多夹热邪、夏秋之交多夹暑湿、秋季多夹燥邪、冬季多夹寒邪等。由于临床上以冬春两季发病率较高，故以夹寒、夹热而成风寒、风热之证常见。

2. **时行疫毒** 感受时行疫毒，多从口鼻而入。其致病特点为起病急，病情重，往往相互传染，易造成广泛流行，且不限于季节。常可入里化热，临床上热证多，易传变。

3. **正气不足** 正气不足，卫外不固，或将息失宜，或过度疲劳，则极易为外邪所客而发病。人的体质差异可导致易感邪气的性质不同。如素体阳虚者易感风寒，素体阴虚者易受风热、燥热，痰湿之体易受外湿之邪等。

感冒的病因以风邪为主，常兼夹他邪为患，并与人体正气强弱密切相关。病位在肺卫。基本病机为外邪袭表，伤及肺卫，卫表不和，肺气失宣，而以卫表不和为主。病理性质多属表实证，若体虚感邪则为本虚标实证。外邪从口鼻或皮毛入侵，肺卫首当其冲，随即出现卫表不和及肺失宣肃的症状，卫表不和则见恶寒、发热、头身疼痛等；肺失宣肃则见鼻塞、流涕、打喷嚏、咳嗽等。由于个体差异，感邪性质及邪气兼夹之不同，其病理性质又有所区别，临床上有风寒、风热、暑湿、秋燥及阴虚、气虚等不同证型，且在病变过程中还可出现寒热互相转化或寒热兼夹的复杂情况。

感冒一般预后良好，病程短而易愈，少有传变。但老人、婴幼儿、体弱患者及时行感冒重症，可有传变，病情多急且重，亦可变生他病，或诱发宿疾，预后较差。

【诊断】

一、诊断要点

1. 临床特征 以卫表及鼻咽症状为主，可见鼻塞、流涕、喷嚏或头痛、周身酸楚不适、恶风或恶寒、发热、咳嗽、舌苔薄白、脉浮等。

2. 病史 四季均有，以冬春两季为多，常因气候骤变而发病，多有伤风受凉病史可询，病程 3~7 天。

3. 相关检查 白细胞计数正常或降低，中性粒细胞减少，淋巴细胞相对增多，单核细胞增多。胸部 X 线摄片可见肺纹理增粗。

二、病证鉴别

1. 普通感冒与时行感冒 普通感冒病情较轻，全身症状不重，少有传变，在气候多变时发病率升高，常呈散发性。若感冒 1 周以上不愈，发热不退或反见加重，应考虑感冒，传变入里。时行感冒病情较重，起病急骤，不限季节，有广泛的传染性、流行性，全身症状显著，可以发生传变，入里化热，继发或合并他病。两者鉴别的关键在于有无传染。

2. 感冒与风温 感冒与诸多温病早期症状相似，尤其是风热感冒与风温初起颇相类似。风温病势急骤，病情较重，寒战发热甚至高热，汗出后热虽暂降，但脉数不静，身热旋即复起，咳嗽胸痛，头痛较剧，甚至出现神志昏迷、惊厥、谵妄等传变入里的证候，有传染性。而感冒一般发热不高或不发热，病情轻，不传变，服解表药后，多能汗出热退，脉静身凉，病程短，预后好，无传染性。

【辨证论治】

一、辨证要点

1. 辨表寒与表热 感冒首当分清风寒、风热两证。二者均有恶寒、发热、鼻塞、流涕、头痛等症，但风寒感冒以恶寒重、发热轻、无汗、头身痛、鼻塞流清涕、口不渴、舌质正常、舌苔薄白、脉浮或浮紧为主症，而风热感冒以发热重、恶寒轻、有汗、头痛、咽痛、口干、鼻塞流浊涕、舌边尖红、舌苔薄白或黄、脉浮数为特征。

2. 辨兼夹他邪 当辨清有无夹湿、夹暑、夹燥等情况。

3. 辨虚实 感冒有表虚、表实之分，当以汗之有无加以分辨。恶寒、发热、无汗、头身痛者，属表实；发热汗出、恶风者，属表虚。素体虚弱，感受外邪所致感冒者，为体虚感冒，此为虚实夹杂，正虚邪实之证，临床有气虚、血虚、阴虚、阳虚之别，应注意详辨。

二、论治要点

遵《素问·阴阳应象大论》"其在皮者，汗而发之"之意，以解表达邪为原则。根据所夹邪气不同，选用辛温、辛凉、辛润、清暑解表等法。体虚感冒，则属正虚邪实，治当扶正祛邪，切忌专行发散，重伤正气。对于时行感冒，因其常易化热，发生传变，故清热解毒是常用的重要治法。

三、分证论治

1. 风寒证

证候：恶寒重，发热轻，无汗，头痛，肢体酸痛，鼻塞声重，鼻痒，打喷嚏，流清涕，喉痒，咳嗽，痰白质稀，口不渴或渴喜热饮，舌苔薄白而润，脉浮或浮紧。

病机：风寒袭表，卫阳被郁，腠理闭塞，肺气不宣。

治法：辛温解表。

方药：荆防败毒散加减（荆芥、防风、羌活、独活、川芎、白前、茯苓、桔梗、生姜、甘草）。

本方重在辛温发汗，兼有宣肺之功。若表寒重、恶寒甚者，加麻黄、桂枝以加强发表散寒之力；头痛甚者（前额），加白芷散寒止痛；鼻塞重者，加苍耳子、辛夷以通鼻窍。若风寒夹湿较重，恶寒而身热不扬、头重如裹、全身酸重疼痛、苔腻、脉濡者，用羌活胜湿汤祛风散寒除湿；风寒夹湿兼内热者，用九味羌活汤散寒除湿，兼清里热；兼内湿，胸闷脘痞、呕恶、纳呆、苔白腻者，加平胃散燥湿醒脾。

2. 风热证

证候：发热，微恶风寒，有汗，头胀痛，喉燥或红肿疼痛，口干，鼻塞，流黄浊涕，咳嗽，痰黏或稠，舌边尖红，舌苔薄白或微黄，脉浮数。

病机：风热犯表，肺卫失和，肺气失宣。

治法：辛凉解表。

方药：银翘散加减（金银花、连翘、竹叶、荆芥、薄荷、淡豆豉、牛蒡子、桔梗、芦根、贯众、甘草）。

本方疏散风热，兼有轻宣肺气之功。若发热甚者，加蚤休以清热解毒；咳嗽痰多者，加浙贝母、前胡、杏仁宣肺止咳化痰；咳痰黄稠者，加黄芩、瓜蒌壳、知母清化痰热；咽喉肿痛者，加射干、马勃、板蓝根清热解毒利咽；时行感冒热毒症状重，高热、恶寒或寒战、头身痛、咽喉肿痛、咳嗽气粗等，常加贯众、蚤休、板蓝根、大青叶等清热解毒药，以祛时行病毒。

3. 暑湿证

证候：身热，微恶风，少汗，肢体酸重或疼痛，头昏重胀痛，咳嗽痰黏，鼻流浊涕，心烦口渴，或口中黏腻，渴不多饮，胸闷泛恶，小便短赤，大便或溏，舌苔薄腻，脉濡数。

病机：暑湿伤表，肺卫失和。

治法：清暑祛湿解表。

方药：新加香薷饮（金银花、连翘、香薷、厚朴、白扁豆、荷叶、芦根）。

本方功能清暑化湿，适用于夏月暑湿感冒。若暑热偏盛者，加黄连、山栀、黄芩、青蒿清暑泄热；湿困卫表较重者，加藿香、佩兰芳化宣表；里湿偏重者，加苍术、白蔻仁、半夏、陈皮化湿和中；小便短赤者，加六一散、赤茯苓清热利湿。

4. 秋燥证

证候：凉燥证：恶寒重，发热轻，头痛无汗，口咽鼻干燥，不渴，咳嗽痰少质稀，舌质正常，苔薄白少津，脉浮。温燥证：发热，微恶风寒，头痛，少汗，口干渴，咽干痛，干咳无痰，舌边尖红，脉浮数。

由于秋令气候冷暖变化及患者体质差异，燥邪致病有凉燥与温燥之分。凉燥证多见于深秋，"深秋有近冬之寒气"，性质近于风寒，"凉燥为次寒"，故见恶寒发热、无汗、口干不渴、舌质正常、脉浮等寒象偏重；温燥证多见于初秋，"初秋有夏火之余气"，性质近于风热，故见发热、微恶风寒、口干渴、咽干痛、舌边尖红、脉数等热象偏重。

病机：凉燥证为凉燥束表，肺卫失和；温燥证为燥热袭表，肺卫失和。

治法：凉燥证辛开温润，宣肺达表；温燥证辛凉甘润，轻透肺卫。

方药：凉燥证用杏苏散加减（杏仁、苏叶、法半夏、陈皮、桔梗、茯苓、枳壳、甘草）。温燥证用桑杏汤加减（桑叶、杏仁、川贝、南沙参、栀子、桔梗、百部、甘草）。

杏苏散有轻宣凉燥、止咳化痰之功，主要用于外感凉燥证。若腠理闭塞较重，无汗身痛者，可加荆芥、防风以增强透表之力。桑杏汤功能轻宣温燥、润肺止咳，主要用于外感温燥证。若表闭较著者，可加薄荷辛凉透表；口干咽痛者，加金银花、连翘、玄参、射干、马勃清润利咽；大便燥结者，加火麻仁、白蜜清润通便。

5. 阴虚感冒

证候：身热，微恶风寒，头痛，少汗，心烦，口干喉燥，手足心热，干咳少痰，鼻塞流涕，舌质红少苔，脉细数。

病机：素体阴虚，易感风热，表卫失和。

治法：滋阴解表。

方药：加减葳蕤汤化裁（玉竹、白薇、桔梗、葱白、薄荷、天花粉、大枣、甘草）。

本方滋阴解表，适用于阴虚外感证。若阴虚较甚，口燥咽干明显者，加沙参、麦冬以养阴生津；心烦重者，加黄连、竹叶以清心除烦；咳嗽痰中带血者，加白茅根、藕节以凉血止血。

若素体血虚，或产后失血之后，复感外邪而致血虚感冒，症见身热、无汗、头痛、面色无华、唇甲色淡、心悸头晕、舌淡苔白、脉细弱，治以养血解表，方用葱白七味饮。恶寒较重者，加苏叶、荆芥、防风；身热较甚者，加金银花、连翘。

6. 气虚感冒

证候：恶寒重，发热轻，头痛，鼻塞流涕，咳嗽痰白，咳痰无力，自汗，倦怠乏力，气短懒言，反复易感，舌质淡苔薄白，脉浮无力。

病机：表虚卫弱，风寒乘袭，肺卫失和。

治法：益气解表。

方药：参苏饮加减（党参、苏叶、陈皮、枳壳、前胡、法半夏、葛根、桔梗、茯苓、焦白术、黄芪、防风、灵芝、甘草）。

若平素表虚自汗，怕冷，易于伤风感冒者，可常服玉屏风散，以益气固表，预防感冒；若以时寒时热等卫表见症为主者，用黄芪桂枝五物汤以调和营卫，扶正托邪。

若属阳虚感冒，症见恶寒重、发热轻、头痛无汗、骨节冷痛，或自汗、汗出则恶寒更甚、面色发白、语声低微、四肢不温、舌质淡、舌体胖、苔白、脉沉无力或浮而无力，治宜温阳解表，用再造散加减。若寒甚无汗者，用麻黄附子细辛汤；寒轻有汗者，用桂枝加附子汤。

总之，诊治感冒，当注意辨寒热，顺时令，查虚实，审轻重，既掌握原则，又要灵活应用，寒热兼施，宣肃同用。至于体虚感冒，一般不宜重用发散剂，做到扶正不碍祛邪、祛邪而不伤正。

📦 课堂互动

刘某，男，48岁，工人。患者形瘦体弱，大便时干结，头痛身热、干咳无痰、微恶风寒5天。昨日始头晕心烦，口渴咽干，足心发热，下午体温38.6℃，自服感冒通4片未见好转而就诊。就诊时体温38.2℃，舌质红少津，少苔，脉细数。

要求：诊断，病机，治法，方药。

【专方验方】

1. 加味香苏饮 苏叶3g，陈皮2.4g，香附3g，甘草0.9g，防风3g，葛根2.4g，羌活1.5g，荆芥1.5g，僵蚕3g，桔梗1.5g，枳壳1.5g，豆豉6g，葱白1根。每日1剂，水煎服。本方疏风解表，是治疗伤风感冒常用方。头痛甚，加川芎1.5g，白芷3g；咽痛甚，加射干4.5g；冬日感寒重者，可合三拗汤。（中医研究院《蒲辅周医疗经验》）

2. 退热饮 蝉蜕10g，芦根30g，霜桑叶10g，生石膏20g，甘草6g。上药加水600~700mL，煎沸后15~20分钟即可，滤出药渣，加白糖适量。两岁以下者徐徐温服，2~5岁分4次服，5岁以上者可分3次温服。该药熬煎时间不宜过长。本方功能疏散风热，治小儿外感发热。若咳嗽，加百部15g；头痛，加天花粉20g；欲呕，加竹茹10g。（《北京市老中医经验选编》）

【中成药】

风寒证用荆防颗粒、九味羌活丸、参苏理肺丸、通宣理肺丸；风热证用香雪抗病毒口服液、桑菊感冒片、银翘解毒丸、羚翘解毒丸、羚羊感冒片等；暑湿证或感冒而兼中焦诸症者用藿香正气丸（水、液、软胶囊）等；表里同病感冒用防风通圣丸；气虚感冒用补中益气丸；时行感冒用板蓝根冲剂、感冒退热冲剂、抗病毒口服液、复方银黄口服液、双黄连口服液等。

【简便疗法】

1. 刮痧疗法　用边缘平滑的陶瓷小汤匙蘸润滑油（花生油或麻油等植物油）刮项背。项部自风池穴而下，刮背部从脊柱两旁自上而下，刮时用力均匀，不要太重，防止刮破皮肤，刮至出现紫色出血点为止。风寒、风热、暑湿感冒均适用。（余甘霖《中医内科学》）

2. 火罐疗法　拉罐治疗感冒较之中医其他疗法更有简便、价廉、方便的特点。一般 1 次即可减轻症状，稍重者亦仅需再做 1～2 次即可治愈。方法：取 3 号火罐，沿膀胱经内侧循行线背俞穴、夹脊穴，从上至下刮拉数次，以皮肤潮红、皮下微见出血点为度；亦可在肺俞、中府处留罐，还可据辨证加用针刺相应穴位。（《贵阳中医学院学报》1992 年第 3 期）

【预防调护】

感冒的预防很重要，生活上应慎起居，适寒温，避免淋雨受凉及过度疲劳，在冬春季节尤当注意防寒保暖，盛夏亦不可贪凉露宿；加强身体锻炼，增强体质，提高抗病能力，以御外邪，这是预防感冒的根本方法；多进行户外活动，保持室内空气新鲜，保证充足的阳光照射，注意环境卫生及个人卫生；流行季节尽量少去公共场所，对时行感冒患者注意隔离；对易患感冒者，可坚持每天按摩迎香穴。在药物预防上，冬春风寒当令季节，可服贯众汤（贯众、紫苏、荆芥各 10g，甘草 5g）；夏季暑湿当令季节，可服藿佩汤（藿香、佩兰各 5g，薄荷 2g）；如时邪毒盛，流行广泛，可用贯众 10g、板蓝根 15g、大青叶 15g、菊花 15g、金银花 15g、生甘草 5g 煎服。也可用醋熏蒸进行室内消毒，每立方米空间用食醋 5～10mL，加水 1～2 倍，加热熏蒸 2 小时，每日或隔时 1 次，进行空气消毒，以预防传染。此外，常用食品如葱、大蒜、姜、食醋亦有预防作用。

治疗期间应加强调护，发热者须适当休息，对时行感冒重症及老年、婴幼儿、体虚者，应密切观察，注意病情变化，防止高热动风、邪陷心包或继发其他疾病等。汤药不宜久煎，煎沸后 10 分钟即可；药应温热服，服后避风覆被取汗，或进热粥、米汤以助药力，以遍身微汗为佳，切忌大汗淋漓；汗出后避风保暖，以防复感。药后得汗，脉静、身凉为病邪外达得解之象；如无汗，或汗出热不减，或退而复起，脉数不静者为病邪未解，或有入里之可能。饮食宜温热清淡，忌生冷硬及油腻之物。

【小结】

感冒是以外感风邪为主因，兼感四时六淫、时行病毒所致的常见外感病。病机为卫表不和，肺失宣肃。病位主要在肺卫。病性多属实证，如体虚感邪则属本虚标实之证。实证当分清风寒、风热、暑湿、秋燥之不同，治以解表达邪为原则；体虚感冒当分辨气、血、阴、阳亏虚之差异，治宜扶正祛邪，不可强发其汗，以免正气更虚，病体难愈；时行感冒应注意隔离，治疗中加强清热解毒药的运用，并注意防止传变。

【证治汇补】

1. 辨证准确，治法恰当 如风寒证当用辛温而误用辛凉，汗不易出，病邪难以表散，反致不能速解，甚或发生变证；风热证治当辛凉而误用辛温，则有助热伤津动血之弊，或引起传变。除体虚外感要兼顾扶正补虚之外，其他证型忌用补敛之品，以免关门留邪。

2. 感冒轻症 初起寒热表现不明显，仅见恶风、微热、头胀、鼻塞等症，可予辛平轻剂，疏风解表，药用荆芥、防风、桑叶、薄荷等微温轻清透邪。咽痒咳嗽者加桔梗、前胡、贝母、牛蒡子等清宣肺气之品。

3. 寒热夹杂 若风寒外感，表邪未解，内郁化热，或素有内热，复感风寒之证，即"寒包火"，可温清并施，解表清里，宣肺清热，用麻杏石甘汤、大青龙汤等一类方剂，并根据寒热的主次及其演变，适当调整麻黄、石膏剂量及加减。

4. 有并发症和夹杂症者要适当兼顾 感冒病在卫表，一般无传变，只有老弱、婴幼或时感重症者，可见化热入里犯肺，逆传心包（如并发肺炎的传变过程，流感的肺炎型、中毒型），当按温病辨治原则处理。原有宿疾，再加新感，当辨其标本主次，适当兼顾。小儿感冒易夹食夹惊，夹食者加神曲、焦楂、鸡内金等消导之品；夹惊者加钩藤、蝉蜕、僵蚕等息风止痉之药。

【医案选读】

宋某，男，55 岁。1960 年 4 月 20 日初诊。

患者本体素弱，平时易罹感冒。此次感冒持续月余，服药不愈，头痛，畏风，自汗出，身倦乏力，关节不利，二便正常，舌淡无苔，脉象沉迟无力。此属阳虚感冒，营卫不固，治宜温阳益气，宗玉屏风散加味。处方：黄芪五钱，防风一钱，白术三钱，川熟附子三钱。先煎附子 30 分钟，再纳余药同煎，去滓取汁，分两次温服。

二诊：畏风消失，恶寒亦减，头痛见轻，仍时汗出，脉弦缓，右沉迟，左沉弱，舌苔白腻。属卫阳既虚，内湿渐露，改用温阳利湿为治。处方：生黄芪四钱，白术三钱，川熟附子二钱，苡仁五钱，山茵陈三钱，桑枝（炒）一两。

三诊：诸症大减，气机舒畅，尚微感恶凉，脉缓有力，前方去桑枝加良姜二钱，以温胃阳。

四诊：服药后已不畏冷，脉右沉迟，左弦缓，继宜温阳补中，改用丸剂缓调以善其后。早服附子理中丸二钱，晚服补中益气丸二钱，逐渐恢复而获痊愈。

按：本体素弱，阳虚卫外力弱，故平时易患感冒。此次感冒月余，汗出不解，腠理空虚，玄府洞开，卫阳不固。故现以玉屏风散加附子，温阳益气固表，使营卫得偕，继以温阳利湿，终以温阳补中而获痊愈。若不辨体质，泛用一般治疗感冒通剂，则表气愈疏，卫愈不固，病必不解。病随体异，用药亦有所不同。

（《蒲辅周医案》）

复习思考题

一、问答题

1. 何谓感冒、时行感冒？

2. 感冒的主因、病机、治则是什么？

3. 风寒感冒与风热感冒在病因病机、主症、治法、方剂使用上有何区别？

4. 气虚感冒与阳虚感冒如何鉴别？

5. 暑季感冒有什么特点？治疗大法是什么？

二、选择题

[A1 型题]

感冒的病因中，最主要的病因是（　　）

　　A. 风　　　　　B. 寒　　　　　C. 热　　　　　D. 燥　　　　　E. 湿

[A2 型题]

恶寒重，发热轻，四肢欠温，汗出恶寒更甚，头痛，关节疼痛，面白，语声低微，舌质淡胖，苔白，脉浮大无根，方选（　　）

　　A. 参苏饮　　　　　　　　　　B. 荆防败毒散

　　C. 麻黄汤　　　　　　　　　　D. 桂枝加附子汤

　　E. 麻黄附子细辛汤

[B1 型题]

　　A. 荆防败毒散　　　　　　　　B. 再造散

　　C. 加减葳蕤汤　　　　　　　　D. 葱白七味饮

　　E. 参苏饮

1. 气虚感冒治疗主方是（　　）

2. 阴虚感冒治疗主方是（　　）

第二节　咳　嗽

学习要点

1. 咳嗽的定义、病因病机、诊断与病证鉴别。

2. 外感咳嗽与内伤咳嗽的区别，咳嗽的治则。

3. 各型咳嗽的辨证要点、治法、方药。

咳嗽是指由外感或内伤等因素，致肺失清肃，肺气上逆，以咳嗽为主要表现的病证。古人认为"有声无痰谓之咳，有痰无声谓之嗽，有声有痰谓之咳嗽"。临床多痰声并见，难以截然分开，故通称咳嗽。

咳嗽病名最早见于《内经》，其对咳嗽的成因、症状、证候分类、病理转归及治疗等问题作了较系统的记述。如《素问·宣明五气》中有"五气所病……肺为咳"，指出咳嗽的病位在肺。《素问·咳论》有"皮毛先受邪气，邪气以从其合也"及"五脏六腑皆令人咳，非独肺也"之论，指出了咳嗽的病因，外邪犯肺可以致咳，其他脏腑功能失调影响于肺亦可致咳，咳嗽不只限于肺而不离乎肺。在咳嗽的分类上，以脏腑命名，分为肺咳、心咳、肝咳、脾咳、肾咳、胃咳、大肠咳、小肠咳、胆咳、膀胱咳、三焦咳，并描述了各种咳嗽的证候特征。隋代巢云方《诸病源候论·咳嗽候》有十咳之称，除五脏咳外，尚有风咳、寒咳、久咳、胆咳、厥阴咳。明代张景岳《景岳全书》执简驭繁，将咳嗽归纳为外感、内伤两大类，说："咳嗽之要，止唯二证。何为二证？一曰外感，一曰内伤而尽之矣。"至此，咳嗽之辨证分类始较完善，切合临床实用。

咳嗽是内科疾病中极为常见、发病率很高的一种病证，既是肺系多种疾病的一个主要症状，又是一个具有独立性的疾病。

西医学中的急慢性支气管炎、上呼吸道感染、肺炎、慢性咽炎等表现以咳嗽为主症者，可参照本节辨证论治。

【病因病机】

咳嗽的病因有外感、内伤两大类。外感咳嗽为六淫之邪犯肺，内伤咳嗽为脏腑功能失调，内邪干肺。无论邪从外入，或邪自内生，均可导致肺失宣肃，肺气上逆而作咳嗽。

1. 外邪袭肺 六淫之邪乘人体肺卫功能减退或失调时，从口鼻或皮毛而入，侵袭肺系，致肺失宣肃，肺气上逆而作咳嗽。《河间六书·咳嗽论》云："寒、暑、燥、湿、风、火六气，皆令人咳。"由于风为六淫之首，善合他邪，故常以风邪为主，多夹寒、热、燥等邪，外感咳嗽有风寒、风热、风燥之别，而以风夹寒者居多。张景岳云："六气皆令人咳，风寒为主。"

2. 内邪干肺 内伤咳嗽总由脏腑功能失调、内邪干肺所致，可分为肺脏自病或其他脏腑病变累及于肺两方面。

（1）肺脏自病 常由肺系多种疾病迁延不愈，肺脏虚弱，阴伤气耗，肺主气功能失常，肃降无权，肺气上逆致咳。

（2）他脏病累肺 可因情志刺激，肝失条达，气郁化火，气火上逆犯肺；或过食辛辣肥甘，滋生痰热，或饮食不节，损伤脾胃，脾失健运，痰浊内生，上干于肺，此即"脾为生痰之源，肺为贮痰之器"之意；或先天禀赋不足，或房劳过度，使肾阴下亏，虚火上灼于肺，或损伤肾阳，致肾阳虚衰，不能蒸腾气化水液，水饮内停，上犯于肺；

或心的功能失常，心血瘀阻，心病及肺。上述原因均能致脏腑功能失调，累及于肺，肺失宣肃，气逆于上而作咳嗽，这即是"五脏六腑皆令人咳，非独肺也"之理。但必须指出，无论何脏腑有病，最终要影响到肺的宣肃功能，咳嗽才能发生。《医学三字经》云："咳嗽不止于肺，而不离乎肺也。"

咳嗽病因有外感和内伤之分，病位主要在肺系，涉及五脏，尤与肝、脾、肾关系密切，病机主要为肺失宣肃，肺气上逆。其病理性质，外感咳嗽多为邪实，若外邪不能及时外达，可进一步演变为风寒郁久化热、风热灼津化燥、肺热蒸液为痰等情况。内伤咳嗽多邪实与正虚并见，但有因实致虚与因虚致实之别。他脏有病及肺者，多因实致虚，如肝火犯肺、气火灼伤肺津、炼液为痰等；肺脏自病者，多因虚致实，如肺阴不足每致阴虚火旺，灼津为痰，或肺气亏虚，气不化津，津聚为痰等。病理因素主要为"痰"与"火"，而痰有寒痰、热痰之分，火有虚火、实火之别。痰与火每多互为因果，痰可郁而化火，火能灼津为痰。

外感咳嗽与内伤咳嗽关系十分密切，常相互影响为病，如外感咳嗽迁延不愈，易伤肺气，肺气耗伤，更易反复感邪，而致咳嗽屡作，肺气益伤，逐渐转成内伤咳嗽；内伤咳嗽，肺脏有病，卫外不强，易受外邪引发或加重，特别在气候转寒、气温骤降时尤为明显。因此，咳嗽虽有外感、内伤之分，但两者常互为因果。

咳嗽的预后，与身体素质、正气强弱、病位深浅、病情轻重、诊治是否得当密切相关。外感咳嗽多属暴病，病位较浅，病情较轻，及时诊治，容易治愈，预后良好。若迁延失治、误治，反复发作，亦可转为内伤而累及他脏，可由肺及脾、及肾。病在肺脾，治疗尚易，累及于肾，则治疗棘手，预后较差。内伤咳嗽多呈慢性反复发作，病程长，病位深，治疗不易速效，久延不愈，必伤脾肾，所谓肺不伤不咳、脾不伤不久咳、肾不伤不喘，病久则咳喘并作；部分患者病情逐渐加重，甚至累及于心，最终导致肺、脾、肾、心诸脏皆虚，痰浊、水饮、气滞、血瘀互结而演变成肺胀，则病程缠绵，迁延难愈，预后极差。

【诊断】

一、诊断要点

1. 临床特征　以咳嗽、咳痰，或伴喉痒为主要表现。

2. 病史　外感咳嗽起病较急，病程较短，一般不超过一个月，常伴有寒热表证；内伤咳嗽，常反复发作，病程较长，以经常咳嗽咳痰为主，多伴其他脏腑兼症。

3. 相关检查　外感咳嗽可无明显体征。肺部 X 线摄片检查多为正常，或肺纹理增粗。听诊两肺野呼吸音增粗，或伴散在干性啰音。血常规检查大多正常，或可见白细胞计数升高和中性粒细胞增多。内伤咳嗽胸部 X 线透视或摄胸片，可见两肺纹理增粗、紊乱等。病轻时也可无改变，发作期可在背部或肺底部闻及散在的干、湿性啰音。

二、病证鉴别

1. 咳嗽与感冒　外感咳嗽与感冒均有咳嗽和卫表失和的症状，但主次不同。外感咳嗽以咳嗽为主症,兼有寒热表证;而感冒以卫表失和的恶寒发热、头身疼痛、鼻塞流涕、打喷嚏等为主症,咳嗽较轻或无咳嗽。

2. 咳嗽与肺痨 二者都以咳嗽为主要表现。但肺痨常伴咯血或痰中带血、潮热、盗汗、消瘦等症状,结合血沉、结核菌素试验、痰液涂片、细菌培养、X 线胸部检查有特异性病灶可资鉴别。

3. 咳嗽与肺癌 二者都以咳嗽为主症。但肺癌常伴咯血,多见于 40 岁以上吸烟男性,咳嗽多为刺激性呛咳,病情发展快,呈恶病质,胸部 X 线摄片、CT 摄影、支气管碘油造影、纤维支气管镜及痰细胞学检查有助于确诊。

【辨证论治】

一、辨证要点

1. 辨外感内伤 咳嗽首当分清外感与内伤。外感咳嗽多是新病,起病急,病程短,常伴恶寒、发热、头痛等肺卫表证;内伤咳嗽多为久病,常反复发作,病程较长,多伴他脏见症。

2. 辨咳嗽特点 包括时间、节律、性质、声音及加重因素。咳嗽白天重于夜间,喉痒咳作,咳而急剧,声重或咳声嘶哑,病势急而病程短者,多为外感风寒、风热或风燥所致;病势缓而病程长者,为阴虚或气虚咳嗽;咳声粗浊者多为风热或痰热伤津引起;晨间咳甚,咳声重浊,痰出咳减者,多为痰湿或痰热咳嗽;午后或夜间咳甚,咳声短促者,多属肺燥阴虚夹瘀;夜卧咳嗽较剧,持续不已,少气或伴气喘胸闷者,为久咳致喘的虚寒夹瘀证;咳而声低气怯者属虚,洪亮有力者属实;饮食肥甘、生冷加重者多为痰湿;情志郁怒加重者常为气火;劳累、受凉后加重者多因于痰湿、虚寒。

3. 辨痰的色、质、量、味 痰白而稀薄者,属风、属寒;痰黄而黏稠者,属热;痰白质黏者,属阴虚、燥热;痰白清稀,透明呈泡沫状,属虚、属寒;痰色灰暗者,为痰浊;痰中带血,多为肺热或阴虚肺燥;咳而少痰或干咳无痰者,多属燥热、气火、阴虚;痰多者,常为痰湿、痰热、虚寒;咳痰有热腥味或腥臭气,为痰热或痰热胶结成痈;味甜者,为痰湿;味咸者,属肾虚。

4. 辨证候虚实 外感咳嗽以风寒、风热、风燥为主,均属邪实;内伤咳嗽中的痰湿、痰热、肝火多为邪实正虚;肺阴亏虚、肺气亏虚属正虚或虚中夹实。

二、论治要点

咳嗽的治疗应分清邪正虚实。外感咳嗽为实证,治宜祛邪宣肺,要因势利导,使肺气宣畅则咳嗽自止,忌用收涩留邪之品;内伤咳嗽多属邪实正虚,治当祛邪止咳,扶正补虚,标本兼顾,禁用宣散伤正之药。此外,咳嗽的治疗,除直接治肺外,还应从整体出发,重视治脾、治肝、治肾等。

三、分证论治

（一）外感咳嗽（暴咳）

1. 风寒袭肺证

证候：咳嗽声重，气急，喉痒，咳痰稀薄色白，常伴鼻塞、流清涕、头痛、肢体酸痛、恶寒发热、无汗等表证，舌苔薄白，脉浮紧。

病机：风寒袭肺，肺气失宣。

治法：疏风散寒，宣肺止咳。

方药：三拗汤或止嗽散加减（麻黄、杏仁、桔梗、紫菀、荆芥、百部、陈皮、白前、款冬花、甘草）。

两方均能宣肺止咳化痰，但前方以宣肺化痰为主，适用于风寒闭肺之咳嗽重症；后方以疏风宣肺为主，用于风寒咳嗽迁延日久不愈，表邪未净而喉痒咳痰不畅者。若咽痒甚者，加防风祛风止痒；若热为寒遏，即"寒包火咳"，症见咳嗽音哑、气急似喘、痰黏稠、口渴、咽痛、心烦、恶寒鼻塞、流清涕或有身热者，加石膏、桑白皮、黄芩、鱼腥草以清肺热；若夹痰湿，咳而痰黏色白、胸闷、苔腻者，加半夏、厚朴、茯苓、苍术以燥湿化痰。

2. 风热犯肺证

证候：咳嗽气粗或声音嘶哑，咳痰不爽，痰黏稠或黄稠，口干咽痛喉燥，常伴鼻流黄涕、头痛、发热、有汗、恶风等症，舌苔薄黄，脉浮数。

病机：风热犯肺，肺失清肃。

治法：疏风清热，宣肺止咳。

方药：桑菊饮化裁（桑叶、菊花、桔梗、连翘、杏仁、薄荷、芦根、牛蒡子、前胡、浙贝母、甘草）。

本方疏散风热、宣肺止咳，为治风热咳嗽首选方。若咽痒者，加蝉蜕疏风止痒；肺热较甚者，加黄芩、鱼腥草清肺泄热；咽痛声哑者，加射干、马勃清热利咽；热灼肺津，口干咽燥者，加南沙参、天花粉清热生津；若风热伤络，见鼻衄、痰中带血丝者，加白茅根、侧柏叶、生地黄、藕节凉血止血；若夏令风热夹暑湿，见咳嗽胸闷、心烦口渴、尿赤、舌红、苔黄腻、脉濡数者，加六一散、鲜荷叶、香薷、藿香、佩兰等清解暑湿。

3. 风燥伤肺证

证候：喉痒干咳，连声作呛，无痰或痰少而黏，不易咳出，或痰中带有血丝，咽燥干痛，口鼻唇干燥，初起常伴头痛、身热微寒等表证，舌尖红，苔薄黄少津，脉浮数或小数。

病机：风燥伤肺，肺失清润。

治法：疏风清肺，润燥止咳。

方药：桑杏汤加减（桑叶、杏仁、南沙参、桔梗、百部、川贝母、麦冬、天花粉)。

本方清宣凉润,适用于温燥伤肺,干咳喉痒,外兼风热表证者。若喉痒甚者,加蝉蜕疏风止痒;咳嗽较甚,肺络受损,痰中带血者,加白茅根、生地黄凉血止血。若是温燥伤肺之重症,可用清燥救肺汤加减治疗。

若系凉燥犯肺,与前述感冒中的凉燥证基本相同,只是咳嗽更为突出,多见于深秋,临床表现是燥证与风寒证并见,症见喉痒干咳无痰或少痰、咽干鼻燥,兼有恶寒发热、头痛无汗,舌苔薄白而干,脉浮紧。用药当以温而不燥、润而不凉为原则,方用杏苏散合止嗽散化裁,以疏散风寒、温润止咳,切不可用发汗峻剂或过于滋腻之品。喉痒甚者,加荆芥、防风,既疏散风寒,又祛风止痒。

(二) 内伤咳嗽 (久咳)

1. 痰湿蕴肺证

证候:咳嗽反复发作,咳嗽痰多,咳声重浊,痰白或灰色黏腻或稠厚成块,因痰而嗽,痰出咳平,每于晨间或食后咳甚痰多,进甘甜油腻食物尤重,常伴胸闷脘痞、呕恶、食少体倦、大便时溏,舌质淡,苔白腻,脉濡滑。

病机:脾虚生痰,上干于肺,壅遏肺气。

治法:健脾燥湿,化痰止咳。

方药:二陈汤合平胃散加减(法半夏、茯苓、陈皮、苍术、厚朴、桔梗、紫菀、款冬花、甘草)。

本方燥湿化痰、理气健脾,适用于咳嗽痰多、痰白稠厚、晨间咳甚、胸闷脘痞、苔白腻者。常加枳壳行气有助于化痰,正所谓"气行则湿行,气顺则痰消";若痰浊壅肺,咳逆气急痰涌、苔浊白腻者,加三子养亲汤降气化痰止咳;若寒痰较重,痰多清稀、怯寒背冷者,加干姜、细辛温肺化饮;脾虚明显者,加党参、焦白术益气健脾。病情平稳后可服六君子汤(丸)以资巩固。

2. 痰热郁肺证

证候:咳嗽气粗,痰多质黏黄稠,咳吐不爽,或咳引胸痛,咳血痰,面赤,身热,口干欲饮,舌质红苔黄腻,脉滑数。

病机:痰热壅肺,肺失肃降。

治法:清热肃肺,化痰止咳。

方药:清金化痰汤加减(黄芩、山栀、桔梗、麦冬、桑白皮、浙贝母、知母、瓜蒌壳、茯苓、胆星、天竺黄、竹沥、甘草)。

本方有清化热痰之功,适用于咳嗽气急、痰多黄稠、苔黄腻、脉滑数者。若痰热壅盛,腑气不通,见胸满咳逆、痰涌、便秘者,加葶苈子、大黄泻肺通腑以逐痰;若痰热郁蒸,痰黄如脓或有热腥味者,加鱼腥草、冬瓜仁、薏苡仁等清肺化痰排脓;痰热伤津,口干、舌红少津者,配南沙参、玉竹、天花粉养阴生津。

3. 肝火犯肺证

证候:气逆作咳,咳则连声,面红目赤,急躁易怒,口苦咽干,痰少质黏,咳之难出，甚则痰中带血，胸胁胀痛，咳时引痛，症状常随情绪波动而增减，舌质红或舌边红，苔薄黄少津，脉弦数。

病机：肝郁化火，上逆侮肺。

治法：清肝泻肺，降气止咳。

方药：黛蛤散合加味泻白散化裁（青黛、海蛤壳、桑白皮、地骨皮、黄芩、牡丹皮、栀子、粳米、甘草）。

两方合用清肝泻肺、降气化痰，适用于气逆作咳，见咳则连声、面红目赤、急躁易怒、口苦、脉弦数者。若咳频痰稠难出者，加浙贝母、海浮石、枇杷叶降气化痰止咳；胸胁痛甚者，加郁金、延胡索、丝瓜络、瓜蒌壳理气和络止痛；火郁伤津，口干咽燥者，加南沙参、麦冬、知母、天花粉养阴生津。

4. 肺阴亏虚证

证候：干咳，咳声短促，痰少而黏或痰中带血，口干咽燥，或声音嘶哑，午后潮热，颧红，手足心热，盗汗，形体消瘦，神疲乏力，舌红少苔，脉细数。

病机：肺阴亏虚，肺失润降。

治法：滋阴润肺，化痰止咳。

方药：沙参麦冬汤加减（南沙参、麦冬、玉竹、天花粉、川贝母、百部、桔梗、五味子、甘草）。

本方甘寒养阴、润燥生津，适用于阴虚肺燥，干咳痰少，伴阴虚内热表现者。若潮热盗汗明显，加知母、地骨皮、青蒿、乌梅清退虚热、收敛止汗；痰中带血者，加白及、白茅根、藕节、牡丹皮等清热凉血止血；咳吐黄痰者，加黄芩、鱼腥草、瓜蒌壳清热化痰；若久病及肾，金不生水，母病及子，而致肺肾阴虚，症见五心烦热、腰膝酸软、梦遗者，可合用麦味地黄丸加知母、黄柏益肾敛肺、滋阴降火。

5. 肺气亏虚证

证候：咳嗽声低无力，痰多稀薄色白，气短乏力，面白无华，自汗，畏风，易于感冒，舌淡苔白，脉虚弱。

病机：肺气亏虚，气失所主，肺失宣肃。

治法：补益肺气，化痰止咳。

方药：补肺汤合玉屏风散加减（党参、黄芪、五味子、紫菀、款冬花、焦白术、防风、灵芝、炙甘草）。

本方有补肺益气、实卫固表、化痰止咳之功，适用于咳嗽声低无力、痰多稀白、气短乏力、易感冒者。若肺病及脾，子病累母，兼见食少便溏、脘腹痞满等脾虚者，加六君子汤补气以健脾、培土以生金；若病久肺虚及肾，母病及子，致肾阳虚衰，水饮内停，水饮上泛，凌心射肺，症见咳嗽痰多清稀、喘促心悸、水肿、形寒肢冷、苔白滑、脉弦滑沉弱者，用真武汤加细辛、干姜、桂枝以助阳化气、温肺化饮、平冲降逆；若气阴两虚咳嗽，则以沙参麦冬汤与补肺汤合玉屏风散加减治疗。

■ 课堂互动

　　向某，女，37 岁。2014 年 5 月 18 日诊。两月前患感冒咳嗽，经中西医多方治疗效果差。现干咳喉痒，痰少而稠，夜间为甚，口干咽燥，手足心热，潮热盗汗，自汗，怕风，尤其是背心冷，易感冒，体倦乏力，舌红少苔，脉细数无力。

　　要求：诊断，病机，治法，方药。

【专方验方】

　　1. 降气化痰汤　百部 10g，紫菀 10g，橘络 10g，海浮石 10g，冬瓜仁 10g，杏仁 10g，五爪龙 20g，苏子 10g，莱菔子 10g，甘草 10g。功效：降气化痰，宣肺止咳。主治：咳嗽，痰出不爽。加减：外感咳嗽加苏叶 10g，桑叶 10g，薄荷 6g；食滞咳嗽加陈皮 15g，芒果核 10g；脾虚咳嗽合四君子汤培土生金；暑热咳嗽加莲叶 10g，扁豆花 10g，西瓜翠衣 15g；秋燥咳嗽加雪梨皮 15g，沙参 15g；过食生冷之咳嗽加藿香 10g，生姜 3 片，苏叶 6g；痰热咳嗽加黄芩 12g，瓜蒌 15g，天竺黄 10g。（《邓铁涛用药心得十讲》）

　　2. 加味麻杏石甘汤　炙麻黄，杏仁，石膏，生甘草，桔梗，炙紫菀，牛蒡子，冬瓜仁。功效：宣肺止咳平喘，用于寒包火咳嗽及风温、风热、风燥咳嗽。加减：胸闷加瓜蒌皮；气微逆加炙苏子、炙桑白皮；痰多加川贝母、竹茹；咳嗽胸痛加郁金、黛蛤散、丝瓜络；喉中哮鸣加射干；口渴加天门冬、麦门冬、石斛；风燥加桑叶、南沙参、玉竹、枇杷叶；咳甚声不扬加蝉蜕、胖大海，不愈再加凤凰衣、玉蝴蝶。（《严苍山学术经验集》）

【中成药】

　　风寒咳嗽，可选用通宣理肺口服液、杏苏止咳糖浆、小青龙颗粒；风热咳嗽，选用羚羊清肺散、蛇胆川贝液、枇杷露、罗汉果止咳冲剂、鲜竹沥口服液、祛痰灵、急支糖浆、镇咳宁糖浆、麻杏止咳糖浆、蛇胆川贝枇杷膏；风燥咳嗽，用雪梨膏、枇杷叶膏、川贝雪梨糖浆、川贝枇杷糖浆、杏苏二陈丸；痰湿咳嗽，用半夏露、橘红痰咳冲剂（口服液、膏剂）、二陈丸；痰热咳嗽，用二母宁嗽丸；肺阴虚咳嗽，用蜜炼川贝枇杷膏、百合固金丸、秋梨膏、养阴清肺膏；肺气虚咳嗽，用补肺丸、人参保肺丸、利肺片、固本咳喘片。

【简便疗法】

　　1. 贴敷疗法　将半夏、细辛、白芥子、胆南星、白前、贝母、前胡、瓜蒌、紫菀、款冬花、杏仁、百部、附子、黄芩、山茱萸、山药、凤仙花子等中药，研成粉末，掺入红砒、冰片，将新鲜生姜捣烂，以七宝大曲调匀成糊状，贴于督脉（自大椎穴经陶道、身柱、神道至灵台穴），膀胱经大杼、风门、肺俞、厥阴俞、心俞至督俞穴。贴敷 2 小时后取下，隔 1 天贴 1 次，每年夏季贴 2～3 个疗程，每个疗程为 10 次，疗程间无需间

隔时间。本法扶正祛邪，清肺益肾，健脾化痰，止咳平喘，适用于各型咳嗽。（《辽宁中医杂志》2005 年第 4 期）

2. 针刺疗法 先针天突穴，大幅度捻转，感应宜扩散至整个咽喉部，出针后呼吸有轻松感。再针丰隆穴，咳嗽不止加定喘穴，发热加大椎穴，咽痛加合谷穴，胸痛加内关穴。本法适用于各型咳嗽。（《中国民间疗法》2012 年第 1 期）

【预防调护】

咳嗽的预防，首先应注意气候的变化，防寒保暖，避免受凉，饮食不宜肥甘辛辣，要戒烟限酒；避免刺激性气体伤肺；加强体育锻炼，增强体质，提高机体卫外功能及皮毛肌腠御寒抗病能力；若有感冒应及时诊治，卫表虚、自汗出、易感冒者，可服玉屏风散之类方药以益气固表，同时，配合晚上面部迎香穴按摩、夜间足三里艾熏；内伤咳嗽在缓解期间，应坚守缓则治其本的原则，补虚固本，以图根治。

咳嗽的调护，对外感咳嗽，如发热等全身症状明显者，应适当休息；风热咳嗽应忌食辛辣香燥之物；痰湿咳嗽应忌食肥甘厚味之品；感冒常致咳嗽反复难愈，故应特别注意勿使受凉、受热，易出汗者应及时更换干衣或用干毛巾擦干汗液，以免受凉感冒而加重咳嗽。内伤咳嗽多呈慢性反复发作，特别要注意饮食起居的调护，可据病情适当选食梨、山药、百合、荸荠、枇杷等，做到劳逸结合，勿使过劳。

【小结】

咳嗽是肺系疾病中的一个主要病证，病因有外感、内伤之分。外感咳嗽为六淫外邪犯肺，有风寒、风热、风燥等的不同；内伤咳嗽为脏腑功能失调，累及于肺或肺脏自病所致，有痰湿、痰热、肝火、肺虚等的区别。其共同病机为肺失宣肃，肺气上逆，发为咳嗽。病位在肺系，涉及肝、脾、肾等脏腑。辨证重在辨清外感、内伤：外感新病多属邪实，治当祛邪宣肺，肺气宣通，咳嗽自止，忌用收涩敛邪之品；内伤久咳多属邪实正虚，治当祛邪止咳，扶正补虚，分清主次处理，禁用宣散伤正之剂。咳嗽的治疗，除直接治肺外，还应注意治脾、治肝、治肾等整体疗法，不能单纯见咳止咳。

【证治汇补】

1. 肺病多瘀，风胜则痒 在治疗各型咳嗽时，可酌情加入活血化瘀药、祛风止痒药，疗效显著。如偏寒者加性质偏温的川芎 15g、红花 10g、当归 10g，喉痒者加荆芥 15g、防风 15g；顽固性喉痒咳嗽，加蛇床子 15g；偏热者，加性质偏凉的丹参 30g、赤芍 15g、桃仁 10g，喉痒者加蝉蜕 10g。

2. 治疗禁忌 外感咳嗽禁用收敛止咳药，误用则"关门留邪"，致肺气壅遏不得宣畅，不能鼓邪外出，邪恋不去，反而久咳伤正。必须采用宣肃肺气、疏散外邪的治法，因势利导，邪去则正安。内伤久咳忌用宣肺散邪法，误用每致阴液耗损，伤及肺气，正气愈虚，病必不除，必须注意顾护正气，即使虚实夹杂，亦当标本兼顾。

3. 要审证求因，切忌见咳止咳 咳嗽是人体祛邪外达的一种病理反应，治疗时绝不能单纯见咳止咳，必须按照不同的病因分别处理。一般来说，咳嗽的轻重可以反映病邪的微甚，但在某些情况下，因正虚不能鼓邪外出，咳虽轻微，却病情较重，临证应加以警惕。

4. 分清病位，治有重点　咳嗽病位有在上、中、下的不同。在上者，重点治肺，主要采用温宣和清肃两法，是直接针对咳嗽主病之脏施治。在中者，重点治脾，即健脾化痰和培土生金等法。健脾化痰适用于痰湿偏盛，标实为主，咳嗽痰多者，通过健脾以杜绝痰湿的生成之源；培土生金就是补脾益肺，适用于脾虚肺弱，脾肺两虚，见咳嗽、神疲体倦、食少便溏者。在下者，重点治肾，适用于咳嗽日久，损及肾阴肾阳者，采用温肾助阳或滋养肾阴等法。总之，治脾、治肾是通过治疗他脏以达到治肺目的的整体疗法。

【医案选读】

李某，女，28 岁，职工。

初诊：1965 年 10 月 25 日。咳嗽阵作，痰少，已经 1 个月。曾服散寒止咳方药 10 余剂，效果不显。形寒，饮食减少，口燥不欲饮，舌苔薄白，脉象小滑。时当秋令，由于肺燥感寒、气失清肃，治以散寒清肺、顺气化痰之法。

炙麻黄 2.4g，杏仁 9g，生甘草 4.5g，苏子 9g，炙紫菀 12g，蒸百部 9g，炙白前 6g，炙款冬 6g，海蛤壳 12g，清炙枇杷 9g，包。4 剂。

二诊：11 月 1 日。服上方咳嗽曾消失，近日因感冒，昨夜又阵咳，余时尚轻。前方加前胡 9g，去蛤壳。3 剂。

三诊：11 月 9 日。咳嗽甚少，夜间偶有阵咳，舌苔薄，脉濡细。再予顺气治咳。苏子 9g，杏仁 9g，生甘草 3g，前胡 9g，炙紫菀 9g，炙白前 6g，南沙参 6g。3 剂。

四诊：11 月 19 日。咳嗽已愈，停药多日。近日复感风寒，咳嗽又作。肺气失于宣降，再予宣肺散寒、顺气止咳。炙麻黄 2.4g，前胡 9g，炙苏子 9g，杏仁 9g，生甘草 4.5g，炙紫菀 12g，炙款冬 15g，炙白前 9g，当归 9g，海蛤壳 15g。3 剂。

11 月 30 日随访。咳嗽已愈，药已停服。

按：患者罹病正值秋冬之交，咳嗽虽已 1 个月，但形寒未除，可见仍属风寒未彻，应诊断为咳嗽，辨证为风寒袭肺；病机为肺燥感寒，肺失清肃；病性为实，病位在肺，治宜散寒宣肺、降气化痰，故用三拗汤合止嗽散加减。止嗽散化痰止咳作用很好，外邪未清者可与宣肺散寒或清肺润燥药同用，此方对慢性支气管炎尤为有效，其中紫菀、百部、白前三味为治咳良药。紫菀性温而润，用量可稍大一些，与百部配合，有肺热者亦无妨。百部性寒味苦而润，白前温润降逆，再与甘润之药配合，相得益彰，故取效满意。

（《现代著名老中医临床诊治荟萃·黄文东医案》）

复习思考题

一、问答题

1. 咳嗽的病因病机是什么？

2. 如何理解"五脏六腑皆令人咳，非独肺也"和"咳嗽不止于肺，而不离乎肺也"？

3. 外感咳嗽与内伤咳嗽如何鉴别？

二、选择题

[A1 型题]

治疗咳嗽，应以治肺为主，还应注意治（　　）

A. 肝、脾、肾　　　　　　　B. 心、肝、肾

C. 心、脾、肾　　　　　　　D. 心、肝、脾

E. 肝、胃、肾

[A2 型题]

患者干咳，连声作呛，咽喉干痛，唇鼻干燥，痰少而黏，口干，伴身热微寒，舌质红干而少津，苔薄黄，脉浮数。其证候是（　　）

A. 风热犯肺　　　　　　　　B. 风燥伤肺

C. 痰热郁肺　　　　　　　　D. 肝火犯肺

E. 肺阴亏耗

[B1 型题]

A. 桑杏汤　　　　　　　　　B. 杏苏散

C. 沙参麦冬汤　　　　　　　D. 麦门冬汤

E. 百合固金汤

1. 咳嗽喉痒，痰中带血，口干鼻燥，或身热，舌红少津，苔薄黄，脉数。治疗应首选（　　）

2. 咳嗽痰少，痰中带血或反复咯血，血色鲜红，口干咽燥，颧红，潮热盗汗，舌质红，脉细数。治疗应首选（　　）

第三节　哮　病

学习要点

1. 哮病的概念，引起哮病的主因、诱因、基本病机。

2. 哮病与喘证的鉴别。

3. 哮病发作期与缓解期的治则，各型辨证要点、治法、方剂。

哮病是一种发作性的痰鸣气喘疾患，发时喉中哮鸣有声，呼吸急促困难，甚则喘息

不能平卧为特征。哮以声响言，喘以气息言，由于哮必兼喘，故哮病又称哮喘。

《内经》中记载的"喘鸣"，与本病发作特点相似。《金匮要略》中"咳而上气，喉中水鸡声，射干麻黄汤主之"，明确指出了哮病发作时的证治。此后还有"呷嗽""哮吼""齁䶎"等形象的病名。金元时代朱丹溪首创哮喘病名，阐明病机专主于痰，提出"未发以扶正气为主，既发以攻邪气为急"的治疗原则。

西医学的支气管哮喘和喘息性支气管炎、嗜酸性粒细胞增多症（或其他急性肺部过敏性疾患）所致的哮喘有本病特征者，可参照本节辨证论治。

【病因病机】

哮病的发生为宿痰内伏于肺，复加外感、饮食、情志、劳倦等诱因引动触发，以致痰随气升，气因痰阻，壅塞气道，肺管挛急狭窄，通畅不利，痰气相击，肺失宣肃，肺气上逆而痰鸣如吼，气息喘促之证作矣。正如《证治汇补·哮病》所说："哮即痰喘之久而常发者，因内有壅塞之气，外有非时之感，膈有胶固之痰，三者相合，闭拒气道，搏击有声，发为哮病。"

1. 主因　宿痰内伏于肺是导致本病的主要原因，而宿痰的产生多由以下三个方面引起。

（1）外邪侵袭　外感风热或风寒之邪，失于表散，邪蕴于肺，壅阻肺气，肺不布津，聚液生痰；或吸入花粉、烟尘、异味气体等，影响肺气的宣发，以致津液凝聚，痰浊内蕴。

（2）饮食不当　过食生冷，寒饮内停，或嗜食酸咸肥甘、酒浆等，致脾失健运，痰浊内生。

（3）体虚病后　禀赋薄弱，素体虚弱或病后体虚，如幼年患麻疹、顿咳，或反复感冒、咳嗽日久等，以致肺气亏虚，气不化津，痰饮内生，或阴虚火旺，热蒸液聚，灼津为痰。禀赋薄弱者多以肾虚为主，而病后所致者多以肺虚为主。

2. 诱因　气候突变、饮食不当、情志失调、劳累过度、海腥发物等常为触发哮病的诱因，其中尤以气候因素最为突出，多在气候由热转寒，以及深秋、冬春寒冷季节，发病率较高。

本病病因病机为诱因引动肺中伏痰（夙根），痰阻气道，痰气相击，发为哮病；病位主要在肺，涉及脾、肾，甚则累及于心；病理性质有寒热虚实之不同，发作期多表现为痰阻气闭，以邪实为主。由于感邪性质不同和体质的差异又有冷哮、热哮之分。若病因于寒，素体阳虚，痰从寒化，属寒痰为患，则发为冷哮；病因于热，素体阳盛，痰从热化，属痰热为患，则发为热哮。

若病程日久，长期反复发作，寒痰多伤及脾肾之阳，热痰多耗灼肺肾之阴，则可由实转虚，故在平时缓解期多表现为肺、脾、肾等脏虚弱之候。肺虚不能主气，肃降无权，气不化津，则痰浊内蕴，卫外不固，更易感受外邪而诱发；脾虚不能化水谷为精微，上输养肺，反而变生痰浊，上贮于肺，影响肺气的升降功能；肾虚精气亏乏，摄纳失常，肾阳虚则水泛为痰，或肾阴虚，虚火灼津为痰，上干于肺，而致肺气出纳失司。

三脏之间常相互影响，既可单独为病，也可合而同病，多表现为肺、脾、肾气虚或阳虚，或肺肾阴虚等证。在间歇期亦感短气、疲乏，常有轻度哮喘，难以全部消失。一旦大发作时，哮鸣加剧，每易持续不解，常出现正虚与邪实并见，肺肾两虚而痰浊又复壅盛，严重者肺不能治理调节心血的运行，肾阳虚命门之火不能上济于心，则心阳亦同时受累，出现喘急鼻扇、胸高气促、心悸、张口抬肩、汗出肢冷、面色青紫、肢体浮肿、烦躁昏昧等喘脱危候。

哮病是一种反复发作、缠绵难愈、病程较长、难以根除的疾病，一般预后较差。部分青少年患者，随着年龄的增长，肾气渐充，正气日盛，再辅以药物治疗，可以终止发作。而中老年及体弱患者，肾气渐衰，发作频繁，则不易根除。或在平时有轻度哮鸣气喘，若大发作时持续不已，甚则出现喘脱危候。如长期不愈，病由肺脏影响及脾、肾、心，可转为肺气胀满、不能敛降之肺胀。

【诊断】

一、诊断要点

1. 临床特征　发时喉中哮鸣有声，呼吸困难，甚则张口抬肩，不能平卧，唇甲紫绀，若能咳出大量黏痰，喘息痰鸣可暂得缓解，持续时间不等，有数分钟、数小时、数天后缓解。发作间歇期可一如常人，或仅见微咳、咳痰、乏力、纳差等表现。

2. 病史　有过敏史或家族史，常呈间歇性反复发作，可有季节性，多见于秋冬寒冷季节，多因气候突变、饮食劳倦、情志失调等诱发。发作前多有鼻痒、打喷嚏、咳嗽、胸闷等先兆症状。

3. 相关检查　发作时两肺可闻及广泛哮鸣音，或有湿性啰音。血中嗜酸性粒细胞可增多，痰液涂片检查有大量嗜酸性粒细胞。肺功能检查，发作期有关呼吸流速的全部指标均显著下降，重症哮喘气道阻塞严重，可使 CO_2 潴留，$PaCO_2$ 上升，表现为呼吸性酸中毒。胸部 X 线检查，发作时可见两肺透亮度增加、横膈降低。

二、病证鉴别

1. 哮病与喘证　二者均有呼吸急促困难的表现，但哮必兼喘，而喘未必兼哮。哮以声响言，为喉中哮鸣音如水鸡声，是一种反复发作的独立性疾病；喘以气息言，为呼吸急促困难，是多种急慢性疾病过程中的一个症状。

2. 哮病与支饮　二者都有痰鸣气喘症状。但支饮多系部分慢性咳嗽经久不愈，逐渐加重而成，病情时轻时重，发作与间歇的界限不清，咳和喘重于哮病；而哮病呈间歇发作，突然起病，迅速缓解，哮鸣声重而咳轻或不咳。两者有显著的区别。

【辨证论治】

一、辨证要点

本病总属邪实正虚，辨证首当分清已发未发、虚实主次。发作时以邪实为主，当分冷哮、热哮之不同，注意是否兼有表证；未发时以正虚为主，应审其阴阳之偏虚、脏腑之所属。

二、论治要点

"发时治标，平时治本"为本病治疗的基本原则。发时攻邪治标，祛痰利气，治分寒热，寒痰宜温化宣肺，热痰宜清化肃肺，表证明显者兼以解表；若反复日久，正虚邪实者，又当兼顾正气，不可单纯攻邪。平时应扶正治本，治分阴阳，阳虚者应予温补，阴虚者则予滋养，分别采用补肺、健脾、益肾等法，以减轻、减少或控制其发作。若寒热虚实错杂者，当兼顾以治之；若发生喘脱危候，治当扶正救脱。

三、分证论治

（一）发作期

1. 冷哮证

证候：呼吸急促，喉中哮鸣如水鸡声，胸膈满闷如塞，咳不甚，痰清稀色白多泡沫，咳吐不爽，面色晦滞带青，口不渴或渴喜热饮，形寒背冷，天冷或受寒易发，或兼恶寒发热，头痛无汗，舌苔白滑，脉弦紧或浮紧。

病机：寒痰伏肺，遇感触发，痰升气阻，肺失宣降。

治法：温肺散寒，化痰平喘。

方药：射干麻黄汤加减（射干、麻黄、细辛、五味子、法半夏、干姜、紫菀、款冬花、大枣）。

本方有温肺化饮、降逆平喘之功，适用于喘咳哮鸣、痰清稀、形寒背冷、口不渴、苔白滑、脉弦紧而表证不著者。若痰涌喘逆不得卧，加葶苈子、苏子、白芥子泻肺涤痰、降逆平喘；若外寒内饮，表寒证较突出者，用小青龙汤解表化饮、散寒平喘，并酌加杏仁、白前、陈皮等化痰利气。

若冷哮发作甚剧，用上述方药效差，咳嗽痰沫甚多者，可考虑在密切观察下服用冷哮丸以温肺祛痰平喘，或用紫金丹以劫痰定喘，每服米粒大 5 ~ 10 丸（＜150mg），临睡前冷茶送服，忌饮酒，连服 5 ~ 7 日；如有效续服者，须停药数日后再用。

若反复发作，肺肾气虚，痰浊上壅者，可用补肺汤加三子养亲汤以补益肺肾、化痰降气，攻补兼施。

若病久阳虚阴盛，发作频繁，发时喉中痰鸣如鼾、声低气短不足以息，见咳痰清稀、面色苍白、汗出肢冷、舌淡苔白、脉沉细者，用苏子降气汤加补骨脂、沉香、胡桃肉、山萸肉、诃子、黄芪、紫石英、钟乳石等温阳补虚、降气化痰，以标本同治。

2. 热哮证

证候：哮而气粗息涌，喉中痰鸣如吼，胸高胁胀，咳呛阵作，张口抬肩，不能平卧，咳痰黏浊稠厚色黄，咳吐不利，烦闷不安，汗出，面赤，口苦，口渴喜饮，或大便秘结，或兼发热头痛，有汗，恶风，天热易发，舌质红，苔黄腻，脉滑数或弦滑，或浮滑数。

病机：痰热壅肺，肺失清肃。

治法：清热宣肺，化痰定喘。

方药：定喘汤加减（白果、麻黄、款冬花、法半夏、黄芩、桑白皮、苏子、杏仁、甘草）。

本方清化痰热、降气平喘，适用于哮喘，见咳痰黄稠、苔黄腻、脉滑数而表证不著者。若痰热壅肺，肺气壅实，痰鸣息涌不得卧者，加葶苈子、地龙泻肺降气平喘；若哮甚，面唇爪甲青紫者，加丹参、赤芍、桃仁、红花活血化瘀；若痰热内郁，风寒外束，加石膏配麻黄解表清里；若大便秘结者，加大黄、芒硝、全瓜蒌通腑以利肺；痰黄稠胶黏、咳吐不利者，加知母、浙贝母、海蛤粉、射干、鱼腥草、天竺黄、胆南星以增强清化热痰之力；痰热壅盛，阻塞气道，气急难忍者，加服猴枣散，每次 0.3g，1 日 3 次，以开痰热闭结。

若病久热伤肺阴，痰热未净，虚中夹实，见哮鸣咳呛、痰少质黏、口燥咽干、烦热颧红、舌红少苔、脉细数者，治当养阴清热、化痰平喘，用沙参麦冬汤加川贝母、地龙、桑白皮、百部等以加强化痰平喘之力。

若哮病发作，喉中痰涎壅盛，声如拽锯，喘咳胸满，但坐不得卧，咳痰黏腻难出，或为白色泡沫痰液，舌苔厚浊，脉滑实者，为痰气壅实之征，可称为风痰哮，用三子养亲汤加厚朴、半夏、葶苈子祛风涤痰、降气平喘，必要时可暂用控涎丹泻肺祛痰。

（二）缓解期

哮病反复频发，正气必虚，多见于肺、脾、肾三脏。故在平时缓解期，应培补正气，从本调治，以减轻或控制其发作，分别从肺、脾、肾着手治之，尤以补肾为要。因肾为先天之本、五脏之根，内寓元阴、元阳，肾中精气充足，则根本得固。

1. 肺虚证

证候：气短声低，咳痰清稀色白，喉中时有轻度哮鸣，面色发白，自汗，畏风，常易感冒，每因气候变化而诱发，发作前打喷嚏、鼻塞流清涕，舌质淡，苔白，脉细弱或虚大。

病机：哮病日久，肺虚气弱，气不化津，痰饮蕴肺，肺气上逆。

治法：补肺固卫。

方药：玉屏风散加味（黄芪、白术、防风、灵芝）。

本方益气补肺、实卫固表，适用于气短咳嗽、自汗、畏风、易感冒者。若时寒时热、汗多、经常感冒，可加桂枝汤调和营卫；若气虚自汗怕冷重者，加党参、制附子、乌梅、五味子、麻黄根益气温阳、固表敛汗；痰多者加二陈汤燥湿化痰；若气阴两虚，见咳呛、痰少质黏、口咽干燥、舌质红、脉虚数者，治当益气养阴，用生脉散加黄芪、南沙参、玉竹等药。

2. 脾虚证

证候：平素痰多，食少脘痞，大便稀溏，或食油腻易于腹泻，常因饮食不当而诱发，倦怠乏力，气短不足以息，语言无力，舌质淡，苔白腻或白滑，脉濡弱。

病机：哮病日久，子病累母，脾气虚弱，痰浊内生，上干于肺。

治法：健脾化痰。

方药：六君子汤加减（党参、焦白术、茯苓、陈皮、法半夏、白扁豆、莲子、甘草）。

本方益气健脾、理气化痰，适用于脾虚食少、痰多脘痞、倦怠乏力、大便不实者。若脾阳虚衰，形寒肢冷、腹痛喜温喜按、肠鸣便溏者，加桂枝、干姜，即成苓桂术甘汤合理中汤意，以振奋脾阳、温中化饮。若肺脾气虚同时并见，则玉屏风散与六君子汤合用。

📖 课堂互动

患者刘某，女，30岁，原有哮喘史，现症见气短声低、咳痰清稀色白、面色发白、自汗怕风、易感冒，每因气候变化诱发哮病，食少便溏，体倦乏力，舌淡苔白，脉细弱。

要求：诊断，病机，治法，方药。

3. 肾虚证

证候：短气息促，呼多吸少，动则为甚，自汗，腰膝酸软，脑转耳鸣，劳累后哮喘易发，或形寒肢冷，面色苍白，舌淡苔白，质胖嫩，脉沉弱；或颧红，五心烦热，遗精盗汗，汗出黏手，舌红少苔，脉细数。

病机：哮病久发，母病及子，肾气亏虚，气失摄纳。

治法：补肾摄纳。

方药：金匮肾气丸或七味都气丸（制附片、肉桂、熟地黄、山药、山萸肉、泽泻、茯苓）；或六味地黄丸加五味子。

金匮肾气丸温肾助阳，适用于偏肾阳虚者；七味都气丸滋肾纳气，适用于偏肾阴虚者。两证均可加入人参、蛤蚧、冬虫夏草、胡桃肉等以增强补肾纳气之功，并可常服紫河车粉，或炖健康妇女分娩后的胎盘食用，以补肾元、养精血。阳虚明显者，肾气丸加补骨脂、仙灵脾、鹿角片以温肾壮阳；阴虚突出者，七味都气丸加麦冬、龟板胶、枸杞等以滋阴补肾。若肺肾阴虚同时并见者，可用麦味地黄丸滋补肺肾；肺肾气阴两虚者，用生脉地黄汤合金水六君煎以益气养阴、补肾化痰；脾肾阳虚者，用附子理中汤温补脾肾。

此外，在治疗本病的过程中，对于"痰""汗"二症，应予高度重视，因哮喘为病，痰为主因，故无论寒热，必须始终注意治"痰"。再者，哮病在发作过程中，常有多汗见症，亦不可忽视，因汗出过多，一则致正气亏虚，二则由于腠理不密，更易感受外邪，且汗多湿透衣衫，致成"寒"邪侵袭，均可成为诱发因素，故治疗时必须注意慎用辛散之药。必用麻黄之类平喘要药时，用量不宜过大，并适当配以收敛之品，如银杏、乌梅、五味子、诃子等，但用量不得超过麻黄，以制约其发汗之力，或用炙麻黄、麻绒为是。

【专方验方】

1. 验方　苏子、地龙、前胡各 15g，麻黄 5g，川芎 15g，射干、黄芩各 10g，苦参 5g，白鲜皮、刘寄奴各 10g。两日 1 剂。水煎 2 次，煎出液总量约 300mL（5 岁量），分 6 次温服，每日 3 次，每次 50mL。功能止哮平喘、活血化瘀，可用治哮喘。本方性偏凉，用于小儿哮喘发作期的热哮，包括小儿哮喘性支气管炎、支气管哮喘、毛细支气管炎等。症见咳嗽气促、喉间哮鸣显著，甚则呼吸困难，喘憋，烦躁不得卧，双肺满布哮鸣音，咽红，舌红，苔黄，溲赤，便秘。喘甚者重用苏子加马兜铃；哮重者重用地龙；痰盛者加瓜蒌、葶苈子、胆南星祛痰平喘；久哮多瘀重用桃仁；喘憋伴便秘，轻者用莱菔子以降气豁痰、消导通便，稍重者加枳实，干结者加番泻叶以盛者下之，清大肠而泻肺止喘。（辽宁名中医王烈验方）

2. 治肺气肿方　五爪龙 30g，太子参 30g，白术 15g，云苓 15g，甘草 5g，苏子 10g，莱菔子 10g，白芥子 10g，鹅管石 30g。水煎服。功效：培土生金，降气除痰。主治：肺气肿，哮喘之缓解期，慢性支气管炎。加减法：咳嗽甚者加百部 10g、紫菀 10g、橘络 10g；喘甚加麻黄 6g、地龙 10g；兼食滞者加芒果核 10g、布渣叶 15g。（国医大师邓铁涛经验方）

【中成药】

气喘冲剂、青石冲剂适用于冷哮；哮喘冲剂、海珠喘息定片适用于热哮；定喘丸、固本咳喘片、至灵胶囊、玉屏风口服液（或颗粒剂）适用于肺虚哮喘；百令胶囊、金水宝胶囊适用于肺肾两虚之哮喘；参贝北瓜膏适用于气阴两虚之哮喘。

【简便疗法】

1. 曼陀罗叶制成卷烟状，发作时点燃吸入，可缓解发作，适用于冷哮。（余甘霖《中医内科学》）

2. 贴敷疗法：白芥子、延胡索各 20g，细辛、甘遂各 12g，共为细末，分 3 次用，加麝香 0.6g，和匀，用姜汁调成膏状，摊在油纸上，贴肺俞、膏肓、百劳等穴，胶布固定，3~4 小时去之，每 10 天贴 1 次，连贴 3 次，连续 3 年。发作期贴敷有治疗作用，缓解期贴药有预防效果，最好在夏季三伏天贴治。（余甘霖《中医内科学》）

【预防调护】

本病应防寒保暖，避免感冒；饮食宜清淡而富有营养，忌食肥甘厚味及生冷、辛辣等生痰动火之物；避免接触刺激性气体及易导致过敏的烟尘异味、花粉、海腥鱼虾等发物，应戒除烟酒；指导患者根据个人身体状况，进行适当体育锻炼，可选择太极拳、八段锦、散步或慢跑、呼吸体操等长期锻炼，以逐步增强体质，提高抗病能力；保持良好心态，避免情志刺激，做到劳逸适度，起居有常，勿使过度疲劳；平时常服玉屏风散、金匮肾气丸等扶正固本药物，以调补正气，提高抗病能力。

在护理上，应保持室内空气新鲜，注意保暖，防止受凉；痰多者应注意排痰。

【小结】

哮病是一种发作性的痰鸣气喘疾患，以喉中哮鸣有声，呼吸急促困难，甚则不能平卧为特征；病理因素以宿痰伏肺，遇诱因引发，以致痰阻气道，痰气相击，肺失宣降为基本病机；病位初起在肺，日久渐及脾、肾、心；病性有寒热虚实之不同，发时以邪实为主，治当攻邪治标、祛痰利气，属寒者温化宣肺，属热者清化肃肺，寒热夹杂、虚实并见者，治当分清主次兼顾以治之；未发时以正虚为主，治当扶正固本，采用补肺、健脾、益肾等法，尤以补肾为重要，因肾为先天之本、五脏之根，精气充足则根本得固；补肺可加强卫外功能，防止外邪入侵；补脾可杜绝生痰之源，如此可减轻、减少或控制其发作。

【证治汇补】

1. 发时治标顾本，平时治本顾标 临证所见，哮病在发作之时，虽以邪实为多，亦有正虚为主者，哮病缓解期常以正虚为主，但其痰饮留伏的病理因素依然存在，因此，对于哮病的治疗，发时未必全从治标，当治标顾本；平时亦未必全然扶正，当治本顾标；尤其是大发作有喘脱倾向者，更应重视回阳救脱、急顾其本，若拘泥于"发时治标"的原则，则坐失救治良机。平时当重视治本，区别肺、脾、肾的主次，在抓住重点的基础上，适当兼顾。但在扶正的同时，还当注意加入降气化痰之品，以祛除内伏之顽痰，方能减少复发。

2. 临证须注意寒证和热证的相互兼夹与转化 寒痰冷哮久郁也可化热，尤其在感受外邪引发时，更是如此。小儿、青少年阳气偏盛者，多见热哮，但久延而至成年、老年，阳气渐衰，每可转从寒化，表现为冷哮。虚实之间也可在一定条件下相互转化。一般而言，新病多实，发时邪实；久病多虚，平时正虚。但实证与虚证可以因果错杂为患。实证包括寒热两证在内，如寒痰日久耗伤肺、脾、肾的阳气，可以转化为气虚、阳虚证；痰热久郁耗伤肺肾之阴，则可转化为阴虚证。虚证属于阳气虚的，因肺、脾、肾不能温化津液，而致津液停聚为饮，兼有寒痰标实现象；属于阴虚的，因肺肾阴虚火炎，灼津成痰，兼有痰热标实现象。兼腑实者，治当泻肺通腑，以恢复肺之肃降功能；因肝气侮肺，肺气上逆而致者，又当疏利肝气、清肝肃肺。

3. 重视虫类祛风通络药和化痰药的应用 风邪致病者，为痰伏于肺，外感风邪触发，具有起病急骤、病情多变等风邪"善行数变"的特性，治当祛风解痉，药用麻黄、苏叶、荆芥、防风等。特别是虫类祛风药尤擅长于入络搜邪，如僵蚕、蝉蜕、地龙、露蜂房等，均为临床习用治哮之药，可选择使用。如见喘急痰涌、胸满不能平卧、咳痰黏腻、舌苔厚浊者，又属以痰为主，当用三子养亲汤加厚朴、杏仁、葶苈子、猪牙皂等涤痰化浊、降气平喘。

4. 注重活血化瘀药的应用 哮病常反复发作，病程长，"久病多瘀"，"久病入络"，容易产生瘀血；哮病的主因是宿痰，痰为有形之邪，易阻滞气机，气滞血瘀，易导致瘀血，正如朱丹溪所说，"痰夹瘀血碍气而病"。因此，在治疗时可酌情加活血化瘀药，偏寒者常加川芎、红花，偏热者多加丹参、赤芍，可提高疗效。

【医案选读】

刘某，男，34 岁，工人。1990 年 11 月 7 日初诊。

哮喘反复发作 4 年余，近 1 个月来持续频繁发作，喉中作水鸡声，痰鸣喘咳，气急，咳黄色黏痰，排吐不利，胸部闷痛，咳则尤甚，咽干作痒，口干，烦热，面赤自汗，口唇、指端微绀，舌苔黄腻，质红，脉滑数。证属痰热壅肺，肺失清肃。治宜清热宣肺，化痰平喘。

处方：蜜炙麻黄 6g，炒黄芩 10g，知母 10g，桑白皮 10g，光杏仁 10g，法半夏 10g，海浮石 10g，芦根 20g，射干 6g，广地龙 10g，金荞麦根 15g，南沙参 10g。7 剂，水煎服。

二诊：11 月 14 日。药服 3 日哮喘即告减轻，痰易咳出。连服 1 周，喘平，咽痒、面赤自汗、胸部闷痛俱消失。但有干咳，咳痰质黏，咽部干燥，唇红。此为痰热郁蒸，耗伤阴津。治宜清化痰热，养阴生津。

处方：蜜炙麻黄 5g，炒黄芩 10g，知母 10g，桑白皮 10g，光杏仁 10g，海浮石 10g，芦根 30g，金荞麦根 15g，天冬、麦冬各 10g，南沙参 10g，生甘草 3g，地龙 10g。7 剂，水煎服。药后症状消失，继续调治巩固半月。

按：患者主诉应为喘咳痰鸣、咳痰黄稠、烦热、口干 1 个月。结合苔黄腻、舌质红、脉滑数的舌脉分析，应为哮病；证属热哮；病机为痰热壅肺，气道被阻，肺失清肃，肺气上逆；病性属实证；病位在肺；治当清热宣肺，化痰定喘，用定喘汤化裁。因方中白果收敛，苏子、紫菀、款冬花性质偏温，不利于痰热，故去而不用；加射干、海浮石、地龙、金荞麦根以清热化痰平喘；加知母、南沙参、芦根，清热养阴生津且无滋腻恋邪之弊。痰热郁蒸，易伤阴津，故二诊时去掉温燥之半夏，更增清热养阴的天冬、麦冬。由于诊断辨证准确，选方用药恰当，故效果显著，充分说明中医治病，环环相扣，任何一个环节疏忽，将直接影响疗效。应当指出，麻黄为宣肺平喘要药，若为热证，不能用生麻黄，当用炙麻黄，且剂量不宜过大；肺热汗多者，亦可用麻绒。否则，将适得其反，严重影响疗效。

(《周仲瑛临床经验辑要》)

复习思考题

一、问答题

1. 何谓哮病？引起哮病的主因、诱因、病机是什么？

2. 哮病与喘证如何鉴别？

3. 哮病发作期与缓解期怎样辨证治疗？

二、选择题

[A1 型题]

哮病发作期的主要病机是（　　）

　　A. 外邪侵袭，肺失宣降　　　　B. 肺失宣肃，肺气上逆

　　C. 痰气搏结，气道被阻　　　　D. 邪袭于肺，肺气不利

　　E. 肺脏虚弱，气失所主

[A2 型题]

患者呼吸急促，喉中哮鸣有声，胸膈满闷，咳嗽痰少，形寒畏冷，舌苔白滑，脉弦紧。其治法是（　　）

　　A. 温肺化痰，纳气平喘　　　　B. 温肺化痰，化痰平喘

　　C. 温肺散寒，化痰平喘　　　　D. 温肺化痰，散寒解表

　　E. 散寒温脾，化痰平喘

[B1 型题]

　　A. 射干麻黄汤　　　　　　　　B. 三子养亲汤

　　C. 定喘汤　　　　　　　　　　D. 厚朴麻黄汤

　　E. 麻杏石甘汤

1. 治疗热哮发作期，应首选（　　）

2. 治疗哮病风痰哮证，应首选（　　）

第四节　喘　证

学习要点

1. 喘证的定义及病因病机。

2. 实喘与虚喘的鉴别。

3. 实喘与虚喘的治疗原则，各型辨证要点、治法、代表方剂。

4. 喘脱危候的处理。

　　喘证是指以呼吸困难，短促急迫，甚则张口抬肩，鼻翼扇动，不能平卧为特征的一种病证。

　　喘证轻者仅见呼吸困难，不能平卧；重者稍动则喘急不已，甚者张口抬肩，鼻翼扇动；严重者喘促持续不解，烦躁不安，面青唇紫，肢冷，汗出如珠，脉浮大无根，而发为喘脱。

　　喘证最早记载于《内经》。如《灵枢·五阅五使》说："故肺病者，喘息鼻张。"《灵枢·本脏》又说："肺高则上气肩息咳。"两篇均提出喘证以肺为主病之脏，并描述了临床表现，以呼吸急促、鼻扇、抬肩为特征。明代张景岳《景岳全书·杂证谟·喘促》说："实喘者有邪，邪气实也；虚喘者无邪，元气虚也。"张景岳把喘证归纳为虚实两大类，作为喘证的辨证纲领，一直沿用到今天。清代叶天士《临证指南医案·喘》

曰："在肺为实，在肾为虚。"而清代林珮琴《类证治裁·喘证》则明确提出了喘证的治疗原则，认为"喘由外感者治肺，由内伤者治肾"。这些论点对指导临床实践具有重要的意义。

西医学的喘息型支气管炎、肺炎、肺部感染、肺气肿、心源性哮喘、肺源性心脏病、肺结核、矽肺及癔病等疾病，有喘证临床表现者，均可参考本节辨证论治。

【病因病机】

喘证的成因复杂，但不外乎外感六淫及内伤饮食、情志、劳欲、久病等，致使肺气上逆，宣降失职，或气失所主，肾失摄纳而成。

1. 外邪侵袭　外感风寒，袭表犯肺，外则卫表郁闭，内则壅遏肺气，使肺气不得宣降致喘；或因风热犯肺，肺气壅实，失于清肃，致肺气上逆发为喘证；或表寒未解，内已化热，或肺热素盛，寒邪外束，热为寒郁，肺失宣降致喘；或邪热内盛，蒸液成痰，痰热壅肺，清肃失司，亦发喘逆。

2. 饮食不当　过食生冷，肥甘厚味，或嗜酒伤中，脾失健运，痰浊内生，上干于肺，肺气壅阻，升降不利，发为喘促；若痰湿郁久化热，或肺火素盛，痰受热蒸，痰火交阻于肺，肺失清肃，气逆作喘。若复加外感诱发，则可见痰浊与风寒、邪热等内外合邪的错杂证候。

3. 七情所伤　忧思气结，情怀不遂，肝失条达，气失疏畅，肺气郁闭，失于宣发，或郁怒伤肝，肝气上逆于肺，肺气不得肃降，升多降少，气逆于上致喘。

4. 劳欲久病　劳倦、久咳、久病致肺气虚弱，气失所主，或气阴亏耗而发生喘促；若病久迁延不愈，肺病及肾，或劳欲伤肾，肾元亏虚，不能助肺纳气，气失摄纳，出多入少，逆气上奔为喘；若肾阳虚衰，不能主水，水饮内停，水邪上泛，凌心射肺，肺气上逆，心阳不振，亦可致喘，表现为虚中夹实之候。此外，若中气不足，肺气失于充养，亦可致气虚而喘。

由此可见，喘证的病因不外外感与内伤两方面。病位主要在肺肾，涉及肝脾，甚者累及于心。病机为气机升降出入失常。病性有虚实之分，实喘在肺，为外感、痰浊、肝郁气逆，使邪气壅肺，宣降不利；虚喘多责之肺肾两脏，因精气不足，气阴亏耗，而致肺肾出纳失常，尤以气虚为主。病情亦可出现由实转虚、因虚致实、虚实夹杂、下虚上实之证。如实喘病久伤正，由肺及肾，或虚喘复感外邪，或夹痰浊，则病情虚实错杂，每多表现为邪气壅阻于上、肾气亏虚于下的上盛下虚证候。

喘证发展到严重阶段，不但肺肾俱虚，每多影响到心，因心脉上通于肺，肺气治理调节心血的运行，宗气贯心肺之脉而行营血、呼吸，肾脉上络于心，心肾水火既济，心阳根于肾阳，心的阳气盛衰与先天肾气及后天呼吸之气皆有密切关系，故肺肾俱虚亦可导致心气、心阳衰惫，无力鼓动血行，致使血行瘀滞，而见面色、唇舌、指甲青紫，甚则出现喘汗致脱，致亡阴、亡阳的危局。

喘证的预后转归，一般而言，实喘易治，虚喘难医。因实喘多由邪气壅阻，邪去则喘自平，故易治；虚喘为精气内虚，气失摄纳，根本不固，补之未必即效，且每因体虚反复感邪而发作加重病情，故难疗。必须明确，实喘上气、身热不得卧、脉急数者重；虚喘若见足冷头汗如珠如油、喘急鼻扇、抬肩撷肚、胸前高起、面赤躁扰、直视、便溏、脉浮大无根者，预后不良。

【诊断】

一、诊断要点

1. 临床特征 以喘促气短，呼吸困难，甚则张口抬肩，鼻翼扇动，不能平卧，口唇发绀为特征。

2. 病史 常有久咳、哮病、肺痨、心悸等病史，每遇外感及劳累而诱发。

3. 相关检查 听诊两肺可闻及干、湿性啰音或哮鸣音；配合血常规检测血白细胞计数、中性粒细胞数，以及痰培养、血气分析、肺功能测定等；胸部 X 片及 CT 检查、心电图检查，有助于鉴别引起喘证的原因是肺源性（如肺炎、支气管肺炎、肺气肿、肺结核、矽肺等）还是心源性（如心衰等）。

二、病证鉴别

喘证与气短 两者同为呼吸异常的疾病，但喘证是以呼吸困难、张口抬肩甚则不能平卧为特征；气短即少气，以呼吸微弱浅促、短气不足以息、似喘而无声、亦不抬肩、但卧为快为特点。正如《证治汇补·喘病》所说："若夫少气不足以息，呼吸不相接续，出多入少，名曰气短。气短者，气微力弱，非若喘证之气粗奔迫也。"但气短进一步发展加重，可成虚喘表现。

【辨证论治】

一、辨证要点

1. 辨虚实 喘证辨证，首应辨清虚实，正如张景岳所说："气喘之病，最为危候，治失其要，鲜不误人，欲辨之者，亦唯二证而已。所谓二证者，一曰实喘，一曰虚喘也。"实喘者呼吸深长有余，呼出为快，气粗声高，脉象有力。因于外感者，起病急，病程短，多伴表证；因于内伤者，病程久，反复发作，外无表证。虚喘者呼吸短促难续，深吸为快，气怯声低，脉象虚弱，病势徐缓，时轻时重，遇劳则甚。

2. 辨病位 凡因外邪、痰浊、肝郁气逆等致邪壅肺气，宣降不利而喘者均属实，病位在肺；因劳欲久病，肺肾出纳失常而喘者多属虚或虚实夹杂，病位主要在肺、肾两脏。肺虚者劳作后气短不足以息，喘息较轻，常伴面色㿠白、自汗、易感冒；肾虚者静息时亦有气喘，动者喘甚，伴腰膝酸软、头昏耳鸣；心气、心阳虚者，喘息持续不已，伴有心悸、浮肿、紫绀、脉结代。

二、论治要点

喘证的治疗应分虚实，实喘治肺，治以祛邪利气，区别寒、热、痰、气之不同，采用温宣、清肃、化痰、降气等法。虚喘治在肺肾，尤以肾为主，治以培补摄纳，分清脏腑阴阳虚衰之不同，采用补肺、纳肾、健脾、益气、养阴、温阳等法。对于虚实夹杂、下虚上实、寒热并见者，又当分清标本，权衡主次，灵活处理。此外，喘证多由其他急慢性疾病发展而来，积极治疗原发病是阻断病势发展、提高治疗效果的关键，不能见喘治喘。

三、分证论治

（一）实喘

1. 风寒束肺证

证候：喘咳气急，胸部胀闷，痰多稀薄色白，口不渴，兼有恶寒发热、头痛无汗，舌苔薄白，脉浮紧。

病机：风寒束肺，肺气壅遏，失于肃降。

治法：疏散风寒，宣肺平喘。

方药：麻黄汤（麻黄、桂枝、杏仁、甘草）。

本方散寒解表、宣肺平喘，适用于喘咳胸闷、痰多清稀，兼风寒表证者。若痰多喘甚加法半夏、陈皮、苏子理气化痰、降气平喘。亦可用华盖散，与麻黄汤相较，解表散寒之力稍逊，而降气化痰之力较著。胸闷重者，加枳壳、厚朴利气宽胸；若素有喘疾，复感风寒引发，有汗而喘不平者，用桂枝加厚朴杏子汤调营卫、宣肺气、平喘逆；若素有痰饮，复感外寒引发，而见喘咳痰多清稀呈泡沫者，用小青龙汤解表化饮；若兼内热烦躁者，用小青龙加石膏汤解表化饮，兼清里热。

课堂互动

患者吴某，男，46岁，近2周来突发咳喘胸闷，痰多色白清稀，伴有头痛、鼻塞、恶寒发热无汗表现，自服银翘解毒丸及蛇胆川贝液无效。舌质淡，苔薄白而滑，脉浮紧。

要求：诊断，病机，治法，方药。

2. 表寒肺热证

证候：喘促气粗，甚则鼻扇肩息，咳痰黄稠，身热烦躁，口渴，伴恶寒、身痛、有汗或无汗，舌质红，苔薄白或黄，脉浮数或滑。

病机：寒邪束表，热郁于肺，肺气上逆。

治法：解表清里，宣肺平喘。

方药：麻杏石甘汤加减（麻黄、杏仁、石膏、黄芩、鱼腥草、甘草）。

本方宣肺泄热、降气平喘，适用于外有表证，肺有郁热，喘促气粗，咳痰黄稠，伴恶寒、身痛者。方中麻黄多用炙麻黄；表寒重无汗者，石膏三倍于麻黄；热重有汗者，石膏五倍于麻黄。本方亦可用于风热袭肺之喘证，能宣肺泄热、降气平喘。痰多喘甚者，加桑白皮、葶苈子、射干、瓜蒌、浙贝母以清化热痰、泻肺平喘；口渴甚者，加天花粉清热生津。

3. 痰浊阻肺证

证候：气喘，咳嗽痰多黏腻色白，咳吐不利，胸中满闷，伴呕恶纳呆、口黏不渴，苔白厚腻，脉滑。

病机：饮食伤脾，中阳不运，积湿生痰，痰浊壅肺，肺气上逆。

治法：燥湿化痰，降气平喘。

方药：二陈汤合三子养亲汤加减（法半夏、陈皮、茯苓、苏子、白芥子、生莱菔子、紫菀、款冬花、甘草）。

二陈汤燥湿化痰、理气和中，用于咳嗽痰多、痰质黏稠、胸闷脘痞、呕恶苔腻者；三子亲汤豁痰降气，用于痰浊壅肺，咳逆痰涌、胸满气急、苔滑腻者。两方同治痰湿，二陈汤重点在脾胃，痰多脘痞者适宜；三子养亲汤重点在肺，痰涌气急者恰当。若痰多胸闷喘甚者，加苍术、厚朴燥湿宽胸平喘；脾虚明显，食少便溏、神疲体倦者，加党参、焦白术、薏苡仁、白扁豆益气健脾除湿，以杜绝痰湿生成之源；痰从寒化，痰白清稀、畏寒者，加干姜、细辛温肺化饮。

4. 痰热壅肺证

证候：喘咳气涌，胸部胀闷，痰多黄稠，身热，有汗，渴喜冷饮，面红，胸中烦热，小便短赤，大便或秘，舌质红，苔黄腻，脉滑数。

病机：痰浊郁久化热，或邪热壅肺，灼津为痰，痰热壅肺，肺失清肃。

治法：清泄痰热，降逆平喘。

方药：桑白皮汤加减（桑白皮、黄芩、黄连、栀子、浙贝母、杏仁、苏子、半夏、瓜蒌壳、地龙、天竺黄、鲜竹沥、甘草）。

本方有清热肃肺、化痰平喘之功，适用于喘咳痰多黄稠、苔黄腻、脉滑数者。若邪热伤津，咽干、口渴者，加天花粉、麦冬清热生津；痰涌便秘、腑气不通、喘不能卧者，加葶苈子、大黄泻肺通腑。

5. 肺气郁痹证

证候：每因情志刺激而发，发时突然喘促气憋，咽中如窒，但喉中痰声不著，胸闷胸痛，常伴忧思抑郁、失眠、心悸，舌苔薄白，脉弦。

病机：肝郁气逆，上冲犯肺，肺气不降。

治法：开郁降气平喘。

方药：五磨饮子加减（沉香、木香、枳壳、乌药、槟榔、苏子、杏仁、厚朴花、甘草）。

本方行气开郁降逆，适用于喘促气憋，咽中如窒，遇情志因素而诱发者。若气郁较甚者，加柴胡、郁金、青皮、香附等疏肝理气之品以增强解郁之力；失眠、心悸者，加炒枣仁、合欢皮、远志、夜交藤等以养心安神；气滞腹胀、大便秘结者，加大黄降气通腑，即六磨汤之意；气逆喘剧者，加旋覆花、代赭石以降气镇逆。此外，还要开导患者，保持性格开朗，遇事莫怒，配合治疗。

（二）虚喘

1. 肺气虚证

证候：喘促短气，气怯神疲，咳声低弱，吐痰稀薄，语声低微，自汗畏风，易感冒，舌淡苔白，脉虚弱。

病机：肺虚气弱，气失所主，肃降无权。

治法：补肺益气，敛肺定喘。

方药：补肺汤加减（党参、黄芪、五味子、紫菀、款冬花、灵芝、冬虫夏草）。

本方补肺益肾、纳气平喘，适用于喘促短气、气怯声低、自汗畏风、易于感冒者。可加玉屏风散益气固表，白扁豆、莲子、茯苓、陈皮培土以生金。若兼见咳呛痰少质黏、烦热口干、咽喉不利、颜面潮红、舌红苔剥、脉细数者，为肺气阴两虚之证，可合用生脉散加南沙参、玉竹、地骨皮、知母、川贝母等益气养阴清热、敛肺止咳定喘。若兼中气不足，脾虚气陷，食少便溏、小腹肛门坠胀者，可合用补中益气汤益气升清、补脾益肺。

2. 肾气虚证

证候：喘促日久，呼多吸少，气不得续，动则喘甚，腰膝酸软，形瘦神疲，自汗乏力，甚则喘而遗尿，舌淡苔白，脉沉弱。

病机：久病肺虚及肾，肾气亏虚，气失摄纳。

治法：补肾纳气。

方药：人参胡桃汤合参蛤散加减（红参、蛤蚧、胡桃肉、冬虫夏草）。

两方补益肾气、纳气平喘，适用于喘促日久，呼多吸少，动则喘甚，伴肾气虚者。若兼见口燥咽干、手足心热、面潮红、烦躁、舌红少苔、脉细数者，为肾阴虚喘证，用七味都气丸合生脉散滋肾纳气；若兼见形寒肢冷、精神萎靡、面色苍白、面青唇紫、面浮跗肿、舌淡苔白或黑而润滑、脉沉细无力者，为肾阳虚喘证，宜用金匮肾气丸合参蛤散温肾纳气；若肾阳亏虚，导致心阳不振，血脉瘀阻，而见面唇、爪甲、舌质青紫者，加红花、川芎、当归活血化瘀；若肾阳虚衰，水饮内停，上凌心肺，而见喘咳心悸、肢体浮肿、尿少、舌淡胖、苔白滑、脉沉细者，可用真武汤加桂枝、生黄芪、椒目、汉防己温肾益气行水、平冲降逆；若为"上实下虚"之喘证，既有痰浊壅肺，喘咳痰多、胸闷气急、苔腻之上实，又有肾阳虚之下虚者，可用苏子降气汤化痰降逆、温肾纳气。

若见喘逆甚剧，张口抬肩，鼻扇气促，端坐不能平卧，稍动则喘剧欲绝，或有痰鸣，心慌动悸，烦躁不安，面青唇紫，汗出如珠，四肢厥冷，脉浮大无根，或结代，或模糊不清，脉微欲绝者，为肺气欲绝，心肾阳衰之喘脱危象，急当扶阳固脱、镇摄肾气，可用参附汤送服黑锡丹；若伴烦躁内热，口干颧红，汗出黏手，舌红无苔，或光绛而紫赤，脉细微而数者，为气阴衰竭喘脱危候，可用生脉散加蛤蚧、龙骨、牡蛎以益气敛阴固脱；若是阴阳俱脱者，则参附汤、生脉散合用，以回阳救阴、益气固脱。因喘脱病情危重，汤剂往往缓不济急，临床可用参附注射液、参附青注射液、生脉注射液等静脉推注或滴注抢救。

【专方验方】

1. 参蛤三七散　人参30g，蛤蚧4对，三七30g，紫河车30g。共为细末，每次1g，1天2次。感冒停服。本方益气补肾、纳气定喘，主治肾虚喘证。(《岳美中医话集》)

2. 蛤蚧丸　蛤蚧1对，高丽参24g，川贝母30g，金银花48g，黄芪30g，阿胶30g，桑白皮12g，法半夏、五味子、苏子各24g，茯苓、沙参、麦冬、白果各30g，罂粟壳48g。以上药共研为细末，炼蜜为丸，每丸重9g。每次1丸，每日2次，3个月为1个疗程。本方补益肺肾、益气养阴、化痰平喘，用于肺肾气阴两虚之喘证。(赖天松《临床奇效方》)

【中成药】

风寒袭肺证可用通宣理肺丸、杏苏止咳糖浆；痰热郁肺证可用复方蛇胆川贝末；痰浊阻肺证可用咳喘顺片、珠贝定喘丸；表寒里热证可用止咳定喘丸；肺虚证可用息喘丸；肾虚证可用蛤蚧定喘丸、固肾定喘丸。

【简便疗法】

1. 埋线疗法　取定喘穴和大椎穴，皮肤消毒后，在穴位处用1%盐酸普鲁卡因做皮内麻醉，用持针器夹住带羊肠线的三角针，从一侧麻醉点刺入，穿过穴位下方的肌层，从对侧局麻点穿出，紧贴皮肤剪掉两端线头，使羊肠线完全埋入皮下组织内，最后敷盖纱布5天。(《中医外治杂志》2007年第1期)

2. 针灸疗法　选穴多用肺经、大肠经、膀胱经及督任二脉穴位，配合经外奇穴，运用多种方法进行综合治疗，操作简单，疗效确切。以肺俞、大椎、风门三穴为主，发作期每日针灸1次，喘平后可改为隔日针灸1次，10次为1个疗程，休息1周，继续针灸1~2个疗程。(《光明中医》2008第1期)

【预防调护】

喘证的预防，未病要慎风寒，适寒温，节饮食，薄滋味，少食甘甜肥腻和辛热动火刺激之品，以免助湿生痰；积极参加体育锻炼，增强体质，提高抗病能力，青、中年人可试行冷水浴，以增强机体对寒冷的适应能力。已病则应注意早期治疗，力求根治，尤需防寒保暖，冬季要特别注意背部的保暖，避免受凉而诱发，忌烟酒，远房帏，调情志。在护理上，饮食宜清淡而富有营养，忌油腻荤腥；室内空气要新鲜，避免烟尘刺激；痰多者要注意排痰，保持呼吸道通畅；注意休息，不宜过度劳累。

【小结】

喘证的临床特征为呼吸困难，甚至张口抬肩，鼻翼扇动，不能平卧，严重者可致喘脱。病因为外感六淫、内伤饮食、情志失调及久病体虚。病位主要在肺肾，涉及肝、脾、心等脏。病机为气机升降出入失常。病理性质有虚实之分，实喘在肺，为邪气壅肺，气失宣降，治宜祛邪利气，据邪气的不同，予以温宣、清泄、化痰、降气等法；虚喘在肺肾，以肾为主，为精气不足，肺肾出纳失常，治当培补摄纳，辨明所病脏腑，予以补肺纳肾，或兼养心健脾。喘脱属危急重症，急当扶正固脱，镇摄潜纳。

【证治汇补】

1. 临证当注意寒热的转化互见 喘证的证候之间存在着一定的联系，临床辨证除辨清实喘、虚喘外，还应注意寒热的转化互见。如实喘中的风寒袭肺证，若风寒失于表散，部分入里化热，可出现表寒肺热证；痰浊阻肺证，若痰郁化热，或痰阻气壅，血行瘀滞，又可出现痰热壅肺，或痰瘀阻肺证。

2. 详辨虚实的兼夹情况 本病在反复发作的过程中，每见邪气尚实而正气已虚，表现为肺实肾虚的"上盛下虚"证，治当疏泄其上、补益其下，权衡主次轻重处理。

3. 重视活血化瘀药的应用 喘证日久可因气虚、气郁、痰阻等原因而形成瘀血，瘀血既是病理产物，又是喘证发生、发展的重要病理基础，故治疗时可酌情适当加用活血化瘀药物，如桃仁、红花、当归、川芎、丹参、赤芍、地龙、水蛭、蜈蚣、全蝎等。丹参、川芎、当归等不仅可扩张血管，抑制血小板聚集，而且还能对抗组胺引起的气管收缩；同时，丹参、川芎、地龙本身就具有松弛气管平滑肌的作用。地龙、全蝎、蜈蚣又具有免疫调节功能，特别是地龙具有抗过敏之功效。在辨证论治的基础上，分清寒热选用这些活血化瘀药，可提高临床疗效。

【医案选读】

车某，男，53岁，干部，病历号16591。1978年9月23日入院。

咳喘，吐白痰，不能平卧两天。患者于1976年、1977年两次出现咳喘，持续约1个月，经用抗生素、氨茶碱等药物治疗缓解。本次于两天前又开始咳喘不能平卧，烦躁、咽痛、口渴、咳白痰，用氨茶碱等药物不能缓解而来就诊。

入院检查：体温36.4℃，脉搏120次/分，呼吸24次/分，血压104/70mmHg，急性痛苦病容，呼吸困难呈端坐呼吸，口唇轻度紫绀，咽红，扁桃体Ⅰ度大小，未见脓性分泌物，胸廓对称呈桶状，语颤两侧相等，叩清音，两肺满布哮鸣音，两肺底可闻少量湿性啰音，心界不扩大，心音低钝，心律齐，心率120次/分，未闻杂音，P2 > A2，腹（-），下肢不肿，舌红，脉弦滑。

化验检查：白细胞计数2.1×10^9/L，中性粒细胞0.85，淋巴细胞0.12。X线检查：两肺纹理增粗，未见实质病变，呈肺气肿。西医诊断：喘息型支气管炎合并感染，肺气肿。中医诊断：咳喘（痰热壅肺）。治疗宜清热化痰、宣肺定喘。用麻杏石甘汤加味：炙麻黄3g，杏仁10g，生石膏30g，甘草6g，黄芩12g，金银花25g，桑白皮15g，百部12g，桔梗6g，川贝粉3g（冲），紫花地丁30g，败酱草30g，鱼腥草30g，莱菔子12g。

以上方加减服用，咳、喘逐渐减轻，痰少，住院1周已不喘，白细胞计数降至正常水平，偶有憋气。继服上方巩固疗效，咳除喘平，一般情况好，住院2周出院。

按： 根据患者咳喘不能平卧、烦躁、咽痛、口渴、咳痰、舌红、脉弦滑等症状体证，本病应诊断为喘证；辨证为痰热壅肺型；病因病机为喘咳日久，痰浊阻肺，郁久化热，痰热壅肺，肺失清肃；病变脏腑主要在肺，属实证。治宜清热化痰、宣肺定喘，用麻杏石甘汤合桑白皮汤合方加减。有内热者麻黄多用炙麻黄，减缓发汗力，增强宣肺平喘之效；石膏要注明先煎，使药效尽出。方中桑白皮开肺气，桔梗宣肺，贝母化痰止咳，百部清热养阴，紫花地丁、败酱草、鱼腥草清热消炎，用于喘息型支气管炎白细胞偏高者效果较好，本例经治疗 1 周后即控制病情，2 周后痊愈出院。

（《杂病证治·郭士魁临床经验选集》）

复习思考题

一、问答题

1. 何谓喘证？其病因病机是什么？

2. 实喘与虚喘如何鉴别？

3. 喘脱危候如何治疗？

二、选择题

［A1 型题］

下列各项，除哪项外，均是虚喘的特有症状（　）

    A. 呼吸浅短难续　　　　　　　　B. 呼出为快

    C. 气怯声低　　　　　　　　　　D. 深吸为快

    E. 遇劳加重

［A2 型题］

患者喘促日久，动则喘甚，呼多吸少，气不得续，汗出肢冷，跗肿，面青唇紫，舌淡苔白，脉沉弱。其治疗应首选（　）

    A. 平喘固本汤合补肺汤　　　　　B. 金匮肾气丸合参蛤散

    C. 参附汤合黑锡丹　　　　　　　D. 生脉散合补肺汤

    E. 参麦地黄汤合金水六君煎

［B1 型题］

    A. 桑白皮汤　　　　　　　　　　B. 麻杏石甘汤

    C. 苏子降气汤　　　　　　　　　D. 定喘汤

    E. 泻白散

1. 治疗热哮发作期，应首选（　）

2. 治疗喘证痰热郁肺证，应首选（　）

第五节　肺　痈

学习要点

1. 肺痈的概念。
2. 肺痈的病因病机要点与转归预后。
3. 肺痈的诊断与病证鉴别。
4. 肺痈的辨证论治及各证型的证治要点。

肺痈是指热毒蕴肺，热壅血瘀，血败肉腐，以致肺叶生疮，形成脓疡的病证，属内痈之一。临床以发热、咳嗽、胸痛、咳吐腥臭浊痰，甚则脓血相兼为主要特征。

肺痈病名首见于汉代张仲景《金匮要略·肺痿肺痈咳嗽上气病脉证治》，如谓："咳而胸满振寒，脉数，咽干不渴，时出浊唾腥臭，久久吐脓如米粥者，为肺痈。"他提出了已成脓者治以排脓，用桔梗汤，未成脓者治以泻肺，用葶苈大枣泻肺汤，并强调了"始萌可救，脓成则死"的预后判断和早期治疗的重要性。唐代孙思邈《千金要方》创用苇茎汤以清肺排脓、活血消痈治肺痈，成为后世治疗本病的要方。清代喻昌《医门法律·肺痿肺痈门》认为肺痈由"五脏蕴祟之火，与胃中停蓄之热，上乘于肺"，认识到他脏及肺的发病机制，主张以"清肺热，救肺气"为治疗要点。明代陈实功《外科正宗·肺痈论》根据病机演变及证候表现，提出初起在表者宜散风清肺、已有里热者宜降火抑阴、成脓者宜平肺排脓、脓溃正虚者宜补肺健脾等治疗原则，创肺痈分期论治之先河。

西医学的肺脓肿属本节的讨论范围。其他疾病如化脓性肺炎、肺坏疽及支气管扩张、支气管囊肿、肺结核空洞等伴化脓性感染者表现为肺痈特征时，亦可参照本节辨证论治。

【病因病机】

肺痈的发生是由于正气不足，感受外邪，侵犯于肺，或痰热内盛，蕴蒸于肺，以致热壅血瘀，血败肉腐，化脓成痈。

1. 感受外邪　主要为风热之邪，经口鼻或皮毛侵犯于肺，或因风寒袭肺，未能及时表散，蕴结不解，郁而化热，肺受邪热熏灼，失于清肃，血热壅聚，蕴毒化脓而成痈。

2. 痰热内盛　平素过食辛辣煎炸肥甘厚味之物，或嗜酒无度，酿湿蒸痰化热，致痰热内盛，熏灼于肺；或他脏痰浊瘀热蕴结日久，上干于肺而成肺痈。若宿有痰热蕴肺，复感风热，内外合邪，则更易引发本病。正如清代吴谦《医宗金鉴·外科心法要诀·肺痈》所言："此症系肺脏蓄热，复伤风邪，郁久成痈。"

总之，肺痈病位在肺。病机主要为邪热郁肺，蒸液成痰，痰热壅阻肺络，血滞为瘀，痰热与瘀血互结，酝酿成痈，血败肉腐化脓，肺损络伤，脓疡内溃外泄。其病理性质主要为邪盛的实热证，脓疡溃后为阴伤气耗之象。热壅血瘀是成痈化脓的病理基础。

正如《灵枢·痈疽》所说："营卫稽留于经脉之中，则血泣而不行，不行则卫气从之而不通，壅遏而不得行，故热。大热不止，热胜则肉腐，肉腐则为脓。"

本病的病理演变过程，根据病情的发展、邪正的消长及临床表现的不同，可分为4期：①初期（表证期）：因风热（寒）之邪侵犯卫表，内郁于肺，或内外合邪，肺卫同病，蓄热内蒸，热伤肺气，肺失清肃，症见恶寒、发热、咳嗽、脉浮数等肺卫表证。②成痈期：为邪热壅肺，蒸液成痰，气分之热毒浸淫及血，热伤血脉，血为之凝滞，热壅血瘀，酝酿成痈，出现高热、振寒、咳嗽、气急、胸痛等痰瘀热毒蕴肺之候。③溃脓期：为痰热与瘀血壅阻肺络，血败肉腐化脓，肺损络伤，脓疡溃破，排出大量腥臭脓痰或脓血痰。④恢复期：为脓疡内溃外泄之后，邪毒渐尽，病趋好转，但因肺体损伤，表现为邪去正虚、阴伤气耗的病理过程，随着正气的逐渐恢复，病灶趋向愈合。若溃后脓毒不净，邪恋正虚，每致迁延反复，日久不愈，病势时轻时重而转为慢性。

本病的预后与热毒的轻重、体质的强弱，以及诊治是否及时、得当等因素有关。若能早期确诊、及时治疗，在初期即可阻断病情的发展，则不致成痈；若在成痈期能使痈肿得到部分消散，则病情较轻、疗程较短。老弱、儿童或饮酒成癖者患之，因正气虚弱，或肺有郁热，须防其迁延不愈或发生他变。溃脓期是病情顺逆的转折点，其关键在于脓液是否通畅排出。若溃后声音清朗，脓血稀而渐少，腥臭味转淡，饮食知味，胸胁稍痛，身体不热，坐卧如常，脉象缓滑者，是为顺证；若溃后音嘎无力，脓血如败卤，腥臭异常，气喘鼻扇，胸痛，身热不退，坐卧不安，食少，颧红，爪甲青紫带弯，脉短涩或弦急，为肺叶腐败之恶候，是为逆证。若迁延转为慢性，病程在3个月以上，经内科治疗，肺部脓腔依然存在、有手术指征者，可转外科处理。

【诊断】

一、诊断要点

1. 临床特征　常突然寒战高热，咳嗽胸痛，咳吐黏浊痰，经10日左右，咳吐大量腥臭脓痰，甚则脓血相兼，随着脓血痰的大量排出，可热退症减，经数周逐渐恢复。若脓毒不净，持续咳嗽，低烧，消瘦，则转为慢性。

2. 病史　本病多见于青壮年男性，多有感受外邪或异物吸入、皮肤疮疖痈疡等病史，起病急骤，病情较重。

3. 相关检查　患病部位叩诊呈浊音或实音，语颤增强，呼吸音减弱，或闻及湿性啰音；胸部X线摄片，肺部可见大片浓密炎症阴影或透亮区及液平面；实验室检查白细胞及中性粒细胞显著增多，痰培养有致病菌；支气管碘油造影、纤维支气管镜检查均有助于诊断。

4. 古代诊断法　包括验痰、验口味、察体征。

（1）验痰法　肺痈患者咳吐的脓血浊痰腥臭，吐在水中，沉者是痈脓，浮者是痰。如明代李梴《医学入门·痈疽总论》云："咳唾脓血腥臭，置之水中即沉。"明代王绍隆《医灯续焰·肺痈脉证》谓："凡人觉胸中隐隐痛，咳嗽有臭痰，吐在水中，沉者是痈脓，浮者是痰。"

（2）验口味　肺痈患者吃生黄豆或饮生豆汁不觉其腥。清代张璐《张氏医通·肺痈》说："肺痈初起，疑似未真，以生大豆绞浆饮之，不觉腥味，便是真候。"明代龚居中《红炉点雪·肺痿肺痈》也说："口啖生豆不腥。"

（3）察体征　肺痈患者可见舌下生细粒。清代王维德《外科证治全生集·肺痈肺疽》曰："舌下生一粒如细豆者……且此一粒，患未成脓，定然色淡，患愈亦消，患笃其色紫黑。"此外，慢性病变还可见到"爪甲紫而带弯"、指端形如鼓槌，即西医学的杵状指。这些方法，均可作为参考。

二、病证鉴别

1. 肺痈与风温　肺痈初期与风温极为类似，应注意区别。风温起病多急，初起以发热、咳嗽、烦渴，或伴气急胸痛为特征，与肺痈初期颇难鉴别；但肺痈振寒、咳吐浊痰明显，且有腥味，与风温有别。尤其是风温经正确及时治疗后，多在气分而解，如经1周身热不退，或退而复升，咳吐浊痰，喉中腥味明显，应考虑肺痈之可能。

2. 肺痈与痰热蕴肺证　肺系其他疾患表现为痰热蕴肺；热伤血络时，也可见发热、咳嗽、胸痛、咳痰带血等症状，多为气分邪热动血伤络，病情较轻，常见咳吐黄稠脓痰、量多、夹有血色；而肺痈为瘀热蕴结成痈，酿脓破溃，病情较重，常见咳吐大量腥臭脓血浊痰。

【辨证论治】

一、辨证要点

1. 辨病期　根据病程的先后不同阶段和临床表现，辨证可分为初期、成痈期、溃脓期、恢复期4个阶段，以作为分证论治的依据。

2. 辨病性　肺痈的病理性质总属实热证候。初期、成痈期及溃脓期为热毒瘀结于肺，成痈酿脓，发病急，病程短，邪盛证实。恢复期以阴伤气耗为主，兼有余毒未清，属虚实夹杂之候。

二、论治要点

肺痈的治疗应以祛邪为原则，采用清热解毒、化瘀排脓的治法。遵循"有脓必排"的原则，脓未成者应重在清肺消痈，脓已成者当解毒排脓。因热毒为本病基本病邪，故整个病程都应重视清热解毒。具体治疗可根据病程分阶段处理：初期宜清肺散邪；成痈期宜清热解毒，化瘀消痈；溃脓期宜排脓解毒；恢复期宜益气养阴；若久病邪恋正虚者，治当扶正祛邪。

三、分证论治

1. 初期（表证期）

证候：恶寒发热，咳嗽胸痛，咳则痛甚，呼吸不利，咳白色黏痰，痰量日渐增多，口干鼻燥，舌苔薄黄或薄白，脉浮数而滑。

病机：风热犯肺，卫表失和，肺失宣肃。

治法：疏散风热，宣肺化痰。

方药：银翘散加减（金银花、连翘、豆豉、牛蒡子、薄荷、荆芥穗、桔梗、竹叶、芦根、鱼腥草、甘草）。

本方疏散风热，清热解毒，清肺化痰。若咳甚痰多者，加杏仁、浙贝母、前胡、冬瓜仁、枇杷叶，以肃肺化痰止咳；胸痛甚者，加瓜蒌壳、郁金、延胡索、桃仁，以宽胸理气、活血通络；头痛者，加桑叶、菊花、蔓荆子，以疏散风热、清利头目；热势较甚者，加黄芩、石膏，以清泄肺热；热盛伤津者，加天花粉、麦冬，以清热生津止渴。

2. 成痈期

证候：身热转甚，时时振寒，继则壮热，汗出，烦躁，咳嗽气急，胸满疼痛，转侧不利，咳吐黄绿色浊痰，自觉喉间有腥味，口干咽燥，舌红苔黄腻，脉滑数。

病机：痰热蕴肺，热壅血瘀，郁蒸成痈。

治法：清肺解毒，化瘀消痈。

方药：《千金》苇茎汤合如金解毒散加减（苇茎、生薏苡仁、冬瓜子、桃仁、桔梗、黄芩、黄柏、山栀、鱼腥草、蒲公英、金银花、紫花地丁、败酱草、甘草）。

前方重在化痰泄热、通瘀散结消痈，但清热之力稍逊；后方则以泻火解毒、清肺消痈见长。若咳痰黄稠者，加瓜蒌壳、浙贝母、射干、海蛤壳等，以清化热痰；咳逆喘满、咳痰脓浊量多、不能平卧者，加葶苈子、桑白皮、大黄，以泻肺平喘、通腑去浊；肺热壅盛，壮热、烦渴、汗多者，加石膏、知母，以清热泻火；胸痛甚者，加乳香、没药、郁金、赤芍，以活血通络定痛；若咳脓痰、腥臭异常者为热毒瘀结，可合用犀黄丸，以解毒化瘀。

知识链接

《千金》苇茎汤的药理研究

现代药理研究发现，《千金》苇茎汤有明显的抗感染、解热和镇咳祛痰作用。苇茎能抑制乙型溶血性链球菌的生长。桃仁所含的苦杏仁油有显著的抗炎效果，并有杀菌、驱虫作用；桃仁所含的苦杏仁苷及苦杏仁酶，能使呼吸运动趋于安静而达到镇咳、平喘之功。薏苡仁油能使肺血管显著扩张，增加肺血流量，从而改善肺循环，促使炎症消退。冬瓜仁显示有一定的祛痰作用。

3. 溃脓期

证候：咳吐大量脓血痰，或如米粥，或痰血相兼，腥臭异常，有时咯血，胸中烦满而痛，甚则气喘不能平卧，身热面赤，烦渴喜饮，舌质红，苔黄腻，脉滑数或数实。

病机：热壅血瘀，血败肉腐，痈肿内溃，脓液外泄。

治法：排脓解毒。

方药：加味桔梗汤化裁（桔梗、浙贝母、橘红、金银花、薏苡仁、葶苈子、白及、鱼腥草、野荞麦根、败酱草、黄芩、蒲公英、甘草）。

本方清肺化痰，排脓消痈。若血痰量多或咯血者，加牡丹皮、白茅根、藕节、三七粉，以凉血止血；津伤烦渴重者，加天花粉、玄参、麦冬、南沙参，以清热养阴生津；若气虚不能托脓，加生黄芪，以益气托毒排脓；若形证俱实，见咳吐腥臭脓痰、喘满不得卧、大便秘结、脉滑数有力者，可予桔梗白散峻驱脓痰，每次服0.6g。若药后泻下不止，可用冷稀粥或冷开水解之。因本方药性猛烈，峻下逐脓的作用甚强，不可轻易使用，体弱者禁服。若痈脓溃泄不畅、脓液量少难出者，加甲珠、皂角刺，以溃痈排脓，咯血者禁用。

4. 恢复期

证候：身热渐退，咳嗽减轻，咳吐脓血痰渐少，腥臭味亦减，痰液转稀，精神渐振，食欲好转，或见胸胁隐痛，难以久卧，气短自汗，午后潮热，盗汗，口燥咽干，心烦，面色无华，形体消瘦，神疲乏力，舌质红或淡红，苔薄，脉细或细数无力。

病机：邪毒渐尽，肺体损伤，气阴两虚。

治法：益气养阴，清肺排脓。

方药：沙参清肺汤或桔梗杏仁煎加减（北沙参、生黄芪、太子参、合欢皮、白及、桔梗、薏苡仁、冬瓜仁、生甘草；桔梗、杏仁、金银花、贝母、枳壳、红藤、连翘、夏枯草、百合、麦冬、阿胶、甘草）。

前方益气养阴、清肺化痰，为肺痈恢复期调治之良方；后方益气养阴、排脓解毒，用于正虚邪恋者较宜。若阴虚发热，低热不退者，加地骨皮、青蒿、白薇、功劳叶，以清退虚热；脾虚食欲不振，纳少便溏者，加白术、山药、茯苓、白扁豆，以健脾益气、培土生金；若肺络损伤，咳吐血痰，加白及、白蔹、合欢皮，以补敛疮口；若脓毒未尽，正虚邪恋，转为慢性，表现为咳嗽、咳脓血痰日久不净，或痰液一度清稀复转臭浊，病情时轻时重，反复迁延不愈者，治当扶正祛邪，加生黄芪、鱼腥草、败酱草、金荞麦根，以扶正托毒。

【专方验方】

1. 施今墨经验方　鲜芦根24g，桑白皮6g，鲜茅根24g，仙鹤草18g，旋覆花6g（包），代赭石12g，地骨皮6g，生薏仁18g，陈橘红5g，炒桃仁6g，冬瓜子18g，陈橘络5g，炒杏仁6g，北沙参10g，苦桔梗6g，粉甘草5g。本方排脓解毒，适用于肺痈溃脓期。（董建华《中国现代名中医医案精华》）

2. 复方鱼桔汤　鱼腥草、金银花、鲜芦根、薏苡仁、冬瓜仁各30g，桔梗、黄芩各15g，黄连、桃仁、象贝母各10g，生甘草5g。本方清解肺部蕴结之热毒，并促使脓痰排出，适用于肺痈成痈期及溃脓期。（《新中医》2008年第10期）

【中成药】

肺痈初期可用银翘解毒片、感冒退热颗粒、银黄颗粒、双黄连口服液；成痈期、溃脓期可用金荞麦片、穿心莲片、鱼腥草注射液、清开灵注射液。

【简便疗法】

1. 体位引流疗法　将病变部位处于高位，嘱患者间歇做深呼吸及多做侧身动作，同时在患处的背部自下而上轻拍，每日 2~4 次，每次 15~30 分钟，有助于排脓，防止气道阻塞。(《现代中西医结合杂志》2003 年第 17 期)

2. 饮食疗法　鱼腥草 30g（或鲜品 100g），鸡蛋 1 个。鱼腥草加水 1 碗浸泡 1 小时，煎沸即可，不可复煎，滤去药渣，加入鸡蛋搅匀。每日 1 剂，每日 2 次服用，10 天为 1 个疗程。本法润肺养阴、排脓消痈，适用于各型肺痈。(《中国中医药报》2012 年第 8 期)

【预防调护】

1. 在预防方面，应积极锻炼身体，增强体质，提高抗病能力。凡平素肺虚或原有其他慢性疾患，久病体弱，肺卫不固，易感外邪者，应慎起居，适寒温，以防受邪致病，并注意饮食有节，禁烟酒及辛辣食物，以免燥热伤肺引发本病。一旦发病，当及早治疗，阻断疾病发展，力求在未成脓前得到消散，或减轻病情。

2. 在护理方面，患者应安静卧床休息，每天观察记录体温、脉象、咳嗽等情况，以及咳痰的色、质、量、味的变化，注意室温的调节，做好防寒保暖，避免复感。

3. 在溃脓期，根据肺部病位给予体位引流。如见大量咯血，应警惕血块阻塞气道，或出现气随血脱的危候，可按"咳血"采取相应的护理措施。

4. 饮食宜清淡，忌油腻厚味及一切辛辣刺激海腥之物，如辣椒、韭菜、蟹、虾等，多吃蔬菜水果，如梨、枇杷、萝卜等润肺生津化痰之品，高热时可予半流质饮食。每天可食薏苡仁粥，并取鲜芦根煎汤代茶，有助于本病的治疗。

【小结】

肺痈以咳嗽、胸痛、发热、咳吐脓血腥臭痰为特征。病因病机为风热犯肺，或痰热素盛，以致邪热蕴肺，热壅血瘀，血败肉腐，化脓成痈。病位在肺，多属实热证候。其病机演变过程可分为初期、成痈期、溃脓期、恢复期，如治疗及时则预后良好，若邪恋正虚则转成慢性。治疗以清热解毒、化瘀排脓为大法，针对不同病期而采用相应治法。未成脓前重在清肺消痈，力求消散，已成脓者则当解毒排脓，务求脓尽，脓毒消除后再予补虚养肺。

【证治汇补】

1. 根据肺痈分期，合理用药　肺痈初期金银花、连翘用量宜大，并加鱼腥草、金荞麦、蒲公英、芦根等清热解毒药，以挫病势；成痈期需攻其壅塞，可大剂量应用苇茎、冬瓜仁、薏苡仁等消痈散结；溃脓期排脓是否通畅是治疗成败的关键，桔梗为排脓的主药，用量宜大；恢复期以清养补肺为主，扶正以托邪，适当佐以解毒排脓之品，以防余毒不净。

2. 防止发生大咯血　肺痈在成痈溃脓时，若肺络损伤严重，可发生大量咯血，应警惕出现血块阻塞气道，或气随血脱的危象，当按照"血证"进行相应的急救处理。

3. 慎温补，忌收涩，宜通腑　肺痈发病较急，邪盛实证表现突出，因此，用药切忌温热辛散，以防邪热鸱张；不宜早投补敛之剂，以防闭门留寇，延长病程，即使有虚象，亦当分清主次，酌情兼顾；注意保持大便通畅，以利于肺气肃降，使邪热易解。

4. 溃脓期应加强观察　肺痈溃脓期，若脓液排出不畅，流入胸腔，可形成脓胸的恶候，表现为持续高热、咳嗽困难、气促胸痛、面色㿠白、脉细数，甚则神志昏迷。当予大剂清热解毒排脓药，正虚者可配伍扶正药。必要时可做胸腔穿刺引流。若病程迁延至3个月以上，经内科治疗，肺部脓腔仍然存在，有手术指征者，可转外科处理。

【医案选读】

倪某，男，40岁。

平素嗜酒，痰湿内滞，久蕴化热，熏灼肺胃，身热咳嗽，胸胁作痛，痰多腥红，咽喉痛，唇舌糜烂，舌紫绛、中剥，脉象弦数。热壅血凝，肺痈已成，但体属阴虚，不可忽视。

西洋参二钱（另煎加入），鲜石斛五钱（劈，先煎），鲜芦根二尺（去节），鲜生地六钱，败酱草三钱，牡丹皮二钱，桃仁七分（杵），麦冬三钱（青黛三分拌），人中黄一钱半，冬瓜子五钱，板蓝根二钱，赤芍二钱，降香八分（后下）。

二诊：前方服后，热退咳减，咽痛见轻，胸胁之疼亦差，痰多腥臭如故。原法出入。

川贝三钱，鲜石斛三钱半（劈，先煎），鲜芦根一尺（去节），桃仁八分（杵），冬瓜子五钱，生苡仁四钱，鲜竹茹三钱，板蓝根二钱半，牡丹皮二钱，赤芍二钱，黛蛤散四钱（包），麸炒枳实六分，生赭石五钱（杵），橘红一钱半。

三诊：两脉已转平缓，舌质干绛转润，咳减，腥痰渐少，胸胁之痛不若前甚，唇舌糜烂、咽喉之痛亦愈。阴虚渐复，痰火尚未清撤尔。

扁石斛三钱（劈，先煎），橘红、络各一钱半，鲜竹茹三钱，板蓝根一钱半，赤芍一钱半，桃仁八分（杵），青黛拌茯神五钱，冬瓜子三钱，粉丹皮二钱，川郁金二钱，生苡仁三钱，生蛤壳五钱（杵），川贝二钱，麸炒枳壳六分，鲜芦根一尺（去节）。

按：从患者身热咳嗽、胸痛、痰多腥红、舌苔花剥的表现来看，应诊断为肺痈成痈期兼肺胃阴虚。其成因为嗜酒无度，痰湿内生，郁久化热，熏灼肺胃，热壅血瘀，蕴酿成痈；病位在肺胃，病理性质为虚实夹杂；治宜益气养阴、清肺解毒、化瘀消痈，用生脉散合《千金》苇茎汤合方加减。方中西洋参、麦冬、石斛益气养阴、扶正祛邪，尤其是石斛专养胃阴，对舌苔花剥有独到疗效；生地黄、牡丹皮、桃仁、赤芍、降香清热凉血活血；芦根、冬瓜子、败酱草、人中黄、板蓝根化痰散结、解毒消痈，且能利咽喉。全方配合，清热解毒化瘀消痈、益气扶正养阴滋液，虚实并重，已顾两全。

(《中国百年百名中医临床家丛书·叶熙春》)

复习思考题

一、问答题

1. 何谓肺痈？其成因是什么？

2. 试述肺痈各期的临床特点。

3. 试述肺痈溃脓期的主症、治法、方药。

二、选择题

[A1 型题]

肺痈成痈化脓的病理基础是（　　）

    A. 血败肉腐   B. 肺卫不和

    C. 热壅血瘀   D. 气阴两伤

    E. 以上都不是

[A2 型题]

某患者，咳嗽气急，吐脓痰腥臭，壮热烦躁，胸闷而痛，转侧不利，口干，苔黄腻，脉滑数，方宜用（　　）

    A. 大黄牡丹皮汤   B. 银翘散

    C. 苇茎汤   D. 加味桔梗汤

    E. 桔梗白散

[B1 型题]

    A. 初期   B. 成痈期   C. 溃脓期   D. 恢复期   E. 慢性期

1. 肺痈顺证和逆证的转折点是（　　）

2. 采用益气养阴清肺治法的是（　　）

第六节　肺　痨

> **学习要点**

1. 肺痨的概念。

2. 肺痨的病因病机要点与转归预后。

3. 肺痨的诊断与病证鉴别。

4. 肺痨的辨证论治及预防调护要点。

5. 肺痨各证型的证治要点。

肺痨是由于正气不足，感染痨虫，侵蚀肺脏所致的一种具有传染性的慢性虚弱性疾患，临床以咳嗽、咯血、潮热、盗汗及身体逐渐消瘦为主要特征。

关于本病的名称，历代认识不一，归纳起来，大致有两类：一是以具有传染性而命名的，如尸疰、毒疰、虫疰、传尸、尸注、鬼疰、鬼注、劳疰等；二是根据症状特点而命名的，如骨蒸、劳嗽、肺痿疾、伏连、急瘵等。至宋代陈无择《三因极一病证方论》开始用"痨瘵"以统诸称，沿用至晚清。由于本病劳损在肺，故现今通称肺痨。

《内经》已较详细地记载了本病的临床特征，如《素问·玉机真脏论》说："大骨枯槁，大肉陷下，胸中气满，喘息不便，内痛引肩项，身热，脱肉破䐃……肩髓内消。"《灵枢·玉版》记载："咳，脱形，身热，脉小以疾。"汉代华佗在《中藏经·传尸论》中首先记载本病有传染性，认为"人之血气衰弱，脏腑虚羸……或因酒食而遇，或因风雨而来，或问病吊丧而得……中此病死之气，染而为疾。"晋代葛洪《肘后备急方》则提出了本病的危害性："累年积月，渐就顿滞，以至于死。死后复传之旁人，乃至灭门。"唐代王焘《外台秘要·传尸方》也记载了"传尸之疾……莫问老少男女，皆有斯疾……不解疗者，乃至灭门。"唐代孙思邈《千金要方》明确了本病的病因、病位，提出"劳热生虫在肺"，并把"尸注"列入肺脏病篇，确认了病位在肺。宋代许叔微《普济本事方·诸虫飞尸鬼注》提出本病是由"肺虫"引起，说"肺虫居肺叶之内，蚀人肺系，故成瘵疾，咯血声嘶。"元代葛可久《十药神书》收载 10 方，为我国现存第一部治疗肺痨的专著。金元时代朱丹溪《丹溪心法·痨瘵》倡"痨瘵主乎阴虚"之说，强调本病的病理特点为阴虚火旺，确立了滋阴降火的治疗大法。明代虞抟《医学正传·劳极》提出了"杀虫"和"补虚"的两大治疗原则，一直指导着肺痨的治疗。

西医学的肺结核与本病相似，其他肺外结核有肺痨临床特征者，亦可参照本节辨证论治。

【病因病机】

肺痨的病因，主要有两方面：一为外因，感染痨虫；一为内伤体虚，正气不足。正气先虚，抗病力弱，痨虫乘虚袭肺而发为本病。

1. 感染痨虫 直接与患者接触，如问病吊丧、看护患者、骨肉亲属与患者朝夕相处等，都是导致感染的条件，致痨虫侵袭人体而为病。如明代朱橚《普济方·劳瘵门》所说："兄弟子孙，骨肉亲属，绵绵相传，以致灭族。"痨虫传染是导致本病的唯一因素，这一千百年前的发现已被长期的临床及科学所证实。

2. 正气虚弱

（1）禀赋不足 小儿发育未充，痨虫乘虚入侵致病，如唐代王焘《外台秘要·灸骨蒸法图》所云："婴孺之流，传注更苦。"明代皇甫中《明医指掌·虚损劳瘵证》中说："小儿之劳，得于母胎。"

（2）酒色劳倦 酒色过度，早婚多育，耗伤精血，正虚受感。如明代王纶《明医杂著·痨瘵》中说："男子二十前后，色欲过度，损伤精血，必生阴虚火动之病。"或忧思过度，劳倦伤脾，致脾虚肺弱，痨虫入侵而发病。正如清代沈金鳌《杂病源流犀烛·虚损痨瘵源流》所云："有思虑过度，心气不舒，郁热熏蒸胸中，因生内热，而成痨瘵者。"

（3）**病后失调**　大病久病之后失于调治（如麻疹、哮喘等），或外感咳嗽，久延不愈，或产后失于调养等，致正虚受染。

（4）**营养不良**　生活贫困，饮食营养不良，终致体虚不能抗邪而感染痨虫。如明代汪绮石《理虚元鉴·虚证有六因》说："或贫贱而窘迫难堪，此皆能乱人情志，伤人气血。"

上述内外两个方面的因素常互为因果，痨虫是发病的原因，正虚是发病的基础。一方面，正气的强弱与发病有重要关系，正气旺盛，感染后不一定发病，正气不足，则感染后易于致病。另一方面，外因感染也是重要的致病条件，它既是耗伤人体气血的直接原因，同时又反映发病后病变发展规律，是区别于其他疾病的特殊因素。

肺痨的病机主要为痨虫蚀肺，耗损肺阴。痨虫侵袭肺脏，腐蚀肺叶，导致肺失清肃，出现咳嗽、胸痛；若损伤肺络，可发生咯血等症。痨虫致病最易伤阴动热，故见潮热、盗汗等症。

本病的病理性质以阴虚为主，一般初起肺体受损，肺阴亏耗，肺失滋润，故见肺阴亏损之候；继则阴虚生内热，而致阴虚火旺；如阴伤及气，甚则阴损及阳，而见气阴两虚或阴阳两虚之证。

本病病位主要在肺，与脾肾关系密切，日久可传遍五脏。肺叶娇嫩，通气于天，易受邪气侵袭。若肺脏本虚，卫外功能不强，或因其他脏器病变耗伤肺气，导致肺虚，则痨虫极易犯肺，侵蚀肺体而发病。正如清代李用粹《证治汇补·传尸痨》所说："虽分五脏见症，然皆统归于肺。"明确提出肺痨的病位主要在肺，因而在临床表现上，多见干咳、咽燥、痰中带血及喉痛声嘶等肺系症状。

由于脏腑之间关系密切，肺病日久可进一步影响其他脏器，故有"其邪展转，乘于五脏"之说，其中与脾肾两脏的关系最为密切，同时也可累及心肝。因脾为肺之母，肺痨日久，肺虚及脾，子盗母气，则脾气亦虚，可伴见疲乏、食少、便溏等症；肾为肺之子，肺虚肾失滋生之源，或肾虚相火灼金，上耗母气，可致肺肾两虚，在肺阴亏虚的基础上，伴见骨蒸、潮热、男子遗精、女子月经不调等肾虚症状；若肺虚不能制肝，肾虚不能养肝，肝火偏旺，上逆侮肺，可伴见性情急躁易怒、胁痛等症；若肺虚则心火乘之，肾虚则水不济火，心火上炎，可伴见虚烦不眠、盗汗等症；甚则肺虚治节失司，血脉运行不畅，病及于心，可见气喘、心悸、浮肿、唇紫等重症。

本病的转归预后与体质强弱、病情轻重、治疗迟早密切相关。凡正气较强、病情轻浅、为时短暂、早期治疗者，易于康复；若正气虚弱、治疗不及时、迁延日久，逐渐损及五脏，则预后不良。若表现为大骨枯槁、大肉尽脱、肌肤甲错、喉呛声哑、咯血浅红色、久泻不止、内热不退、汗出如水、喘息短气、口如鱼口、面浮足肿、面色青晦、脉细数疾者，属气阴两虚，精气将绝，肺、脾、肾三脏俱败，均属难治的恶候。此外，少数患者急性发病，出现剧烈咳嗽、喘促倚息、咳吐大量鲜血、寒热如疟等严重症状，俗称"急痨""百日痨"，预后亦差。

知识链接

《十药神书》

　　《十药神书》是我国现存最早的肺痨专著，其作者为元代医学家葛乾孙（1305—1353），字可久。本书篇幅短小精悍，以方统证，纲举目张，精辟扼要。书中收载了10首治疗肺痨的方剂，按止血、止咳、补益三个步骤，并以甲、乙、丙、丁等天干次序排列。如止血方用甲字十灰散、乙字花蕊石散、丙字独参汤，止咳方用丁字保和汤、戊字保真汤、己字太平丸、庚字沉香消化丸，补益方用辛字润肺膏、壬字白凤膏、癸字补髓丹。10首方剂虽各有侧重点，但补益精血、培本固元是贯穿10方的基本治法，充分展现了葛氏治痨的组方特色。

【诊断】

一、诊断要点

　　1. 临床特征　以咳嗽、咯血、潮热、盗汗、颧红、形体明显消瘦为主要表现。初期患者仅感疲劳乏力，干咳，食欲不振，形体逐渐消瘦。

　　2. 病史　有与肺痨患者长期密切接触史，多数患者起病缓慢，逐渐加重，少数可呈急性发病，迅速恶化。

　　3. 相关检查　肺部听诊，病灶部位可闻及呼吸音减弱或支气管呼吸音、湿性啰音。胸部X线摄片可见肺部结核病灶，不但可早期发现肺结核，而且可对病灶部位、范围、性质、发展情况和治疗效果作出判断。X线表现有浸润、干酪样变和空洞形成，均属于活动性病变，活动性肺结核痰涂片或痰培养结核菌多呈阳性；条索状、结节状病变经一定时期观察稳定不变或已成纤维硬结，痰培养结核杆菌阴性者属于非活动性病灶。红细胞沉降率加快、结核菌素试验呈强阳性者有助于诊断。

二、病证鉴别

　　1. 肺痨与虚劳　二者均有身体日益消瘦、体虚不复的表现。但肺痨为痨虫侵袭所致，主要病位在肺，是一个独立的慢性消耗性疾病，以咳嗽、咯血、潮热、盗汗、消瘦为主要特征，病理特点为阴虚，具有传染性。而虚劳为多种慢性虚损证候的总称，由多种原因致脏腑亏损、气血阴阳不足而引起，病在五脏，以脾肾为主，以五脏气血阴阳亏虚的虚损症状为主要表现，一般病程较长，病势缠绵，久虚不复，无传染性。

　　2. 肺痨与肺痿　两者病位均在肺。但肺痿是肺系多种慢性疾病迁延不愈后期转归而成，如久咳、喘哮、肺痈、肺痨等导致肺叶痿废不用，均可成痿，以咳吐浊唾涎沫为主要表现；而肺痨则以咳嗽、咯血、潮热、盗汗为特征，但肺痨后期可转成肺痿。

【辨证论治】

一、辨证要点

1. 辨病变脏腑 肺痨病变脏器主要在肺，以肺阴虚为主，久则损及脾肾，甚则累及心肝，后期五脏俱病。肺病及脾者，以气阴两虚为主；肺病及肾者，多表现为阴虚火旺之候；后期出现面浮肢肿、五更泄泻、心悸气短，则病位在肺脾心肾。

2. 辨病理性质 肺痨的病理特点以阴虚为主，初期以肺阴亏损多见，如进一步发展则表现为阴虚火旺或气阴耗伤，甚则阴阳两虚。

3. 辨主症特点 咳嗽、咳血、潮热、盗汗、消瘦是肺痨的五大主症。病情轻者，诸症未必悉俱，或先后相继出现，重者则各种症状大多具备，发病多缓慢，常逐渐加重，但偶有急性发病，很快恶化者。辨证时，应根据各个主症的主次轻重及其病理特点，结合其他兼症，辨其证候所属。

（1）咳嗽　咳声轻微而短促，干咳无痰，或痰少质黏，咳吐不爽，午后夜间为甚者，多为阴虚；咳而气短声低，痰清稀者，常为气虚；呛咳气促，提示肺体受损，病情严重。

（2）咯血　多为痰中带血，少数为血痰，提示阴虚肺燥，血络受伤；若大量咯血者，其色鲜红，常夹泡沫痰液者，多为虚火炽盛，损伤肺络，甚则气随血脱。

（3）潮热　多为低热，有时只觉手足心热，多在午后开始，夜暮为甚，晨起热退。根据热势的增减，可判断病情的轻重。

（4）盗汗　盗汗是虚热逼蒸，津液外泄所致。因此，观察盗汗的多少有无，可测病势之进退。

（5）消瘦　有先消瘦而后发现肺痨，也有先见肺痨而后消瘦者，往往是逐渐发展，不若急性热病之迅速，一般为四肢先行瘦削，渐见颈部纤细、两颧高突、肋骨暴露，精神萎靡。

二、论治要点

本病治疗当以补虚培元和抗痨杀虫为原则，正如《医学正传·劳极》所言："一则杀其虫，以绝其根本；一则补其虚，以复其真元。"根据体质强弱分别主次，但重点以补虚培元、增强正气、提高抗病能力为主。调补脏器重点在肺，并应注意脏腑相互资生、制约的整体关系，同时补益脾肾；根据"痨瘵主乎阴虚"的病理特点，以滋阴为主，火旺者兼以降火，合并气虚、阳虚者则当同时兼顾。杀虫主要是针对病因治疗。在药物治疗的同时，尚须重视休养、摄生、食疗、体疗等综合治疗，方能提高疗效。

三、分证论治

1. 肺阴亏损证

证候：干咳，咳声短促，或咳少量黏痰，或痰中带血，如点如丝，血色鲜红，胸闷

隐痛，低热，午后自觉手足心热，口干咽燥，皮肤干灼，或见少量盗汗，疲倦乏力，食欲不振，舌边尖红，苔薄白，脉细或数。

病机：阴虚肺燥，肺失滋润，肺伤络损。

治法：滋阴润肺，抗痨杀虫。

方药：月华丸加减（沙参、麦冬、天冬、生地黄、熟地黄、阿胶、山药、茯苓、桑叶、菊花、獭肝、百部、三七、川贝母、百合、玉竹、白及）。

本方养阴润肺、止咳化痰、抗痨止血，是治疗肺痨的基本方。若咳频痰少质黏者，加甜杏仁、紫菀、款冬花，以润肺化痰止咳，并配合琼玉膏以滋阴润肺；痰中带血多者，加白茅根、仙鹤草、藕节、功劳叶，以收敛止血；低热较著者，加地骨皮、银柴胡、青蒿、胡黄连、功劳叶，以清退虚热；盗汗甚者，加煅龙骨、煅牡蛎，以收敛止汗；声音嘶哑者，加诃子、木蝴蝶、凤凰衣，以润肺养阴、利咽开音；胸闷痛者，加瓜蒌、郁金、丝瓜络、延胡索，以宽胸理气止痛。

2. 虚火灼肺证

证候：咳呛气急，痰少质黏，或咳痰黄稠量多，时时咯血，血色鲜红，混有泡沫痰涎，午后潮热，骨蒸颧红，五心烦热，心烦口渴，失眠，性急善怒，或胸胁掣痛，男子遗精，女子月经不调，盗汗量多，形体日益消瘦，舌质红绛而干，苔薄黄或剥，脉细数。

病机：肺肾阴虚，虚火内灼，络损血溢。

治法：补益肺肾，滋阴降火。

方药：百合固金汤合秦艽鳖甲散加减（生地黄、熟地黄、麦冬、川贝母、百合、当归、芍药、甘草、玄参、桔梗、秦艽、鳖甲、地骨皮、青蒿、知母、乌梅）。

前方养阴润肺、化痰止咳，用于肺肾阴虚，咳痰带血者。后方滋阴清热除蒸，用于阴虚骨蒸，见潮热盗汗者。可加白及、百部、葎草，以补肺止血、抗痨杀虫；若痰热蕴肺，咳痰量多黄稠者，加桑白皮、鱼腥草、海蛤粉，以清热化痰；咯血较著者，加牡丹皮、黑栀子、紫珠草、大黄炭或十灰散，以凉血止血；血色紫暗成块，伴胸胁掣痛者，加三七粉、蒲黄、瓜蒌、郁金、延胡索，以化瘀止血、和络止痛；盗汗严重者，加麻黄根、浮小麦、煅龙骨、煅牡蛎，以收敛止汗；声音嘶哑或失音者，加诃子、木蝴蝶、凤凰衣等，以润肺肾而通声音；火旺较甚，热势较高者，加黄芩、胡黄连、黄柏，以苦寒坚阴、清热泻火；心烦失眠者，加酸枣仁、夜交藤、珍珠母，以宁心安神。服本方易腻胃碍脾，酌加砂仁、白豆蔻、陈皮等醒脾理气之品，以除滋腻碍脾之弊。

3. 气阴耗伤证

证候：咳嗽无力，气短声低，咳痰清稀色白，痰中偶或夹血，血色淡红，潮热，盗汗，颧红，伴有畏风、怕冷，自汗与盗汗并见，神疲倦怠，气短声低，纳少便溏，形体消瘦，面色㿠白，舌质嫩红、边有齿痕，苔薄，脉细数无力。

病机：肺脾两虚，阴伤气耗，肺气不清，脾虚不健。

治法：养阴润肺，益气健脾。

方药：保真汤或参苓白术散加减（人参、黄芪、焦白术、茯苓、天冬、麦冬、生地黄、熟地黄、五味子、当归、芍药、莲须、地骨皮、黄柏、知母、厚朴、山药、莲肉、白扁豆、砂仁、薏苡仁、桔梗、冬虫夏草、百部、白及、甘草）。

前方益气养阴，兼清虚热；后方健脾补气，培土生金。若内热不重者，去知母、黄柏以免苦寒伤脾；咳嗽痰多清稀者，加紫菀、款冬花、白前，以温润止咳；夹有痰湿者，加半夏、陈皮，以燥湿化痰；咯血量多者，加仙鹤草、三七粉、煅龙骨、煅牡蛎，配合补气药以补气摄血；食少便溏、腹胀等脾虚症状明显者，重用白扁豆、薏苡仁、山药、莲肉，以甘淡健脾，慎用地黄、阿胶、麦冬等滋腻碍脾之品；自汗畏风者，宗甘温除热之意，加桂枝、白芍、大枣，配合黄芪、党参、炙甘草等调营卫而固肌表。

4. 阴阳虚损证

证候：咳喘少气，动则益甚，咳痰色白而有泡沫，痰中夹血，血色暗淡，潮热，盗汗，自汗，声嘶或失音，面浮肢肿，心悸唇紫，形寒肢冷，口舌生糜，五更泄泻，大肉尽脱，男子滑精、阳痿，女子经少、经闭，舌质光红少津，或舌淡胖隐紫，有齿痕，苔黄而剥，脉微细而数，或虚大无力。

病机：阴损及阳，精气虚竭，肺脾肾俱损。

治法：滋阴补阳。

方药：补天大造丸加减（人参、白术、当归、黄芪、酸枣仁、远志、芍药、山药、茯苓、枸杞、熟地黄、紫河车、龟板、鹿角）。

本方温养精气、培补阴阳，用于肺痨五脏俱伤、真气亏损之证。若肾虚气逆喘息、动则益甚者，加蛤蚧、胡桃肉、冬虫夏草、诃子，以补肾纳气；阴虚偏重气喘者，加五味子、麦冬，以滋肺纳肾；心悸者，加龙齿、丹参、远志，以镇心宁神；五更泄泻者，配补骨脂、煨肉蔻以补火暖土，并去熟地黄、当归、龟板等滋腻碍脾之药。

【专方验方】

1. **保肺丸**　土鳖虫、紫河车各120g，百部180g，制首乌、白及各450g。共碾粉末，另以生地榆、葎草、黄精各180g，煎取浓汁，泛丸烘干或晒干。每服9g，每日2~3次。本方补虚抗痨，适用于各型肺痨。（《辽宁中医杂志》2002年第5期）

2. **地榆葎草汤**　生地榆、怀山药各30g，青蒿子、葎草各20g，百部15g，甘草6g。每日1剂，水煎服。本方除蒸退热，适用于肺痨长期发热者。（《辽宁中医杂志》2002年第5期）

3. **芩部丹方**　黄芩9g，百部18g，丹参9g。本方清热润肺、活血抗痨，用于肺阴亏虚兼瘀血者。（《山东中医药大学学报》2010年第6期）

【中成药】

肺痨阴虚肺燥者，可用养阴清肺糖浆、贝母梨膏糖浆、百合固金丸；痰中带血者，可用抗痨丸、疗肺宁；阴虚火旺者，可用结核丸、健脾润肺丸、肺结核丸、知柏地黄丸；气阴两虚者，可用生脉口服液、芪贝胶囊、百地滋阴丸。

【简便疗法】

1. 贴敷疗法 肺痨膏（由干蟾皮、壁虎、乳香、没药、蜈蚣共粉碎，搅入市售之外科黑膏药内，用软猪皮废角料做成膏药备用，用时微火烘软）贴敷在肺俞、膻中等穴，3 天更换。本法适用于各型肺痨。（《辽宁中医杂志》2002 年第 5 期）

2. 艾灸疗法 隔蒜灸：将蒜瓣横断，切取厚 4~5mm 的蒜片，敷于百劳、肺俞、膏肓、中府、膻中、关元、足三里等穴位，用细艾绒压研成底径 8mm、重 250mg 的圆锥形艾炷置于蒜片上点燃。每穴灸治 7 壮，每周灸治 3 次，3 个月为 1 个疗程。本法可提高肺痨患者免疫能力。（《针刺研究》1992 年第 4 期）

【预防调护】

1. 本病在预防方面，历代医家都强调防重于治，从未病先防着手。如有的主张病者死后将尸体火化，防其传染旁人，以致灭门；有的指出气虚饥饿忌接近患者，以免在问病吊丧时乘虚染触，并对家属、医生提出保健预防措施和药物消毒的要求，即在接触患者时，须饮食适宜，不可饥饿疲劳，体虚者可服补药，身佩安息香，或用雄黄擦鼻。只要平素保养元气，爱惜精血，以固根本，痨不可得而传，增强正气是防止传染的重要措施。

2. 在护理上，要耐心坚持治疗，更应重视摄生，戒烟酒，绝房事，禁恼怒，保持乐观情绪，慎起居，节饮食，息妄想，适寒温，适当配合体育锻炼，如太极拳、气功等。

3. 加强食养，本着"药以治病，食以养人"的治养并重原则。食养可吃甲鱼、鳖、牛奶、羊奶、蛋类、豆制品、蜂蜜等；常吃猪羊肺以脏补脏，以及白木耳、百合、山药、梨、藕、枇杷之类以补肺润燥生津。忌食一切辛辣、刺激、动火燥液之物，如辣椒、姜、酒、胡椒、川椒等。

【小结】

肺痨是具有传染性的慢性虚弱性疾患，以咳嗽、咯血、潮热、盗汗、身体逐渐消瘦为主要临床特征。病因为感染"痨虫"，但发病与否与正气强弱有很大关系。病位主要在肺，可累及脾肾。病理性质以阴虚为主，进而阴虚火旺，或气阴两虚，甚则阴损及阳，阴阳两虚。治疗以补虚杀虫为原则，补虚重点在肺，滋阴为本病治疗大法，同时根据具体证型和主症的主次轻重不同分别论治。此外，本病除中医药治疗外，还当配合西药正规抗结核治疗，中西医结合方能取得更好的效果，使患者早日康复。

【证治汇补】

1. 在辨证基础上适当选用抗痨杀虫中药 在辨证选方用药的基础上，配合抗痨杀虫药物，可提高疗效。根据药理实验结果和临床验证，很多中草药有不同程度的抗痨杀虫作用，如百部、白及、黄芩、黄连、大蒜、冬虫夏草、鱼腥草、射干、黄柏、夏枯草、地骨皮、厚朴、白果、地榆、紫菀、款冬花、金银花、连翘、石榴皮、白芍、功劳叶、葎草等，可酌情选用。

2. 重视补脾助肺 脾为肺之母，痨虫伤肺，子盗母气，脾气亦虚，常伴疲乏、纳呆、腹胀、便溏等脾虚症状，治当健脾补肺，运用"培土生金"法，常选用参苓白术散加减，忌用地黄、阿胶、麦冬等滋腻药。肺痨本为肺阴亏虚之证，临证时应在甘寒滋阴的同时，配伍甘淡实脾之药，以助脾胃对滋阴药的运化吸收，以免纯阴滋腻碍脾。但用药不宜过于香燥，以免耗气、伤阴、动血。

3. 辨主症治疗 肺痨在辨证论治前提下，还可针对不同的主症进行相应治疗。咳嗽不止者，治当润肺宁嗽，方用海藏紫菀散；咳血不止者，以白及枇杷丸补络止血；骨蒸潮热严重者，用清骨散来清热除蒸；盗汗突出者，方取当归六黄汤，以滋阴清热、敛汗固表；泄泻严重者，用培土生金法，方选参苓白术散；遗精、月经不调者，方取大补元煎补肾保肺以滋化源。

4. 忌苦寒太过，伤阴败胃 肺痨在发展过程中，虽有火旺之症，但本质在于阴虚，故当以甘寒养阴为主，适当佐以苦寒清火之品，切忌苦寒太过，以免化燥伤阴，败伤脾胃。

5. 肺痨后期防变证 肺痨后期易出现变证，如咯血、盗汗、泄泻、遗精等，防止因为精血津液的丢失而造成阴虚加重或气随血脱。若出现咯血量多，除采取中西医结合方法止血外，还应注意适当使用镇静药，防止患者因过度紧张或恐惧造成出血加重。

【医案选读】

宋某，男，27 岁。

咳嗽已半年，音哑近 4 个月。现症：咳嗽不多，音哑喉痛，食欲不振，腹痛便溏，日渐消瘦，舌苔白垢，脉象滑细。

辨证立法：久嗽不愈，伤及声带，遂致发音嘶哑。肺与大肠相表里，肺气不宣，则腹痛便溏。脾胃不强，则消化无力，食欲减退，营养缺少，身体消瘦。幸无过午潮热、夜间盗汗之象，阴分未见大伤，尚冀恢复可期。拟清肺健脾以治。

处方：炙白前 5g，炙紫菀 5g，半夏曲 10g，炙百部 5g，化橘红 5g，枇杷叶 6g，炒杏仁 6g，野於术 5g，土杭芍 10g，焦苡仁 6g，紫川朴 5g，云茯苓 10g，冬桑叶 6g，苦桔梗（生炒各半）6g，凤凰衣 6g，诃子肉（生煨各半）10g，粉甘草（生炙各半）3g。

二诊：服药 2 剂，大便好转，日 1 次，食欲渐增，咳嗽甚少，喉痛减轻，音哑如旧，仍遵前法治之。前方去桑叶，加南沙参、北沙参各 6g，炒苍术 6g。

三诊：前方服 4 剂，大便已正常，食欲增强，精神甚好，咳嗽不多，音哑虽未见效，但喉间已不发紧。

处方：诃子肉（生煨各半）10g，苦桔梗（生炒各半）6g，粉甘草（生炙各半）3g，炙白前 5g，化橘红 5g，黛蛤散（马勃 5g 用布包）6g，炙百部 5g，炒紫菀 5g，炒苍术 6g，云茯苓 10g，白杏仁 6g，炒白术 6g，紫川朴 5g，凤凰衣 5g，土杭芍 10g。

方服 4 剂，现症尚余音哑未见显效外，他症均消失，拟专用诃子亮音丸治之。

　　按： 本案咳嗽、食少便溏、身体日渐消瘦半年，音哑 4 个月，结合苔白垢腻、脉滑细分析，应诊断为肺痨肺阴亏损，兼脾虚夹痰湿之候；病由肺虚及脾，脾不健运，痰浊内生所致，故见食欲不振、大便稀溏、苔白垢、脉滑等一派脾虚夹痰浊之症；病性为虚中夹实，病位主要在肺脾。治疗在补益肺脾之气的同时，参以燥湿化痰之品，故方中配了半夏曲、化橘红、茯苓、薏苡仁、紫菀、杏仁、苍术、厚朴等大量燥湿运脾、止咳化痰之药，仅服 10 余剂，几收全功。唯音哑未复，用桔梗、诃子、凤凰衣、马勃之属，养阴清肺、利咽开音，以之缓图。本例充分说明，肺痨虽属慢性虚弱疾病，以虚为主，但临证兼痰热、痰湿、夹火、夹瘀者不乏其例，故治疗不可拘泥于补虚，牢记补虚不忘治实的原则，灵活辨治为是。

（《施今墨临床经验集》）

复习思考题

一、问答题

1. 简述肺痨的概念。

2. 试述肺痨的病因病机特点。

3. 试述肺痨各证型的主症、治法和方药。

二、选择题

[A1 型题]

肺痨的病理性质主要为（　　）

    A. 阴虚　　　　　　　　　　B. 气阴两虚

    C. 肺肾两虚　　　　　　　　D. 阴阳两虚

    E. 阴虚肺燥

[A2 型题]

某男，51 岁。患肺痨 3 年余，症见骨蒸潮热、盗汗、失眠多梦、急躁易怒、咳嗽痰少、舌质红绛、脉细数。治疗最佳方剂是（　　）

    A. 月华丸　　　　　　　　　B. 沙参麦冬汤

    C. 保真汤　　　　　　　　　D. 百合固金汤

    E. 补天大造丸

[B1 型题]

    A. 保真汤　　　　　　　　　B. 百合固金汤

    C. 月华丸　　　　　　　　　D. 补天大造丸

    E. 青蒿鳖甲汤

1. 治疗肺痨气阴两虚的最佳选方是（　　）

2. 治疗肺痨阴阳两虚的最佳选方是（　　）

第七节 肺 胀

学习要点

1. 肺胀的概念及病因病机要点。
2. 肺胀的诊断与病证鉴别。
3. 肺胀的辨证论治及预防调护要点。
4. 肺胀各证型的证治要点。

肺胀是多种慢性肺系疾病反复发作，迁延不愈，肺脾肾三脏虚损，导致肺气胀满，不能敛降的病证。临床以胸部膨满、憋闷如塞、喘息上气、咳嗽痰多、面色晦黯、唇甲紫绀、烦躁、心悸、脘腹胀满、肢体浮肿为主要症状。其病程缠绵，经久难愈，严重者可出现昏迷、痉厥、出血、喘脱等危重证候。

肺胀病名首见于《内经》，并指出了病因病机及临床表现。如《灵枢·胀论》说："肺胀者，虚满而喘咳。"《灵枢·经脉》又说："肺手太阴之脉……是动则病肺胀满，膨膨而喘咳。"汉代张仲景《金匮要略·肺痿肺痈咳嗽上气病脉证治》指出本病的主症为"咳而上气，此为肺胀，其人喘，目如脱状"，书中所载治疗肺胀之越婢加半夏汤、小青龙加石膏汤等方剂至今仍为临床所常用。此外，在《金匮要略·痰饮咳嗽病脉证并治》中对支饮"咳逆倚息，短气不得卧，其形如肿"的描述，亦属肺胀范畴。隋代巢元方《诸病源候论·咳逆短气候》认为肺胀的病机是"肺虚，为微寒所伤，则咳嗽。嗽则气还于肺间，则肺胀，肺胀则气逆。而肺本虚，气为不足，复为邪所乘，壅痞不能宣畅，故咳逆短气也。"唐代王焘《外台秘要·肺胀上气方》记载："《广济》疗患肺胀气急，咳嗽喘粗，卧眠不得……紫菀汤方。"又说："《千金》疗肺胀，咳嗽上气……麻黄汤方。"书中不但列出了治法方药，而且阐述了肺胀的饮食宜忌。后世医家对于本病的认识不断充实和发展。如金元时期医家朱丹溪认为，肺胀与痰瘀互结，阻碍肺气有关，可用四物汤加桃仁等药物治疗，开活血化瘀治疗肺胀之先河。清代张璐《张氏医通·肺痿肺胀》认为肺胀多因"痰夹瘀血碍气而胀"，以实证居多。清代李用粹《证治汇补·咳嗽》提出肺胀的辨证施治当分虚实两端："又有气散而胀者，宜补肺，气逆而胀者，宜降气，当参虚实而施治。"这些论述对肺胀的临床辨治具有一定的指导意义。

西医学的慢性阻塞性肺气肿、慢性肺源性心脏病、肺性脑病等疾病均属本节的讨论范围。

【病因病机】

肺胀的发生，多因久病肺虚、痰瘀潴留，而致肺不敛降，气还肺间，肺气胀满，每因复感外邪，诱使本病发作或加剧。正如《症因脉治·喘证论》所说："肺胀之因，内有郁结，先伤肺气，外复感邪，肺气不得发泄则肺胀作矣。"

1. 久病肺虚 如内伤久咳、喘哮、肺痨等肺系慢性疾患反复发作，迁延失治，久病肺虚，痰浊潴留，壅阻肺气，气之出纳失常，久则气还肺间，肺气胀满不能敛降而成本病。

2. 感受外邪 久病肺虚，卫外不固，六淫外邪每易反复乘袭，诱使本病反复发作，病情日渐加重。

3. 年老体虚 年老体虚，肺肾俱衰，正虚不能卫外，导致六淫反复侵袭，正虚难以驱邪外出，病情逐渐加重，反复罹病而正更虚，如此循环反复，渐致肺胀形成。

肺胀的基本病机为肺系多种慢性病迁延不愈，致肺、脾、肾、心四脏受损，痰浊、水饮、瘀血内生，而致气道壅塞，肺气胀满，不能敛降而成。

本病的病位初病在肺，继则影响脾、肾，后期累及于心。因肺主气，开窍于鼻，外合皮毛，职司卫外，为人身之藩篱，故外邪从口鼻、皮毛入侵，每多首先犯肺，导致肺气宣降不利，气逆于上而为咳，升降失常则为喘；若肺病及脾，子盗母气，脾失健运，则可导致肺脾两虚；肺为气之主，肾为气之根，肺主呼气，肾主纳气，若病久肺虚及肾，金不生水，致肾气衰惫，摄纳无权，则气喘日益加重，呼吸短促难续，吸气尤为困难，动则更甚；且肾主水，肾阳虚衰，则气不化水，水邪泛滥则水肿，上凌心肺则喘咳心悸；心脉上通于肺，肺气辅佐心治理调节心血的运行，肺虚治节失职，则血行障碍，血瘀肺脉，肺气更加壅塞，造成气虚血瘀，临床可见心悸、紫绀、水肿、舌质紫暗等症；心阳根源于命门真火，肾阳不振，进一步可导致心肾阳衰而出现喘脱危候。此外，还可涉及肝，如痰热内郁，热动肝风，可见肉瞤、震颤，甚则抽搐等症状；若肝火迫血妄行，则可动血而致出血。若痰浊壅盛，或痰热内扰，蒙蔽神窍，可见烦躁、意识蒙眬、嗜睡、昏迷等变证。

本病的病理因素主要为痰浊、水饮与血瘀互为影响，兼见同病。痰的产生，病初由肺气郁滞，脾失健运，津液不归正化而成，继因肺虚不能化津，脾虚不能转输，肾虚不能蒸化，痰浊日渐潴留，喘咳持续难已；痰从寒化则成饮，饮溢肌表则为水，痰浊久留，肺气郁滞，心脉失畅则血郁为瘀，一般早期以痰浊为主，继而痰瘀并见，终致痰浊、水饮、血瘀夹杂为患。

本病的病理性质为标实本虚，发时偏于标实，平时偏于本虚，早期由肺及脾、肾，多属气虚、气阴两虚；晚期以肺、肾、心为主，气虚及阳或阴阳两虚，但纯属阴虚者极为少见。由于正虚与邪实互为因果，彼此相互影响，故病情缠绵，难以根治。

本病的预后转归与体质、年龄、病程及治疗的及时与否均有关系。若病程短，正虚不甚，经过恰当治疗，注意生活调养，可使病情缓解或中止发展，取得不同程度的康复。但一般来说，因本病多属积渐而成，病程缠绵，经常反复发作，呈进行性加重，多难根治。尤其是老年患者，发病后若不及时控制，极易发生变证。

【诊断】

一、诊断要点

1. 临床特征 临床以咳、喘、痰、胀、瘀为特征，表现为咳逆上气、喘息、动则加剧、痰多、胸部膨满、胸中胀闷如塞，甚则鼻翼扇动、张口抬肩、目胀如脱、烦躁不安等，日久可见面色晦暗、唇甲紫绀、心悸、脘腹胀满、肢体浮肿，严重者可出现喘脱，或并发神昏、痉厥、动风、出血等危重证候。

2. **病史** 有长期慢性肺系疾病史，多年反复发作，如久咳、喘哮、肺痨等，时轻时重，经久难愈；多见于老年人，中青年少见；常因外感诱发，以寒邪为主，劳倦过度、情志刺激等也可诱发。

3. **相关检查** 体检可见桶状胸，胸部叩诊为过清音，听诊有哮鸣音或痰鸣声及湿性啰音，且心音遥远。X 线检查、心电图、血气分析及肺功能测定等有助于本病的诊断。

二、病证鉴别

肺胀与哮病、喘证 三者均以咳而上气、喘满为主症。但哮病是一个反复发作的独立病种，以喉中哮鸣有声为特征，常突然发病，迅速缓解；喘证是多种急慢性疾病的一个症状，以呼吸急促困难为主要表现，随着疾病的治愈便不再复发；而肺胀是多种慢性肺系疾患日久积渐而成，是肺系病中的一个继发病、终结病，病程缠绵，经久难愈，每因感受外邪反复发作而日渐加重，临床表现除咳喘上气外，尚有胸部膨满、胀闷如塞，甚则出现唇甲紫绀、心悸、浮肿、昏迷、喘脱等危重证候。三者关系密切，肺胀可隶属于喘证的范畴，哮病与喘证日久不愈可发展成肺胀。

【辨证论治】

一、辨证要点

1. **辨标本虚实** 本病总属标实本虚，但有偏实偏虚的不同。一般发作期偏于标实，缓解期偏于本虚。标实应分清痰浊、水饮、血瘀的不同。早期以痰浊为主，渐而痰瘀并重，并可兼见气滞、水饮夹杂为患；后期痰瘀壅盛，正气虚衰，本虚与标实并重。本虚当区别气虚、阳虚、阴虚的性质及脏腑主次的不同。早期以气虚或气阴两虚为主，病在肺、脾、肾；后期以阳气衰微或阴阳两虚为主，病在肺、肾、心。

2. **辨病情轻重** 肺胀如无外邪侵袭，仅见喘咳上气、胸闷胀满，提示病情较轻；若见鼻扇气促、张口抬肩、目胀如脱、烦躁不安、痰多难咳，即表明病情较重；如见心慌动悸、口唇紫绀、肢体浮肿、神昏谵语、痉厥、出血、喘脱等症，则病属危重。

3. **辨痰饮气血** 喘咳上气、痰涎壅盛者，属痰浊；咳逆上气、面浮肢肿、心悸尿少者，为水饮；喘息气促、胸中膨隆胀满而不能平卧者，多属气滞；咳喘上气、面色晦暗、唇甲紫绀者，多为血瘀。

二、论治要点

由于肺胀为标实本虚、虚实错杂之病，治疗要遵循急则治其标、缓则治其本的原则，扶正祛邪为其基本治疗大法。感邪发作时偏于标实，根据病邪的性质，分别采用祛邪宣肺、降气化痰、温阳利水、活血化瘀，甚或开窍、息风、止血等法。平时偏于本虚，当予补养心肺、益肾健脾为主，或气阴兼调，或阴阳两顾。正气欲脱时，急予扶正固脱、救阴回阳。正虚邪实者，治当扶正祛邪、标本兼顾，分清主次，针对病情，灵活运用。

三、分证论治

1. 痰浊壅肺证

证候：胸部满闷，短气喘息，稍劳即著，咳嗽痰多，色白黏腻或呈泡沫状，怕风自汗，脘痞纳少，倦怠乏力，舌质偏淡，苔薄腻或浊腻，脉细滑。

病机：肺脾气虚，痰浊阻肺，肺失宣降。

治法：化痰降气，健脾益肺。

方药：苏子降气汤合三子养亲汤加减（苏子、陈皮、法半夏、当归、前胡、厚朴、肉桂、生姜、苏子、白芥子、莱菔子、甘草）。

两方均能降气化痰平喘。但前方偏温，以上盛兼有下虚之寒痰喘咳为宜；后方偏降，理气豁痰平喘，以痰浊壅盛之肺实喘满、痰多黏腻为宜。若痰多喘甚、胸满不能平卧者，加葶苈子、紫菀、款冬花，以泻肺平喘、止咳化痰；肺脾气虚，自汗、短气乏力、痰量不多者，可用六君子汤加黄芪、防风、五味子，以健脾益气、补肺固表，也可作为病情稳定后的调治方。

本证若因外感风寒诱发，痰从寒化而为饮，症见喘咳、胸闷不得卧、痰多黏白呈泡沫、胸部膨满、口干不欲饮、周身酸楚、恶寒发热、无汗、面色青暗、舌质暗淡、舌体胖大、苔白滑、脉浮紧者，为外寒内饮证，可用小青龙汤解表散寒、温肺化饮；若咳而上气、喉中水鸡声、表寒不著者，可用射干麻黄汤宣肺祛痰、下气止咳；饮郁化热，烦躁而喘者，用小青龙加石膏汤兼清郁热。

2. 痰热郁肺证

证候：咳逆喘急，胸满气粗，痰黄或白，黏稠难咳，烦躁，目睛胀突，或伴身热微恶寒，有汗不多，口渴欲饮，溲赤便干，舌质暗红，苔黄或黄腻，脉滑数。

病机：痰热郁肺，肺失清肃，肺气上逆。

治法：清肺化痰，降逆平喘。

方药：越婢加半夏汤或桑白皮汤加减（麻黄、石膏、甘草、生姜、大枣、法半夏、桑白皮、苏子、杏仁、浙贝母、黄芩、黄连、山栀）。

前方宣肺泄热、降逆平喘，适用于饮热郁肺，外有表邪，见喘咳上气、目如脱状、痰多黏白、身热、脉浮大者；后方清肺化痰、降气平喘，用于痰热壅肺，见喘急胸满、痰黄黏稠者。若痰热内盛，黏稠不易咳出者，加瓜蒌、鱼腥草、海蛤粉，以清热涤痰利肺；痰鸣喘息不得卧者，加葶苈子、射干，以泻肺平喘；痰热壅结，腑气不通，腹满便秘者，加大黄、芒硝，以通腑泄热、降肺平喘；痰热伤津，口干舌燥者，加知母、天花粉、芦根，以清热生津润燥；若痰热阻气，兼夹瘀血者，加桃仁、赤芍、丹参，以凉血化瘀。

3. 痰瘀阻肺证

证候：咳喘痰多、色白或呈泡沫状，喉间痰鸣，喘息不能平卧，胸部膨满，憋闷如塞，面色灰白而暗，唇甲紫绀，舌质紫暗，舌下青筋增粗，苔腻，脉弦滑。

病机：痰瘀互结，阻滞肺管，气道不畅。

治法：涤痰祛瘀，泻肺平喘。

方药：葶苈大枣泻肺汤合桂枝茯苓丸加减（葶苈子、大枣、桂枝、茯苓、牡丹皮、桃仁、芍药）。

前方泻肺行水、祛痰平喘，后方活血化瘀。可加三子养亲汤化痰降气平喘。若大便不畅，腑气不利者，加大黄、厚朴，以通腑除壅、行气宽胸。

4. 痰蒙神窍证

证候：神志恍惚，烦躁不安，表情淡漠，撮空理线，谵妄，嗜睡，甚则昏迷，或肢体瞩动，抽搐，咳逆喘促，咳痰不爽，或伴痰鸣，舌质暗红或淡紫，或紫绛，苔白腻或淡黄腻，脉细滑数。

病机：痰蒙神窍，神明失用。

治法：涤痰，开窍，息风。

方药：涤痰汤加减（制半夏、制南星、陈皮、枳实、茯苓、人参、石菖蒲、竹茹、生姜、甘草）。

本方可涤痰开窍、息风止痉，另可配服至宝丹或安宫牛黄丸以清心开窍。若属寒痰内闭神窍，症见神志恍惚或不清、面色青黑、四肢发凉者，用涤痰汤配合苏合香丸，以温通涤痰开窍；若痰热内盛，见身热、烦躁、谵语、神昏、舌红苔黄者，加葶苈子、桑白皮、黄芩、天竺黄、竹沥，以清热涤痰开窍；若肝风内动，四肢抽搐者，加钩藤、全蝎、羚羊角粉，以凉肝息风；热结大肠，腑气不通者，加大黄以通腑泻下；血瘀明显，唇甲紫绀者，加丹参、桃仁、红花、水蛭，以活血通脉；如热伤血络，皮肤黏膜出血、咯血、便血色鲜红者，加水牛角、生地黄、牡丹皮、紫珠草、地榆、侧柏叶，以清热凉血止血。

5. 肺肾气虚证

证候：呼吸浅促难续，声低气怯，甚则张口抬肩，倚息不能平卧，胸闷咳嗽，痰白如沫，咳吐不利，心悸，形寒汗出，或腰膝酸软，小便清长，尿频夜间为甚，或尿有余沥，舌淡或黯紫，苔白润，脉沉细无力或结代。

病机：肺肾两虚，气失摄纳。

治法：补肺纳肾，降气平喘。

方药：平喘固本汤合补肺汤加减（党参、五味子、冬虫夏草、胡桃肉、沉香、灵磁石、脐带、苏子、款冬花、法半夏、陈皮、人参、黄芪、五味子、熟地黄、桑白皮、紫菀）。

前方补肺纳肾、降气化痰，适用于肺肾气虚，喘咳有痰者；后方补肺益气，用于肺气虚弱，喘咳短气不足以息者。若肺虚有寒，怕冷、舌质淡者，加肉桂、干姜，以温肺散寒；兼阴伤，低热、舌红苔少者，加麦冬、玉竹、生地黄，以养阴清热；气虚血瘀，颈脉动甚、面唇紫绀明显者，加当归、川芎、丹参、红花、水蛭，以活血通脉。如见喘脱危象，症见面色苍白、冷汗淋漓、四肢厥冷、脉微欲绝者，急用参附汤送服黑锡丹或蛤蚧粉，以补肾纳气、回阳固脱。

6. 阳虚水泛证

证候：喘咳痰多不能卧，咳痰清稀，心悸，面浮，下肢肿，甚则一身悉肿，腹部胀满有水，脘痞，食少，怕冷，尿少，面唇青紫，苔白滑，舌胖质黯，脉沉细。

病机：心肾阳虚，水饮内停。

治法：温肾健脾，化饮利水。

方药：真武汤合五苓散加减（附子、白术、茯苓、芍药、生姜、猪苓、泽泻、桂枝）。

前方温阳利水，适用于脾肾阳虚之水肿；后方通阳化气利水，用于身肿、腹胀、咳逆、心悸、小便不利，且配合真武汤可加强利尿消肿作用。若水肿势剧，上凌心肺，见心悸喘满、倚息不得卧者，加沉香、葶苈子、椒目、黑丑、白丑，以行气逐水；血瘀甚，紫绀明显者，加泽兰、益母草、红花、丹参、五加皮，以化瘀利水。

■ **课堂互动**

患者咳喘反复发作10年，加重1周。患者10年来反复发作咳嗽、咳痰、气喘，受寒易发，冬季较甚。1周前因天气骤然寒冷，咳嗽夜间加重，咳白色清稀泡沫痰，气喘，气短，动则尤甚，不能平卧，胸部满闷，形寒肢冷，夜尿频数，舌质淡，苔白润，脉沉细无力。

要求：诊断，病机，治法，方药。

【专方验方】

1. 肺气肿方　红参9g，清半夏9g，冬虫夏草9g，麦冬12g，胡桃肉12g，五味子5g，厚朴5g，炙甘草3g，炒苏子3g，杏仁6g，桂枝6g，生姜2g。本方补气养阴、纳气平喘，用于气阴两虚型肺胀。（《山东医药》1978年第10期）

2. 补正合剂　南沙参、北沙参各12g，补骨脂9g，淫羊藿12g，丹参30g，赤芍12g，红花10g，水蛭6g，甘草3g。本方补益肺肾、纳气平喘、活血化瘀，用于肺肾气虚型肺胀。（《中国中医药信息杂志》2007年第9期）

【中成药】

肺胀痰热郁肺者，可用橘红丸、川贝枇杷膏、鲜竹沥口服液、复方鲜竹沥口服液；痰湿蕴肺者，可用二陈丸、香砂六君子丸、桂苓止咳胶囊；痰瘀阻肺者，可用三七片、百合固金丸、复方丹参片、二母丸；痰蒙清窍者，可用安宫牛黄丸、苏合香丸、牛黄蛇胆川贝液；肺气亏虚者，可用人参保肺丸、虫草补肺胶囊、利肺片；阳虚水泛者，可用真武合剂、济生肾气丸、全鹿丸。

【简便疗法】

1. 针刺疗法 选取肺俞、膏肓、太渊、太溪、肾俞、足三里为主穴，取列缺、尺泽、膻中、定喘为辅穴，用平补平泻手法，每日 1 次，留针 30 分钟。本法补益肺肾、纳气平喘，可用于肺肾气虚型肺胀。(《中国针灸》2004 年第 10 期)

2. 贴敷疗法 患者取坐位，暴露背部，将消喘膏（由炒白芥子、莗芨、麻黄等组成）放置在背部双侧肺俞、心俞、膈俞，先用脱敏胶布固定，拍击药物成饼状，上敷橡皮膏，贴药 6 小时后将药物和胶布除去，用温水清洗用药部位，保持清洁。每年夏季三伏天每 10 天贴敷 1 次。本法温阳散寒、豁痰平喘，冬病夏治，可预防冬季肺胀的发作。(《中国中西医结合杂志》2011 年第 9 期)

3. 艾灸疗法 选取大椎到腰俞之督脉，于督脉之上撒一层督灸粉后，铺上一层桑皮纸，然后在上面放置宽 6cm、厚 4cm 的生姜泥，再于生姜泥上铺宽 3cm、厚 3cm 的艾绒条施灸，连续施灸 3 壮，1 个月治疗 1 次，3 次为 1 个疗程。本法补益肺肾、疏通气血，用于肺肾气虚型肺胀。(《中国针灸》2011 年第 1 期)

【预防调护】

1. 肺胀是由多种慢性肺系疾病的后期转归而成，因此，在预防方面，积极治疗原发病非常重要。防止经常感冒、内伤咳嗽迁延不愈发展成为慢性咳喘，是阻断形成本病的关键。

2. 在护理上，要适寒温，秋冬季节尤当注意保暖，避免感受外邪诱发本病；平素饮食清淡，忌辛辣生冷及过于甜咸之品；有水肿者应进低盐或无盐饮食；调情志，戒烟酒及避免接触刺激性气体，远房事，加强体育锻炼，增强体质，平时常服扶正固本方药，提高机体抗病能力。以上这些都是防止病情发展的重要措施。

【小结】

肺胀由多种慢性肺系疾病迁延发展而成，临床以喘咳上气、胸部膨满、胀闷如塞、心悸等为主症，病久可见面唇紫绀、浮肿，甚则昏迷抽搐，乃至喘脱等危重证候。病因以久病肺虚为主，由于反复感邪而使病情进行性加重。病位首先在肺，继则影响脾肾，后期病及于心。病理性质为标实本虚，虚实夹杂。本虚多由气虚、气阴两虚发展为阳虚；标实多为痰浊、水饮、瘀血等病理产物相互兼夹。病机特点主要是在本虚的基础上，痰浊与瘀血交阻，气虚、痰阻、血瘀则贯穿于肺胀始终。最后因邪盛正虚，而致气不摄血、痰蒙神窍或喘脱等严重变证。治疗当根据感邪时偏于邪实、平时偏于本虚的不同，有侧重地分别选用扶正与祛邪等不同治法。偏于标实者，以祛邪治标为主；偏于本虚者，以扶正治本为主。

【证治汇补】

1. 重视运用活血化瘀法 肺胀病程一般较长，"久病多瘀"，"久病多虚"，气虚、阳虚更易导致血瘀。因此，各个时期均存在不同程度的瘀血阻滞，治疗应重视活血化瘀法。活血化瘀可使早期肺胀在短期内控制并减少复发，有助于肺胀后期减轻病势。肺胀晚期气虚及阳，以肺、肾、心之阳气亏虚为主，或阴阳两虚，每因感邪使病情恶化，但因正气衰竭，无力抗邪，正邪交争之象可不显著，病情多危重，血瘀更著，往往出现痰浊、血瘀、水饮错杂为患，在治疗过程中尤应重视活血化瘀。

2. 老年、病久者防止感邪恶化，引发变证　老年、久病体虚的后期患者，每因感邪使病情恶化，若不及时控制，极易发生变证，出现神昏、痉厥、出血、喘脱等危重证候。但因正气衰竭，无力抗邪，正邪交争之象不显著，故凡近期内咳喘突然加剧、痰色变黄、舌质变红，虽无发热恶寒表证，也要考虑外邪的存在，应注意痰的色、质、量等变化，结合全身情况，综合判断。

【医案选读】

邓某，女，48 岁。入院日期：1963 年 6 月 15 日。

主诉：浮肿已半年，加重 1 周而入院。患者于 1961 年元月感冒后，开始咳嗽气喘，下肢浮肿，经治疗后好转，但常心悸。两月前症状又加重，动则心悸气短，下肢逐渐浮肿，心下痞满，咳嗽，吐白痰，尿少。经西医检查，诊断为慢性支气管炎、阻塞性肺气肿、慢性肺源性心脏病，心力衰竭Ⅲ度。

辨证：心肾阳虚，痰湿阻遏，肺气壅塞。

治法：温阳宣肺，豁痰利湿。真武汤加开鬼门法治之。

处方：附子 6g，杭芍 9g，白术 9g，云苓 12g，甘草 9g，麻黄 3g，生石膏 12g，生姜 9g，杏仁 9g，白茅根 30g，车前子 15g（包），大枣（擘）5 枚。

上方服药 3 剂后，尿量显著增加，每日达 1500～1900mL，下肢浮肿明显减退。用药至第 5 剂后肿退，仅小腿略肿，咳嗽减轻，故上方加入宽胸理气之品，厚朴 6g，陈皮 6g。服药至第 6 剂后浮肿消失，心率减慢，两肺底可闻及湿性啰音，考虑还有胸闷、咳嗽、气短等症，上方去白茅根、厚朴、车前子，加入止咳降气之苏子 9g。再服药 5 剂后咳嗽已止，仅微有气喘，心下稍有痞满，又予厚朴麻黄汤清肺泄热、豁痰平喘之剂。服药 1 周后，诸症均除，心率 83 次/分，食纳正常，二便自调，故出院返家。

按：由于患者久病咳喘，浮肿，心悸，时轻时重，反复发作，经久难愈，现以咳喘痰白、下肢浮肿、胸闷脘痞、尿少、心悸气促等为主要表现，应诊断为肺胀之阳虚水泛证。其成因为喘咳日久，肺虚及脾肾，肺脾肾阳气虚衰，气不化水，水饮内停，水邪泛滥，凌心射肺，痰浊阻肺，肺气壅塞所致；病位在心肾脾肺；病性为本虚标实，以心肾阳虚、脾肺不足为本，以痰湿阻肺、肺气壅塞为标。治宜温阳利湿、降气化痰、清宣肺金之法，方用真武汤合越婢加术汤加减。方中麻黄、生姜宣肺，以通调水道；杏仁、茯苓祛痰肃肺；附子温补肾阳，肾阳一足则心阳自充；又以白术、大枣健脾，以制水湿之泛滥；车前子、白茅根通利水湿，佐以生石膏、白芍养阴清热，且能防其过用热药损阴之弊。获效后又加厚朴、陈皮顺降气机；浮肿消随减茅根、车前子，以苏子易厚朴；最后以厚朴麻黄汤宽胸降气，清肺止咳而收良效。

（《中国现代名中医医案精华·赵锡武医案》）

复习思考题

一、问答题

1. 何谓肺胀？
2. 在肺胀的病机演变中，其主要病机特点是什么？贯穿其始终的关键是什么？
3. 肺胀与哮病、喘证如何鉴别？

二、选择题

[A1 型题]

痰瘀阻肺型肺胀选用下列何方治疗最佳（　）

  A. 小青龙汤   B. 补肺汤

  C. 二陈汤合三子养亲汤   D. 涤痰汤

  E. 葶苈大枣泻肺汤合桂枝茯苓丸

[A2 型题]

患者男性，72 岁。喘咳，咳痰清稀，肢肿，脘痞，纳差，怕冷，舌暗，苔白滑，脉沉细。该病可诊断为（　）

  A. 肺气虚之喘证   B. 脾肾阳虚之喘证

  C. 阳虚水泛之肺胀   D. 肺肾气虚之肺胀

  E. 肾气虚衰之水肿

[B1 型题]

  A. 痰浊壅肺证   B. 痰热郁肺证

  C. 肺肾气虚证   D. 外寒内饮证

  E. 阳虚水泛证

1. 肺胀患者，见咳嗽，喘息，胸部膨满，痰多，色白黏腻，脘痞纳少，倦怠乏力，舌质淡，苔薄腻，脉细滑。证属（　）

2. 肺胀患者，如见呼吸短促难续，声低气怯，痰白如沫，咳吐不利，心悸汗出，形寒，舌淡，脉沉细。证属（　）

第六章 心系病证

心系病证是以血脉运行障碍和心神意识思维活动异常为主要表现的一类病证。心系病证涉及的范围较广，本章主要介绍心悸、胸痹、不寐的辨证论治。其他以心神失常为主的病证，如痫病、痴呆、厥证、中风等归入脑系病证中讨论。

心为十二官之主，主血脉，藏神明，其华在面，开窍于舌，与小肠相表里。心的阴阳气血是心进行生理活动的物质基础。心气、心阳主要是温煦和推动血液的运行，心阴、心血则濡养心神。心居胸中，心包围护其外，使心不易受邪，外邪入侵，多为心包所受，而心本脏之病，多起于内因。

心的病理变化主要有虚实两个方面，虚证为气血阴阳的亏损，实证为痰、饮、火、瘀等阻滞。正虚邪扰，血脉不畅，心神不宁，则为心悸；寒、痰、瘀等痹阻心脉，胸阳不展，则为胸痹；阳盛阴衰，阴阳失调，心肾不交，则为不寐。

心与其他脏腑关系密切，心主血，肺主气，气血相互为用，若心气不足，必然影响肺的宣降，导致咳嗽、喘证等；心主血，脾统血，若心血不足，影响脾的运化而形成心脾两虚，可致心悸、眩晕、血证等；心主神，肝调畅情志，若情志所伤，多形成心肝阴虚、心肝火旺证，可致眩晕、中风等；若心肾不交，可出现不寐、遗精，以及心热下移之淋证等。因其主次有异，分别归于其他病证中，临证当联系互参。

第一节 心 悸

学习要点

1. 心悸的概念。
2. 心悸的病因病机要点与转归预后。
3. 心悸的诊断与病证鉴别。
4. 心悸的辨证论治及各证型的证治要点。

心悸是指心之气血阴阳亏虚，或痰饮瘀血阻滞，致心脉不畅，心失所养，心神不宁，引起以心中悸动不安，甚至不能自主为主要表现的病证。临床多呈阵发性，每因情志波动或劳累过度而发作，常伴气短、胸闷、失眠、健忘、眩晕、耳鸣等症。心悸包括惊悸与怔忡。

《内经》中虽无心悸、惊悸、怔忡病名，但有惊、惕、惊骇、惊惑、惊躁等有关心悸名称的记载，并对心悸的病因及脉象皆有描述。如《素问·举痛论》曰："惊则心无所依，神无所归，虑无所定，故气乱矣。"认为其病因有宗气外泄、心脉不通、突受惊恐、复感外邪等。《素问·三部九候论》中所说的脉"参伍不调者病"，为最早描述脉律不齐是本病表现的记载。《素问·平人气象论》又说："脉绝不至曰死，乍疏乍数曰死。"最早认识到心悸时严重脉律失常与疾病预后的关系。汉代张仲景在《伤寒论》及《金匮要略》中以惊悸、心动悸、心下悸等为病证名，认为其主要病因有惊扰、水饮、虚损及汗后受邪等，记载了心悸时表现的结、代、促脉及其区别，提出了基本治则及炙甘草汤等治疗心悸的常用方剂。宋代严用和《严氏济生方·惊悸怔忡健忘门》率先提出怔忡病名，对惊悸、怔忡的病因病机、变证、治法作了较为详细的记述。金元时代朱丹溪《丹溪心法·惊悸怔忡》中提出心悸当"责之虚与痰"的理论。明代虞抟《医学正传·惊悸怔忡健忘证》对惊悸、怔忡的区别与联系作了详尽描述。明代张景岳《景岳全书·杂证谟·怔忡惊恐》认为怔忡由阴虚劳损所致，且"虚微动亦微，虚甚动亦甚"，在治疗与护理上主张"速宜节欲节劳，切戒酒色"，"速宜养气养精，滋培根本"。清代王清任《医林改错》论述了瘀血内阻导致心悸怔忡，并记载了用血府逐瘀汤治疗心悸的经验。

西医学中各种原因引起的心律失常，如心动过速、心动过缓、期前收缩、心房颤动或扑动、房室传导阻滞、病态窦房结综合征、预激综合征及心功能不全、神经官能症等，凡以心悸为主要临床表现时，均可参考本节辨证论治。

【病因病机】

心悸的病因较复杂，既有体质虚弱、饮食劳倦或情志所伤等因素，亦有因感受外邪或药物中毒所致。其虚证者，多因气血阴阳亏虚，引起心神失养；实证者，常因痰浊、瘀血、水饮等而致心神不宁。

1. 体质虚弱　禀赋不足，素体亏虚，或脾胃虚弱，化源不足，或久病失养，劳欲过度，皆可使气血不足，心失所养，发为心悸；气虚及阳，或失治误治，心阳受损，失其温煦，可致心悸；阳气虚衰，无力鼓动血行，血脉瘀滞，亦致心悸；若损及脾肾之阳，水湿不得运化，形成痰饮，上逆犯心，亦成心悸；若心阴损耗，或年老体弱，调摄不善，肝肾阴亏，均致心失滋养，而成心悸；若肝阴不足，失其条达，易致肝阳上亢，或肾阴不足，水不济火，心火独亢，皆可扰乱心神而致心悸。此外，因肺朝百脉、主治节，若肺气亏虚，不能助心以主治节，则心脉运行不畅而致心悸不安。

2. 饮食劳倦　嗜食膏粱厚味、煎炸之品，蕴热化火生痰，痰火扰心，发为心悸；或饮食不节，损伤脾胃，运化失司，水液输布失常，滋生痰浊，痰阻气血，心神失养，而致心悸。

3. 情志所伤　惊则气乱，恐则气下。平素心虚胆怯，暴受惊恐，易使心气不敛，心神动摇，而心慌不能自主。若惊悸不已，渐致加剧，直至稍遇惊恐，即作心悸；若思虑过度，劳伤心脾，不仅暗耗阴血，还能影响脾胃功能，致其生化之源不足，气血两虚，心失所养，发生心悸；若长期抑郁，肝气郁结，气滞血瘀，心脉不畅，心神失养，引发心悸；大怒伤肝，肝火上炎，气血逆乱，且可夹痰上扰于心，而出现心神不宁，心脉紊乱。

4. 感受外邪　心气素虚，风湿热邪侵袭，合而为痹，痹证日久，内舍于心，痹阻心脉，心血瘀阻，发为心悸；或风寒湿热之邪，由血脉内侵于心，耗伤心气、心阴，亦可引起心悸；温病、疫毒均可灼伤营阴，心失所养，或邪毒内扰心神，如春温、风温、暑湿、白喉、梅毒等病，往往伴见心悸。

5. 药物中毒　药物过量或毒性较剧，损及于心，可致心悸。如附子、乌头、洋金花、麻黄、雄黄、蟾酥，或西药锑剂、洋地黄、奎尼丁、肾上腺素、阿托品等用药过量或不当时，均能引发心动悸、脉结代一类证候。

心悸的病位主要在心，但与脾、肾、肺、肝四脏功能失调相关。如脾不生血，心血不足，心神失养则动悸；脾失健运，痰湿内生，扰动心神，心神不安而发病；肾阴不足，不能上制心火，或肾阳亏虚，心阳失于温煦，均可发为心悸；肺气亏虚，不能助心以主治节，心脉运行不畅则心悸不安；肝气郁滞，气滞血瘀，或气郁化火，致使心脉不畅，心神受扰，都可引发心悸。

心悸的基本病机为气血阴阳亏虚，心失所养，或邪扰心神，心神不宁。心悸的病性主要有虚实两方面：虚者为气血阴阳亏损，心神失养而致；实者多由痰火扰心、水饮凌心及瘀血阻脉而引起。虚实之间可以相互夹杂或转化。如实证日久，耗伤正气，可分别兼见气、血、阴、阳之亏损，而虚证也可因虚致实，而兼有实证表现。如临床上阴虚生内热者常兼火亢或夹痰热；阳虚不能蒸腾水湿而易夹水饮、痰湿；气血不足、气血运行滞涩而易出现气血瘀滞，瘀血与痰浊又常互结为患等。总之，本病为本虚标实证，其本为气血不足、阴阳亏损，其标是气滞、血瘀、痰浊、水饮。

心悸的预后转归主要取决于本虚标实的程度、治疗是否及时恰当。心悸仅为偶发、短暂、阵发者，一般易治，或不药而解；心悸反复发作或持续时间长者，较为难治。如患者气血阴阳虚损程度较轻，未见瘀血、痰饮之标证，病损脏腑单一，治疗及时得当，脉象变化不显著者，病证多能痊愈。反之，脉象过迟、过数、频繁结代或乍疏乍数者，治疗颇为棘手，若加之失治、误治，则预后较差。若出现喘促、水肿、胸痹、厥证、脱证等变证、坏病，如不及时抢救治疗，预后极差，甚至猝死。

【诊断】

一、诊断要点

1. 临床特征　自觉心中悸动不安，不能自主，呈阵发性或持续不止，可伴有心烦、乏力、眩晕等症状，以及数、疾、促、结、代、缓、沉、迟等脉象。

2. 病史　可有情志刺激、惊恐、紧张、劳倦过度、饮酒、饱食、外感等病史。

3. 相关检查　心电图是检测心律失常可靠、方便的手段。动态心电图检测也是心律失常诊断的重要方法。其他检查，如测血压、阿托品试验、心脏超声检查、冠脉 CT 检查、冠状动脉造影术等也有助于明确诊断。

二、病证鉴别

1. 惊悸与怔忡 大凡惊悸发病，多与情绪有关，可由骤遇惊恐、忧思恼怒、悲哀过极或过度紧张而诱发，多呈阵发性，病来虽速，实证居多，但病势轻浅，可自行缓解，不发时如常人，预后好。怔忡多由久病体虚、心脉或心神受损所致，无明显诱因亦可发生，常持续心悸、心中惕惕、不能自控、活动后加重，每属虚证或虚中夹实，病来虽渐，但病情较重，不发时亦可见脏腑虚损症状，预后差。惊悸日久可发展成怔忡。

2. 心悸与胸痹 胸痹虽然亦可出现心悸、脉结或代，必以胸部闷痛，甚则胸痛彻背、喘息不得卧为主症；而心悸以自觉心中悸动不安、不能自主、呈阵发性或持续不止为主症，不伴胸部闷痛，甚则胸痛彻背，喘息不得卧。

3. 心悸与奔豚 奔豚发作之时，亦觉心胸躁动不安。《难经·五十六难》曰："发于小腹，上至心下，若豚状，或上或下无时。"本病亦称之为肾积。《金匮要略·奔豚气病脉证并治》曰："奔豚病从少腹起，上冲咽喉，发作欲死，复还止，皆从惊恐得之。"故本病与心悸的鉴别要点：心悸为心中剧烈跳动，发自于心；奔豚乃上下冲逆，发自少腹。

4. 心悸与卑惵 《证治要诀·怔忡》描述卑惵症状为"痞塞不欲食，心中常有所歉，爱处暗室，或倚门后，见人则惊避，似失志状"。卑惵因为"心血不足"，虽有心慌，一般无促、结、代、疾、迟等脉象出现，是以神志异常为主的疾病，与心悸不难鉴别。

【辨证论治】

一、辨证要点

1. 辨虚实 心悸首当辨虚实。虚者当审脏腑气、血、阴、阳何者偏虚，实者当辨痰、饮、瘀、火何邪为主。其次，当分清虚实之程度，正虚程度与脏腑虚损情况有关，即一脏虚损者轻，多脏虚损者重。在邪实方面，一般来说，单见一种夹杂者轻，多种合并夹杂者重。

2. 辨脉象 脉搏的节律异常为本病的重要特征，故需辨脉象。如心悸伴脉率快者，可有一息六至之数脉、一息七至之疾脉、一息八至之极脉、一息九至之脱脉等；心悸伴脉率过缓者，可见一息四至之缓脉、一息三至之迟脉、一息二至之损脉、一息一至之败脉、两息一至之夺精脉；心悸伴脉律不整者，脉象可见有数时一止、止无定数之促脉，缓时一止、止无定数之结脉，脉来更代、几至一止之代脉，或见脉象乍疏乍数、忽强忽弱。临床应结合病史、症状，推断脉症从舍。一般认为，阳盛则促，数为阳热。若脉虽数、促而沉细、微细，并伴有面浮肢肿、动则气短、形寒肢冷、舌质淡者，为虚寒之象。阴盛则结，迟而无力为虚寒。脉象迟、结、代者，一般多属虚寒。其中结脉多表示气血凝滞，代脉常表示元气虚衰和脏气衰微。凡久病体虚而脉象弦滑搏指者为逆，病情重笃而脉象散乱模糊者为病危之象。

二、论治要点

心悸治疗首分虚实,虚者多由脏腑气血阴阳亏虚、心神失养所致,治当补益气血,调理阴阳,以求气血调畅,阴平阳秘,促进脏腑功能的恢复;实者常因痰浊、水饮、瘀血等实邪所致,治当化痰、涤饮、活血化瘀,以求邪去正安,心神得宁。心悸表现为虚实夹杂时,当根据虚实轻重之多少,灵活应用益气养血、滋阴温阳、化痰涤饮、行气化瘀等法。同时,由于心悸以心神不宁为基本病理特点,故安神定悸为基本治法之一,临证之际必须在上述治疗基础上酌情配伍养心安神或重镇安神之药。

三、分证论治

1. 心虚胆怯证

证候:心悸不宁,善惊易恐,坐卧不安,多梦易醒,恶闻声响,胸闷气短,自汗,烦劳则甚,苔薄白,脉细略数或细弦。

病机:心胆气虚,心神失养,神不守舍。

治法:镇惊定志,养心安神。

方药:安神定志丸加减(人参、茯苓、远志、石菖蒲、茯神、龙齿、夜交藤、炒枣仁、柏子仁、五味子、熟地黄、肉桂、黄芪、琥珀粉)。

本方重镇安神、益气养心,适用于心悸不宁,善惊易恐者。若兼心阳不振,加附子以温心阳;兼心血不足,加阿胶、首乌、龙眼肉以补血;心气郁结、心悸烦闷、精神抑郁,加柴胡、郁金、合欢皮、绿萼梅以疏肝解郁;气虚夹湿,加泽泻,重用白术、茯苓以健脾除湿;气虚夹瘀,加丹参、桃仁、红花、川芎以活血化瘀;自汗,加麻黄根、浮小麦、山萸肉、乌梅以收敛止汗。本证亦可用《医宗金鉴》仁熟散加减治疗。

2. 心血不足证

证候:心悸气短,眩晕健忘,少寐多梦,思虑劳心则甚,神疲乏力,面色无华,口唇色淡,舌质淡,苔薄白,脉细弱。

病机:心血亏虚,心神失养。

治法:补血养心,益气安神。

方药:归脾汤加减(黄芪、人参、白术、炙甘草、当归、龙眼肉、茯神、远志、酸枣仁、木香、生姜、大枣)。

本方益气补血、健脾养心,重在益气,意在生血。气虚甚者加党参;血虚甚者加熟地黄;阳虚甚而汗出肢冷、脉结或代者,加制附片、肉桂;阴虚甚者,加麦冬、阿胶、玉竹;自汗、盗汗者,加麻黄根、乌梅、五味子。

若心悸气短、神疲乏力、心烦失眠、五心烦热、自汗盗汗、胸闷、面色无华、舌淡红少津、苔少或无、脉细数或结代,为气阴两虚,治以益气滋阴、养血安神,用炙甘草汤加减。本方益气滋阴、补血复脉。方中炙甘草、人参、大枣益气补心脾;干地黄、麦冬、阿胶、麻子仁甘润滋阴、养心补血、润肺生津;生姜、桂枝、酒通阳复脉。若热病后期损及心阴而心悸者,用生脉散加味,有益气养阴补心之功。

3. 阴虚火旺证

证候：心悸易惊，心烦失眠，头晕目眩，腰酸耳鸣，口燥咽干，五心烦热，盗汗，急躁易怒，舌红少津，苔少或无，脉细数。

病机：肝肾阴虚，水不济火，心火内动，扰动心神。

治法：滋阴降火，养心安神。

方药：天王补心丹或朱砂安神丸加减（人参、天冬、麦冬、当归、生地黄、丹参、玄参、远志、朱砂、炒枣仁、柏子仁、五味子、夜交藤、桔梗、龙齿、甘草）。

前方滋阴养血、补心安神，适用于阴虚而火热不明显者；后方清心降火、重镇安神，适用于阴血不足、心火偏亢者。若肾阴亏虚，虚火妄动，见遗精、腰酸者，加龟板、熟地黄、知母、黄柏，或加服知柏地黄丸，以滋补肾阴、清泻虚火。若阴虚兼有瘀热者，加赤芍、牡丹皮等，以清热凉血、活血化瘀。

4. 心阳不振证

证候：心悸不安，动则尤甚，形寒肢冷，胸闷气短，面色苍白，自汗，或伴心痛，舌质淡，苔白，脉虚弱，或沉细无力。

病机：心阳虚衰，无以温养心神。

治法：温通心阳，安神定悸。

方药：桂枝甘草龙骨牡蛎汤合参附汤加减（桂枝、炙甘草、生龙骨、生牡蛎、人参、制附子、黄芪）。

前方温补心阳、镇心安神，后方益心气、温心阳。若大汗出者，重用人参、黄芪，加煅龙骨、煅牡蛎、山萸肉益气敛汗，或用独参汤煎服；心阳虚衰，寒象突出者，重用附子、肉桂温阳散寒；兼水饮内停，肢体浮肿者，加五加皮、葶苈子、泽泻等利水化饮；夹有瘀血者，加丹参、赤芍、桃仁、红花等；兼阴伤者，加麦冬、枸杞、五味子、玉竹；心阳不振，致心动过缓者，酌加炙麻黄、补骨脂，重用桂枝以温通心阳。

5. 水饮凌心证

证候：心悸眩晕，胸闷痞满，恶心呕吐，流涎，渴不欲饮，小便短少，下肢浮肿，形寒肢冷，舌淡胖，苔白滑，脉象弦滑或沉细而滑。

病机：脾阳亏虚，水饮内停，上凌于心，扰乱心神。

治法：温阳化饮，宁心安神。

方药：苓桂术甘汤加减（茯苓、桂枝、炙甘草、白术、泽泻）。

本方重在温阳化饮，兼有健脾益气之功。若兼见恶心呕吐者，加半夏、陈皮、生姜以和胃降逆止呕；尿少肢肿者，重用泽泻，加猪苓、防己、大腹皮、车前子以利水渗湿；兼见水饮上凌于肺，肺失宣降，出现咳喘胸闷者，加杏仁、桔梗以开宣肺气，葶苈子、五加皮、汉防己以泻肺利水；兼见瘀血者，加当归、川芎、益母草、泽兰以活血化瘀。若肾阳虚衰，不能制水，水气凌心，症见心悸、咳喘、不能平卧、浮肿、小便不利者，可用真武汤加桂枝，以温阳化气、平冲降逆。

6. 瘀阻心脉证

证候：心悸不安，胸闷不舒，心痛时作，痛如针刺，唇甲青紫，舌质紫黯，或有瘀斑，脉涩，或结或代。

病机：心脉瘀阻，心阳被遏，心失所养。

治法：活血化瘀，理气通络。

方药：桃仁红花煎加减（桃仁、红花、丹参、赤芍、川芎、延胡索、香附、青皮、生地黄、当归）。

本方养血活血、理气通脉止痛。若胸部窒闷不适，去生地黄之滋腻，加沉香、檀香、降香利气宽胸；胸痛甚，加乳香、没药、五灵脂、蒲黄、三七粉等活血化瘀、通络定痛；兼气虚者，去理气之青皮，加黄芪、党参、黄精补中益气；兼血虚者，加何首乌、枸杞子、熟地黄滋养阴血。兼阴虚者，加麦冬、玉竹、女贞子滋阴。兼阳虚者，加附子、肉桂、淫羊藿温补阳气。兼夹痰浊，见胸满闷痛、苔浊腻者，加瓜蒌、薤白、法半夏理气宽胸化痰。本证亦可选用丹参饮或血府逐瘀汤加减治疗。

7. 痰火扰心证

证候：心悸时作时止，受惊易作，烦躁不安，失眠多梦，痰多，胸闷，食少，泛恶，口干口苦，大便秘结，小便短赤，舌红，苔黄腻，脉弦滑。

病机：痰火上扰，心神不宁。

治法：清热化痰，宁心安神。

方药：黄连温胆汤加减（黄连、法半夏、橘皮、竹茹、枳实、远志、石菖蒲、胆南星、酸枣仁、栀子、黄芩、全瓜蒌、甘草、生姜）。

本方清心降火、化痰安神。若心悸重者，加生龙骨、生牡蛎、石决明镇心安神；大便秘结者，加生大黄泄热通腑；火热伤阴者，加沙参、麦冬、玉竹、天冬、生地黄滋阴增液；兼脾虚者，加党参、白术、砂仁、神曲益气醒脾；苔黄腻重者，重用黄连，加白豆蔻、佩兰、薏苡仁芳香清化湿热。

课堂互动

患者王某，女性，42 岁，平素善恐易惊，性格内向。就诊时症见心悸不宁，坐卧不安，少寐多梦而易惊醒，恶闻声响，苔薄白，脉弦细。

要求：诊断，病机，治法，方药。

【专方验方】

1. 三参稳律汤 红参 6g，丹参 30g，苦参 15～30g，当归 30g，麦冬 12g，五味子 12g，薤白 9g，茯苓 15g，炒枣仁 30g，琥珀粉 3g（冲）。水煎服，日 1 剂，2 次分服。功用：益气化瘀，养阴宁心。治疗各类期前收缩。（陈可冀《中医内科学》）

2. 苦黄增液汤 苦参 15～20g，黄连 6～10g，麦冬 10～15g，生地黄 15～30g，玄参 10～20g，炒枣仁 10～30g，柏子仁 10～20g。用于治疗快速性心律失常属阴虚火旺者。（陈可冀《中医内科学》）

3. 升律汤 附子 10g，红参 20g，麻黄 15g，当归 15g，麦冬 15g，细辛 3g，丹参 25g，郁金 12g。用于缓慢性心律失常。（陈可冀《中医内科学》）

【中成药】

丹参注射液、血塞通片、通心络胶囊，适用于瘀阻心脉的心悸；生脉注射液，适用于气阴两虚、脉虚欲脱的心悸；参附注射液，适用于心阳虚、心阳暴脱的心悸；稳心颗粒、参松养心颗粒，适用于气阴两虚兼心脉瘀阻型心悸；心宝多用于心阳虚型心悸。

【简便疗法】

1. 饮食疗法 酸枣仁末 15g，粳米 100g。先将粳米熬粥，在将熟时放入酸枣仁末，继续煮至米熟粥成。此即酸枣仁粥，可用于心虚胆怯之心悸。(《饮膳正要》)

2. 贴敷疗法 生天南星 3g，川乌 3g。共为细末，用黄蜡熔化摊于手心、足心。每日 1 次，晚敷晨取，10 次为 1 个疗程。适用于心悸患者。(王永炎、严世芸《实用中医内科学》)

3. 穴位注射疗法 选心俞、脾俞、肾俞、肝俞、内关、神门、足三里、三阴交。药用复方当归注射液，或复方丹参注射液，或维生素 B_{12}，每次选 2 ~ 3 穴，每穴注射 0.5 ~ 1mL，隔日注射 1 次。(王永炎、严世芸《实用中医内科学》)

【预防调护】

1. 调节情志 心悸每因情志内伤、恐惧而诱发，故患者应经常保持心情愉快、精神乐观、情绪稳定，避免情志为害，减少发病。尤其心虚胆怯、心火内动及痰火扰心等引起的心悸，应避免惊恐及忧思恼怒等不良刺激。

2. 饮食有节 进食营养丰富而易消化吸收的食物，平素饮食忌过饱、过饥，戒烟酒、浓茶，宜低脂低盐饮食。心阳虚者忌过食生冷，心阴虚者忌辛辣炙煿之品，痰浊、瘀血者忌过食肥甘，水饮凌心者宜少盐饮食。

3. 生活规律 注意寒暑变化，避免外邪侵袭而诱发或加重心悸；注意劳逸结合。轻症患者可进行适当体力活动，以不觉疲劳、不加重症状为度，应避免剧烈活动及强体力劳动；重症患者，平时即有心悸、气短等症状，应卧床休息，待症状消失后，也应循序渐进地增加活动量。

4. 积极治疗原发病 如积极治疗胸痹、痰饮、肺胀、喘证、痹证等，对预防心悸发作具有重要意义。还应及早发现变证、坏病的先兆症状，结合心电监护，积极准备并做好急救治疗。

【小结】

心悸由体虚久病、饮食劳倦、情志所伤、感受外邪、药物中毒等原因，导致脏腑功能失调，以心的气血阴阳不足，心神失养，或气滞、痰浊、血瘀、水饮扰动心神而发病。病位在心，涉及脾、肾、肝、肺。病性多为虚实夹杂之证，虚证主要是气、血、阴、阳亏损，心神失养；实证主要有气滞、血瘀、痰浊、水饮扰动心神，心神不宁。虚者治以补气血、调阴阳，并以养心安神之品，使心神得养则安；实者，或行气化瘀，或化痰逐饮，或清热泻火，并配以重镇安神之品，使邪去正安，心神得宁。

【证治汇补】

1. 中医脉象变化与心律失常的关系　脉象的异常是心悸病证的重要表现，临床常见脉象有：迟脉，是一种脉率在 40～50 次/分之间的脉律基本规整的脉象，见于窦性心动过缓、完全性房室传导阻滞；结脉，指脉率缓慢而伴有不规则歇止的脉象，见于Ⅱ度以上窦房、房室传导阻滞，以及室内传导阻滞、多数期前收缩；代脉，指脉率不快而规则歇止的脉象，多见于Ⅱ度窦房、房室传导阻滞，以及二联律、三联律等。以上三种脉象多见于气血阴阳不足证。数脉，指脉律规整而脉率在 100～150 次/分之间的脉象，见于窦性心动过速；疾脉，指脉来疾速，脉率在 150 次/分以上而脉律较整齐的一种脉象，见于阵发性及非阵发性室上性心动过速、房扑或房颤伴 2∶1 房室传导等；促脉，指脉率快而兼有不规则歇止的脉象，多见于期前收缩。数脉、促脉多见于正虚邪实之证，邪实多见阳盛实热或邪实阻滞之证；而疾脉多见于真阴重绝、阳亢无制者。对以上三脉，古人有"实宜凉清虚温补"的治法。

2. 坚持辨证论治，不宜以一方而通治心悸　心悸的病机多为本虚标实，以气血阴阳虚衰为本、痰瘀闭阻为标。本虚的治疗，阴虚可选用六味地黄丸、生脉散、补心汤；阳虚可选用人参真武汤、附子理中汤、桂附八味丸；气虚可选用养心汤；气阴两虚可选用炙甘草汤、归脾汤、生脉注射液；阴阳两虚可选用金匮肾气丸或参附汤加味。标实的治疗，痰浊可选用加味温胆汤、瓜蒌薤白半夏汤；血瘀可选用血府逐瘀汤、丹参饮加味、桃红四物汤等。

3. 辨证结合西医辨病　功能性心律失常多由植物神经功能紊乱所致，临床以快速性多见，如焦虑症等。临床除常用的益气养阴、重镇安神治法外，应多采用疏肝理气法，所谓"心病宜用心药医"就指调畅情志疗法，可参考郁证等治疗，配合神经内科及心理咨询治疗。器质性心律失常，临床以风心病、冠心病、病毒性心肌炎为多见。冠心病伴心律失常者，以气虚血瘀为主，常用益气活血之法；兼有痰瘀者，配以豁痰化瘀之剂。风心病伴心律失常者，心阳虚兼心阴虚为本、血瘀水停为标，应扶正祛邪、攻补兼施。病毒性心肌炎伴心律失常者，重视使用清热解毒之剂，如大青叶、紫花地丁、苦参、黄连等。缓慢性心律失常病机主要为心气虚弱，推动气血运行无力；肾阳不足，不能助心搏动，治疗常补心气、温肾阳，常选用炙黄芪、党参、制附子、细辛、麻黄、桂枝等。

【医案选读】

舒某，48 岁，女性，已婚，演员，于 1963 年 2 月 12 日初诊。

主诉：1948 年开始在工作劳累后不能平卧。1949 年冬季劳累后气短、咳嗽欲吐，不能行动，经医院检查为风湿性心脏病、二尖瓣狭窄，经用毛地黄治疗而症状逐渐消失。后每年冬天易犯感冒，而喘咳不能平卧，有时天热亦发作，以后西医检查发现肝大，未做彻底治疗。1953 年起又发喘咳而痰内有小血块，经中西医治疗，将近一年才好转。1956 年起又因心脏功能差而常服毛地黄，渐好转。1957～1959 年间，未发过病而能演出。1960 年起又常犯病，有时低热、咳血。去年得过肺炎，后患慢性心力衰竭，常有下肢肿胀。现夜间失眠较重，往往彻夜不寐，并有心慌气短。常服西药利尿剂后小便才多，食欲尚佳，自觉胃空，嗳气吐酸，去年 10 月起胃部隆起，以午后及夜间较甚，按之不痛，舌有麻木感，口干不敢饮，不知咸味，而对甘、辛、苦、酸均能辨别，头晕、疲乏、个性急躁，大便尚佳，月经尚准，本次月经量少而刚过，经期不舒，但不知所苦，面黄，脉寸尺沉细、两关弦大而急，舌质深暗，苔黄腻乏津。由于心肺早有损伤，因之血瘀气滞，目前肝胃火盛，治宜先调肝胃，方宗温胆汤加味。

茯苓三钱，法半夏二钱，广陈皮一钱，炙甘草五分，炒枳实八分，竹茹一钱，玉竹三钱，核桃肉二枚。服 3 剂。

同月 15 日二诊：服第 1 剂药后胸部舒畅而入睡佳，第 2 剂后尚失眠，昨夜服第 3 剂后，睡眠很好，心慌见轻，多说话后有咳嗽，稍有白沫痰，食纳欠佳，二便正常，口干喜热饮，尚不知咸味，下肢有轻度浮肿，血压 100/70mmHg，脉两关弦急已稍缓，舌苔同前，原方加泽泻一钱。服 3 剂。

18 日三诊：药后口渴见轻，仍失眠易醒，尚感舌麻不能辨咸味，食纳及二便正常，脉转沉弦细数，舌质仍暗，黄苔见退，改用疏肝活血化瘀之剂，方宗血府逐瘀汤。

赤芍一钱五分，干生地三钱，当归一钱五分，川芎一钱，桃仁一钱五分（去皮），红花一钱五分，柴胡一钱，炒枳壳一钱，桔梗一钱，川牛膝二钱。服 3 剂，隔天 1 剂。

25 日四诊：药后已稍知咸味，睡眠转佳，易咳嗽，鼻唇微干，近日腿肿明显，小便黄，大便正常，脉较初诊缓和，舌质转略暗，舌苔见退，原方再进三剂，隔天服一剂。

1963 年 3 月 4 日五诊：药后口渐知咸味，近日月经来潮，距上次 23 天，小腹微胀，量稍多，色红，足仍浮肿，昨天稍有气喘，咳嗽无痰，食欲及二便正常，睡眠尚差，脉右沉濡、左沉微弦，舌暗中心微有黄腻苔。根据脉象改用调和营卫、温阳利水，用桂枝八分（去皮），白芍一钱，炙甘草八分，生姜二片，大枣二枚，川熟附子八分，白术一钱，茯苓三钱，煅龙骨三钱，煅牡蛎二钱。3 剂，隔天服 1 剂。

3 月 11 日六诊：药后腿肿消减较显，但胃脘部微痛，4 天前因感冒而曾恶寒发热，现已不热，咳嗽吐白痰，食欲稍差，口乏味，已能辨清咸味，饥则不寐，饱则寐佳，大便日二三次，不稀，小便正常，肝区有时隐痛，脉左寸沉细关弦虚，右寸浮弦关弦滑，尺沉细，舌质暗，中心及后根有薄白腻苔。由轻感引起肺胃失调，宜标本兼治，用茯苓三钱，法半夏三钱，广陈皮一钱五分，炙甘草五分，炒枳实一钱，乌药一钱五分，砂仁一钱，木香五分，焦山楂二钱，生姜三片。4 剂，隔天服 1 剂。

3 月 18 日七诊：药后胃痛见减，尚嗳气，胃部稍隆起，按之软而不痛，偶咳嗽，微有白沫痰，口舌及咽部有发凉感，腿肿已基本消失，食纳佳，口已知五味，睡眠转佳，二便正常，脉缓有力，舌质转红、中心有薄白苔，仍宜调心气、和胃气，兼和络消瘀。原方加厚朴一钱五分，红花一钱，血竭一钱。4 剂，隔天服 1 剂。

3 月底八诊：药后胃部已不胀，局部不隆起，睡眠转佳，偶有失眠，腿已不肿，食欲、二便正常，脉同前，舌正无苔，拟用丸剂缓调之，以善其后。

白人参五钱，茯神五钱，茯苓五钱，白术五钱，广陈皮三钱，法半夏五钱，炒枳实三钱，枣仁一两，远志三钱（甘草水制），菖蒲三钱，柏子仁五钱，丹参五钱，川牛膝（酒制）五钱，杜仲（盐水炒）五钱，炮狗脊五钱，泽泻（盐水炒）五钱，川断五钱，炙甘草三钱，破故纸五钱，胡桃肉二两。共为细末，炼蜜为丸，每丸二钱，早晚各服一丸，食前白开水送下，感冒时停服。以后一切症状消失而停药。

按： 患者西医诊断为风湿性心脏病、二尖瓣狭窄，有慢性心力衰竭、血循环障碍，而临床上表现为舌质黯紫、心慌气短、胃脘部隆起、不知咸味、失眠、浮肿、腹满。开始以温胆汤加味，肺胃得和而气短、心悸渐平稳。继则用疏肝、化瘀、活血法，使血运畅顺，脘隆平、口知咸、气血调和，舌暗转红，诸症渐消，再以桂枝、附子、龙骨、牡蛎、白术等温阳镇逆，使营卫调和，脾胃健运而水湿消，最后以益心神、和胃补血而使症状逐渐消失，恢复健康。

（《蒲辅周医案》）

复习思考题

一、问答题

1. 简述心悸辨脉象变化有何临床意义？
2. 如何辨明惊悸与怔忡？
3. 心悸各证型的证候特点与代表方药是什么？
4. 简述心悸的治疗原则。
5. 心悸的病因病机是什么？

二、选择题

[A1 型题]

心悸水饮凌心型病机是（　　）

　　A. 心虚胆怯，心神不宁

　　B. 痰浊停聚，郁久化火，痰火扰心，心神不安

　　C. 振奋心阳，化气利水，宁心安神

　　D. 脾肾阳虚，水饮内停，上凌于心，扰乱心神

　　E. 心虚胆怯，心神不宁

[A2 型题]

李某，女，30 岁。心悸，伴头晕眼花，神疲乏力，纳差，病已 5 个月。查：面色不华，指甲苍白，舌质淡红，脉细弱。素有月经不调史。其治疗应首选的方剂是（　　）

　　A. 桃仁红花煎　　　　　　B. 黄连温胆汤

　　C. 苓桂术甘汤　　　　　　D. 安神定志丸

　　E. 归脾汤

[B1 型题]

　　A. 养心安神药　　　　　　B. 重镇安神药
　　C. 活血化瘀药　　　　　　D. 补益肝肾药
　　E. 健脾益气药

1. 心悸由脏腑气血阴阳亏虚、心神失养所致者应加用（　　）
2. 心悸因于痰浊、水饮、瘀血等实邪所致者，应加用（　　）

第二节　胸　痹

学习要点

1. 胸痹的概念及病因病机要点。
2. 胸痹的诊断与病证鉴别。
3. 胸痹的辨证论治及预防调护要点。
4. 胸痹各证型的证治要点。

　　胸痹是指心脉痹阻，临床以胸部闷痛，甚则胸痛彻背、喘息不得卧为主要表现的病证。轻者仅感短暂轻微的胸部沉闷或隐痛，呼吸欠畅；重者疼痛剧烈或呈压榨样绞痛，心痛彻背，背痛彻心。

　　胸痹的病因病机及临床表现最早见于《内经》。《灵枢·五邪》记载："邪在心，则病心痛。"《素问·缪刺论》有"卒心痛""厥心痛"之称。《素问·厥论》还提出了"真心痛"的病名，说："真心痛，手足青至节，心痛甚，旦发夕死，夕发旦死。"汉代张仲景《金匮要略》最早提出了"胸痹"的名称，对胸痹作了专门论述。如《金匮要略·胸痹心痛短气病脉证治》有"胸痹之病，喘息咳唾，胸背痛，短气，寸口脉沉而迟，关上小紧数"及"胸痹不得卧，心痛彻背"等论述。《金匮要略》将本病的病因病机归纳为"阳微阴弦"，即上焦阳气不足、下焦阴寒气盛，认为胸痹是本虚标实之证。在治疗上，根据不同证候，制定了瓜蒌薤白白酒汤、瓜蒌薤白半夏汤等 9 张方剂，以取温通散寒、宣痹化湿之效，体现了辨证论治的特点。宋代以后对胸痹病机与治法有很多发挥，如宋代《圣济总录·胸痹门》记载："胸痹者，胸痹痛之类也……胸脊两乳间刺痛，甚则引背胛，或彻背膂。"宋代《太平圣惠方》将心痛、胸痹并列，在"治卒心痛诸方""治久心痛诸方""治胸痹诸方"等篇中，其制方思路为将芳香、温通、辛散之品与益气、养血、滋阴、温阳之品相互为用，标本兼顾，丰富了胸痹的治疗内容。明清医家对胸痹的认识进一步提高。如明代徐彦纯《玉机微义·心痛》认为胸痹不仅有实证，亦有虚证，补前人之未备。明代王肯堂《证治准绳·诸痛门》采用大剂桃仁、红花、降香、失笑散等治疗死血心痛。清代陈修园《时方歌括》以丹参饮治疗心腹诸痛。清代王清任《医林改错》创立血府逐瘀汤治疗胸痹心痛，至今仍在临床上广泛运用。

　　西医学的冠状动脉粥样硬化性心脏病（心绞痛、心肌梗死）属本节的讨论范围，其他如心包炎、二尖瓣脱垂综合征、病毒性心肌炎、心肌病、慢性阻塞性肺气肿、肺动脉血栓等，出现胸闷、心痛彻背、短气、喘不得卧等症状者，亦可参照本节内容辨证论治。

【病因病机】

胸痹的发生，与寒邪内侵、饮食失调、情志失节、年迈体虚等因素密切相关。多由于寒邪、瘀血、气滞、痰浊痹阻胸阳，阻滞心脉，或气血阴阳亏虚导致心脉失养而发病。

1. 寒邪内侵　寒为阴邪，主收引而抑遏阳气，所谓暴寒折阳，又可使血行瘀滞，发为本病。《素问·调经论》曰："寒气积于胸中而不泻，不泻则温气去，寒独留，则血凝泣，凝则脉不通。"素体阳衰，胸阳失展，阴寒之邪乘虚侵袭，寒凝气滞，痹阻胸阳，而成胸痹。

2. 饮食失调　饮食不节，如过食肥甘厚味或嗜好烟酒，以致脾胃损伤，运化失健，聚湿生痰，痰浊上犯心胸清旷之区，阻遏心阳，胸阳失展，气机不畅，心脉闭阻，发为胸痹。若痰浊久留，痰瘀交阻，亦成本病。

3. 情志失节　百病皆生于气，气滞则血脉痹阻不通，导致气滞者以情志失节为首要。如忧思伤脾，脾运失健，津液不布，遂聚为痰；郁怒伤肝，肝失疏泄，肝郁气滞，甚则气郁化火，灼津成痰。气滞痰浊，阻于脉络，可使血行失畅，导致气血瘀滞，呈痰瘀交阻，胸阳不运，心脉痹阻，不通则痛，而发胸痹。如清代沈金鳌在《杂病源流犀烛·心病源流》中所言："总之七情之由作心痛，七情失调可致气血耗逆，心脉失畅，痹阻不通而发心痛。"

4. 劳倦内伤　劳倦耗气，积劳伤阳，心肾阳微，鼓动无力，胸阳失展，阴寒内侵，血行涩滞，而发胸痹；或由于劳倦伤脾，脾虚转输失能，气血生化乏源，无以濡养心脉，拘急而痛。

5. 年迈体虚　本病多见于中老年人。《内经》中所谓"年过四十，阴气自半"，精血渐衰，心气亏乏。"心脉发于肾"，如肾阳虚衰，则不能鼓舞五脏之阳，可致心气不足或心阳不振，血脉失于温运，痹阻不畅，发为胸痹；肾阴亏虚，则不能濡养五脏之阴，水不涵木，又不能上济于心，因而心肝火旺，心阴耗伤，心脉失于濡养，而致胸痹；心阴不足，心火燔炽，下及肾水，又可进一步耗伤肾阴；心肾阳虚，阴寒痰饮乘于阳位，阻滞心脉。

胸痹的主要病机为心脉痹阻。病位在心，涉及肝、脾、肾等脏。如肝疏泄失职，气郁血滞；脾失健运，聚生痰浊；或气血乏源，肾阴亏损，心脉失荣，肾阳虚衰，君火失用，均可导致心脉痹阻，胸阳不振而发胸痹。病理性质为本虚标实，虚实夹杂。本虚有气虚、血虚、阴虚及阳虚；标实有血瘀、寒凝、痰浊、气滞，且可相兼为病，如气滞血瘀、寒凝气滞、痰瘀交阻等。

胸痹在形成与发展过程中，多是由标及本、由轻转剧。轻者多为胸阳不振，阴寒之邪上乘，阻滞气机，临床表现为胸中气塞、短气；重者则为痰瘀交阻，壅塞胸中，气机痹阻，临床表现为不得卧、心痛彻背。胸痹的发病则有缓作与急发之异。缓作者，渐进而为，日积月累，始则偶感心胸不舒，继而心瘾痛作，发作日频，甚则心胸后背牵引作痛；急作者，素无不舒之感，或许久不发，因感寒、劳倦、七情所伤等诱因而卒然心痛欲窒，或心胸卒然大痛，出现真心痛证候，甚则可"旦发夕死，夕发旦死"。

胸痹病机转化可由实致虚，亦可因虚致实。如痰踞心胸，病延日久，耗气伤阳，可导致心气不足或阴阳并损；或阴寒凝结，日久寒邪伤及阳气，可致心阳虚衰；或瘀阻脉络，瘀血不去，新血不生，日久可致心气心血亏虚，此为由实致虚。而心气不足，鼓动不力，易致气滞血瘀；或心肾阴虚，水亏火炎，炼液为痰；心阳虚衰，阳虚内寒，寒痰凝络，三者皆属因虚致实。

胸痹的预后取决于患者气血阴阳亏损之程度，以及治疗方法是否得当与及时。如患者气血阴阳无明显虚损、救治及时得当，特别是做到无病防病、有病早治、系统规范地治疗相关疾病与调整身体功能失调状态，如积极治疗高血压病、糖尿病、高脂血症可以减少胸痹的发生。患病之后积极治疗，加强预防真心痛发作的措施，病情可以得到有效控制，病情轻者可以治愈，一般可以带病延年。如失治、误治，或患者不遵医嘱，失于调摄，则病情进展较快，终将导致真心痛或喘脱的发生。

【诊断】

一、诊断要点

1. 临床特征 胸痹以胸部闷痛，甚则胸痛彻背、喘息不得卧为特征，疼痛性质可为胀痛、刺痛、绞痛、隐痛、灼痛等，常伴有心悸、气短、自汗等。一般持续时间短暂，轻者经休息或服药后可很快缓解，严重者可见疼痛剧烈、持续不解、汗出肢冷、面色苍白、唇甲青紫、心慌气短、脉律不齐等，甚至发生猝死。

2. 病史 多见于中年以上，常因操劳过度、抑郁恼怒或多饮暴食、感受寒冷而诱发，亦有无明显诱因或安静时发病者。

3. 相关检查 心电图应列为必备的常规检查，动态心电图、心脏超声、心电图运动负荷试验、心肌损伤标志物、冠状动脉造影术等，有助于诊断。

二、病证鉴别

1. 胸痹与悬饮 悬饮、胸痹均有胸痛，但胸痹为当胸闷痛，并可向左肩或左臂内侧等部位放射，常因受寒、饱餐、情绪激动、劳累而突然发作，历时短暂，休息或用药后得以缓解。悬饮为胸胁胀痛，持续不解，多伴有咳唾、转侧、呼吸时疼痛加重，肋间饱满，并有咳嗽、咳痰等肺系证候。

2. 胸痹与胃脘痛 心在脘上，脘在心下，故有胃脘当心而痛之称，以其部位相近。胸痹之不典型者，其疼痛可在胃脘部，极易混淆。胸痹以闷痛为主，为时极短，虽与饮食有关，但休息、服药常可缓解。胃脘痛与饮食相关，以胀痛为主，局部有压痛，持续时间较长，常伴有泛酸、嘈杂、嗳气、呃逆等胃部症状。

3. 胸痹与真心痛 真心痛乃胸痹的进一步发展，症见心痛剧烈，甚则持续不解，伴有汗出、肢冷、面白、唇紫、手足青至节、脉微或结代等急危重症表现。

【辨证论治】

一、辨证要点

1. 辨标本虚实　胸痹总属本虚标实之证，辨证首先辨别虚实，分清标本。本虚又应区别阴阳气血亏虚的不同，标实应区别气滞、痰浊、血瘀、寒凝的不同。根据主症或伴随症的特点辨析病理性质是很重要的方法。如闷痛为最常见的症状，其中闷重痛轻，兼见胸胁胀满、善太息、苔薄白、脉弦者，多属气滞；胸部闷痛，阴天加重，兼多唾痰涎、苔腻、脉弦滑者，多属痰浊；胸隐痛而闷，每因劳累而发，伴心慌气短乏力、舌淡胖嫩而边有齿痕、脉沉细或结代者，多属心气不足；胸部灼热疼痛，兼烦躁气粗、舌红苔黄、脉数有力者，多为邪热犯心；胸闷而灼痛阵发，兼痰稠、苔黄腻、脉弦数，为痰火犯心；胸部灼痛而见心悸眩晕、五心烦热、口干、盗汗、舌红少津、脉细数者，为心阴不足、阴虚内热；胸部疼痛如绞，遇寒则发，或得冷加剧，伴有畏寒肢冷、舌淡苔白、脉沉细，为寒凝心脉；心痛如绞而伴四肢厥冷、脉细欲绝、冷汗如油、舌淡暗、脉细微，为心阳暴脱之象；胸部刺痛而固定不移，痛有定处，夜间多发，舌紫暗或有瘀斑、瘀筋、脉涩或结代，为心脉瘀阻所致；胸部隐痛时作，缠绵不休，动则多发，伴口干、舌淡红而少苔、脉沉细而数，常为气阴两虚的表现。

2. 辨病情轻重　胸痹病情的轻重可通过分析患者疼痛持续时间、发作频率及缓解的快慢判断。一般疼痛持续时间短暂，瞬息即逝者多轻；持续时间长，反复发作者多重；若持续数小时甚至数日不休者常为重症或危候；疼痛遇劳发作，休息或服药后能缓解者为顺证；服药后难以缓解者常为危候。一般疼痛发作次数多少与病情轻重程度呈正比，但亦有发作次数不多而病情较重的情况，尤其在安静或睡眠时发作疼痛者病情较重，必须结合患者的临床表现，具体分析判断。

二、论治要点

本病病机为本虚标实、虚实夹杂，发作期以标实为主，缓解期以本虚为主，其治疗原则应先治其标，后治其本，先从祛邪入手，然后再予扶正，必要时可根据虚实标本的主次，兼顾同治。标实当泻，针对气滞、血瘀、寒凝、痰浊而疏理气机、活血化瘀、辛温通阳、泄浊豁痰，尤重活血通脉治法；本虚宜补，权衡心之阴阳气血不足，有无兼见肺、肝、脾、肾等脏之亏虚，补气温阳，滋阴益肾，纠正脏腑之偏衰，尤其重视补益心气。

三、分证论治

1. 心血瘀阻证

证候：心胸疼痛，如刺如绞，痛有定处，入夜为甚，甚则心痛彻背、背痛彻心，或痛引肩背，常伴有胸闷心悸，眩晕头痛，日久不愈，可因暴怒、劳累而加重，舌质紫暗、有瘀斑，苔薄，脉弦涩，或沉涩，或结代。

病机：血行瘀滞，胸阳痹阻，心脉不畅。

治法：活血化瘀，通脉止痛。

方药：血府逐瘀汤加减（当归、生地黄、桃仁、红花、枳壳、赤芍、柴胡、桔梗、川芎、牛膝、郁金、延胡索、瓜蒌壳、丝瓜络、甘草）。

本方祛瘀通脉、行气止痛，用于胸中瘀阻、血行不畅。若瘀血痹阻重症，胸痛剧烈者，加乳香、没药、降香、丹参等，以加强活血理气之功；若血瘀气滞并重，胸闷痛甚者，可加沉香、檀香、荜茇等，以理气止痛；若寒凝血瘀或阳虚血瘀，伴畏寒肢冷、脉沉细或沉迟者，加桂枝或肉桂、细辛、高良姜、薤白等，以温通散寒，或合用参附汤等益气温阳之品；若气虚血瘀，伴气短乏力、自汗、脉细弱或结代者，当益气活血，用人参养荣汤合桃红四物汤加减，重用人参、黄芪等益气祛瘀之品；若卒然心痛发作，可含化速效救心丸、麝香保心丸、复方丹参滴丸、速效心痛滴丸等活血化瘀、芳香止痛之品。

■ 课堂互动

> 患者阵发性胸骨后疼痛反复发作10余年，加重1周。患者诉患"冠心病"10余年，因工作不顺心，一直心情不好，胸闷胸痛反复发作。近1周来因生气而出现胸部刺痛，入夜明显，伴胸闷、心悸、睡眠差、大便不利。舌黯红、边有瘀点，苔薄白，脉沉弦而涩。
>
> 要求：诊断，病机，治法，方药。

2. 气滞心胸证

证候：心胸满闷，胀痛阵发，痛无定处，时欲太息，遇情志不遂时容易诱发或加重，或兼有脘腹胀满，得嗳气或矢气则舒，苔薄或薄腻，脉细弦。

病机：肝失疏泄，气机郁滞，心脉不和。

治法：疏肝理气，活血通络。

方药：柴胡疏肝散加减（柴胡、白芍、枳壳、陈皮、香附、川芎、延胡索、郁金、炙甘草）。

本方疏肝理气，适用于肝气郁滞，胸阳失展，血脉失和之胸胁疼痛。若胸闷心痛明显者，为气滞血瘀之象，可合用失笑散，以增强活血行瘀、散结止痛之作用；气郁日久化热，见心烦易怒、口干便秘、舌红苔黄、脉弦数者，用丹栀逍遥散，以疏肝清热；气滞兼见阴虚者，可选用佛手、香橼、合欢皮等理气而不伤阴之品；便秘严重者，加当归龙荟丸以泻郁火。

3. 痰浊闭阻证

证候：胸闷重而痛微，痰多气短，痛引肩背，肢体沉重，形体肥胖，遇阴雨天易发作或加重，伴有倦怠乏力、纳呆便溏、恶心、咳吐痰涎，舌体胖大且边有齿痕，苔浊腻或白滑，脉滑。

病机：痰浊盘踞，胸阳失展，气机痹阻，脉络阻滞。

治法：通阳泄浊，豁痰宣痹。

方药：瓜蒌薤白半夏汤合涤痰汤加减（瓜蒌、薤白、法半夏、白酒、制南星、陈皮、枳实、茯苓、人参、石菖蒲、竹茹、厚朴、白豆蔻、苍术、甘草、生姜）。

两方均能温通豁痰，前方偏于通阳行气，用于痰阻气滞之胸阳痹阻者；后方偏于健脾益气、豁痰开窍，用于脾虚失运之痰阻心窍者。若痰浊郁而化热，伴口苦便结、舌红苔黄者，可用黄连温胆汤加郁金，以清化痰热而理气活血；如痰热兼有郁火者，加海浮石、海蛤壳、黑山栀、天竺黄、竹沥，以化痰火之胶结；大便干结加桃仁、大黄。痰浊与瘀血往往同时并见，因此，通阳豁痰和活血化瘀法亦经常并用，但必须根据两者的偏重而有所侧重。

4. 寒凝心脉证

证候：卒然心痛如绞，心痛彻背，喘不得卧，多因气候骤冷或骤感风寒而发病或加重，伴形寒，甚则手足不温，冷汗自出，胸闷气短，心悸，面色苍白，苔薄白，脉沉紧或沉细。

病机：阴寒凝滞，气血痹阻，心阳不振。

治法：辛温散寒，宣通心阳。

方药：枳实薤白桂枝汤合当归四逆汤加减（枳实、薤白、厚朴、桂枝、瓜蒌、当归、桂枝、赤芍、细辛、甘草、通草、大枣）。

两方均能辛温散寒、助阳通脉。前方重在通阳理气，用于胸痹阴寒证；后方以温经散寒为主，用于血虚寒厥证。阴寒极盛之胸痹重症，表现为胸痛剧烈、痛无休止，伴身寒肢冷、气短喘息、脉沉紧或沉微者，予乌头赤石脂丸加荜茇、高良姜、细辛等，以温通散寒；若痛剧而四肢不温、冷汗自出，即刻舌下含化苏合香丸或麝香保心丸，以芳香化浊、理气温通开窍。

5. 气阴两虚证

证候：心胸隐痛，时作时休，心悸气短，动则益甚，伴倦怠乏力、声息低微、面色㿠白、易汗出，舌质淡红，舌体胖且边有齿痕，苔薄白，脉虚细缓或结代。

病机：心气不足，阴血亏耗，血行瘀滞。

治法：益气养阴，活血通脉。

方药：生脉散合人参养荣汤加减（人参、麦冬、五味子、熟地黄、当归、白芍、白术、茯苓、黄芪、陈皮、桂心、炒远志、炙甘草）。

前方长于益心气、敛心阴，后方专于补气养血、宁心安神。兼有气滞血瘀者，加川芎、郁金，以行气活血；兼见痰浊之象者，加茯苓、白术、白蔻仁，以健脾化痰；兼见纳呆、失眠等心脾两虚者，加茯苓、茯神、远志、半夏曲、柏子仁、酸枣仁，以收敛心气、养心安神。

6. 心肾阴虚证

证候：胸闷灼痛，时作时止，心悸盗汗，虚烦不寐，腰膝酸软，头晕目眩，口干便秘，舌红少津，苔薄或剥，脉细数或促代。

病机：水不济火，虚热内灼，心失所养，血脉不畅。

治法：滋阴益肾，养心和络。

方药：天王补心丹合炙甘草汤加减（人参、玄参、丹参、茯苓、五味子、远志、桔梗、当归、天冬、麦冬、柏子仁、酸枣仁、生地黄、朱砂、炙甘草、桂枝、生姜、阿胶、火麻仁、大枣）。

两方均为滋阴养心之剂。前方以养心安神为主，后方以养阴复脉见长。阴不敛阳，虚火内扰心神，见虚烦不寐、舌尖红少津者，可合用酸枣仁汤，以清热除烦、养血安神；若兼见风阳上扰，加用珍珠母、灵磁石、石决明、琥珀等重镇潜阳之品，若不效，再予黄连阿胶汤以滋阴清火、宁心安神；若心肾阴虚，兼见头晕目眩、腰膝酸软、遗精盗汗、心悸不宁、口咽干燥者，用左归饮以滋阴补肾。

7. 心肾阳虚证

证候：胸闷而痛，心悸气短，遇寒加重，自汗乏力，面色㿠白，神倦怯寒，四肢欠温，腰酸，重者胸痛彻背，四肢厥冷，动则气喘，不能平卧，面浮肢肿，唇舌紫暗，舌质淡胖、边有齿痕，苔白或腻，脉沉细迟，或结代，或微细欲绝。

病机：阳气虚衰，胸阳不振，气机痹阻，血行瘀滞。

治法：温补阳气，振奋心阳。

方药：参附汤合右归饮（人参、制附子、生姜、熟地黄、山药、枸杞子、山萸肉、肉桂、杜仲、大枣、甘草）。

两方均能补益阳气，前方大补元气、温补心阳，后方温肾助阳、补益精气。伴有寒凝血瘀标实症状者适当兼顾。若肾阳虚衰，不能制水，水饮上凌心肺，症见水肿、喘促、心悸，用参附汤合真武汤加黄芪、汉防己、猪苓、车前子、桂枝，以温阳化水、平冲降逆；若阳虚欲脱厥逆者，用四逆加人参汤，以温阳益气、回阳救逆，或参附注射液40mL 加入 5% 葡萄糖注射液 250mL 中静脉点滴，可增强疗效。

【专方验方】

1. 益心汤　党参、丹参、黄芪各 15g，葛根、赤芍、川芎各 9g，决明子 30g，石菖蒲 4.5g，降香 3g。本方益气养血、活血通络，用于气虚血瘀型胸痹。（《上海中医药杂志》2006 年第 10 期）

2. 变通血府逐瘀汤　当归尾 9g，川芎 9g，桂心 9g，瓜蒌 18g，薤白 12g，桔梗 6g，枳壳 6g，红花 9g，桃仁 9g，怀牛膝 18g，柴胡 9g。本方活血祛瘀、宣通心阳，用于心血瘀阻型胸痹。（《中国中西医结合杂志》2012 年第 7 期）

3. 芪葛基本方　黄芪 30～50g，制首乌 20～30g，丹参 20～30g，葛根 20～30g，川芎 15～20g。本方益气补虚、活血化瘀，用于气虚血瘀型胸痹。（《中国中医急症》2012 年第 8 期）

【中成药】

胸痹急性发作，可用速效救心丸、麝香保心丸、速效心痛滴丸；气滞血瘀型胸痹，可用地奥心血康胶囊、复方丹参滴丸、血栓心脉宁胶囊、心可舒片；气虚痰瘀型胸痹，可用心通口服液、通心络胶囊。

【简便疗法】

1. **贴敷疗法** 将人参、黄芪、桂枝、肉桂、淫羊藿、枳实、瓜蒌、薤白、水蛭、全蝎、降香、桃仁、红花、川芎、延胡索、冰片等药物，研成细末，加蜜制成膏状，每次 4g，将药膏敷贴于膻中、内关、心俞、虚里等处，每日换药 1 次。本法补气温阳、化痰通络，用于各型胸痹。(《湖南中医杂志》2010 年第 5 期)

2. **针灸疗法** 取心俞、厥阴俞、膻中、内关等穴位留针，剪取长 2cm 左右的艾条，将其插在针柄上，点燃施灸，共施 3 壮，留针 30 分钟。本法温阳散寒、活血化瘀，用于寒凝血瘀型胸痹。(《针灸临床杂志》2010 年第 1 期)

3. **穴位注射疗法** 选取心俞、足三里、丰隆穴，抽取黄芪注射液或丹参注射液 2 ~ 4mL，缓慢注入双侧穴位，每周 3 次，10 次为 1 个疗程，连续注射 2 ~ 3 个疗程。本法补气活血通络，用于气虚血瘀型胸痹。(《上海针灸杂志》2011 年第 3 期)

【预防调护】

1. **注意调摄精神，避免情绪波动** 《灵枢·口问》云："心者，五脏六腑之大主也……故悲哀愁忧则心动。"防治本病必须高度重视精神调摄，避免过于激动或喜怒忧思无度，保持心情平静愉快。

2. **注意生活起居，寒温适宜** 本病的诱发或发生与气候异常变化有关，故要避免寒冷，居处除保持安静、通风，还要注意寒温适宜。

3. **注意饮食调节** 饮食宜清淡低盐，食勿过饱；多吃水果及富含纤维素食物；保持大便通畅。另外，烟酒等刺激之品，有碍脏腑功能，应该禁止。

4. **注意劳逸结合，坚持适当活动** 发作期患者应立即卧床休息，缓解期要注意适当休息，保证充足的睡眠，坚持力所能及的活动，做到动中有静，强调"动而中节"。

【小结】

胸痹的临床特征为胸部闷痛，甚则胸痛彻背，短气，喘息，不得安卧。病因与寒邪内侵、饮食失调、情志失节、劳倦内伤、年迈体虚等有关。基本病机为心脉痹阻。病位在心，发病与肝、脾、肾均有关。病理性质总属于本虚标实，发作期以标实为主，缓解期以本虚为主，本虚为阴阳气血的亏虚，标实为瘀血、寒凝、痰浊、气滞交互为患。辨证当分清标本虚实，以补其不足、泻其有余为原则：实证宜用活血化瘀、辛温散寒、泄浊豁痰、宣通心阳等法；虚证宜以补养扶正为主，用益气通脉、滋阴益肾、益气温阳等法。但临证所见，多虚实夹杂，故必须严密观察病情，灵活掌握，辨证论治，按虚实主次缓急而兼顾同治，并配合运用有效的中成药，可取得较好的效果。

【证治汇补】

1. **治疗以通为补，通补结合** 胸痹为本虚标实之病证，治疗应通补结合。"通"法包括活血通络、理气通阳、芳香温通、化痰泄浊，如血府逐瘀汤、丹参饮、瓜蒌薤白半夏汤、枳实薤白桂枝汤、苏合香丸、速效救心丸等。"补"法包括补气养血、温补肾阳、滋补肾阴等，如八珍汤、当归补血汤、右归丸、左归丸等。"补"法针对本虚，虽名为"补"，实亦为通。

2. 恰当运用活血化瘀法 瘀血是胸痹的重要病理因素，其形成与寒凝、气滞、痰浊、正虚等密切相关。临床治疗应注意在活血化瘀中配伍理气、化痰、益气、养阴之品，以加强祛瘀疗效。活血化瘀药物主要选用养血活血之品，如丹参、当归、赤芍、桃仁、红花、郁金、三七、鸡血藤、川芎、益母草、牛膝、泽兰、毛冬青等。破血活血之品，如乳香、没药、三棱、莪术、水蛭、苏木等，虽有止痛作用，但易伤及正气，应慎用，不可久用、多用。同时应密切观察有无出血倾向，一旦发现，立即停用，并及时对症处理。

3. 芳香温通药的应用 寒邪内侵是胸痹发作的重要病因之一，临证常采用芳香温通类中药，其气味芳香，性善走窜，既能通脉开痹，又能迅速止痛。如桂心、干姜、吴茱萸、麝香、细辛、蜀椒、苏合香油等。实验研究证实，芳香温通类药物大多含有挥发油，可解除冠脉痉挛，增加冠脉血流量，减少心肌耗氧量，改善心肌供血，同时对血液流变学、心肌收缩力均有良好的影响。

【医案选读】

华某，工作中突然发生心前区紧束感，随之心绞痛发作数次，伴呼吸困难而入某院。经心电图检查，诊断为急性前间壁心肌梗死。经中西医结合抢救，8天来病情不稳定，谷草转氨酶300IU/L且持续不降，心电图ST段始终抬高，血压90/60mmHg，病势未脱离危险。诊见患者神志清晰，心前区憋闷，气短，口干喜饮，口唇破，五心烦热，食欲不振，睡眠不佳。舌质暗红，光净无苔，脉象沉涩。辨证为气阴两伤、络脉痹阻。治宜益心气滋阴、通络化瘀。

红参15g，寸冬15g，五味子15g，生地黄25g，玄参15g，丹参20g，牡丹皮15g，生麦芽20g。

二诊：服前方12剂，症状明显好转，心前区舒畅，五心烦热减轻，睡眠转佳，食欲增进。舌质转红，仍光净无苔，口渴喜饮，脉象沉、涩消失。心电图示：陈旧性前间壁心肌梗死。气阴复，络脉通，仍以前方加减。

红参15g，寸冬15g，生地黄15g，玄参20g，五味子15g，丹参20g，牡丹皮15g，天花粉15g，沙参20g，甘草10g。

三诊：上方服10剂，口渴消失，睡眠好，食欲增进，全身较前有力。舌红润薄苔，脉沉。继以益气养心之剂善后。前方减天花粉、玄参，加柏子仁15g，远志15g。药后病情稳定出院。

按： 本例急性前间壁心肌梗死，经中西医结合抢救8天，未脱险境。中医以其伴有口干喜饮、口唇破、五心烦热、舌暗红光净无苔、脉沉涩，辨证为气阴两伤、络脉痹阻之证。气阴虚为本，络脉阻为标。阴虚则营血不能润养，气虚则无力推动营血运行。心之络脉阻滞，不通则痛，故见胸痹心痛。以益气滋阴、通络化瘀治疗，用药后除症状明显好转外，心电图 ST 段抬高转为正常，谷草转氨酶下降至正常值，病情倾向稳定，最后缓解出院。

（《中国现代名中医医案精华·张琪医案》）

附：真心痛

真心痛是胸痹进一步发展的严重病证，其特点为剧烈而持久的胸骨后疼痛，伴心悸、水肿、肢冷、喘促、汗出、面色苍白等症状，甚至危及生命。如《灵枢·厥病》谓："真心痛，手足青至节，心痛甚，旦发夕死，夕发旦死。"

真心痛的病因病机和"胸痹"相似，与年老体衰、七情内伤、过食肥甘或劳倦伤脾等因素有关。其发病基础是本虚，标实是发病条件。如寒凝气滞，血瘀痰浊，闭阻心脉，心脉不通，出现心胸疼痛（胸痹），严重者部分心脉突然闭塞，气血运行中断，可见心胸卒然大痛，而发为真心痛。若心气不足，运血无力，心脉瘀阻，心血亏虚，气血运行不利，可见心动悸、脉结代；若心肾阳虚，水邪泛滥，水饮凌心射肺，可出现心悸、水肿、喘促，或亡阳厥脱、亡阴厥脱，或阴阳俱脱，最后导致阴阳离决。总之，本病其位在心，其本在肾，总的病机为本虚标实，而在急性期则以标实为主。

胸痛是真心痛最早出现、最为突出的症状，其疼痛剧烈难以忍受，且范围广泛，持续时间长久，患者常有恐惧、濒死感。因此，在发作期必须选用有速效止痛作用之药物，以迅速缓解胸痛症状。如应用宽胸气雾剂口腔喷雾给药，或舌下含化复方丹参滴丸，或速效救心丸，或麝香保心丸，缓解疼痛；并合理护理，如卧床休息、低流量给氧、保持情绪稳定、大便通畅等。持续心电监护，定期行心电图检查及测定心肌损害生化标志物。疼痛缓解后予以辨证施治，常以补气活血、温阳通脉为法，可与胸痹辨证互参。

1. 气虚血瘀证

证候：心胸刺痛，胸部闷窒，动则加重，休息后难以缓解，伴短气乏力、汗出心悸，舌体胖大、边有齿痕，舌质黯淡或有瘀点、瘀斑，舌苔薄白，脉弦细无力。

治法：益气活血，通脉止痛。

方药：保元汤合血府逐瘀汤加减。

2. 寒凝心脉证

证候：胸痛彻背，胸闷气短，心悸不宁，神疲乏力，形寒肢冷，舌质淡黯，舌苔白腻，脉沉无力，迟缓或结代。

治法：温补心阳，散寒通脉。

方药：当归四逆汤加味。

3. 痰浊瘀阻证

证候：突发胸痛，胸闷如窒，汗出肢冷，甚则晕厥，恶心呕吐，或肢体肥胖，素嗜肥甘厚味，舌红、边有瘀点，舌苔厚腻，脉滑数。

治法：化痰泄浊，活血通络

方药：瓜蒌薤白半夏汤合丹参饮。

4. 正虚阳脱证

证候：心胸绞痛，胸中憋闷或有窒息感，喘促不宁，心慌，面色苍白，大汗淋漓，烦躁不安或表情淡漠，重则神识昏迷，四肢厥冷，口开目合，手撒尿遗，脉疾数无力，或脉微欲绝。

治法：回阳救逆，益气固脱。

方药：四逆加人参汤加减。阴竭阳亡，合生脉散。

真心痛系由心脉阻塞所致，由于阻塞部位和程度的不同，表现出不同的临床症状。除上述辨证施治外，尚可行辨病治疗，可选用丹参注射液、血栓通、川芎嗪等活血中药，具有一定程度的抗凝和溶栓作用，并可扩张冠状动脉。

真心痛为心系病证之危急重症，救治要刻不容缓，需采取积极有效的抢救治疗和监护措施，特别是掌握辨识病情之顺逆。①如疼痛不缓解或加重者，病情较重或进展；如疼痛逐渐缓解者，病情好转。②如病程中出现躁动不安者，病情重，预后差；如不烦不躁者，预后佳。③舌苔由薄变为厚腻，颜色由浅变深者，病情进展，多属逆证；舌苔由厚腻变薄，颜色由深变浅者，病情好转，多属顺证。④如无心悸、心衰、心阳暴脱并病出现者，病情轻，预后好；如出现心悸、心衰、心阳暴脱并病，表明病情危重，预后较差。

复习思考题

一、问答题

1. 胸痹的病理因素和病理性质是什么？

2. 胸痹与真心痛如何鉴别？

3. 试述胸痹血瘀、气滞、寒凝、痰浊各证型的主症、治法和方药。

二、选择题

[**A1** 型题]

下列哪项不是胸痹标实的主要病理因素（　　）

　　A. 血瘀　　　　　B. 痰浊　　　　　C. 寒凝　　　　　D. 水湿　　　　　E. 气滞

[**A2** 型题]

刘某，女，46 岁，平素性格忧郁，且有"高血压病"病史。某日与邻居发生口角后即自觉心痛阵发，脘腹胀闷，嗳气频作，苔薄，脉细弦。本病治疗主方宜选用（　　）

　　A. 柴胡疏肝散　　　　　　　B. 丹栀逍遥散

　　C. 当归四逆汤　　　　　　　D. 瓜蒌薤白半夏汤

　　E. 甘麦大枣汤

[**B1** 型题]

　　A. 心胸绞痛，得寒加重　　　　B. 心痛剧烈，如刺如绞

　　C. 心胸隐痛，时作时止　　　　D. 心胸灼痛，时作时止

E. 胸闷如窒，肢体沉重

1. 寒凝心脉型胸痹的特点是（　　）

2. 心血瘀阻型胸痹的特点是（　　）

第三节　不　寐

学习要点

1. 不寐的概念。

2. 不寐的病因病机要点。

3. 不寐的诊断与病证鉴别。

4. 不寐的辨证论治及预防调护要点。

5. 不寐各证型的证治要点。

不寐又称失眠，是由于心神失养或心神不安，导致经常不能获得正常睡眠为特征的病证。其主要表现为睡眠时间、深度的不足及眠后不能消除疲劳，轻者入睡困难，或寐而不酣，时寐时醒，或醒后不能再寐，重则彻夜不寐。

《内经》称不寐为"不得卧""目不瞑"，认为是邪气客于脏腑，卫气行于阳而不能入阴所致。《素问·逆调论》记载有"胃不和则卧不安"。《难经》最早提出"不寐"这一病名，《难经·四十六难》认为老人不寐的病机为"血气衰，肌肉不滑，荣卫之道涩，故昼日不能精，夜不得寐也"。汉代张仲景《伤寒论》及《金匮要略》中将其病因分为外感和内伤两类，提出"虚劳虚烦不得眠"的论述，记载了用黄连阿胶汤及酸枣仁汤治疗失眠，至今临床仍有应用价值。明代徐春甫的《古今医统大全·不得卧》较详细地分析了失眠的病因病机，并对其临床表现及治疗原则作了较为详细的论述。明代张景岳在《景岳全书·杂证谟·不寐》中将不寐病机概括为有邪、无邪两种类型："不寐证虽病有不一，然唯知邪正二字则尽之矣。盖寐本乎阴，神其主也，神安则寐，神不安则不寐。其所以不安者，一由邪气之扰，一由营气不足耳。有邪者多实证，无邪者皆虚证。"在治疗上则提出："有邪而不寐者，去其邪而神自安也。"明代李中梓在《医宗必读·不得卧》将失眠原因概括为"一曰气盛，一曰阴虚，一曰痰滞，一曰水停，一曰胃不和"5个方面。明代戴元礼《证治要诀·虚损门》又提出"年高人阳衰不寐"之论。清代冯兆张《冯氏锦囊·卷十二》亦提出"壮年人肾阴强盛，则睡沉熟而长，老年人阴气衰弱，则睡轻微易知"，说明不寐的病因与肾阴盛衰及阳虚有关。

西医学中睡眠障碍以入睡困难、易醒为临床表现的疾病，如心理生理性失眠、主观性失眠、特发性失眠和不安腿综合征；还有导致睡眠障碍的疾病，如阻塞性睡眠呼吸暂停综合征、周期性肢体运动障碍等，以及内分泌失调、抑郁症、焦虑症、更年期综合征、神经官能症、贫血、老年动脉硬化等以失眠为主要临床表现时，可参考本节内容辨证论治。

【病因病机】

生理情况下，人之寤寐，由心神控制，营卫阴阳的正常运行是心神调节睡眠的基础。若饮食不节、情志失常、劳倦、思虑过度及病后、年迈体虚等因素，均可导致心神不安，阴阳失调，阳不入阴，发为本病。

1. 情志失常　情志不遂，肝气郁结，肝郁化火，邪火扰动心神，心神不安而不寐；或由五志过极，心火内炽，心神被扰而不寐；喜笑无度，心神激动，神魂不安而不寐；或由思虑太过，损伤心脾，心血暗耗，神不守舍，或脾虚生化乏源，营血亏虚，不能奉养心神而致不寐。正如《类证治裁·不寐》所说："思虑伤脾，脾血亏损，经年不寐。"

2. 饮食不节　暴饮暴食，宿食停滞，壅遏于中，胃气失和而卧寐不安，此即"胃不和则卧不安"之意；或由过食肥甘厚味，酿生痰热，扰动心神而不眠；或由饮食不节，脾胃受伤，脾失健运，气血生化乏源，心血不足，心失所养而失眠。

3. 禀赋不足　素体阴虚，复因房劳过度，肾阴耗伤，不能上奉于心，心火独亢；或肝肾阴虚，肝阳偏亢，火盛神动，心肾失交而神志不宁。如《景岳全书·杂证谟·不寐》所说："真阴精血不足，阴阳不交，而神有不安其室耳。"亦有因心虚胆怯、暴受惊恐、神魂不安，以致夜不能寐或寐而不酣，如《杂病源流犀烛·不寐多寐源流》所说："有心胆惧怯，触事易惊，梦多不祥，虚烦不寐者。"

4. 病后、年迈　久病血虚、产后失血、年迈血少等，引起心血不足，心失所养，心神不安而不寐。正如《景岳全书·杂证谟·不寐》所说："无邪而不寐者，必营气之不足也，营主血，血虚则无以养心，心虚则神不守舍。"

综上所述，不寐的基本病机为阴阳失交、心神不安。若情志所伤、饮食失节、劳逸失调、久病体虚可致脏腑功能紊乱，气血失和，阴阳失调，阴虚不能纳阳，或阳虚不得入于阴，不能由动转静而致不寐。病位在心，与肝（胆）、脾（胃）、肾密切相关。心主神明，神安则寐，神不安则不寐。脾胃为后天之本、气血生化之源，脾胃健则水谷之精微充，气血充足，神得所养；脾胃虚弱，运化失职，则气血不足，神失所养，心神不安。暴饮暴食，食积胃脘，胃气不和，也致失眠。肝郁化火，心神被扰，或心虚胆怯，神魂不安，均可致不寐。肾阴亏虚，水火不济，心肾不交，君相火旺，心神不安则不寐。病理性质有实证，如肝火、心火，痰热、饮食积滞、胃气不和；有虚证，如血虚而心失所养；有本虚标实，如阴虚火旺致虚火扰神及瘀血阻络致心失所养。

不寐的预后，一般较好，但因病情不一，预后也各异。病程短、病情单纯者，治疗收效较快；病程较长、病情复杂者，治疗难以速效。且病因不除或治疗不当，易产生情志病变，使病情更加复杂，治疗难度增加。

【诊断】

一、诊断要点

1. 临床特征　轻者入睡困难，或睡而易醒，或睡而不实，或时寐时醒，重者彻夜难眠，症状持续 3 周以上。常伴头痛、头昏、心悸、健忘、神疲乏力、心神不宁、多梦等症。

2. 病史　常有饮食不节、情志失常、劳倦、思虑过度、病后、体虚等病史。

3. 相关检查　实验室检查未发现有妨碍睡眠的其他器质性病变。

二、病证鉴别

1. 不寐与一时性失眠　一时性情志影响或生活环境改变引起的暂时性失眠，随着情志和环境的调整，可以恢复正常睡眠。

2. 不寐与老年期少寐　老年期少寐多属生理状态，特点为少寐早醒，无明显其他不适感。

3. 不寐与继发于其他疾病之不寐　他病痛苦引起的不寐，如疼痛、咳喘等，乃因疾病之苦而致；而不寐则以失眠为主要症状，各系统和实验室检查无异常改变。

【辨证论治】

一、辨证要点

1. 辨虚实　不寐虚证，多属阴血不足，心失所养，临床特点为体质瘦弱、面色无华、神疲懒言、心悸健忘，多因脾失运化、肝失藏血、肾失藏精所致。实证为火盛扰心，临床特点为心烦易怒、口苦咽干、便秘溲赤，多因心火亢盛或肝郁化火、痰火扰心所致。

2. 辨脏腑　急躁易怒而失眠，多为肝火内扰；遇事易惊、多梦易醒，多为心胆气虚；面色少华、肢倦神疲而失眠，多为脾虚不运，心神失养；嗳腐吞酸、脘腹胀满而失眠，多为胃腑宿食，心神被扰；胸闷、头重目眩，多为痰热内扰心神；心烦心悸、头晕健忘而失眠，多为阴虚火旺、心肾不交、心神不安等。

二、论治要点

本病治疗当以补虚泻实、调整阴阳为原则，同时佐以安神之品。实证泻其有余，如疏肝泻火、清火化痰、消导和中；虚证补之不足，如益气养血、健运脾胃、滋补肝肾；虚实夹杂者，先去其实，后补其虚，或补泻兼顾。

三、分证论治

1. 肝火扰心证
证候：不寐多梦，甚则彻夜不眠，性情急躁易怒，伴头晕头胀、目赤耳鸣、口干口苦、便秘尿赤、不思饮食，舌红苔黄，脉弦而数。
病机：肝郁化火，上扰心神。
治法：疏肝泻火，镇心安神。
方药：龙胆泻肝汤加减（龙胆草、黄芩、栀子、木通、泽泻、车前子、柴胡、生地黄、当归、生龙骨、生牡蛎、磁石、朱砂、甘草）。

本方有泻肝胆实火、清肝胆湿热之功。若胸闷胁胀、善太息，加香附、郁金、佛手、绿萼梅舒肝解郁；头晕目眩、头痛如裂、不寐躁怒、大便秘结，可用当归龙荟丸通腑泄热。

2. 痰热扰心证

证候：心烦不寐，胸闷脘痞，泛恶嗳气，口苦，厌食吞酸，头重目眩，舌偏红，苔黄腻，脉滑数。

病机：湿食生痰，郁痰生热，扰动心神。

治法：清化痰热，和中安神。

方药：黄连温胆汤加减（法半夏、陈皮、茯苓、枳实、黄连、竹茹、龙齿、珍珠母、磁石、远志、石菖蒲、夜交藤、炒枣仁、甘草、大枣）。

本方清心降火、化痰安中。若痰热内盛可加栀子、瓜蒌、胆南星、贝母清化痰热；饮食停滞，胃中不和，见嗳腐吞酸、脘腹胀痛可加神曲、山楂、莱菔子，或用保和丸以消导和中；腑实热结，可加大黄、芒硝泄热通腑；不寐伴胸闷嗳气、脘腹胀满、大便不爽、苔腻脉滑，加半夏秫米汤和胃健脾、交通阴阳。

3. 心脾两虚证

证候：不易入睡，多梦易醒，心悸健忘，头晕目眩，神疲食少，四肢倦怠，腹胀便溏，面色少华，舌淡苔薄，脉细无力。

病机：脾虚血亏，心神失养，神不守舍。

治法：补益心脾，养血安神。

方药：归脾汤加减（党参、白术、当归、黄芪、远志、炒枣仁、茯神、龙眼肉、木香、夜交藤、合欢皮、乌梅、生姜、大枣、甘草）。

本方功能益气补血、健脾养心。心血不足较甚者，加熟地黄、白芍、阿胶以养心血；失眠较著者，加五味子、柏子仁等以养心安神，或加生龙骨、生牡蛎、磁石以重镇安神；兼见脘闷、纳呆、苔腻，加苍术、半夏、陈皮、茯苓、厚朴燥湿健脾、理气化痰。若产后虚烦不寐，或老年人夜寐早醒而无虚烦之症者，多属气血不足，亦可用本方治疗。若气血亏虚较甚者，可用人参养荣汤加减治疗。

4. 心肾不交证

证候：心烦不眠，入睡困难，心悸多梦，头晕，耳鸣，健忘，腰膝酸软，潮热盗汗，五心烦热，咽干少津，男子遗精，女子月经不调，舌红少苔，脉细数。

病机：肾水亏虚，不能上济于心，心火炽盛，不能下交于肾。

治法：滋阴降火，交通心肾。

方药：六味地黄丸合交泰丸加减（熟地黄、山药、山萸肉、茯苓、泽泻、牡丹皮、黄连、肉桂）。

前方以滋补肾阴为主，后方清心泻火、引火归原。若心火偏亢者，改用朱砂安神丸；心阴不足为主者，选用天王补心丹以滋阴补血、养心安神；如心烦不寐、彻夜不眠者，加朱砂（研末，每次0.6g，吞服）、磁石、龙齿以重镇安神；阴虚火旺，遗精频作者，加黄柏、金樱子、石莲子；盗汗加麻黄根、浮小麦、煅龙骨、煅牡蛎；病在少阴而心肾不交，见心烦不寐者，选用黄连阿胶汤。

课堂互动

　　某男，近两年因工作压力较大，经常晚上失眠，入睡困难，或入睡后片刻即醒，醒后心悸心烦，不能再入睡，伴头晕健忘、腰酸耳鸣、手足心热、口干咽燥，舌质红，脉细数。
　　要求：诊断，病机，治法，方药。

　　5. 心胆气虚证
　　证候：虚烦不寐，多梦易醒，触事易惊，终日惕惕，胆怯心悸，气短自汗，倦怠乏力，舌淡，脉弦细。
　　病机：心胆气虚，心神失养，神魂不安。
　　治法：益气镇惊，安神定志。
　　方药：安神定志丸合酸枣仁汤加减（酸枣仁、知母、川芎、茯苓、人参、茯神、远志、龙齿、石菖蒲、夜交藤、甘草）。
　　前方偏于益气镇惊安神，后方偏于养血清热除烦。若胸闷、善太息、纳呆腹胀者，加柴胡、陈皮、山药、白术疏肝健脾；心悸甚、惊悸不安者，加生龙骨、生牡蛎、朱砂、珍珠母镇心安神。肝血虚而惊悸汗出者，重用人参，加白芍、当归、黄芪以补养肝血。

　　【专方验方】

　　1. 健脑丸　红参须9g，蜜制黄芪12g，淡水龟甲（打碎先煎）12g，麦冬12g，益智仁12g，石菖蒲（后下）15g，北五味子10g，甘松15g，远志6g，当归8g。日1剂，水煎服。（《新中医》1994年第1期）。
　　2. 从肝肾论治方　法半夏10g，夏枯草10g，生地黄、白芍、女贞子、旱莲草、丹参、合欢皮各15g，生牡蛎、夜交藤各30g，肝郁加甘菊花、白蒺藜，心肾不交加黄连、肉桂，睡前1小时服头煎，夜间醒后服二煎，夜间不醒者，次日早晨服二煎。治疗顽固性失眠。（《广西中医药》1990年第6期）

　　【中成药】

　　天王补心丹、养血安神片，用于阴虚血亏的失眠；归脾丸、柏子养心丸，用于心脾两虚的失眠；健脑补肾丸，用于肾虚的失眠；安神补脑液，用于肾精不足、气血两亏的失眠。

　　【简便疗法】

　　1. 饮食疗法　可食酸枣仁粥：炒酸枣仁20g，牡蛎30g，龙骨30g，粳米100g。先以 3 碗水煎煮酸枣仁、牡蛎、龙骨，过滤取汁备用，粳米加水煮粥，待半熟时加入药汁再煮至粥稠，代早餐食。适用于心脾两虚之不寐。（王永炎、严世芸《实用中医内科学》）

2. 推拿疗法　通过手法刺激，活气血、安心神，配合穴位按摩，疗效好，无不良反应。推拿手法有拇指分推前额部，交替推印堂至百会，多指梳推头部督脉、膀胱经等，缓慢操作 3~5 次，重点按神庭、本神、四神聪、百会等，最后双手多指分开，用指端快速叩击、抓摩头皮 4~5 分钟。每次按摩 25 分钟，每日 1 次，10 次为 1 个疗程。（刘泰《中西医结合睡眠障碍诊疗学》）

【预防调护】

1. 重视精神调摄和讲究睡眠卫生　积极进行心理调整，克服过度紧张、兴奋、焦虑、抑郁、惊恐、愤怒等不良情绪，做到喜怒有节，保持精神舒畅，尽量以放松、顺其自然的心态对待失眠。

2. 注意睡眠卫生　①建立有规律的作息制度，从事适当的体力活动或体育锻炼，增强体质，持之以恒，促进身心健康。②养成良好的睡眠习惯，晚餐要清淡，不宜过饱，更忌浓茶、咖啡及吸烟。睡前避免从事紧张和兴奋的活动，养成定时就寝的习惯。③注意睡眠环境的安宁，床铺要舒适，卧室光线要柔和，并减少噪声，祛除各种影响睡眠的外在因素。

3. 体育锻炼，增强体质　运动量不宜过大，过度疲劳反而影响睡眠。太极拳是一种具有预防、康复、养生和医疗功能的运动拳术，能改善失眠状态。

【小结】

不寐多为情志所伤、久病体虚、饮食不节、劳逸失度等引起阴阳失调，阳不入阴而发病。病位主要在心，涉及肝、胆、脾、胃、肾。病性有虚实之分，且虚多实少。其实证者，多因心火偏亢、肝郁化火、痰热内扰、胃气失和，引起心神不安所致，治当清心降火、清肝泻火、清化痰热、和中导滞，佐以安神宁心，常用朱砂安神丸、龙胆泻肝汤、黄连温胆汤、保和丸等；其虚证者，多由阴虚火旺、心脾两虚、心胆气虚引起心神失养所致，治当滋阴降火、补益心脾、益气镇惊，佐以养心安神，常用六味地黄丸合黄连阿胶汤、归脾汤、安神定志丸合酸枣仁汤等。

【证治汇补】

1. 注意调整脏腑气血阴阳的平衡　如补益心脾，应佐以少量醒脾运脾药，以防碍脾；交通心肾，用引火归原的肉桂，其量宜轻；益气镇惊，常需健脾，慎用滋阴之剂；疏肝泻火，注意养血柔肝，以体现"体阴用阳"之意。"补其不足，泻其有余，调其虚实"，使气血调和、阴平阳秘。

2. 在辨证基础上给予安神之品　安神的方法有养血安神、清心安神、育阴安神、益气安神、镇惊安神、安神定志等，可随证选用。

3. 顽固性失眠者，可从肝论治　久郁伤神者，疏肝解郁、调气畅血；肝火扰神者，滋阴润燥、清热平肝；胆气失和者，补气益胆、化痰宁心；肝血不足者，滋阴养血、柔肝安神。此外，长期失眠夹瘀者，可用活血化瘀法治疗。

4. 注重精神治疗　不寐与情志因素关系密切，精神治疗具有特殊的作用。针对患者的具体情况、心理状态，选择适合患者的心理治疗方法。

【医案选读】

蒋某，女，45 岁，初诊：1995 年 12 月 29 日。

现病史：反复失眠史两余年，时好时差，近两个月来，因工作较忙，精神压力较重，致失眠明显加重，卧床难寐，一夜睡 2～3 小时，噩梦纷纭，常在睡梦中见到已故的亲人，若出差在外则几乎每晚通宵不眠。平时神疲乏力，腰脊酸软，说话时间稍长即有头晕胀痛感，有时出现幻觉、幻听，口干，大便如常。苔脉：苔薄微黄，舌暗红，脉细。诊断：中医：不寐（肝郁化火）；西医：失眠症（起始型）。辨证：肝郁化火。治则：平肝解郁，滋阴降火。方药：自拟方。

淮小麦 30g，甘草 10g，大枣 7 枚，炒柴胡 10g，生龙骨、牡蛎各 30g（先煎），郁金 15g，菖蒲 10g，麦冬 15g，五味子 10g，百合 30g，焦山栀 15g，川黄连 6g，赤芍、白芍各 15g，夜交藤 30g，合欢皮 30g，远志肉 10g，酸枣仁 30g，朱灯心 3g。7 帖。891 安神合剂 20mL×30 支，上午服 1 支，晚上睡前半小时服 2 支。金萱冲剂 2 盒，每天 2 次，每次 1 包冲服。

医嘱：注意减轻工作压力，晚上入睡时间不宜太晚，睡前勿饮浓茶或兴奋型饮料。

二诊：睡眠渐有好转，一夜睡 3～4 小时，仍梦多，入眠时间较长，腰脊酸软减轻，口干略减，大便日行一次。苔薄微黄，舌质暗红，脉细。再续前方加减。

方药：原方去山栀、川黄连，加桑叶 15g，菊花 30g，丹参 30g。14 帖。

三诊：药后夜寐转佳，一夜睡 5～6 小时，梦仍多，近两天因工作时间过晚致上床入睡较难，有时头晕胀、耳鸣、口干。苔薄，舌浅暗，脉细弦。

方药：淮小麦 30g，甘草 10g，大枣 7 枚，天麻 10g，钩藤（后入）15g，炒柴胡 10g，生龙骨、牡蛎各 30g（先煎），桑叶 15g，菊花 30g，郁金 15g，菖蒲 10g，百合 30g，北沙参 20g，枸杞子 15g，赤芍、白芍各 15g，丹参 30g，夜交藤 30g，合欢皮 30g，朱灯心 3g。14 帖。891 安神合剂 20mL×50 支，金萱冲剂 5 盒，服法如前。

四诊：睡眠转安，入眠时间在 30 分钟以内，一晚睡 7～8 小时，梦减少，无噩梦，服药期间仅出现一次幻觉，口稍干，纳可，大便如常。苔薄，舌暗红，脉细。再续前方出入。

方药：淮小麦 30g，甘草 10g，大枣 7 枚，天麻 10g，钩藤（后入）15g，桑叶 15g，菊花 30g，炒柴胡 10g，生龙骨、牡蛎各 30g（先煎），百合 30g，葛根 15g，川芎 15g，赤芍、白芍各 15g，丹参 30g，夜交藤 30g，合欢皮 30g，茯神 30g，枸杞子 15g。14 帖。891 安神合剂 20mL×50 支，服法如前。

按：本病例失眠、幻觉、幻听系因肝木偏旺，郁而化火，上扰脑神所致，所以在处方用药上，偏重平肝潜阳、泻火宁神，既有柴胡、龙骨、牡蛎平肝疏肝，又有山栀、川黄连、朱灯心清热泻火，再合郁金、菖蒲、夜交藤、合欢皮等解郁安神。患者服药后失眠症状迅速减轻，幻觉、幻听基本未复发。为防止病情反复，嘱其停服煎剂后，仍应坚持服用 891 安神合剂 1 个疗程，晚上睡眠时间最好不超过 10：30。

（《上海名老中医医案精选》）

复习思考题

一、问答题

1. 何谓不寐？简述其主要病因、基本病机。

2. 不寐各证型的证候特点与代表方药是什么？

3. 如何预防和调护不寐？

二、选择题

[A1 型题]

酸枣仁汤适用于（ ）

    A. 阴血偏虚，虚烦不眠　　　　B. 心胆气虚，失眠多梦

    C. 心脾两虚，失眠多梦　　　　D. 痰热内扰，失眠头重

    E. 肝郁化火，失眠易怒

[A2 型题]

某患者，女性，学生。半年来因学习紧张，压力较大，晚上经常难以入睡，或眠中多梦，伴心悸健忘、肢倦腰酸、气短乏力、饮食无味，面色少华，舌质淡，苔薄白，脉细数。其治疗应首选的方剂是（ ）

    A. 归脾汤　　　　　　　　　　B. 黄连温胆汤

    C. 龙胆泻肝汤　　　　　　　　D. 天王补心丹

    E. 独活寄生汤

[B1 型题]

    A. 黄连阿胶汤　　　　　　　　B. 交泰丸

    C. 朱砂安神丸　　　　　　　　D. 六味地黄丸

    E. 天王补心丹

1. 不寐阴虚火旺者，若阴虚而火不太旺，当选（ ）

2. 不寐思虑过度，心肾不交，阴虚阳亢选（ ）

第七章　脑系病证

　　脑系病证是指由于禀赋不足、情志不遂、年老久病、感受外邪等原因，损伤脑及心、肝、肾，所致以神志活动障碍为主要表现的一类病证。本章主要介绍头痛、眩晕、中风、痫病、痴呆、厥证的辨证论治。

　　脑是藏象组成部分之一，为奇恒之腑，居颅内，上至颅囟，下至风府，由髓汇集而成，故又称脑为"髓海"。脑为精明之府，五脏六腑之精皆上注于脑。脑又为五官九窍之司，诸窍皆为脑所司，双方神气相通。脑依靠经络与脏腑官窍相联系，产生各种生理活动。脑主管人的意识、思维、情感、记忆，主司听觉、视觉、嗅觉、言语等功能。中医藏象学说是以五脏为中心的整体观，将脑的生理功能归属于心，且分属于五脏，故脑与五脏均有生理联系，但与心、肾、肝最为密切。心主神志，故有"心者，君主之官，神明出焉"和"心者，五脏六腑之大主，精神之所舍也"之说；肾为先天之本，藏精生髓，通脑；肝主疏泄，调畅情志，肝又主藏血，血为神之舍。故脑神受心气所支配，赖肝气之调畅，脑髓依靠肾精滋、肝血养，故临床上多是从心、肾、肝三脏治疗脑系病证。

　　脑为元神之府、神机之源，故脑系病证的特征主要表现为神志活动障碍。脑的病理变化，实证由外感六淫和痰浊、瘀血乘虚上犯清空，导致痰火扰神、痰蒙清窍、瘀血阻窍及脑脉受损；虚证因气血、肾精不足，致脑脉失养和脑髓空虚等。若正虚邪实，则为虚实夹杂证。

第一节　头　痛

学习要点

1. 头痛的概念。
2. 头痛的病因病机要点与转归预后。
3. 头痛的诊断与病证鉴别。
4. 头痛的辨证论治及预防调护要点。
5. 头痛各证型的证治要点。
6. 根据头痛部位判断经络归属并明确各经用药。

　　头痛是指因外感、内伤，使头部脉络绌急或失养，清窍不利，以自觉头部疼痛为主要表现的病证。

头痛一证首载于《内经》，在《素问·风论》中称之为"首风""脑风"，并描述了"首风"与"脑风"的临床特点。在病因方面，《素问·奇病论》指出："当有所犯大寒，内至骨髓，髓者以脑为主，脑逆故令头痛。"《素问·风论》认为，"风气循风府而上，则为脑风"，"新沐中风，则为首风"，分别指出风邪、寒邪是主因。汉代张仲景在《伤寒论》中论及太阳、阳明、少阳、厥阴病头痛的见症，并列举了头痛的不同治疗方药。如厥阴头痛，"干呕，吐涎沫，头痛者，吴茱萸汤主之"。李东垣《东垣十书》将头痛分为外感头痛和内伤头痛，根据症状和病机的不同而有伤寒头痛、湿热头痛、偏头痛、真头痛、气虚头痛、血虚头痛、气血俱虚头痛、厥逆头痛、太阴头痛和少阴头痛。《丹溪心法·头痛》还有痰厥头痛和气滞头痛的记载，并提出头痛"如不愈各加引经药，太阳川芎，阳明白芷，少阳柴胡，太阴细辛，厥阴吴茱萸"，至今对临床仍有指导意义。《证治准绳·杂病·头痛》明确指出了"头痛"与"头风"之异同，谓："医书多分头痛、头风为二门，然一病也，但有新久去留之分耳。浅而近者名头痛，其痛卒然而至，易于解散速安也；深而远者名头风，其痛作止无常，愈后遇触复发也。"可谓要言不烦。清代医家王清任大倡瘀血之说，善用活血之法。如他在《医林改错·头痛》论述血府逐瘀汤证时说："查患头痛者无表证，无里证，无气虚、痰饮等证，忽犯忽好，百方不效，用此方一剂而愈。"至此，对头痛的认识日趋丰富。现代诸多医家更有喜用细辛、黄芪、川芎、葛根等药者，均有一定的借鉴意义。

西医学的偏头痛、紧张性头痛、丛集性头痛、三叉神经痛等原发性头痛，以及外伤后头痛、部分颅内病变、神经官能症、高血压病、某些感染性疾病及五官科疾病等引起的继发性头痛，均可参考本节辨证论治。

【病因病机】

《医宗必读·头痛》云："头为天象，六腑清阳之气，五脏精华之血，皆会于此。故天气六淫之邪，人气五贼之变，皆能相害。"这说明内伤、外感皆可致头痛。历代医家阐释头痛的病机多从"头为诸阳之会"立论，其理论依据与十二经脉的走向和交接规律有关。手三阳经从手走头，足三阳经从头走足，手足三阳经均循行交会于头面部。手足太阳经、阳明经、少阳经分别交接于目内眦（睛明穴）、鼻翼旁（迎香穴）、目外眦（瞳子髎穴），可见"诸阳之会，皆在于面"（《灵枢·邪气脏腑病形》）。此说既可阐释头面部为三阳经之总会、六腑阳气之所聚这一生理现象，又可揭示阳邪易犯高巅，或清阳不升易致经脉不通或不荣，而头面痛多发的病机特点。再者，《素问·脉要精微论》中"头者，精明之府"之论，说明五脏六腑之精气上注于头面，以成七窍之用，以供神明之养。若精气衰而不升，髓海虚而不充，则神明受累，清窍失养，亦可发为头痛。

1. 感受外邪　起居不慎，坐卧当风，感受风、寒、湿、热外邪，外邪由肌腠侵袭经络，上犯颠顶，清阳之气受阻，气血失和，阻遏络道，而致头痛。风为百病之长，故六淫之中以风邪为主因，兼夹寒、湿、热而发病。

2. 情志失调　情志不遂，忧郁恼怒，肝失疏泄，郁而化火，上扰清窍，而为头痛；

或气郁化火伤阴，肝肾亏虚，精血不能上荣，清窍失养，发为头痛。

3. 禀赋不足或房事不节　先天禀赋不足，或房劳过度，致使肾精亏虚，脑髓空虚，不荣则痛；若阴损及阳，肾阳虚弱，清阳不展，亦可发为头痛。

4. 饮食劳倦及久病体虚　饮食不节，脾失健运，痰湿内生，致使清阳不升，浊阴不降，而发为头痛；或脾胃虚弱，气血化源不足，或病后正气受损，营血亏虚，不能上荣于脑，亦可致头痛。

5. 头部外伤或久病入络　头部外伤，气血瘀滞，或久病入络，气血滞涩，瘀血阻于脑络，不通则痛，发为头痛。

头痛可分为外感和内伤两大类，以脉络绌急或失养、清窍不利为其基本病机。外感头痛多属表、属实，以风邪为主，即所谓"风为百病之长"，"伤于风者，上先受之"。寒、湿、热等邪多兼夹风邪而犯人。风寒凝滞血络，脉络不通；风热上犯，清空被扰；风湿阻遏阳气，蒙蔽清窍，均可致头痛。

内伤头痛大多起病较缓，病程较长，与肝、脾、肾三脏的功能失调有关，病性较为复杂。虚证以气血亏虚、阴精不足为主，实证多属肝阳、痰浊、瘀血为患。虚、实在一定条件下可以相互转化。如痰浊中阻日久，脾胃受损，气血生化不足，清窍失荣，可转为气血亏虚之头痛。肝阳、肝火日久，耗伤肾之阴精，可转为肾精亏虚之头痛，或阴虚阳亢，虚实夹杂之头痛。头痛诸症迁延不愈，病久入络，又可转为瘀血头痛。

【诊断】

一、诊断要点

1. 临床特征　以头部疼痛为主要临床表现。其部位可发生在前额、两颞、颠顶、枕项或全头部。疼痛性质可为跳痛、刺痛、胀痛、灼痛、重痛、空痛、昏痛、隐痛等。头痛发作的特点可为突然发作，或缓慢起病，或反复发作，时痛时止。疼痛的持续时间可长可短，可数分钟、数小时，或数天、数周，甚则长期疼痛不已。

2. 病史　多有起居不慎、感受外邪的病史，或有饮食、劳倦、房室不节、病后体虚等病史。

3. 相关检查　应常做血常规、血压等检查，必要时做脑脊液、脑电图等检查，有条件时做经颅多普勒及颅脑 CT、MRI，以明确诊断。如疑为五官科疾病所引发者，应做五官科相应检查。

二、病证鉴别

1. 头痛与眩晕　头痛与眩晕可单独出现，也可同时出现。头痛可由内伤与外感所致，临床表现以头痛为主；眩晕则多为内伤所致，临床表现以目眩和头晕为主。

2. 头痛与类中风　类中风多见于中老年人，常感眩晕，突发头痛，急剧加重，伴肢麻、耳鸣、手颤、舌强等；而头痛多反复发作，久治不愈，时痛时止，痛止多无其他表现。

3. 头痛与雷头风　雷头风多由湿热酒毒上冲、痰火生风所致。其证候以头痛时自觉头中发响、声如雷鸣、憎寒壮热、头面起核或肿痛为特点。《证治准绳·杂病·七窍目》根据病势缓急，将雷头风分为大雷头风和小雷头风。

4. 头痛与真头痛　真头痛病情凶险，多突然剧烈头痛，持续痛而阵发加重，甚至喷射状呕吐，手足逆冷以致肢体痉厥、抽搐。真头痛常见于西医学中因颅内压升高而导致的以头痛为主要表现的各类危重病症，如高血压危象、蛛网膜下腔出血、硬脑膜下出血等。

【辨证论治】

一、辨证要点

临证应详询病史，细察疼痛的部位、性质，审发病之急缓、病程之长短，以及诱因等，方可准确辨证。

1. 辨病史　外感头痛者多有起居不慎、感受外邪病史，内伤头痛者常有劳倦、内伤饮食、房事不节、病后体虚等病史。

2. 辨部位　头部各有分野，治痛当究其经络所属。诚如《医学六要·头痛》所云："是头病当于七经辨之……各见所部：以太阳在后，阳明在额夹鼻与齿，少阳两角，厥阴属颠顶而多痰涎。"经络虽各有循，但脏腑相关，经络相贯，临证当权衡主次，不可孤立而观。

3. 辨虚实　当从病程的长短、痛势的急缓，辨别虚实。实证发病急暴，痛势剧烈，持续不休，疼痛性质多为重痛、胀痛、掣痛、跳痛、灼痛、刺痛等；虚证病程较长，痛势较缓，反复发作，时轻时重，具有昏痛、隐痛、空痛、疲劳易发等特点。

4. 辨外感、内伤　外感头痛起病较急，病程较短，或伴表证；内伤头痛起病较缓，病程较长，痛势悠悠。

5. 辨诱因　本病发作多有一定诱因，外感头痛多因感受外邪；因饮食、劳倦、病后体虚或房事不节等诱发者，多为内伤。因气候变化或起居不慎而发者，常为外感所致；因情志波动而加重者，多与肝火、肝风有关；因饮酒暴食而加重者，多为阳亢或食滞；外伤之后而痛者，应属瘀血。

二、论治要点

外感头痛属实证，治疗以祛邪为主。根据感邪性质不同，分别予以疏风、散寒、清热、祛湿等法。内伤头痛多属虚证或虚实夹杂证，治当扶正祛邪兼顾，予以滋阴养血、益肾填精、平肝、化痰、行瘀等法。头痛的治疗应根据头痛的部位选用不同的引经药：如太阳头痛，选用羌活、川芎、蔓荆子；阳明头痛，选用白芷、葛根、知母；少阳头痛，选用柴胡、黄芩；厥阴头痛，选用吴茱萸、藁本、川芎等；少阴头痛，选用细辛；太阴头痛，选用苍术等。

三、分证论治

（一）外感头痛

1. 风寒头痛

证候：头痛多连及项背，常有拘急感，恶风或恶寒，遇风寒尤剧，口不渴，舌苔薄白，脉浮紧。

病机：风寒外袭，上犯头部，凝滞经脉。

治法：疏风散寒止痛。

方药：川芎茶调散加减（川芎、荆芥、薄荷、羌活、细辛、白芷、甘草、防风）。

本方疏风散寒止痛，兼有活络止痛之功。若恶寒、头痛重者，酌加麻黄、桂枝，以温经散寒；寒邪侵于厥阴经脉，而痛在颠顶、干呕、吐涎沫者，方用吴茱萸汤去人参，加藁本、川芎、细辛、法半夏，以温散寒邪、降逆止痛；若寒邪客于少阴经脉，兼见足寒背冷、脉沉细者，方用麻黄附子细辛汤加白芷、川芎，以温经散寒止痛。

2. 风热头痛

证候：头痛而胀，甚则头胀如裂，兼发热恶风、面红目赤、大便不畅，舌边尖红，苔薄白微黄，脉浮数。

病机：风热外袭，上扰清空，窍络失和。

治法：疏风清热和络。

方药：芎芷石膏汤加减（川芎、白芷、石膏、菊花、藁本、羌活）。

本方清热散风止痛，并与辛温解表药同用，以增强解表散邪之功。若热邪耗津，烦热口渴、舌红少津者，可重用石膏，加知母、天花粉，以清热生津；表证入里，腑气不通而大便秘结、口舌生疮者，可合用黄连上清丸，以苦寒降火、通腑泄热。

课堂互动

王某，男，46岁，头痛发昏，头重如裹，项背拘紧不适，肢体困重，以下肢为著，胸脘胀满，食后加重，大便易溏，酗酒或食生冷则加重，小便混浊，体态肥胖，舌质淡胖，苔白腻，脉沉软，右寸沉短，左寸稍弦长。

要求：诊断，病机，治法，方药。

3. 风湿头痛

证候：头痛如裹，兼肢体困重，脘闷纳呆，小便不利，大便或溏，舌苔白腻，脉濡。

病机：风湿之邪，上蒙清窍，清阳不展。

治法：祛风胜湿，通窍止痛。

方药：羌活胜湿汤加减（羌活、独活、苍术、川芎、蔓荆子、炙甘草、防风、藁本）。

本方祛风胜湿止痛，适用于风湿在表者。若湿邪甚，脾运呆滞，脘闷纳呆明显，甚者泛恶呕吐者，可合平胃散，以燥湿健脾、和胃降逆；夏季暑湿甚者，致头昏胀痛、身热恶寒、汗出不畅，可合黄连香薷饮加藿香、荷叶，以解暑化湿。

（二）内伤头痛

1. 肝阳头痛

证候：头胀痛，以头角为重，兼眩晕，心烦易怒，夜寐不宁，口苦面红，或胁痛，舌质红，舌苔黄，脉弦数。

病机：肝郁化火，阳亢风动，上扰清窍。

治法：平肝潜阳，柔肝息风。

方药：天麻钩藤饮加减（天麻、钩藤、生石决明、川牛膝、桑寄生、杜仲、栀子、黄芩、益母草、茯神、夜交藤）。

本方平肝潜阳，兼有柔肝益肾之功，适用于肝阳偏亢、肝风上扰证。若因肝郁化火，肝火上炎，而症见头痛剧烈、目赤口苦、急躁、便秘溲黄者，加夏枯草、龙胆草、大黄，以通腑泻火；肝肾亏虚，水不涵木，兼有头晕目涩、视物不明、遇劳加重、腰膝酸软等症者，可加枸杞子、白芍、制首乌、山茱萸，以滋阴养肝潜阳；兼血瘀，见舌有瘀点、瘀斑、脉弦涩者，加大益母草、夜交藤用量，再加川芎、赤芍、丹参。

2. 血虚头痛

证候：头痛隐隐，遇劳加重，兼眩晕失眠、面色少华、心悸乏力，舌质淡，苔薄白，脉细弱。

病机：营血不足，不能上荣，窍络失养。

治法：补血养营，和络止痛。

方药：加味四物汤加减（白芍、当归、熟地黄、川芎、黄芪、蔓荆子、枸杞子、菊花、炒枣仁、炙甘草）。

本方补血养营、柔肝止痛，适用于血虚不荣的头痛证。若兼乏力气短、汗出畏风者，加党参、白术，以增补气之效；阴血亏虚，阴不敛阳，肝阳上扰，眩晕重者，加天麻、钩藤等，以平肝潜阳；血不养心，心悸重者，重用炒枣仁，加五味子以养心安神；兼舌质黯淡、脉细涩等血瘀之象者，重用川芎，加丹参、夜交藤，以活血止痛。

3. 气虚头痛

证候：头痛隐隐，时发时止，遇劳加重，眩晕，脘闷纳差，神疲乏力，气短懒言，面色无华，舌质淡，苔薄白，脉弦细而微。

病机：脾胃气虚，清阳不生，清窍失养。

治法：健脾升清，顺气和中。

方药：顺气和中汤加减（黄芪、人参、白术、白芍、当归、陈皮、升麻、柴胡、蔓荆子、川芎、细辛、炙甘草）。

本方重在益气升清，用于脾胃气虚，清阳不生，清窍失养所致之头痛。若气血亏虚，头痛绵绵不休、心悸怔忡、失眠，宜气血两补，加熟地黄、阿胶、炒枣仁，或用人参养荣汤加减。

4. 肾虚头痛

证候：头痛且空，眩晕耳鸣，腰膝酸软，神疲乏力，滑精，带下，舌质淡红或少苔，脉沉细无力。

病机：肾精亏虚，髓海不足，脑窍失荣。

治法：填精生髓，补肾养窍。

方药：大补元煎加减（熟地黄、杜仲、枸杞子、山茱萸、人参、山药、当归、白芍、炙甘草）。

本方补肾填精，兼能滋补肾阴，适用于肾虚头痛而无明显阴虚、阳虚之象者。若肾阴亏虚，虚火上炎，兼头痛而晕、心烦、面颊红赤、潮热盗汗者，去人参，加知母、黄柏，或改用知柏地黄丸以滋阴泻火；若肾阳亏虚，兼头痛畏寒、面白、四肢不温、腰膝无力、舌质淡、脉沉细或沉迟无力者，当温补肾阳，选用右归丸或金匮肾气丸加减。

5. 痰浊头痛

证候：头痛昏沉，胸膈痞闷，甚或呕恶痰涎，眩晕，形体肥胖，或嗜睡，或大便不爽，舌苔白腻，脉弦滑。

病机：脾湿生痰，土壅木郁，引动肝风，风痰上扰。

治法：健脾燥湿，化痰息风。

方药：半夏白术天麻汤加减（法半夏、白术、茯苓、天麻、陈皮、石菖蒲、炙甘草、生姜、大枣）。

本方风痰并治，标本兼顾，以化痰息风治标为主、健脾祛湿治本为辅，适用于痰厥头痛。若头痛甚者，加蔓荆子、白蒺藜等，以祛风透窍止痛；若眩晕较甚者，可加僵蚕、胆南星等，以加强化痰息风之力；湿痰偏盛，大便溏薄、舌苔白滑者，可加泽泻、桂枝，以温阳渗湿；痰郁化热，苔黄腻、脉滑数者，加竹茹、枳实、胆南星，以清化痰热；病程日久，脾气亏虚，兼倦怠乏力等症者，重用白术、茯苓，加黄芪，以增健脾化湿之力；若舌质紫黯，属痰瘀互结者，加当归、川芎、丹参，以活血化瘀。

6. 瘀血头痛

证候：头痛经久不愈，痛处固定不移，痛如锥刺，或有头部外伤史，舌质紫黯，或有瘀斑、瘀点，苔薄白，脉细或细涩。

病机：瘀血阻窍，络脉滞涩，不通则痛。

治法：活血化瘀，通窍止痛。

方药：通窍活血汤加减（赤芍、川芎、桃仁、红花、白芷、细辛、全蝎、老葱白、鲜姜、大枣）。

本方化瘀通窍、通络止痛，适用于血瘀头痛、偏头痛日久不愈者。若头痛甚者，重用川芎，加蜈蚣、僵蚕等搜风通络之品；久病气血不足者，加黄芪、党参、当归、夜交藤，补气血以助血行。

【专方验方】

1. 通天笑痛方（韦绪性经验方） 生白附子 12g，僵蚕 6g，全蝎 4.5g，川芎 18g，白芍 30g，炙甘草 10g，大枣 8 枚。僵蚕、全蝎焙干研粉，用药液冲服。白附子用文火先煎 35 分钟，再纳入余药煎 25 分钟，水煎 2 次，共取药液 400mL，分 3 次服。热酒 5～10mL 为引。每日 1 剂，7～10 日为 1 个疗程。主治偏头痛、紧张性头痛、三叉神经痛反复发作，顽固难愈者。发则疼痛难忍，多为重痛、胀痛、掣痛、跳痛、灼痛、刺痛等，甚则伴恶心呕吐，舌质黯或紫黯，舌苔薄白或薄白腻，脉弦。（《中国中医药报》2011 年第 3 期）

2. 加味苍耳子散 苍耳子、辛夷花、薄荷各 10g，白芷 20g，蔓荆子、黄柏、藁本、羌活、白芥子各 12g，金银花、蒲公英各 30g，野菊花、川芎各 15g，细辛 3g。头痛甚者加全蝎、僵蚕各 10g。水煎服，每天 1 剂，适用于鼻渊所致头痛。（《新中医》2009 年第 8 期）

3. 头痛验方 1 川芎 10g，天麻 10g，钩藤 10g，牡丹皮 10g，栀子 10g，生地黄 10g，白芷 10g，珍珠母 6g，桑寄生 15g，细辛 3g。每日 1 剂，水煎服。本方理气养阴、疏风通络，治疗头痛。（《实用中医内科杂志》2012 年第 10 期）

4. 头痛验方 2 生白萝卜汁，每次滴鼻孔 2 滴（两鼻孔都滴），1 日 2 次，连用 4～5 天。主治头痛，可除根。忌吃花椒、胡椒。（《中国民间疗法》2000 年第 8 期）

【中成药】

头痛风热证可用芎菊上清丸、清眩片（丸）；肝阳上亢证可用天麻头风灵胶囊、镇脑宁胶囊；肝肾阴虚证可用养阴降压胶囊、杞菊地黄丸；气虚证可用补中益气丸；血虚证可用归脾丸、养血清脑颗粒；气滞血瘀证可用通天口服液、正天丸（胶囊）、天舒胶囊；外感风寒、瘀血阻滞或血虚失养所致的偏正头痛可用川芎茶调散（丸、颗粒、口服液）。

【简便疗法】

1. 应急疗法 血管神经性头痛发作时，口服速效救心丸 15～20 粒，5～10 分钟头痛可停止。间歇期每次口服 8 粒，每日 2 次。有发作先兆，口服 10 粒，有明显的预防作用。（韦绪性《中医痛证诊疗大全》）

2. 熏蒸疗法 蚕沙 60g，僵蚕、川芎各 12g，加水 1000mL，煎至 500mL，熏蒸患侧头部，早晚各 1 次，熏后忌受风寒。用于丛集性头痛。（韦绪性《中西医临床疼痛学》）

3. 药茶疗法 桑叶、鲜薄荷各 20g，苦丁茶 10g，共置茶缸中，以沸水浸泡，加白糖适量，代茶饮，适用于风热头痛。（刘继林《中医食疗学》）

【预防调护】

1. 调情志 患者要保持情绪舒畅，避免情志刺激。

2. 避外感 顺应四时变化，寒温适宜，起居定时，并积极参加体育锻炼，以增强体质，抵御外邪侵袭。

3. 节饮食 痰湿体质、肝郁体质者，饮食宜清淡，慎食肥甘厚味及辛辣之品，以免助湿生痰，或生热动风，从而加重病情。精血亏虚者，应加强饮食调理，多食脊髓、牛奶等血肉有情之品。各类头痛患者均应戒烟限酒。

4. 畅气血 如配合头部保健按摩法，以疏通经脉、调畅气血，防止头痛发生。

【小结】

头痛是临床常见病，临证要分清外感、内伤，辨别虚实。外感头痛一般起病急，病程短，病性属实，多以风邪为主，兼夹寒、湿、热等邪气，多伴表证，治疗多以祛风散邪为法，预后较好。内伤头痛一般病程长，起病缓，病性复杂，有虚有实，或虚实夹杂，多因情志失调、饮食劳倦、房劳久病等而致，多伴肝、脾、肾诸脏功能失调证候。治疗采取补虚泻实、标本兼顾的原则，大多可逐渐好转，甚至痊愈。若头痛进行性加重，伴颈项强直、呕吐，甚则神昏、抽搐者，或伴视力障碍，或伴肢体半身不遂者，多预后不良。若头痛伴头晕、肢麻者，当注意中风先兆，以防中风发生。

【证治汇补】

1. 循经用药 太阳头痛（后头连及项背）用羌活、蔓荆子、葛根；阳明头痛（前额连及眉棱骨）用白芷；少阳头痛（头角）用柴胡、川芎；厥阴头痛（颠顶）用藁本、吴茱萸；太阴头痛用苍术；少阴头痛用细辛。

2. 配用风药 "高巅之上，唯风可到"，风药轻扬，易达病所，故临床治疗头痛，不唯外感，即使内伤头痛，亦常配伍风药，如防风、羌活、白芷、荆芥等。但风药走散，久服易伤阴耗气，故阴血亏虚之人当慎用。

3. 伍用虫类药 久痛入络，一般草木、金石之品难以搜逐，当选配全蝎、蜈蚣、僵蚕、地龙、土鳖虫等虫类药，因其能深入经隧，祛瘀通络，解痉定痛，可获良效。但虫类药多有小毒，故应合理掌握用量，不可过用。

4. 重用川芎 中医有"治风先治血，血行风自灭"之说。川芎为血中气药，能上行头目，下达血海，通行诸经气血，为治疗头痛之要药，可酌情用至15～30g。川芎多配以细辛或川牛膝：细辛具芳香通窍止痛之功，两者合用，效果卓著。川牛膝主活血通经、引血下行，与川芎相配，使升降有序，防止川芎升散太过。川芎亦可与生地黄、白芍为伍，以防辛散太过。

【医案选读】

韩某，女，43岁。

左侧头痛时作时止28年，发作频繁近半年。患者近半年来左侧头痛发作频繁，每周发作由1～2次增加至5次左右，每次6小时左右。左侧头部及眼眶后呈跳痛，发作时头痛剧烈，伴恶心呕吐，心烦易怒，失眠多梦，腰酸，耳鸣，口苦，口干欲饮，饮而不多，月经期及遇劳痛甚，经行应期而至，量少，色黯有块，脉沉弦细略数，舌质黯红，舌下脉络粗大而长、色青紫，舌苔薄白微黄。证属瘀血阻络，肝肾阴虚，肝阳上亢。治宜祛风通络，滋补肝肾，平肝潜阳。方用通天笑痛方加味。处方：生白附子6g，僵蚕6g，全蝎4.5g，山萸肉15g，牡丹皮12g，黄连3g，钩藤12g，龟板15g，生石决明

20g，川芎15g，白芍30g，炙甘草10g，大枣8枚。水煎2次，共取药液500mL，分4次服。热酒5mL为引，每天1剂。

二诊：服上方7剂，头痛减轻，1周内发作减少至2~3次。予原方再投7剂。

三诊：适逢经期，量较前增多，血块减少，头痛发作3次，心烦及口苦、口干欲饮已除，但仍失眠、耳鸣、腰酸。原方减黄连、生石决明，加炒枣仁12g，山萸肉、龟板均增至20g，继服月余，头痛消失。后改用成药杞菊地黄丸合血府逐瘀口服液，共服两月余，诸症悉平。经半年随访，未见复发。（韦绪性医案）

按： 本病见证多虚实夹杂，本虚标实，上实下虚。上实多为风、痰、瘀，风痰相搏而上犯清窍，痰瘀互结则脑络痹阻；下虚则在肝、肾、脾，肝肾不足，阴虚阳亢则上扰清窍，气血不足则脑髓失养。"不通则痛"与"不荣则痛"并存，是其病机特点。本例头痛病程28载，观其脉症，当以"风伏经络，瘀血阻滞"为主要病机。患者心烦易怒、失眠多梦、腰酸、耳鸣、口苦，乃肝肾阴虚、肝阳上亢、心火偏旺之象。故其治疗偏重于治标，即首重祛风通络，兼以滋补肝肾、平肝潜阳。通天笑痛方是韦绪性教授治疗顽固性头痛的经验方，方中祛风通络止痛与缓急止痛并用，以从速蠲痛；加山萸肉、牡丹皮、黄连、龟板，滋补肝肾与清心泻火并举，即"泻南方，补北方"之义，张子和亦谓"泻火则木自平，金自清，水自旺也"；复加钩藤、生石决明，以平肝潜阳，诚如《临证指南医案·中风目》治曹姓例所云："知风火由脏阴而起，刚药必不见效，缓肝之急以息风，滋肾之液以驱热，治法大旨如此。"肝体得以柔润，肝气冲和，条达舒畅，自无冲逆之变。生白附子、川芎辛散走窜之品用量宜小，以防助火气逆之弊。

（《中医学报》2013年第8期）

复习思考题

一、问答题

1. 头痛的定义是什么？

2. 试述头痛的主要病机。

3. 头痛应如何辨证？治疗要点有哪些？

4. 头痛如何辨证论治？

二、选择题

[A1型题]

患者头痛欲裂，伴面部发热，性情急躁，两胁胀痛，大便燥结不通，舌红苔少，脉数。治疗的主方是（　　）

　　A. 大承气汤　　　　　　　　B. 大柴胡汤

　　C. 白虎汤　　　　　　　　　D. 川芎茶调散

　　E. 半夏白术天麻汤

[A2型题]

王某，女性，23岁。每于月经后期头痛，头痛隐隐，缠绵不休，面色少华，头晕，

舌质淡，苔薄白，脉细。其治疗应首选的方剂是（　）

    A. 加味四物汤　　　　　　　B. 羌活胜湿汤

    C. 白虎加参汤　　　　　　　D. 川芎茶调散

    E. 半夏白术天麻汤

[B1 型题]

    A. 养血活血药　　　　　　　B. 燥湿健脾药

    C. 活血化瘀药　　　　　　　D. 祛风解表药

    E. 健脾益气药

1. 治疗风寒头痛时，应加用（　）

2. 治疗风湿头痛时，应加用（　）

第二节　眩　晕

学习要点

1. 眩晕的概念。

2. 眩晕的病因病机要点与转归预后。

3. 眩晕的诊断与病证鉴别。

4. 眩晕的辨证论治及预防调护。

5. 眩晕各证型的证治要点。

    眩晕是指以头晕、眼花为主症的病证。眩即眼前发黑或眼花，晕是头晕甚或感觉自身或外界景物旋转，两者常同时并见，故统称"眩晕"。其轻者闭目可止，重者如坐车船，旋转不定，不能站立，或伴有恶心、呕吐、汗出，严重者可突然仆倒。

    《内经》称眩晕为"眩冒"。该书对本病病因病机的认识颇详，如《素问·至真要大论》认为，"诸风掉眩，皆属于肝"，指出眩晕与肝的关系密切。《灵枢·卫气》认为："上虚则眩。"《灵枢·口问》曰："上气不足，脑为之不满，耳为之苦鸣，头为之苦倾，目为之眩。"《灵枢·海论》则谓："髓海不足，则脑转耳鸣，胫酸眩冒，目无所视。"上述不仅指出了因虚致眩晕的病因，还记载了眩晕的典型表现和病位。汉代张仲景《金匮要略》认为痰饮是眩晕发病的原因之一，并且用泽泻汤及小半夏加茯苓汤等方治疗痰饮眩晕。宋代严用和《严氏济生方·眩晕门》指出，"所谓眩晕者，眼花屋转，起则眩倒是也，由此观之，六淫外感，七情内伤，皆能导致"，提出了六淫、七情所伤致眩说。元代朱丹溪力倡痰火致眩说，提出"无痰不作眩"。明代秦景明在《症因脉治》中认为，阳气虚是本病发病的主要原因。明代徐春甫《古今医统大全·眩晕宜审三虚》认为："肥人眩晕，气虚有痰；瘦人眩晕，血虚有火；伤寒吐下后，必是阳虚。"明代虞抟《医学正传·眩晕》指出："大抵人肥白而作眩者，治宜清痰降火为先，而兼补气之药；人黑瘦而作眩者，治宜滋阴降火为要，而带抑肝之剂。"上文从体质论述了眩晕辨证治疗的经验，颇为独到。明代龚廷贤《寿世保元》有用半夏白术汤、补中益气汤、清离滋坎汤、十全大补汤等方剂治疗眩晕的记载，至今仍在临床运用。

西医学的高血压、低血压、周围性眩晕、中枢性眩晕、神经衰弱、贫血、低血糖等疾病，临床以眩晕为主要表现者，皆可参照本节辨证论治。

【病因病机】

眩晕主要是由内伤情志、饮食，或年高体虚、跌仆外伤等原因，导致髓海不足，气血亏虚，清窍失养；或风火上扰清窍，或痰、瘀清阻遏清窍而引发。

1. **忧郁恼怒** 素体阳盛，忧郁恼怒太过，肝气郁结，以致肝阳上亢；日久则气郁化火，灼伤肝阴，阴不制阳，或肾阴素亏，水不涵木，皆可致肝阳化风，风阳升动，上扰清空，发为眩晕。

2. **年高体弱** 若年高肾精亏虚，或房劳过度，阴精亏虚，或体虚多病，损伤肾之精气，均可致髓海不足，无以充盈于脑，发为眩晕。若年老肾亏，过服温燥劫阴之品，致肾阴亏虚，或肝病、温热病后期，耗伤肝肾之阴，不能上滋头目，亦可致头晕目眩。

3. **劳倦久病** 若劳倦过度，脾胃虚弱，气血生化乏源；或久病不愈，耗伤气血；或失血之后，虚而不复，皆可致气血亏虚。气虚则清阳不展，血虚则脑失所养，而发为眩晕。

4. **痰浊中阻** 长期嗜酒，或过食肥甘，伤于脾胃，健运失司，聚湿生痰，痰浊中阻，则清阳不升，浊阴不降；或痰浊化风，风痰上扰清窍，引起眩晕。

5. **瘀血阻窍** 跌仆坠损，头颅外伤；或气滞血瘀，或气虚血瘀，或痰瘀交阻，导致脑络痹阻，气血不能上荣头目，脑失所养，故眩晕时作。

6. **感受外邪** 以感受风邪为主因，常与当令之寒、热、湿时邪相合，上犯头颠，扰动清窍，脉络失和，而发为眩晕。

本病的病位在脑窍，与肝、脾、肾三脏关系密切。其病性以虚者居多，如肝肾阴虚，虚风内动；气血亏虚，清窍失养；肾精亏虚，脑髓失充。眩晕实证多由痰浊阻遏，升降失常；痰火气逆、风邪外扰，上犯清窍；或瘀血闭窍等引起。眩晕在发病过程中，各种病因病机可以相互影响、相互转化，形成虚实夹杂，或阴损及阳，阴阳两虚，或肝风痰火上蒙清窍，阻滞经络，而形成中风；或突发气机逆乱，清窍暂闭或失养，而引起晕厥。

【诊断】

一、诊断要点

（一）临床特征

1. 头晕目眩，视物旋转，轻者闭目即止，重者如坐车船，甚则仆倒。
2. 可伴有恶心呕吐、眼球震颤、耳鸣耳聋、汗出、面色苍白等。
3. 慢性起病，逐渐加重，或反复发作。
4. 应注意排除颅内肿瘤、血液病等。

（二）病史

本病发作前有无发热史、外伤史、用药史、贫血史、代谢紊乱史，以及精神紧张、压抑或过于激动等，均应详细询问。老年患者多有心血管病史，患高血压、动脉硬化时易发生脑干、小脑梗死或供血不足，眩晕可成为脑中风非常重要的"报警信号"。

（三）相关检查

头颅 X 线摄片、脑电图、脑血流图、胸片、经颅多普勒（TCD）、头颅 CT 及核磁共振成像检查等，对头晕的病因诊断具有重要价值。疑为颈椎病者需做颈椎正、侧、斜位等 X 线摄片检查。血红蛋白、红细胞计数、血压、心电图、电测听、脑诱发电位、眼震电图检查，有助于眩晕的定位定性诊断。

二、病证鉴别

1. 眩晕与中风　中风以卒然昏仆、不省人事，伴口眼㖞斜、半身不遂、言语謇涩或失语；或不经昏仆，仅以口眼㖞斜、半身不遂为特征；中风昏仆与眩晕之仆倒相似，但眩晕之昏仆无半身不遂及不省人事、口眼㖞斜诸症。也有部分中风患者，以眩晕、头痛为先兆表现，故临床当注意中风与眩晕的区别与联系。

2. 眩晕与厥证　厥证以突然昏仆、不省人事、四肢厥冷为特征，发作后可在短时间内苏醒，严重者可一厥不复而死亡；眩晕严重者也有欲仆或眩晕仆倒的表现，但无昏迷、不省人事的表现。

3. 眩晕与痫病　痫病昏仆常有昏迷不省人事，且伴口吐涎沫、两目上视、抽搐、口中发出猪羊叫声等症状；重症眩晕虽可仆倒，但无抽搐、两目上视、不省人事、口吐涎沫等症。做脑电图检查痫病多有异常改变，有助于鉴别。

【辨证论治】

一、辨证要点

1. 辨脏腑　眩晕虽病在清窍，但与肝、脾、肾三脏功能失常关系密切。

2. 辨虚实　眩晕以虚证居多，夹痰夹火亦兼有之。

3. 辨标本　眩晕以肝肾阴虚、气血不足为本，风、火、痰、瘀为标。

二、论治要点

眩晕的治疗原则主要是补虚泻实，调整阴阳。虚者当滋养肝肾，补益气血，填精生髓。实证当平肝息风，清肝泻火，化痰行瘀。

三、分证论治

1. 肝阳上亢证

证候：眩晕，耳鸣，头胀，口苦，面红目赤，急躁易怒，或遇烦劳郁怒而加重，甚则眩晕欲仆、肢麻震颤，舌质红，苔薄黄，脉弦或弦数。

病机：肝失条达，阳亢风动，上干清窍。

治法：平肝潜阳，清火息风。

方药：天麻钩藤饮加减（天麻、钩藤、石决明、白芍、牛膝、桑寄生、栀子、黄芩、益母草、茯神、夜交藤）。

本方重在平肝潜阳，兼有柔肝育阴之功。便秘者可选加大黄、枳壳，或合用当归龙荟丸，以通腑泄热；若肝阳暴张，眩晕剧烈，兼见手足麻木或震颤者，重用石决明，加羚羊角、地龙等，以镇肝息风、清热止痉。

2. 肾精不足证

证候：眩晕日久不愈，精神萎靡，腰膝酸软，少寐多梦，健忘，两目干涩，视力减退；或遗精滑泄，耳鸣齿摇；或颧红咽干，五心烦热，舌质红少苔，脉沉细数；或面色㿠白，形寒肢冷，舌质淡嫩，苔白，脉沉弱。

病机：肾精不足，髓海空虚，脑失所养。

治法：填精益髓，滋阴补肾。

方药：左归丸加减（熟地黄、枸杞子、山萸肉、山药、牛膝、龟板胶、鹿角胶、菟丝子）。

本方重在补肾填精，兼有滋补肝阴之功。若肾阴亏虚，虚热内生，症见五心烦热、舌质红、脉弦细数者，可加炙鳖甲、知母、黄柏、牡丹皮等滋阴清热；子盗母气，肺肾阴虚，加沙参、麦冬、玉竹等滋养肺肾。若偏于肾阳虚者，重用菟丝子，加巴戟天、仙灵脾、杜仲，以温补肾阳。

📖 课堂互动

李某，女，56岁，2013年5月3日初诊。患者素有心烦失眠，头晕，耳鸣。因生气，恼怒不息，烦躁不安，头晕，耳鸣加重。次日清晨突然站立不稳，头目眩晕，仆倒在地，面红耳赤，烦躁易怒，头额疼痛，口苦，恶心欲呕，舌质红，苔薄微黄，脉弦数。

要求：诊断，病机，治法，方药。

3. 气血亏虚证

证候：眩晕，动则加剧，遇劳则发，神疲懒言，乏力自汗，面色无华，唇甲淡白，脘闷纳差，心悸少寐，舌质淡嫩，苔薄白，脉细弱。

病机：气血亏虚，清阳不展，脑失所养。

治法：健脾益气，养血安神。

方药：归脾汤加减（黄芪、白术、党参、当归、炒枣仁、茯神、远志、木香、龙眼肉、炙甘草）。

本方功专补益气血、健脾养心。若气虚卫阳不固，自汗时出，重用黄芪，加防风、浮小麦，以益气固表敛汗；气虚湿盛，泄泻或便溏者，加薏苡仁、炒白扁豆，以健脾渗湿。血虚较甚，心悸、失眠、面色无华者，加枸杞子、阿胶、夜交藤，以养心安神。若中气不足，清阳不升，兼见耳鸣、气短乏力、纳差、便溏、脉象无力者，可用益气聪明汤，以补益中气、升举清阳。

4. 痰浊中阻证

证候：眩晕，头重昏沉，或视物旋转，胸闷恶心，呕吐痰涎，脘痞纳少，形体肥胖，舌苔白腻，脉弦滑。

病机：痰浊中阻，上蒙清窍，清阳不升。

治法：燥湿祛痰，健脾和胃。

方药：半夏白术天麻汤加减（半夏、白术、天麻、茯苓、陈皮、炙甘草、生姜、大枣）。

本方重在燥湿化痰、和胃降浊。若病程日久，痰瘀相结，兼见舌质紫黯、有瘀点或瘀斑者，加川芎、僵蚕、丹参，以活血化瘀；若呕吐频繁者，加代赭石、竹茹，以和胃降逆止呕；若痰浊郁而化热，痰火上犯清窍，见心烦失眠、苔黄腻、脉弦滑者，加黄连、胆南星，或改用黄连温胆汤，以清化痰热。若素体阳虚，痰从寒化，痰饮内停，上犯清窍者，用苓桂术甘汤合泽泻汤，以温化痰饮。

5. 瘀血阻窍证

证候：眩晕时作，头痛如刺，面色黧黑，口唇紫黯，肌肤甲错，健忘，心悸失眠，耳鸣耳聋，舌质紫黯、有瘀点或瘀斑，脉弦涩或细涩。

病机：瘀血阻络，气血不畅，脑失所养。

治法：祛瘀生新，通窍活络。

方药：通窍活血汤加减（川芎、赤芍、桃仁、红花、细辛、蔓荆子、地龙、石菖蒲、大枣、葱白、生姜、黄酒）。

本方活血化瘀、通窍止痛。如因新近跌仆坠损，瘀血阻络所致者，可加用苏木、血竭等活血化瘀疗伤之品；若兼见神疲乏力、少气自汗等症，加入黄芪、党参，以益气行血；若兼畏寒肢冷、感寒加重者，可加附子、桂枝，以温经活血。

【专方验方】

1. 舒心清头汤　柴胡、黄芩、半夏、陈皮、茯苓、甘草、丹参、郁金。每日 1 剂，口服。本方清火、化痰、平肝、活血，用于肝阳上亢兼瘀血之眩晕。（《浙江中医杂志》2013 年第 2 期）

2. 验方　仙鹤草 100g，每日 1 剂，水煎 2 次。本方补虚，用于治疗梅尼埃病气虚证。（《福建中医药杂志》1993 年第 8 期）

【中成药】

瘀血眩晕选用血府逐瘀丸、养脑清血颗粒；痰浊眩晕选用藿香正气丸、保和丸；气血亏虚眩晕选用归脾丸、补中益气丸、黄芪建中颗粒、香砂养胃丸；肝肾阴虚眩晕选用六味地黄丸、杞菊地黄丸、左归丸；风阳上扰眩晕选用正天丸、天麻醒脑胶囊。

【简便疗法】

1. 针刺疗法　取穴：太冲、风池、复溜。用法：先针复溜穴，连续捻转补4~6分钟后出针，再针太冲、风池穴，每隔5~10分钟捻转泻0.5~1分钟，捻转2~4次后停留数分钟出针。功用：平肝息风，滋阴潜阳，育阴清脑。主治：肝肾阴虚、肝风内动引起的病证，或肝阳偏亢之病证。（李传岐、李宛亮《祖传针灸常用处方》）

2. 推拿疗法　点按风池、风府、天宗、曲池、合谷等穴2分钟。每日1次。改善局部血液循环，使外周血液中致痛物质浓度降低。（《河北中医》2012年第3期）

【预防调护】

1. 病室保持安静、舒适，避免噪声，室内光线不要太强，以柔和为宜。

2. 患者要保证充足的睡眠，注意劳逸结合。眩晕发作时应卧床休息，闭目养神，少做或不做旋转、弯腰等动作，以免诱发或加重病情。

3. 对重症患者要密切注意观察血压、呼吸、神志、脉搏等情况，发现异常，要及时处理。

4. 患者要保持心情愉悦，增强战胜疾病的信心。

5. 饮食以清淡易消化为宜，多吃蔬菜、水果，忌烟酒、油腻、辛辣之品，少食海腥发物。虚证眩晕者应适当增加营养。

【小结】

眩晕是以目眩、头晕为主要特征的疾病。本病的主要病因为饮食不节、情志不遂、体虚年高、痰浊、瘀血等。病变部位在脑窍，与肝脾肾三脏关系密切。病性多属本虚证或本虚标实之证，临床以肝阳上亢证、气血亏虚证、肾精不足证、痰浊中阻证、瘀血阻窍证为常见，各证候之间又常可互相转化，或不同证候相兼出现，临证当予详审，随证治之。

【证治汇补】

1. 眩晕从肝论治识要　《素问·至真要大论》云："诸风掉眩，皆属于肝。"肝木旺，风气甚，则头目眩晕，故眩晕之病与肝关系密切。其病变脏腑虽主要在肝，但由于患者体质因素及病机演变的不同，可表现水不涵木、肝阳上亢，或阴血不足、血虚生风，或肝郁化火等不同的证候，因此，临证之时，当根据病机的异同选用平肝、柔肝、养肝、疏肝、清肝诸法。

2. 警惕"眩晕乃中风之渐"　眩晕一证在临床较为多见，其病变以虚实夹杂为主，其中以肝肾阴虚、肝阳上亢导致的眩晕最为常见。此型眩晕若肝阳暴亢，阳亢化风，可夹瘀夹火，窜走经隧，患者可出现眩晕头胀、面赤头痛、肢麻震颤，甚则昏倒等症状，当警惕有发生中风的可能。必须严密监测血压、神志、肢体肌力、感觉等方面的变化，以防病情突变。还应嘱咐患者忌恼怒急躁，忌肥甘醇酒，按时服药，控制血压，定期就诊，观察病情变化。

【医案选读】

某女，62 岁。

头晕头痛 3 年，加重 3 个月。

初诊：头痛，头晕，胸闷，恶心，颈部不适，肩背不适，肢体沉重，善忘，纳可，寐可。察其舌质赤、有瘀斑，舌苔白，脉弦涩。此为患者素体痰湿内盛，伤于脾胃，健运失司，以致水谷不化精微，聚湿生痰，痰湿中阻，则清阳不升、浊阴不降，而发为本病。

诊断辨证：痰瘀阻络之眩晕。

治法：活络化瘀，理气豁痰。

处方：太子参 15g，乌药 15g，香附 15g，片姜黄 15g，红花 15g，桃仁 15g，赤芍 15g，清半夏 15g，川芎 15g，草决明 15g，羚羊角 15g，刺蒺藜 15g。4 剂，水煎口服，日 1 剂。

二诊：服药后头晕头痛好转，胸闷恶心好转。辨证准确，效不更方，继续上方治疗，4 剂，水煎口服，日 1 剂。

按：本案之头眩，属痰夹气虚并火，痰瘀日久入络，故经络不通，气血痹阻，当以治痰为主。方中片姜黄、乌药、桃仁、刺蒺藜化瘀豁痰，余药活络理气，方证对应，故获显效。

［贺兴东、翁维良、姚乃礼《当代名老中医典型医案集·内科分册（下）》］

复习思考题

一、问答题

1. 眩晕的定义是什么？
2. 试述眩晕的主要病机。
3. 眩晕的辨证与治疗要点有哪些？
4. 眩晕应与哪些病相鉴别？
5. 眩晕如何辨证论治？

二、选择题

[A1 型题]

患者近 1 个月来，因用脑过度，头目昏眩，耳鸣，恶心欲吐，只能闭目安睡，不能转侧起坐，形体消瘦，进食甚少，肠鸣腹痛，舌苔干黄，脉濡细。治疗的主方是（　）

A. 四物汤　　　　　B. 八珍汤
C. 补中益气汤　　　D. 川芎茶调散
E. 半夏白术天麻汤

[A2 型题]

张某,女,25 岁。平素脾气急躁,两胁胀痛,遇事不顺则面赤目痛,睡眠差,饮食及二便尚可,舌红,苔薄黄,脉弦。其治疗应首选的方剂是（ ）

    A. 加味四物汤   B. 天麻钩藤饮

    C. 白虎汤   D. 川芎茶调散

    E. 半夏白术天麻汤

[B1 型题]

    A. 通经活络药   B. 燥湿健脾药

    C. 活血化瘀药   D. 祛风解表药

    E. 健脾行气药

1. 治疗瘀血头痛时,应加用（ ）

2. 治疗痰浊头痛时,应加用（ ）

第三节　中　风

学习要点

1. 中风的概念。

2. 中风的病因病机要点与转归预后。

3. 中风的诊断与病证鉴别。

4. 中风的辨证论治及预防调护要点。

5. 中风各证型的证治要点。

6. 根据头痛部位判断经络归属并明确各经用药。

中风是以突然昏仆、不省人事、半身不遂、口舌㖞斜、言语不利,或不经昏仆,仅以半身不遂、口舌㖞斜、言语不利、偏身麻木为主要表现的病证。因其发病突然,亦称之为"卒中"。

《内经》没有中风病名,但载有与中风表现相关的不同名称,如将昏迷者称为"仆击""大厥""薄厥",半身不遂者称为"偏枯""偏风""风痱",言语不利者称为"喑",其论述与中风十分相似。在病因学上,唐宋以前主要以"外风"学说为主,多从"内虚邪中"立论,如《金匮要略·中风历节病脉证并治》以"脉络空虚,贼邪不泻"立论,并根据中风病情的轻重分为中络、中经、中腑、中脏等 4 证,治疗上主张祛风邪、补正气。唐宋以后,众多医家对中风病的病因有了新的认识,多以"内风"立论,可谓中风病因学说的一大突破。尤其是金元时代的学术争鸣,是中风病因学说的重要转折点。但对引起内风的原因,则各持己见。刘完素认为中风是由肾水不足、心火暴盛、水不制火所致。李杲认为中风是形盛气衰、本气自病。朱震亨则主张"湿痰生热",即"痰生热,热生风也"。元代王履从病因学角度将中风分为"真中风"和"类中风"两种,他在《医经溯洄集·中风辨》指出:"因于风者,真中风也。因于火、因于气、因于湿者，类中风而非中风也。"明清以后，对中风的认识进一步深入，新的见解不断出现，"内风"致病的观点日趋形成。如明代张景岳认为中风与外风无关，提出"非风"之说，立"内伤积损"的论点。李中梓将中脏腑分为闭证与脱证，如《医宗必读》云："凡中风昏倒最要分别闭与脱二证明白。如牙关紧闭，两手握固，即是闭证……若口开心绝，手撒脾绝，眼合肝绝，遗尿肾绝，声如鼾肺绝，即是脱证。"中风病辨闭、脱二证，仍为现在临床所沿用。清代叶天士创"肝阳化风"学说，王清任则以气虚血瘀立论，创补阳还五汤治疗中风偏瘫，至今仍在临床使用。

西医学的脑出血、脑梗死、脑血栓形成、蛛网膜下腔出血、脑血管痉挛等脑血管疾病，以及周围性面神经麻痹等，均可参照本节辨证论治。

【病因病机】

中风的发生，多在患者年老体衰、内伤积损的基础上，复因情志过极、饮食不节、劳欲过度，致使机体阴阳失调，气血逆乱，或阴亏于下，肝阳暴张，阳化风动，血随气逆，夹火夹痰，横窜经络，蒙蔽清窍，发为本病。

1. 年迈体弱，内伤积损　《素问·阴阳应象大论》云："年四十而阴气自半，起居衰矣。"《杂病源流犀烛·中风源流》亦云："人至五六十岁，气血就衰，乃有中风之病。"这都说明年老正气衰弱是发病的主要因素。年老气血亏虚，加上积损，或纵欲伤精，或久病气血耗伤，或劳倦过度，使气血更衰，气虚则血行不畅，脑脉瘀阻；阴血虚则阴不制阳，风阳动越，夹气血痰火上冲于脑，蒙蔽清窍而发病。

2. 情志过极，化火生风　《素问·生气通天论》云："大怒则形气绝，而血菀于上，使人薄厥。"若平素忧郁恼怒，肝失条达，气血郁滞，化火生风；或素体阴虚，水不涵木，复因情志所伤，肝阳暴张；或五志过极，心火暴盛，风火相煽，血随气逆，上扰元神，神明不用而发病。

3. 痰浊内生，化热生风　《素问·通评虚实论》说："仆击、偏枯……肥贵人则膏粱之疾也。"《临证指南医案·中风》亦说："平昔酒肉，助热动风为病。"说明饮食不节也是发生中风的主要原因。如过食膏粱厚味，脾失健运，气不化津，反聚湿生痰，痰郁化热；或肝木素旺，木旺乘土，致脾不健，内生痰湿；或肝火内热，炼津成痰，痰热互结，风阳夹痰而横窜经络，上蒙清窍，发为本病。

4. 气候骤变，外邪诱发　在年老体弱，或肝阳素旺、痰湿体质，阴阳失调的基础上，若气候骤变，外风入中，引动肝风，或引动痰热、瘀热，致使气血逆乱，血菀于上；或寒邪外束，凝滞气血，脑脉痹阻，而发为卒中。因此，中风在气候骤变之时，或冬春寒冷季节易于发病。

综上所述，形成中风的因素主要为脏腑功能失调，情志过极，劳倦内伤，饮食不节，气候骤变等方面。其病位在脑，与心、肝、脾、肾密切相关。其病机归纳起来不外风（肝风）、火（肝火、心火）、痰（风痰、湿痰、热痰）、瘀（血瘀）、虚（阴虚、气虚、血虚）、气（气逆）六端。此六端既可相互影响，又可多病机复合而为病。其病性为本虚标实、上盛下虚，在本为肝肾阴虚、气血虚弱，在标为风火相煽、痰湿壅盛、气逆血瘀。而阴阳失调、气血逆乱、上犯清窍为中风病的基本病机。

【诊断】

一、诊断要点

1. 病史　患者多有体衰，劳倦内伤，嗜好膏粱厚味、烟酒等因素，或患有高血压病，发病前多有头晕或头胀痛、肢体麻木等先兆症状。每因恼怒、劳累、酗酒、寒冷等诱发。年龄以 40 岁以上者为多见。

2. 临床特征　突然昏仆，不省人事，半身不遂，偏身麻木，口眼㖞斜，言语謇涩或不语等，发病急骤，有渐进发展过程。轻者仅见偏身麻木、口眼㖞斜、半身不遂等，而无神志障碍。

3. 相关检查　临床可做头颅 CT、MRI、脑脊液、眼底检查等辅助诊断。

二、病证鉴别

1. 中风与厥证　厥证也有突然昏仆、不省人事之表现。一般而言，厥证神昏时间短暂，发作时常伴有四肢逆冷，面色苍白，移时多可自行苏醒，醒后无半身不遂、口眼㖞斜、言语不利等表现。

2. 中风与痉证　痉证以项背强直、四肢抽搐，甚至角弓反张为主症，也可伴见神昏，但痉证抽搐时间长，神昏多出现在抽搐之后，且无口眼㖞斜及半身不遂等症。而中风多在起病时即有神昏，而后可出现抽搐，抽搐时间短。

3. 中风与口僻　口僻俗称吊线风，可发生于任何年龄，临证以口眼㖞斜，常伴耳后疼痛、时有口角流涎、言语不清为主要症状，而无神志障碍和半身不遂等表现。中风多见于中老年人，以卒然昏仆、不省人事、半身不遂、口眼㖞斜、言语不利为主症。

4. 中风与痫病　痫病昏仆之时四肢抽搐、口吐涎沫，或发出异常叫声，昏迷时间多短暂，一般可自行苏醒，醒后一如常人，其发病以青少年居多，是一种发作性疾病。而中风昏仆倒地后无声，一般无四肢抽搐及口吐涎沫，其神昏时间长，难以自行苏醒，醒后多伴有半身不遂、口眼㖞斜等后遗症。

5. 中风与痿证　痿证肌肉萎缩，起病缓慢，其瘫痪以双下肢或四肢为主。而中风肢体瘫痪多起病急骤，多以偏瘫为主。

【辨证论治】

一、辨证要点

1. 辨中经络与中脏腑　中风主要依有无神志障碍而分为中经络、中脏腑。中经络者无神昏，而仅见半身不遂、口舌㖞斜、言语不利、偏身麻木；中脏腑者突然昏仆、不省人事，或神志恍惚，伴见半身不遂、口舌㖞斜。中经络者病位浅，病情相对较轻；中脏腑者病位深，病情较重。

2. 中脏腑辨闭证与脱证　闭证为邪气内闭清窍，表现为突然昏仆、不省人事、牙关紧闭、口噤不开、两手握固、肢体强痉、大小便秘等，多属实证；脱证为阳气外脱，症见昏聩无知、目合口开、手撒肢软、汗出肢冷、二便自遗、鼻鼾息微、脉细微欲绝等，多属虚证。闭证多见于中风骤起，脱证则多由闭证恶化转变而成，病势危笃，预后凶险。

3. 闭证当辨阳闭与阴闭　阳闭者身热面赤、气粗口臭、躁扰不宁、痰声如拽锯、便秘溲黄、舌质红绛、舌苔黄腻、脉弦滑数；阴闭者面白唇暗、静卧不烦、痰涎壅盛、四肢不温、舌苔白腻、脉沉滑缓等。其鉴别要点是有无热象。

4. 辨病期　中风病发病后两周以内者为急性期，中脏腑也可长至1个月；发病两周后或1个月至半年以内者为恢复期；发病半年以上者系后遗症期。

5. 辨病势顺逆　中风一病，起病急骤，病变迅速，变证多端，容易出现各种危重之候，临床应密切观察病情，随时掌握病势趋向，及时采取相应对策。

中经络与中脏腑之间可相互转化。中脏腑者神志逐渐转清、半身不遂、口舌㖞斜等症有所改善，病情向中经络转化，病势为顺；中经络者若渐出现神志迷蒙或昏聩不知，为向中脏腑转化，病势为逆。对中脏腑患者应注意其神志及瞳神的变化，若神昏渐重、瞳神大小不等，甚至呕吐、项强，或见呕逆频频，或四肢抽搐不已，均为正虚而邪气深入，病势为逆；若见呕血证、戴阳证，或见背腹骤热而四肢厥逆者，为病向脱证发展，病势为逆，病情危重，预后极差。

二、论治要点

中风为本虚标实之证，急性期虽有本虚，但以标实为急，应急则治其标。中经络以平肝息风、化痰祛瘀通络为主。中脏腑闭证，治当息风清火、豁痰开窍、通腑泄热；脱证急以回阳救逆、扶正固脱为要。对内闭外脱之证，则须醒神开窍与扶正固脱兼用。恢复期及后遗症期，多为虚实夹杂，当以扶正祛邪、标本兼顾为原则，可酌情选用平肝息风、祛瘀化痰、滋养肝肾、益气活血通络等法。

三、分证论治

（一）中经络

1. 风阳上扰证
证候：平素头晕头痛，耳鸣，突然发生口舌㖞斜，舌强语謇，或手足重滞，腰腿酸软，甚则半身不遂，舌质红，苔薄黄，脉弦。
病机：肝阳化风，肝风上扰，横窜经络。
治法：平肝息风，育阴潜阳。
方药：天麻钩藤饮加减（天麻、钩藤、石决明、龙骨、牡蛎、白芍、地龙、牛膝、桑寄生、栀子、黄芩、益母草、茯神、夜交藤）。
此方重在平肝潜阳、泻火息风。若肝火偏盛者，加羚羊角、夏枯草，以清肝泻火；

热盛伤津，舌绛苔燥、口干、五心烦热者，加玄参、生地黄、山萸肉，以清热生津；夹有痰浊、胸闷、恶心、苔腻者，加陈胆星、郁金，以清热化痰；便秘者，加大黄、枳壳，以通腑泄热。

2. 风痰入络证

证候：半身不遂，肢体拘急，口舌㖞斜，口角流涎，言语不利，肢体麻木，头晕目眩，舌质黯红或紫黯，苔白腻，脉弦滑。

病机：脉络空虚，风痰乘虚入中，气血闭阻。

治法：化痰息风通络。

方药：半夏白术天麻汤合桃红四物汤加减（半夏、白术、天麻、茯苓、胆南星、僵蚕、地龙、桃仁、红花、生地黄、当归、白芍、川芎）。

前方息风化痰，后方养血活血，用于治疗风痰入客经络者。若眩晕甚者，加全蝎、钩藤、菊花，以平肝息风；瘀血明显者，桃仁、红花、地龙，以化瘀通络；烦躁不安、舌苔黄腻、脉滑数者，加黄连、大黄，以清热泻火。

3. 痰热腑实证

证候：突发半身不遂，口舌㖞斜，舌强语謇，或不语，半身麻木，腹胀便秘，头晕目眩，咳吐黄痰，甚或痰量多，舌质红，苔黄或黄腻，脉弦滑或滑数。

病机：痰热腑实，风痰上扰。

治法：化痰通腑，泄热开窍。

方药：星蒌承气汤加减（全瓜蒌、胆南星、姜半夏、桃仁、桂枝、大黄、芒硝、生甘草）。

本方化痰通腑开窍，适用于中风急性期见有舌苔黄腻、脉弦滑、腹胀便秘者。方中大黄、芒硝，应视体质而确定用量用法，以大便通为度（大便日行 2~3 次）。腑气通畅后，治以清热化痰通络为主，减芒硝，加天竺黄、鲜竹沥、僵蚕、全蝎、地龙、丹参等；咳吐黄痰、舌质红、苔黄腻，属痰热壅盛，重用上述清热化痰药，再加栀子、黄芩、黄连，以增清热之力；舌质黯，有瘀斑、瘀点者，加丹参、益母草、地龙，以增强活血通络之力。

4. 阴虚风动证

证候：平素头晕耳鸣、腰膝酸软、五心烦热，突然口眼㖞斜、言语不利、手指瞤动，甚或半身不遂，舌质红，少苔或无苔，脉弦细数。

病机：肝肾阴虚，风阳内动，上扰清窍。

治法：滋阴潜阳，息风通络。

方药：镇肝熄风汤加减（白芍、天冬、玄参、龙骨、牡蛎、龟板、代赭石、牛膝、当归、天麻、钩藤）。

本方既补肝肾之阴，又能息风潜阳。若痰热较重，苔黄腻、泛恶者，加胆南星、竹茹、川贝母，以清热化痰；肝火偏旺，心中烦热者，加栀子、黄芩，以清热除烦；若潮热盗汗、五心烦热者，加黄柏、知母、地骨皮，以清虚热除烦；腰膝酸软者，重用龟板、牛膝，加川木瓜、杜仲，以滋补肝肾、舒筋通络。

5. 气虚血瘀证

证候：半身不遂，肢体瘫软，言语不利，口舌㖞斜，面色㿠白，气短乏力，自汗，偏身麻木，心悸，舌质黯淡，或有瘀斑，苔薄白或白腻，脉细缓，或细涩。

病机：气血亏虚，脉络瘀滞。

治法：益气活血通络。

方药：补阳还五汤加减（黄芪、赤芍、川芎、当归、地龙、桃仁、红花）。

本方益气活血兼以通络，适用于气虚血瘀证之半身不遂，也可用于中风恢复期的治疗。方中黄芪用量独重，意在补气以化瘀。若气虚不复者，可加人参，以大补元气；痰涎阻窍，口角流涎、言语不利者，加石菖蒲、远志、益智仁、乌药，以化痰益智开窍；心气血不足，心悸、失眠者，加炙甘草、桂枝、酸枣仁、龙眼肉，以养心安神。

（二）中脏腑

1. 闭证

（1）风火闭窍证（阳闭）

证候：突然昏仆，不省人事，半身不遂，肢体强痉，口舌㖞斜，目斜视或直视，面红目赤，口噤、项强，两手握固拘急，甚则抽搐，舌质红或绛，苔黄燥或焦黑，脉弦数。

病机：风火相煽，蒙蔽清窍。

治法：清热息风，醒神开窍。

方药：先鼻饲紫雪丹或安宫牛黄丸，再用天麻钩藤饮加减（天麻、钩藤、石决明、珍珠母、牛膝、桑寄生、栀子、黄芩、桑叶、菊花、生地黄、益母草、茯神、夜交藤）。

若肝风较甚，肢体抽搐者，加僵蚕、全蝎、蜈蚣息风通络；热甚迫血妄行，症见鼻衄、呕血者，加生地黄、牡丹皮、大黄、水牛角，以凉血止血；腑实热结，见神昏、高热、便秘者，加大黄、芒硝，以求腑通则热泻窍开。

（2）痰火闭窍证（阳闭）

证候：突然昏仆，不省人事，半身不遂，肢体强痉拘急，口舌㖞斜，鼻鼾痰鸣，面红目赤，或见抽搐，两目直视，躁扰不宁，项背身热，大便秘结，舌质红或红绛，苔黄腻或黄厚干，脉滑数有力。

病机：肝阳暴张，痰火壅盛，气血上逆，闭阻脑窍。

治法：清热息风，涤痰开窍。

方药：先用至宝丹或安宫牛黄丸鼻饲，再用羚角钩藤汤加减［羚羊角（用山羊角加量代之）、钩藤、菊花、夏枯草、石决明、龟板、半夏、川贝母、竹茹、生地黄、牡丹皮］。

本方凉肝息风、清热化痰、养阴舒筋，适用于风阳夹痰上扰清窍而致眩晕、惊厥、抽搐等症。痰热盛，喉间痰鸣辘辘有声者，加竹沥汁、猴枣散，以豁痰定惊；痰热扰神，烦躁不宁者，加石菖蒲、郁金、远志、珍珠母，以化痰开窍安神。

（3）痰湿蒙窍证（阴闭）

证候：突然昏仆，不省人事，半身不遂，肢体松软，口舌㖞斜，痰涎壅盛，面白唇暗，四肢不温，甚则逆冷，静而不烦，舌质黯淡，苔白腻，脉沉滑或缓。

病机：痰浊偏胜，上蒙清窍，神机闭塞。

治法：燥湿化痰，醒神开窍。

方药：先用苏合香丸鼻饲，再用涤痰汤（姜半夏、胆南星、白附子、茯苓、陈皮、石菖蒲、苍术、僵蚕、全蝎、天麻、钩藤）。

本方化痰开窍，适用于痰蒙心窍，神志呆滞不清者。若阳虚较甚，四肢厥冷者，合麻黄附子细辛汤，辛散助阳以开窍；夹杂热象，呈现寒热错杂之象者，加黄芩、黄连，寒热并用而治之。

2. 脱证（元气衰败）

证候：突然昏仆，不省人事，汗出如珠，面色苍白，目合口张，气息微弱，瞳神散大，肢体瘫软，手撒肢厥，二便失禁，舌质淡紫，或舌体卷缩，苔白腻，脉微欲绝或浮大无根。

病机：元气衰微，阴阳欲绝，精去神脱。

治法：回阳救逆，益气固脱。

方药：参附汤加减（红参、炮附子、干姜、炙甘草、山萸肉、龙骨、牡蛎）。

本方补气回阳，用于阳气衰微，汗出肢冷欲脱者。若汗出不止者，加黄芪、五味子，以益气敛汗；阴精耗伤，舌干脉微者，加麦冬、黄精，以顾护阴津。

（三）恢复期和后遗症期

1. 风痰瘀阻证

证候：舌强语謇，甚或失语，半身不遂，肢体麻木，苔滑腻，舌质淡紫或紫黯，脉弦滑。

病机：风痰阻络，气血瘀滞。

治法：搜风化痰，祛瘀通络。

方药：解语丹加减（白附子、僵蚕、全蝎、羌活、石菖蒲、远志、天麻、胆南星、天竺黄、法半夏、陈皮、地龙、鸡血藤、丹参、豨莶草、桑枝）。

本方祛风化痰、开窍通络，适用于风痰阻于廉泉致舌强不语。若时咳黄黏痰、面红口臭、舌红苔黄腻、脉弦滑而数者，为痰热壅盛，加全瓜蒌、竹茹、鲜竹沥，以增清热化痰之力；兼有头晕、头痛、舌红苔黄、脉弦者，减白附子、羌活、半夏等温燥之品，加夏枯草、钩藤、石决明等，以平肝潜阳；若咽干口燥、时欲饮冷者，为阴津亏虚，加天花粉、玄参、麦冬，以养阴润燥。

课堂互动

　　李某，男，58 岁。患者 3 周前突然出现左侧半身不遂、口眼歪斜，经当地医院确诊为脑梗死，给予常规治疗。为提高疗效，转求中医。现仍半身不遂、口眼歪斜、言语不清，兼神疲乏力、心慌气短、动则汗出，面色黄白，瘫痪肢体痿软，舌质淡胖、两侧散布紫点，舌苔薄白。

　　要求：诊断，病机，治法，方药。

2. 气虚络瘀证

证候：半身不遂，肢体无力，面色萎黄，舌质淡紫，或有瘀斑，苔薄，脉细弱或细涩。

病机：气虚无力行血，脉络瘀阻。

治法：补气活血通络。

方药：补阳还物汤加减（黄芪、当归、川芎、桃仁、红花、赤芍、地龙、葛根、桑枝、牛膝）。

本方补气活血通络，适用于中风恢复阶段，气虚血瘀而无风阳痰热表现的半身不遂、口舌喎斜、语言謇涩等。若气损及阳，伴有畏寒、肢冷、舌苔白、脉沉迟无力，加桂枝、细辛、制附子，以助阳散寒、温经通脉；血虚甚，唇舌淡白、脉细弱者，加制首乌、枸杞子，以补血；伴腰膝酸软等肾虚征象者，加杜仲、桑寄生、狗脊，以补肝肾、强腰膝。

3. 肝肾亏虚证

证候：半身不遂，患肢僵硬，拘挛变形，肌肉萎缩，舌强不语，舌红，脉细弱，以尺脉为著。

病机：肝肾亏虚，精血不能荣养筋脉。

治法：滋养肝肾，养筋活络。

方药：左归丸合地黄饮子加减（制附子、桂枝、生地黄、制首乌、山茱萸、枸杞、肉苁蓉、石斛、麦冬、鸡血藤、川芎、葛根、牛膝）。

左归丸滋补肝肾之阴，适用于精血不足，不能荣养筋脉导致的腰膝酸软、肢体不用；地黄饮子滋肾阴、补肾阳、开窍化痰，适用于肾阴阳两虚，虚火夹痰上犯清窍所致的喑痱证。若腰膝酸软较甚，重用山茱萸，或加杜仲、桑寄生、狗脊，以增补肝肾、强腰膝之力；若肾阳虚较甚，畏寒肢冷、四末发凉，加大附子、桂枝用量，并加巴戟天、补骨脂等，若偏重阴虚而生热，五心烦热、盗汗、舌干红、少苔、脉细数者，减附子、桂枝、肉苁蓉等温热之品，加秦艽、黄柏、知母，以清退虚热。

【专方验方】

1. 治中风偏瘫验方　土鳖虫、蒲黄各 3g，三七、灯盏细辛、丹参各 4g，共研末，每日 3 次，温开水送服。连续服药 20 天，恢复快者，症状改善或消失，能从事脑力劳动和轻体力劳动，生活完全自理。(《农村新技术》2008 年第 5 期)

2. 凉血通瘀汤（周仲瑛方）　熟大黄 10g，水牛角片 30g，赤芍 15g，生地黄 20g，牡丹皮 10g，地龙 10g，三七 5g，石菖蒲 10g。加减：便秘者改熟大黄为生大黄 6 ~ 10g。每日 1 剂，水煎服，适用于缺血性中风急性期瘀热阻窍者。(金实《中医内伤杂病临床研究》)

【中成药】

中风阳闭证，可用清开灵注射液、醒脑静注射液、安宫牛黄丸；中风阴闭证，可用苏合香丸；中风脱证，可用参麦注射液和参附注射液；中风血瘀阻络证，可用复方丹参注射液、脉络宁注射液、脑心通片、银杏叶片；中风后遗症偏瘫者，可辨证酌情选用华佗再造丸、醒脑再造丸、中风回春丸、大活络丸。

【简便疗法】

1. 穴位注射疗法　取肩井、曲池、内关、风市、足三里等穴，用三磷酸腺苷或维生素 B_{12}、复方丹参注射液等 12 ~ 20mL，分别每次注入上穴 2 ~ 3 个，每日或隔日 1 次，10 次为 1 个疗程。主治中风后遗症半身不遂。(马同长、韦绪性《中风病防治新编》)

2. 搐鼻疗法　川乌、草乌、荜茇、细辛、三七、皂角各等份。共研细末，每次 2g，塞于鼻中（向左斜者塞右鼻，向右斜者塞左鼻）。主治中风后遗症口眼㖞斜者。(《河南省秘验方单方集锦》)

3. 蒙医放血疗法　于踝关节上、跟骨结节直上 5 横指处扎紧，用斧型刀腹切。放血量根据患者年龄、病情、体质与血象而定，应掌握"多次量少"的原则。放血疗法通过割断有关脉道穴位，将坏血或病血排出体外，起到通经活络、化瘀消肿、开窍行气的作用，促进或改善气血运行。治疗中风偏瘫。(《中国民族医药杂志》1998 年第 3 期)

【预防调护】

1. 密切观察病情变化，掌握疾病动态，重点观察神志、瞳神、气息、脉象的变化。
2. 加强护理，防治褥疮、肺部感染、口腔感染、窒息、尿路感染等并发症。
3. 慎起居，调情志，节饮食，保持心情舒畅、气机调畅、大便通畅，以利血脉通畅。
4. 高度重视中风先兆症状。如一过性头晕、肢麻肉瞤，乃中风先兆，应及早治疗。
5. 积极治疗和进行康复护理，避免中风复发。

【小结】

中风病多见于中年以上患者，以发病突然、昏倒不省人事、口眼㖞斜、半身不遂，或仅有口㖞、半身不遂，或言语不利为临床特征。中风的形成，有原始病因和诱发因素。原始病因以情志不调、久病体虚、饮食不节、素体阳亢为主，诱发因素主要为烦劳、恼怒、醉饱无常、气候变化等。病位在脑，与心、肝、脾、肾密切相关。病理基础多为肝肾阴虚，病理因素为肝风、痰火和血瘀。病机主要为阴阳失调，气血逆乱，上冲于脑。轻者中经络，重者中脏中腑。中脏又有闭脱之分：闭证邪势盛，多见痰火内闭；脱证正气虚，可致阴竭阳亡。

中经络的治疗，一般宜平肝息风、化痰通络。中腑重在通腑泄热。中脏之闭证治宜息风清火、豁痰开窍；脱证治宜救阴回阳固脱。恢复阶段以经络病变为主，应配合针灸治疗，使其直接作用于经络，应同时加强功能锻炼，促进恢复。

临床有少数中经络患者，突然半身不遂、口眼㖞斜，并见恶寒发热、骨节酸痛、肢体拘急、舌苔薄白等症，属络脉空虚，风邪侵袭所致；或原系阴虚阳亢、痰湿内盛之体，复加外感风邪而发病。治以祛风通络，佐以扶正。

【证治汇补】

1. 结合西医辨病，准确掌握预后　脑出血急性期，多表现为中脏的肝风痰火闭证，或中腑之腑实瘀热证，有的可表现为脱象。中经络的重症，多为脑梗死、脑血管痉挛，如见风阳痰火证，虽然神志清楚，仍应防其病情恶化，临证时须严密观察。

2. 正确使用通下之法　泻下通腑既可消瘀、泄热，又可醒神开窍，正确把握应用通下法至关重要。中经络因瘀热内阻，腑实不通，邪热上扰，神机失用，应及时使用通腑泄热之法，有助于邪从下泄。阳闭证，肝风痰火炽盛，内闭神机，有时因邪热搏结，亦可出现腹满、便秘、小便不通、苔黄腻、脉弦实有力，亦可合用通下之法，使大便畅通、痰热下泄，则神识可清，危象可解。但正虚明显、元气欲脱者忌用。

3. 出血性中风可配凉血化瘀法　脑出血或蛛网膜下腔出血，可参照血证有关内容。其出血的机理多有瘀热搏结、络伤血溢，临床有时可见面唇青紫、舌络或紫黯，可配合凉血化瘀止血法，以犀角地黄汤为基础方治疗，以行瘀热，有助止血。

4. 恢复期应内外兼治，针药并用　中风病急性期，特别是中脏腑者，经抢救治疗，神志渐清，风火渐平，痰瘀消除，饮食稍进，则逐渐进入恢复期。但此时遗留半身不遂、口舌㖞斜、语言謇涩或失音者，仍须积极治疗，力求完全康复。具体治法多提倡药物与针灸、理疗并举，以求最佳疗效。

5. 中风后遗症口舌㖞斜治法　中风后遗症之口舌㖞斜，多由风痰阻于络道所致，治宜祛风、除痰、通络，方用牵正散加水蛭，以散剂吞服为佳。口眼瞤动者，加天麻、钩藤、石决明以平肝息风，山萸肉、枸杞子补肾益精，玄参、石斛养阴生津，白芍、鸡血藤养血和络。

【医案选读】

例一：李某，男，39岁。

平素血压高，经常觉头脑发胀昏晕，看书更觉不适，视物模糊。就诊前3个星期，突觉语言、咀嚼时口唇活动不便，逐渐加重，右侧口眼㖞斜，饮水顺嘴角流出，后头皮有时疼痛，经针灸理疗治疗，稍见好转，又拟中药治疗。舌苔薄白质略红，脉弦细而数，拟平肝息风、活血通络法治之。

处方：双钩藤 12g，白僵蚕、制全蝎各 5g，地龙肉 6g，白蒺藜 12g，生蒲黄 10g，北防风、酒川芎各 5g，杭白芍 10g，节菖蒲 6g，干石斛 15g，全当归 6g，炙甘草 3g。

二诊：服药 4 剂，自觉口角发麻，右眼看书时发胀模糊，后头处仍时疼痛，改为丸方长期服用。

处方：白蒺藜 60g，石决明 30g，制全蝎 15g，白僵蚕、草决明、地龙肉各 30g，双钩藤 60g，生蒲黄 30g，密蒙花 60g，酒川芎 15g，节菖蒲 30g，谷精草、杭白芍、干石斛各 60g，寻骨风、明玳瑁各 30g，细生地 60g，木贼草、明天麻各 15g，鹿角霜、全当归、炙甘草各 30g。共研细末，蜜为丸如梧子大，每日早晚各服 10g。

服药百日，口眼㖞斜已完全纠正，血压恢复正常，头胀头痛、视物模糊亦随之而除，恢复工作。

按：患者有高血压病史，就诊前 3 个星期，突觉语言、咀嚼时口唇活动不便，逐渐加重，右侧口眼㖞斜，饮水顺嘴角流出，后头皮有时疼痛，舌苔薄白质略红，脉弦细而数。中医应诊断为"中风"，治以平肝息风、活血通络。方中钩藤、决明、僵蚕、全蝎、地龙、白蒺藜、防风平肝潜阳息风；当归、白芍养血柔肝。一诊效可，遂二诊改汤方为药丸，缓缓图之，疗效甚佳。

（《江苏中医杂志》1985 年第 2 期）

例二：罗左，年甫半百。

阳气悍厉，贼风入中经络，营卫痹塞不行，陡然跌仆成中，舌强不语，神识似明似昧，嗜卧不醒，右手足不用。脉象尺部沉细，寸关弦紧而滑，苔白腻，阴霾弥漫，阳不用事，幸小溲未遗，肾气尚固，未至骤见脱象，亦云幸矣。

急拟仲景小续命汤加减，助阳祛风，开其痹塞，运中涤痰，而通络道，冀望应手，始有转机。

处方：净麻黄四分，熟附片一钱，川桂枝八分，生甘草六分，全当归三钱，川芎八分，姜半夏三钱，光杏仁三钱，生姜汁一钱冲服，淡竹沥一两冲服，另再造丸一粒去壳研细末化服。

二诊：进小续命汤，神识稍清，嗜寐渐减，佳兆也。而舌强不能言语，右手足不用，脉息尺部沉细，寸关弦紧稍和，苔薄腻。阳气本虚，藩篱不固，贼风中经，经腧痹塞，痰湿稽留，宗气不得分布，故右手足不用也。肾脉络舌本，脾脉络舌旁，痰阻心脾之络，故舌强不能言，灵机堵塞也。虽见小效，尚不敢有恃无恐，再拟维阳气以驱邪风，涤痰浊而通络道，努力前进，以观后效。

处方：熟附片一钱，云茯苓三钱，川桂枝八分，姜半夏二钱，生甘草六分，枳实炭一钱，全当归二钱，光杏仁三钱，大川芎八分，炙僵蚕二钱，生姜汁一钱冲，淡竹沥一两冲。

三诊：再服 3 剂，神识较清，嗜寐大减，略能言语，阳气有流行之机，浊痰有克化之渐，是应手也。唯右手足依然不用，腑气六七日不行。苔腻，脉弦紧渐和，尺部沉细。仍拟助阳益气，以驱邪风，通胃涤痰，而下浊垢，腑气以下行为顺，通腑亦不可缓也。

处方：生黄芪三钱，桂枝八分，附子一钱，生甘草五分，当归三钱，川芎八分，云茯苓三钱，风化硝五分，全瓜蒌三钱，枳实炭一钱，淡苁蓉三钱，半硫丸一钱五分吞服。

四诊：腑气已通，浊垢得以下行，神识已清，舌强，言语未能自如，右手足依然不用，脉弦紧转和，尺部沉细，阳气衰弱之体，风为百病之长，阴虚之邪风，即寒中之动气，阳气旺一分，邪风去一分。湿痰盘踞，亦借阳气充足，始能克化。《经》所谓阳气者，若天与日，失其所则折寿而不彰，理有信然。仍助阳气以驱邪风，化湿痰而通络道，循序渐进，自获效果。

处方：生黄芪五钱，生白术一钱，生甘草五分，熟附子一钱，桂枝八分，全当归三钱，川芎八分，姜半夏三钱，西秦艽二钱，怀牛膝二钱，嫩桑枝三钱，指迷茯苓丸五钱包，服前方，诸恙见轻，仍守原法扩充。生黄芪用至八钱，间日用鹿茸二分，研细末，饭为丸，陈酒吞服，大活络丹，每五日服一粒，去壳研末，陈酒化服，共服六十余帖，舌能言，手能握，足能履。接服膏滋方，药味与煎药仿佛，以善其后。

按： 患者肝阳上亢，贼风入中经络，营卫痹塞不行，陡然跌仆成中风性上升，痰湿随之，阻于廉泉，堵塞神明也，故发为中风。治以祛风，开其痹塞，运中涤痰，而通络道。方用小续命汤。几经加减，于危难之中挽沉疴，彰显大医本色。现代人视急危重症为西医的"家常菜"，认为中医是慢郎中，是只能调理身体的"中医"，更可悲的是现在中医界中大多数人为明哲保身不敢治疗急危重症。观此案，深感中医之魅力所在。

（《辽宁中医杂志》2009 年第 12 期）

复习思考题

一、问答题

1. 中风的定义是什么？
2. 试述中风病的主要病机。
3. 中风的辨证与治疗要点有哪些？
4. 中风如何辨证论治？
5. 对中经络中用泻下通腑药大黄应如何认识？
6. 对中风病中肝内风动与外感风邪之间的病机应如何认识？

二、选择题

[A1 型题]

傅某，男，63 岁，工人。1997 年 10 月 3 日初诊。两个月前，因生气后，左半身不仁不用。左手肿胀，舌强言涩。经西医确诊为脑血栓形成。现症：左侧半身不遂，上下肢疼痛，左手肿胀，言语謇涩，纳呆，神疲乏力，二便调。舌淡质黯，脉沉细缓。检查：头部 CT 示右侧基底节梗死灶。治疗主方是（　　）

　　A. 左归丸　　　　　　　　　　B. 八珍汤

    C. 补中益气汤   D. 补阳还五汤

    E. 半夏白术天麻汤

[A2 型题]

    李某，女性，59 岁。平素血压偏高，脾气急躁，面红目赤，两日前生气后出现左侧头部胀痛，伴右侧肢体无力，渐至不用，舌强言涩，MRI 示左侧大脑基底节区小面积出血。平素睡眠差，饮食及二便尚可，舌红，苔黄，脉弦。其治疗应首选的方剂是（　）

    A. 桂枝茯苓丸   B. 天麻钩藤饮

    C. 白虎汤   D. 大承气汤

    E. 半夏白术天麻汤

[B1 型题]

    A. 活血通络药   B. 燥湿健脾药

    C. 发汗解表药   D. 祛风解表药

    E. 行气利湿药

1. 治疗中风后期瘀血所致头痛时，应加用（　）
2. 治疗中风早期痰浊蒙窍时，应加用（　）

第四节　痫　病

学习要点

1. 痫病的概念。
2. 痫病的病因病机要点与转归预后。
3. 痫病的诊断与病证鉴别。
4. 痫病的辨证论治及预防调护要点。
5. 痫病各证型的证治要点。

    痫病是由先天或后天因素，致使脏腑功能失调，气机逆乱，元神失控所引发的一种发作性神志异常病证。临床以突然意识丧失，甚则仆倒，不省人事，强直抽搐，口吐涎沫，两目上视，或口中怪叫，移时苏醒，醒后如常人为特征。本病亦名"癫痫"或"羊痫风"。

    痫病首见于《内经》，而称"胎病"，属"癫疾"，并明确提出先天因素在本病发生中的作用，而且还注意到癫疾在抽搐之初，先有肌肉僵直，发作后常有脊背疼痛的临床表现。后世医家多认为本病系各种因素引起"脏气不平""痰浊壅塞"所致。如南宋陈言《三因极一病证方论·癫痫叙论》曰："夫癫痫病，皆由惊动，使脏气不平，郁而生涎，闭塞诸经，厥而乃成。或在母腹中受惊，或少小感风寒暑湿，或饮食不节，逆于脏气。"元代朱丹溪《丹溪心法·痫》指出，本病之发生"无非痰涎壅塞，迷蒙孔窍"而成。日人丹波元坚《杂病广要·癫》认为"凡癫病……皆由邪气逆阳分，而乱于头中也……其病在头巅。"

对于痫病的临床表现，历代也有确切的描述，如隋代巢元方《诸病源候论·癫狂候》指出："癫者，卒发仆也，吐涎沫，口目急，手足缭戾，无所觉知，良久乃苏。"《古今医鉴·五痫》指出："发作卒然倒仆，口眼相引，手足搐搦，背脊强直，口吐涎沫，声类畜叫，食顷乃苏。"至于痫病的分类，古有五痫之别，又有风痫、惊痫、食痫之分。清代李用粹《证治汇补·痫病》中提出阳痫、阴痫的分证方法，并明确了治则："病分阴阳，先身热瘛疭惊啼叫喊而后发，脉浮洪者为阳痫，病属六腑，易治。先身冷无惊掣啼叫而病发，脉沉者为阴痫，病在五脏，难治。阳痫痰热客于心胃，闻惊而作，若痰热甚者，虽不闻惊亦作也，宜用寒凉。阴痫亦本乎痰热，因用寒凉太过，损伤脾胃变而为阴，法当燥湿温补祛痰。"关于治疗方法，历代医家多主张癫痫发作时先行针刺，若频繁发作则醒后急用汤药调治，着重治标，待神志转清、抽搐停止，处于发作休止期，可配制丸药常服，调和气血，息风除痰，以防痫病发作。

西医学诊断的癫痫，无论原发性或某些继发性癫痫，均可参照本节辨证论治。

【病因病机】

本病的病因包括先天因素和后天因素两大方面。先天因素是指先天禀赋不足或异常，后天因素包括情志失调、脑部外伤、饮食不节、劳累太过，或患他病之后，先、后天因素均可造成脏腑失调，痰浊阻滞，气机逆乱，风阳内动，尤其与痰邪关系密切。

1. 禀赋异常　痫病之始于幼年者，与先天因素有密切关系，即所谓"病从胎气而得之"。前人多责之于"在母腹中时，其母有所大惊"。若妊娠母体突然惊恐，一则导致气机逆乱，脏腑功能失调；一则导致精伤而肾亏，所谓"恐则精却"，使母体精气耗伤，影响胎儿正常发育，出生后易发痫病。另外，先天禀赋不足，或父母本患痫病而脏气不平，胎儿先天禀赋异常，后天则易生本病。

2. 情志失调　突受大惊大恐，气机逆乱，痰浊随之上逆，蒙闭清窍；或因肝肾阴亏，阴不敛阳，肝阳亢盛，亢极生风，风火夹痰，上蒙清窍，致使神机失控而发病。

3. 饮食不节　过食醇酒肥甘，损伤脾胃，脾失健运，聚湿生痰，痰浊内盛；或气郁化火，火邪灼津成痰，积痰内伏，如遇诱因，痰浊或随气上逆，或随火上炎，或随风而动，蒙蔽心神清窍，发为痫病。故有"无痰不作痫"之说。

4. 脑络瘀阻　"脑为元神之府"，"人之记性皆在脑中"。由于跌仆外伤，或生时难产，或患他病，致使脑络受伤，气血瘀阻，则络脉不和，而神志逆乱，昏不知人，肢体抽搐，遂发痫病。

综上所述，痫病病位在脑窍，与心、肝、脾、肾等脏腑关系密切。基本病机为气机逆乱，上蒙清窍，元神失控。病理因素可概括为风、火、气、痰、瘀，其中尤以痰、瘀为主。

本病的转化发展决定于正气的盛衰及痰瘀的深浅。发病初期，痰瘀阻窍，肝郁化火生风，风痰瘀阻，或痰火郁热炽盛，以实证为主，此时因正气尚强，痰瘀轻浅，易于康复；若反复发作，日久不愈，或重镇息风药久服，均可损伤正气，脏腑功能失调加重，形成虚实夹杂证，此时脏腑愈虚，痰浊、瘀血积结愈深，痫病则反复发作，易成痼疾。

【诊断】

一、诊断要点

1. 临床特征　大发作时表现为突然昏倒，不省人事，两目上视，四肢抽搐，口吐涎沫，或有类似猪、羊叫声，醒后除疲乏外，一如常人；小发作时有突然呆木无知，面色苍白或两目凝视，头前倾，短时间即醒，恢复正常。反复发作，发无定时，发作时间长短不等，数秒至数分钟即止，少数达数小时以上，苏醒后对发作时情况全然不知。发作前有眩晕、胸闷、叹息等先兆。

2. 病史　有家族遗传史，或产伤史，或脑外伤史。

3. 相关检查　脑电图检查有阳性表现，必要时可做颅脑 CT、MRI 检查，有助于进一步诊断。

二、病证鉴别

1. 中风与痫病　相同点均以突然仆倒、昏不知人为主症。不同点在于痫病表现为口吐涎沫，两目上视，四肢抽搐，或伴发怪叫，醒后一如常人，无后遗症；中风常遗留半身不遂、口舌㖞斜等后遗症。

2. 厥证与痫病　相同点均以突然仆倒、昏不知人为主症。不同点在于厥证表现为面色苍白，四肢厥冷；痫病表现为口吐涎沫，两目上视，四肢抽搐，或伴发怪叫。

3. 痉病与痫病　相同点均表现为四肢抽搐。不同点在于痉病以项背强直、角弓反张等为特点，呈持续发作，不能自止，常伴发热，多有原发病；痫病呈规律性反复发作，时作时止，表现为口吐涎沫、两目上视，或伴发怪叫，醒后如常人，多无发热。

【辨证论治】

一、辨证要点

1. 辨病情轻重　轻者发作时间短，间隔时间长久。重者发作时间长，间隔时间短暂。患病时间长久，痰瘀深重，正气严重虚衰者，病情较重；反之，病情多轻。

2. 辨证候虚实　发作期多属实或实中夹虚，休止期多虚中夹实。阳痫多以实为主，阴痫多属虚实夹杂。实证多为风、火、痰、瘀之证候；虚证多为心脾两虚、脾肾阳虚、肝肾阴虚证候。

3. 发作期辨阴痫阳痫　阳痫发作时牙关紧闭，抽搐较重，面红，痰鸣气粗，舌红脉数；阴痫发作时抽搐较轻，面色晦黯，青灰而黄，手足冷，多无怪叫，苔白脉沉。

二、论治要点

痫病临床表现复杂，治疗宜分标本虚实、轻重缓急。发作期急以化痰开窍醒神为主，宜豁痰息风、开窍定痫。休止期则应祛邪补虚，标本并重，既健脾固肾、补心养肝，又兼以化痰逐瘀、通络息风。

三、分证论治

（一）发作期

1. 阳痫

证候：突然昏仆，不省人事，面色潮红、紫红，继之转为青紫或苍白，口唇青紫，牙关紧闭，项背强直，四肢抽搐，口吐涎沫，或喉中痰鸣，或有吼叫，甚则二便自遗，移时苏醒如常人。病发前多有头晕、胸闷、乏力、项背拘挛不适、欲伸欠等症。平素多急躁易怒、烦热少眠，口苦咽干，多饮，便秘尿黄，舌质红，苔黄腻，脉弦滑而数。

病机：风火痰热上扰，蒙蔽清窍，元神失控。

治法：急以开窍醒神，继之泄热涤痰息风。

方药：黄连解毒汤合定痫丸加减（黄芩、黄连、栀子、半夏、胆南星、贝母、陈皮、茯苓、僵蚕、全蝎、天麻、远志、石菖蒲、琥珀、生牡蛎、石决明）。

发作时先取水沟、十宣、合谷等穴，针刺用泻法强刺激，以求醒神开窍，继之灌服汤药。黄连解毒汤能清三焦之火盛，定痫丸能化痰开窍、息风定痫，适用于痰热痫证，二者相合，用于风火痰热上扰清窍的阳痫发作。热甚者，可选用安宫牛黄丸，以清热化痰、开窍醒神；喉中痰鸣音重者，也可加用鲜竹沥，以清热化痰开窍；大便秘结者，可加大承气汤方，以求通下窍而清上窍。

2. 阴痫

证候：常在夜晚睡眠时突然抽搐，也有白天发作者，突然昏仆，不省人事，面色晦黯青灰而黄，手足发凉，双眼半闭，肢体拘挛，或抽搐，口吐涎沫，或喉中痰鸣，一般无吼叫，或声音偏小。发作后常昏睡，醒后周身疲乏，或如常人。也有仅表现为一过性呆滞，不闻不见，不动不语，数秒或数分钟即可恢复，恢复后对上述症状全然不知。病发前多有乏力不适感、稍欠动作协调、头目不清爽等症。平素多见神疲乏力、恶心泛呕、胸闷咽堵、时咳痰、易烦、食欲一般、四末不温等，舌淡胖，苔白腻或滑腻，脉多沉细或沉迟。

病机：寒痰湿浊，上蒙清窍，元神失控。

治法：急以开窍醒神，继之温化寒痰、顺气息风。

方药：五生饮合二陈汤加减（白附子、川乌、全蝎、僵蚕、天南星、半夏、陈皮、茯苓、白术、远志、石菖蒲、白豆蔻、砂仁、生黑豆）。

发作昏仆，不省人事者，急以针刺水沟、十宣穴，开窍醒神，继而灌服五生饮合二陈汤加减方。五生饮温阳散寒化痰，适用于阳虚寒痰阴痫病；二陈汤燥湿化痰，适用于各种痰湿之证。二者合方，用于脾肾虚损、寒痰内盛之阴痫病。若时欲恶心泛呕者，为肝胃气机上逆，加生姜、苏梗、竹茹、代赭石，以和胃疏肝降逆；胸闷咽堵、痰多者，加桔梗、全瓜蒌、枳实、厚朴，以求气顺则痰易消；易烦躁者，加栀子、地骨皮，以求寒热并用、肝脾同调；食欲不振者，加莱菔子、砂仁等，以醒脾开胃消食。

 课堂互动

姜某，女，18岁。突然强直抽搐，口吐涎沫，反复发作6年余。患者6年来常在夜晚睡眠时发作突然抽搐，偶有白天发作者，突然昏仆抽搐，不省人事，双眼半闭，口吐涎沫，喉中痰鸣，偶有猪羊样吼叫，醒后周身疲乏，恢复后对上述症状全然不知。病发前多有乏力、头昏、进餐咬舌等症状。平素神疲乏力，恶心泛呕，胸闷咽堵，时咳痰，性急易烦，食欲一般，大便先干后溏，四末不温，舌淡胖有齿印，苔白滑，脉多沉迟稍滑。

要求：诊断，病机，治法，方药。

痫病如连续发作，频频抽搐，持续不省人事，属病情危重，应予以中西医结合抢救治疗，并注意防治其急性并发症。如出现面色苍白、汗出肢冷、鼻鼾息微、脉微欲绝者，此为亡阳之征兆，可加用参附注射液静脉滴注；如出现面红身热、躁动不安、息粗痰鸣、频频呕吐者，此为亡阴之征兆，可辅以参麦注射液静脉滴注；抽搐重者，可配合紫雪丹，或配合针刺疗法，促其停止抽搐，神志苏醒。

（二）休止期

1. 风痰闭阻证

证候：发作呈多样性，或见突然跌倒，神志不清，抽搐吐涎，或伴吼叫，二便失禁，或短暂神志不清，双目发呆，茫然所失，谈话中断，持物落地，或精神恍惚而无抽搐，舌质红，苔白腻，脉多弦滑有力。

病机：痰浊素盛，风痰上扰清窍。

治法：涤痰息风，开窍定痫。

方药：定痫丸加减（天麻、全蝎、僵蚕、川贝、胆南星、姜半夏、竹沥、石菖蒲、琥珀、远志、辰砂、茯苓、陈皮、川芎）。

若脾虚甚，疲倦乏力，精神萎靡者，重用茯苓，加党参、白术、黄芪，健脾益气，以绝生痰之源；脾肾阳虚，畏寒怕冷、四末发凉、咽中时咳出白色泡沫样痰者，加附子、桂枝、生姜，以温阳散寒化饮；抽搐动风之象严重者，加代赭石、煅牡蛎、防风等，以镇肝息风。

2. 痰火扰神证

证候：发作时昏仆抽搐，吐涎，或有吼叫，平时急躁易怒，心烦失眠，咳痰不爽，口苦咽干，便秘溲黄。病发后，病情加重，彻夜难眠，目赤，舌红，苔黄腻，脉弦滑而数。

病机：肝郁化火，痰火内盛，上扰脑神。

治法：清肝泻火，涤痰开窍。

方药：龙胆泻肝汤合涤痰汤加减（龙胆草、栀子、黄芩、青黛、生地黄、牛膝、车前子、泽泻、川贝母、胆南星、姜半夏、竹沥、石菖蒲、芦荟、茯神、陈皮、枳实）。

前方以清泻肝火为主，用于肝火炽盛者；后方涤痰开窍，用于痰浊内盛者。二者合方能清热化痰、开窍定痫，用于痰火扰神之痫病。若有肝火动风之势者，加天麻、石决明、钩藤、地龙、全蝎，以镇肝息风；大便秘结者，加大承气汤，以泻下通腑开窍；痰热扰心，彻夜难寐者，重用半夏、茯神，加知母、酸枣仁、柏子仁，以清热化痰、养心安神。

3. 瘀阻脑络证

证候：平素头晕头痛，痛有定处，肌肉瞤动，发病时常单侧肢体抽搐，或一侧面部抽动，颜面口唇青紫，多继发于颅脑外伤、产伤、颅内热性疾病后，或先天脑发育不全，舌质黯红或有瘀斑，舌苔薄白，脉弦涩。

病机：平素肝旺风动，瘀血阻窍，脑络闭塞，脑神失养。

治法：活血化瘀，息风通络。

方药：通窍活血汤加减（桃仁、红花、白芷、老葱、远志、石菖蒲、川芎、赤芍、地龙、僵蚕、天麻、夜交藤、酒大黄、龙骨、牡蛎）。

本方活血化瘀、醒脑通窍，用于痫病休止期头痛头晕，肌肉瞤动者。若兼痰湿之象者，加半夏、胆南星、天竺黄，以痰瘀同治。

4. 脾虚痰盛证

证候：平时神疲乏力，心悸气短，失眠多梦，面色苍白，体瘦纳呆，大便溏薄。发作时面色晦黯，肢体拘挛，口吐涎沫，叫声低怯，舌质淡，苔白腻，脉沉细而滑。

病机：痫发日久，耗伤气血，脾虚痰盛，心神失养。

治法：健脾化痰，养心安神。

方药：六君子汤加减（党参、白术、茯苓、炙甘草、陈皮、半夏、砂仁、黄芪、当归、川芎、远志、炒枣仁）。

本方健脾益气、化痰降逆，兼有养心安神之功。若痰浊盛，易呕恶、时吐痰涎者，加胆南星、姜竹茹、瓜蒌，以化痰降浊；大便溏者，加葛根、薏苡仁、炒扁豆，以升清化湿止泻；心肾不交，多梦，甚至夜游者，加生龙骨、生牡蛎、生铁落，以镇静安神；肝阳上亢者，加钩藤、代赭石等，以平肝潜阳。

5. 心肾阴虚证

证候：痫病日久，发作频繁，神思恍惚，心悸，健忘失眠，头晕目眩，两目干涩，面色晦黯，耳轮焦枯不泽，腰膝酸软，大便干燥，阳痿，舌质淡红，脉沉细而数。

病机：心肾阴虚，髓海不足，脑失所养。

治法：补益心肾，养血填精。

方药：左归丸合天王补心丹加减（熟地黄、山药、山萸肉、菟丝子、柏子仁、炒枣仁、麦冬、鹿角胶、龟板胶、生牡蛎、川芎、茯神、石菖蒲）。

前者滋阴补肾、填精补髓，后者补心安神、滋阴清热，二方相合，用于精血亏虚、脑髓失养证。若神思恍惚，持续时间长者，重用酸枣仁、柏子仁，以养心安神；心中烦热者，为心肾不交，合交泰丸，或加焦栀子、莲子心，以清心除烦；大便干燥者，易熟地黄为生地黄，并加当归、肉苁蓉，以润肠通便。

【专方验方】

1. 止痉除痫散　生龙骨、生牡蛎各 60g，紫石英、寒水石、白石脂、赤石脂、生石膏、滑石粉各 45g，生赭石 60g，桂枝 15g，降香、钩藤各 60g，干姜、大黄、甘草各 15g。用法：上药共研为细末，装瓶备用，勿泄气。成人每次服 5g，日服 2～3 次。小儿 3 岁以内服 0.5～1g，5～10 岁可酌加至 2g。须连服 1～3 个月，不可间断。功用：镇痉止痛。主治各种癫痫。（彭静山《名医治验良方》）

2. 柔肝益脑汤　浮小麦 30g，丹参 24g，炙甘草、石菖蒲各 9g，茯神、天麻各 12g，炒枣仁、白芍、当归、枸杞子各 15g，郁金 10g。用法：每日 1 剂，上药先加冷水适量，浸泡 40 分钟，煮沸后文火煎 30 分钟，倒出药汁，复加水煎取汁。将药汁混合，分早晚 2 次温服。功用：柔肝安神，涤痰通瘀。主治癫痫、癔症。（薛盟《益智健脑效验方精选》）

【中成药】

发作期阳痫可用清热定宫丸、安宫牛黄丸；阴痫可用苏合香丸。休止期脾虚痰盛型可服藿香正气滴丸、香砂六君子丸；肝火痰盛型可服清热化毒丸；肝肾阴虚型可服河车再造丸。

【简便疗法】

1. 针刺疗法　取穴：水沟、鸠尾、涌泉、丰隆、太冲、百会。用法：均用泻法，鸠尾向中脘方向沿皮刺 0.5 寸，留针 20～30 分钟。功用：化痰定痫，平肝息风。主治痰火所致之痫证。（《针灸处方学》）

2. 应急疗法　取穴：水沟。穴位位于人中沟上 1/3 与下 2/3 交界处。向上斜刺 0.3～0.5 寸或指掐。功用醒神开窍。（王珑《针灸腧穴速记手册》）

【预防调护】

1. 注重妊娠保健，使胎儿发育正常，分娩顺利。
2. 消除对疾病的恐惧心理和精神负担，保持心情舒畅，劳欲有度。
3. 饮食清淡，可常服怀山药、薏苡仁、赤小豆煮粥饮。戒烟酒，限盐。
4. 患者在休止期不要到有潜在危险的地方去，以防突然发病时发生危险。
5. 痫病发作时注意保持呼吸道畅通，解开衣领，将头歪向一侧，去掉假牙，放置物垫，以防窒息和咬伤。可针刺水沟、太冲、合谷、涌泉等穴，以促其苏醒，终止发作。

【小结】

痫病是发作性神志异常疾病，多由骤受惊恐、先天禀赋不足、跌仆撞击、风痰闭阻、痰火内盛、心肾亏虚、气血瘀滞而发作。病机为气机逆乱，元神失控。病理因素多与痰邪密切相关。病位在脑，与心肝脾肾有关。治疗上发作期以开窍醒神为法，阳痫当泄热涤痰息风，阴痫当温阳除痰、顺气定痫。病情骤急或持续不得缓解者，先针刺，促苏醒，后投以煎剂。休止期以调补气血、健脾益胃、滋养肝肾为法，调理脏腑以治本，或配合除痰、清热、平肝、通络、宁心，以标本兼顾。

【证治汇补】

1. 痫病症状复杂　大体可概括为 4 点：①典型发作可有先兆：突然跌倒，昏不知人，双目上窜，口中发出猪羊样吼叫声，全身抽搐，呼吸中断，面色苍白或青紫，口吐涎沫，汗多，移时苏醒，醒后对发作情况无从记忆，并有头痛、全身酸痛、疲乏无力等表现。②短暂性失神发作：突然停止活动，两目上视，呼之不应，持物落下，或出现短促的震颤。③口角、眼睑或手指（足趾）的局部抽搐，或短暂失语，或口、舌、指（趾）有阵发性麻木感、触电感，或眼前闪光、幻视、视歧，或有旧事如新感和环境失真感等。④无意识的机械动作，如吸吮、咀嚼、舔唇、搓手、抚面、解扣、脱衣、游走、奔跑、无目的乘车、独语，发作过后毫无记忆。另外，特殊类型痫病，如腹痛性痫病是以发作性腹痛为主，无躯体抽搐；头痛性痫病、呃逆样痫病、肢痛痫病，除具有相应的临床表现外，一般皆具有突然性和反复发作的特点及异常的脑电图等。

2. 遵循"间者并行，甚者独行"原则在痫病治疗中的运用　临床实践证明，本病大多是在发作后进行治疗的，治疗目的旨在控制其再发作。应急则治其标，宜采用豁痰顺气法，顽痰胶固需辛温开导，痰热胶着需清化降火，其治疗重在"风""痰""火""虚" 4 个字上。当控制本病发作的方药取效后，一般不应随意更改（改治其本），否则往往可导致其大发作。在痫病发作缓解后，应坚持标本兼治，守法守方，持之以恒，服用 3~5 年后再逐步减量，方能避免或减少发作。

3. 辛热开破法在痫病中的应用　辛热开破法是针对痫病痰难化这一特点而制定的治法。痰浊闭阻，气机逆乱是本病的核心病机，故治疗多以涤痰、行痰、豁痰为大法。然而痫病之痰，异于一般痰邪，具有深遏潜伏、胶固难化、随风气而聚散之特征，非一般祛痰与化痰药物所能涤除。辛温开破法则采用大辛大热的川乌、半夏、南星、白附子等具有振奋阳气、推动气化作用的药物，以开气机之闭塞，破痰邪之积聚，捣沉痼之胶结，从而促进顽痰消散，痫病缓解。

4. 虫类药在痫病中的应用　虫类药具有良好的减轻和控制发作的效果，对各类证候均可在辨证处方中加用，因此类药物入络搜风、祛瘀化痰，非草木药所能代替。常用虫类药，如全蝎、蜈蚣、地龙、僵蚕、蝉衣等，将其研粉吞服效果尤佳。

【医案选读】

例一：李某，男，10 岁。

间歇性头痛、抽搐 2 年。每年发作 3~4 次，每次抽搐 1~3 分钟，发作时口吐白沫，伴头痛恶心、牙关紧闭、不省人事，针刺水沟穴后清醒。近 1 个月因感冒头痛、发烧输液时扎针疼痛而诱发，角弓反张，口吐白沫，胸闷气短。EEG 示：脑电轻度异常。脑 CT 颅内未见肿瘤倾向。患者 3 年前因骑自行车不慎撞伤头部，当时神志清醒、头痛头晕，脑 CT 扫描未见异常。舌质红，苔薄黄，脉弦滑数。

诊断：癫痫。

中医辨证：脑外伤瘀血阻络，痰热惊风遇外感风邪而诱发。

治则：活血化瘀，清热化痰，平肝潜阳，息风止痉。

方药：麻杏石甘汤加定痫丸加减。

处方：麻黄 10g，杏仁 10g，生石膏 30g，甘草 6g，白芷 6g，防风 10g，川芎 6g，全蝎 3g，蜈蚣 1 条，青礞石 15g，海浮石 15g，白矾 3g，郁金 10g，法半夏 10g，胆南星 10g，黑丑、白丑各 10g，神曲 10g，石菖蒲 10g，远志 10g，白胡椒 6g。14 剂。水煎服，每日两次。除痫散每次 3g，每日两次。

二诊：服药后头痛抽搐逐渐缓解，呕吐痰涎减少，自觉头晕，有时仍头痛，睡眠差，梦多，舌质红，苔薄白，脉滑缓。证属心脾不足，脑络瘀阻。上方去麻杏石甘汤，加桃仁 10g，红花 6g，当归 10g，白芍 10g，炒枣仁 10g，柏子仁 10g，远志 10g，党参 15g，白术 10g，沉香 3g。

上方连续服用半年后，再未抽搐，头痛治愈，精神食纳均好转，可以正常上学。后坚持服用除痫散和定痫丸 3 年以上，癫痫再未复发。

按：癫痫病的病因病机以气滞血瘀为本，痰湿内阻为标。以桃红四物汤活血化瘀治其本，二陈、导痰渗湿化痰治其标。所拟除痫散和裴氏定痫汤加减治疗此病，可收到明显效果。本例病患在镇肝息内风的同时，又注意诱发因素外风的疏散；化痰祛瘀、开窍醒神的同时，又注意配用炒枣仁、柏子仁、远志等养脑安神药，都是本案提高疗效的重要原因。

（《云南中医中药杂志》2013 年第 1 期）

例二：男性，35 岁，建筑工人。

3 年前在工地摔跌后昏迷约 1 小时苏醒，1 周后突然两目上视，口吐白沫，四肢抽搐，10 分钟后苏醒，醒后如常人，此后每隔 2～3 个月癫痫反复发作。近 1 个月来病情加重，反复发作，就诊前 1 天癫痫又作，症见头晕、心烦、口苦、大便干结，舌黯红，苔腻微黄，脉弦细稍数。

辨证：痰浊瘀阻化火，气机逆乱，风火痰蒙心窍。

治法：镇肝息风，清热化痰通络。

处方：珍珠母 30g，僵蚕、地龙、赤芍、桃仁、川芎、郁金、枳实、炒山栀、牛膝各 10g，胆南星 6g，全蝎 4g（分 2 次冲服）。

二诊：服药 1 个月后癫痫未作，大便已通顺，时感头晕，苔转薄腻，舌仍黯红，脉弦细。原方去珍珠母，加天麻 10g。

三诊：上方服药两月余，癫痫未见大发作，偶有面部小抽动，时有头晕，无其他不适。初诊方去珍珠母、胆南星、炒山栀，加鸡血藤 15g，首乌藤、天麻、白芍、龟板各 10g。嘱坚持长期服药调治。

随访：两年后随访告知，病未复发，已两个月未服药，一切安好，嘱患者进一步做脑电图检查，并坚持服药调治。

按：癫痫的临床表现错综复杂，但其病因病机不外"惊""风""痰""瘀"。本案例因摔跌后脑部挫伤，受到惊吓，气机逆乱，痰浊瘀阻化火，风火痰蒙心窍所致，就诊时癫痫发作频繁，取定痫汤加钩藤、珍珠母、胆南星、炒山栀、赤芍、桃仁等加大镇肝息风、清热涤痰通络之力，服药 1 个月后初见成效，二诊、三诊时痰热已清、风动已平，适减治标之息风祛痰清热之药，治法中注意扶正，防癫痫发作，加用滋养肝肾之品，长期调治而获显效。

（《陕西中医》2008 年第 11 期）

复习思考题

一、问答题

1. 痫病的定义是什么？
2. 试述痫病的主要病机。
3. 痫病的辨证与治疗要点有哪些？
4. 痫病应与哪些病相鉴别？
5. 痫病如何辨证论治？
6. 痫病有风痰和痰火两证，而无寒痰之证，对此如何理解？

二、选择题

［A1 型题］

李某，男，16 岁。痫病 3 年，平素眩晕、胸闷、乏力、形体肥胖。昨日因生气后突然跌倒，神志不清，抽搐吐涎，舌被咬破，持续 15 分钟后苏醒，醒后表情呆木，全身乏力瘫软，舌质淡，苔白腻，脉沉细。治疗的主方是（　）

    A. 四物汤　　　　　　　　B. 六君子汤

    C. 补中益气汤　　　　　　D. 柴胡疏肝散

    E. 半夏白术天麻汤

［A2 型题］

李某，女性，30 岁。患痫病 10 余年，平素两目干涩、健忘失眠、腰膝酸软，痫病发作之后，常有神志恍惚、头晕目眩，舌质红，苔薄白，脉弦细。其治疗应首选的方剂是（　）

    A. 香砂六君汤　　　　　　B. 天麻钩藤饮

    C. 大补元煎　　　　　　　D. 川芎茶调散

    E. 半夏白术天麻汤

［B1 型题］

    A. 清肝泻火药　　　　　　B. 燥湿健脾药

    C. 活血化瘀药　　　　　　D. 祛风解表药

　　E. 健脾行气药

1. 治疗肝火痰热痫病时，应加用（　　）

2. 治疗脾虚痰盛痫病时，应加用（　　）

第五节　痴　呆

学习要点

1. 痴呆的概念。

2. 痴呆的病因病机要点与转归预后。

3. 痴呆的诊断与病证鉴别。

4. 痴呆的辨证论治及预防调护。

5. 痴呆各证型的证治要点。

　　痴呆是因精亏髓减或痰瘀痹阻脑络，神机失用，而致以呆傻愚笨、智能低下、善忘等为主症的神志异常疾病。其轻者可见表情淡漠，寡言少语，反应迟钝，善忘；重则整日不语，或闭门独居，或口中喃喃，言辞颠倒，行为失常，忽哭忽笑，不知饥饿等。

　　有关痴呆的论述散见于历代医籍中。《灵枢·天年》中有类似痴呆症状的描述，如谓："六十岁，心气始衰，苦忧悲，血气懈惰，故好卧……八十岁，肺气衰，魄离，故言善误。"晋代皇甫谧《针灸甲乙经》有"呆痴"之名的记载。唐代孙思邈在《华佗神医密传》中首载"痴呆"病名。明代张景岳《景岳全书·杂证谟》有"癫狂痴呆"篇，指出本病由郁结、不遂、思虑、惊恐等多种病因渐致而成，认为临床表现具有"千奇百怪""变易不常"的特点，病位在心及肝胆二经。该篇还认为，若以大惊卒恐，一时偶伤心胆而致失神昏乱者，宜七福饮或大补元煎主之；本病"有可愈者，有不可愈者，亦在乎胃气元气之强弱"。清代陈士铎《辨证录》立有"呆病门"，认为"大约其始也，起于肝气之郁，其终也，由于胃气之衰"，对呆病症状描述也甚详，且提出"开郁逐痰、健胃通气"为主的治法，用洗心汤、转呆丹、还神至圣汤等。他在另一著作《石室秘录》中曰："治呆无奇法，治痰即治呆也。"清代王清任《医林改错·脑髓说》曰："高年无记性者，脑髓渐空。"另外，古人在中风与痴呆的因果关系方面也早有认识。《灵枢·调经论》曰："血并于上，气并于下，乱而善忘。"清代叶天士在《临证指南医案》指出："中风初起，神呆遗尿，老人厥中显然。"清代沈金鳌在《杂病源流犀烛·中风》中进而指出，"有中风后善忘"，是中医较早有关血管性痴呆的记载。

　　西医的老年性痴呆、血管性痴呆及混合性痴呆、代谢性脑病、中毒性脑病等，皆可参考本节辨证论治。

【病因病机】

　　痴呆有因老年精气亏虚，渐成呆傻，亦有因情志失调、外伤、中毒等引起者。虚者多因气血不足，肾精亏耗，导致髓减脑消，脑髓失养；实者常见痰浊蒙窍、瘀阻脑络、心肝火旺，终致神机失用而痴呆。

1. 脑髓空虚 脑为元神之府，神机之源，一身之主，而肾主骨、生髓，通于脑。老年肝肾亏虚或久病血气虚弱，肾精日亏，则脑髓空虚，心无所虑，精明失聪，神无所依，致灵机记忆衰退，出现迷惑愚钝、反应迟钝，发为痴呆。此类痴呆发病较晚，进展缓慢。

2. 气血亏虚 《素问·灵兰秘典论》曰："心者，君主之官，神明出焉。"《灵枢·天年》曰："六十岁心气始衰，苦忧悲。"年迈久病损伤于中，或情志不遂，木郁克土，或思虑过度，劳伤心脾，或饮食不节，损伤脾胃，皆可致脾胃运化失司，气血生化乏源。心之气血不足，不能上荣于脑，神明失养，则神情涣散，呆滞善忘。

3. 痰浊蒙窍 久食肥甘厚味，形体肥胖，痰湿内盛，或七情所伤，肝气久郁乘脾，或痫、狂久病积劳，均可使脾失健运，痰湿上扰清窍，脑髓失聪而至痴呆。

4. 瘀阻脑络 情志久伤，肝气郁滞，气滞则血瘀，或中风、脑部外伤后瘀血内阻，均可致瘀阻脑络，脑髓失养，神机失用，发为痴呆。

5. 心肝火旺 年老精衰，髓海渐空，复因烦恼过度，情志相激，水不涵木，肝郁化火，肝火上炎；或水不济火，心肾不交，心火独亢，扰乱神明，发为痴呆。

总之，痴呆的病位在脑，病理上与肾、心、肝、脾四脏功能失调相关，尤与肾虚关系密切。基本病机为髓减脑消，痰瘀闭阻，火扰神明，神机失用；以肾精、气血亏虚为本，以痰瘀闭阻脑络邪实为标。临床证候多见虚实夹杂，其病性不外乎虚、瘀、痰、火：虚，指肾精、气血亏虚，髓减脑消；痰，指痰浊中阻，蒙蔽清窍；瘀，指瘀血阻痹，脑脉不通；火，指心肝火旺，扰乱神明。痰、瘀、火之间可相互影响，相互转化。如痰浊、血瘀相兼而致痰瘀互结；肝郁、痰浊、血瘀均可化热，而形成肝火、瘀热，上扰清窍。若进一步发展，耗伤肝肾之阴，水不涵木，阴不制阳，则肝阳上亢，化火生风，风阳上扰清窍，使痴呆加重。虚实之间也常相互转化。如实证的痰浊、瘀血日久，损伤心脾，则气血不足，或伤及肝肾，则阴精不足，均使脑髓失养，实证由此转化为虚证；虚证病久，气血匮乏，脏腑功能受累，气血运行失常，或积湿为痰，或留滞为瘀，又可因虚致实，虚实兼夹而成难治之病。

【诊断】

一、诊断要点

1. 临床特征 痴呆是一种脑功能减退性疾病，临床以呆傻愚笨、智能低下、善忘等为主要表现。记忆力减退，近期及远期记事能力减弱，判定认知人物、物品、时间、地点能力减退，计算力与识别空间位置结构的能力减退。伴随人格、性格、情感等特征改变。

2. 病史 起病隐匿，发展缓慢，渐进加重，病程一般较长。但也有少数病例发病较急。可有中风、头晕、外伤、中毒等病史。

3. 相关检查 CT 和 MRI 检查可发现引发本病的结构性损害病变。

二、病证鉴别

1. 郁证与痴呆 郁证多见于青中年女性，多在精神因素的刺激下呈间歇性发作，不发作时可如常人，且无智能、人格、情感方面的变化。痴呆多见于中老年人，男女发病无明显差别，且病程漫长，其心神失常症状不能自行缓解，并伴有明显智能、人格、情感的变化。

2. 癫证与痴呆 癫证成年人多见，多由阴阳失调，神机逆乱引起，属于精神失常的疾患，以沉默寡言、情感淡漠、语无伦次、静而多喜为特征。痴呆老年人多见，属于智能障碍，多由各种原因导致髓海失养，神机失用而引起，以神情呆滞、愚笨迟钝为特征。但重症痴呆患者与癫证的症状有许多相似之处，临床难以辨明。

3. 健忘与痴呆 健忘表现为记忆力减退、遇事善忘，即"善忘前事"，即晓其事，但善忘，不伴智能减退，预后较好。痴呆表现则是神情呆滞，或神志恍惚，告知前事，其也不晓，且有明显的智能障碍。但健忘可以是痴呆的早期临床表现。

【辨证论治】

一、辨证要点

痴呆为本虚标实之证，临床以虚实夹杂者多见。本者不外乎精髓、气血、阴阳等正气衰少；标者不外乎痰热、瘀血、风火等邪实。无论虚实，都能导致髓减脑消，脏腑功能失调。因而辨证当以虚实或脏腑失调为纲领，分清虚实，辨明主次。

1. 辨虚实 本病以虚实夹杂为多见，故应辨明虚实主次缓急。虚者以神气不足、面色失荣、形体枯瘦、言行迟弱为特征，结合舌脉、兼症，分辨气血、肾精阴阳何者亏虚为主；实者以智能减退、反应迟钝为特征，并结合舌脉、兼症等，辨清痰浊、瘀血、风火表现的主次轻重。

2. 辨脏腑 本病具体病位在脑，但病理变化与心、肝、脾、肾相关。若年老体衰、头晕目眩、记忆认知能力减退、神情呆滞、齿枯发焦、腰膝酸软、步履艰难，病在脑与肾；若兼见双目无神、筋惕肉𬌗、毛甲无华，病在脑与肝肾；若兼见食少纳呆、气短懒言、口涎外溢、四肢不温、五更泄泻，病在脑与脾肾；若兼见失眠多梦、五心烦热，病在脑与心肾。

二、论治要点

本病当以扶正祛邪、标本兼治为原则。治法以开郁豁痰、活血通窍、平肝泻火治其标，补气养血、益精填髓治其本。对脾肾不足、髓海空虚之证，宜培补先天、后天，以冀脑髓得充，化源得滋；凡气郁、血瘀、痰滞者，气郁应开，血瘀应散，痰滞应清，以冀气充血活，窍开神醒。同时，在用药上不可忽视血肉有情之品的补益之效，但又要注意补虚忌滋腻太过，以免碍胃生痰。另外，移情易性、智力和功能训练与锻炼等综合疗法，亦不可轻视。

三、分证论治

1. 髓海不足证

证候：记忆模糊，失认失算，精神呆滞，反应迟钝，静默寡言，伴耳鸣耳聋、发枯齿脱、腰脊酸痛，骨痿无力，步履艰难，举动不灵，舌瘦色淡红，苔薄白或少苔，脉沉细。

病机：肾精亏虚，髓海失养，神机失用。

治法：补肾填精，益髓养神。

方药：七福饮加减（熟地黄、当归、人参、白术、炙甘草、远志、石菖蒲、炒枣仁、葛根、川芎、制首乌、鹿角胶、龟板胶）。

本方补肾填精，兼有化痰开窍之功。原方填补脑髓之力尚属不足，故选加鹿角胶、龟板胶等血肉有情之品。还可以本方加减制蜜丸或膏滋以图缓治，也可用参茸地黄丸或河车大造丸，每服 1 丸，日服 2~3 次。若兼言行不一、心烦溲赤、舌质红、少苔、脉细而弦数，是肾精不足，水不制火而心火妄亢，可用六味地黄丸加丹参、莲子心、石菖蒲等滋阴清心宣窍。也有舌质红而苔黄腻者，是内蕴痰热，干扰心窍，可加用清心滚痰丸，每服 1 丸，日服 2 次，俟痰热化净，再投滋补之品。同时注意补虚勿滋腻太过，以免滋腻碍脾滞胃，酿生痰浊，故常酌加醒脾化湿、消食和胃之品，如木香、砂仁、陈皮、苏梗、神曲、炒莱菔子等。

2. 脾肾两虚证

证候：表情呆滞，沉默寡言，记忆减退，失认失算，口齿含糊，词不达意，伴腰膝酸软、肌肉萎缩，食少纳呆，口涎外溢，或四肢不温，腹痛喜按，晨起泄泻，舌质淡白，舌体胖大，苔白，脉沉细弱、双尺尤甚。

病机：气血亏虚，肾精不足，脑髓失养。

治法：益气健脾，补肾益精。

方药：还少丹加减（熟地黄、枸杞子、山萸肉、肉苁蓉、巴戟天、怀牛膝、党参、白术、茯苓、山药、石菖蒲、远志、川芎、五味子）。

本方脾肾同补，兼有益精安神之功。若脾虚不运，纳呆食少者，加谷芽、麦芽、山楂、陈皮，以醒脾消食开胃；血不养心，失眠多梦者，加制首乌、炒枣仁、合欢皮，以养心安神；舌质偏黯、舌下有青筋，瘀血症状明显者，重用川芎，加夜交藤、丹参等，以活血补血；头昏重如裹、喉中多痰、舌苔腻脉滑，痰湿偏盛者，加重石菖蒲、远志用量，合二陈汤，以化痰除湿开窍；肝郁气滞，情绪不宁、易忧善愁者，可加郁金、合欢皮、佛手等理气解郁之品。

3. 痰浊蒙窍证

证候：终日无语，表情呆钝，智力衰退，哭笑无常，喃喃自语，呆若木鸡，伴口多涎沫、头重如裹，纳呆呕恶，脘腹胀痛，痞满不适，舌体胖大有齿痕，苔腻，脉滑。

病机：痰浊上蒙，清窍被阻。

治法：豁痰开窍，健脾化浊。

方药：涤痰汤加减（半夏、制南星、陈皮、枳实、竹茹、茯苓、炒莱菔子、远志、石菖蒲、郁金、炙甘草、生姜）。

本方重在健脾豁痰，标本同治，偏于治标。若脾虚甚者，加黄芪、白术、党参等，健脾益气，以绝生痰之源；表情冷淡、终日无语、精神萎靡、纳呆、痞满、头重如裹、哭笑无常、喃喃自语、口多涎沫，痰湿重者，重用陈皮、半夏、南星，可配伍白附子、僵蚕、川贝母等豁痰理气之品；痰浊化热，可加天竺黄、天花粉、全瓜蒌等，以清热化痰；若伴有肝郁化火，灼伤肝血心阴，症见心烦躁动、言语颠倒、歌笑不休，甚至反喜污秽，或喜食炭灰，宜用转呆汤（人参、法半夏、制附子、茯神、酸枣仁、柏子仁、节菖蒲、神曲、柴胡、当归、白芍、天花粉）加味；兼夹肝风，眩晕头痛、失眠或嗜睡，或肢体麻木阵作，肢体痿弱或强直，脉弦滑，可用半夏白术天麻汤加味。

4. 瘀血内阻证

证候：言语不利，善忘，易惊恐，或思维异常，行为古怪，表情迟钝，肌肤甲错，面色黧黑，唇甲紫暗，双目晦暗，白睛偏蓝，口干不欲饮，舌质黯，或有瘀点、瘀斑，脉细涩。

病机：瘀血阻络，脑脉不通，神机失用。

治法：活血通络，醒神开窍。

方药：通窍活血汤加减（桃仁、红花、川芎、郁金、当归、赤芍、白芷、石菖蒲、远志、炒枣仁、葱白、生姜、大枣）。

本方活血化瘀、开窍醒脑，适用于瘀血阻滞、脑脉不通的痴呆。如久病气虚明显者，加党参、黄芪，补气以活血；瘀血日久，血虚明显者，加熟地黄、阿胶、紫河车，以养血益精；久病血瘀化热，致肝胃火逆，症见头痛、呕恶等，加钩藤、菊花、夏枯草、竹茹等，以清肝和胃；若伴头身困重、口多涎沫、纳呆呕恶、苔腻脉滑，痰瘀并重者，可加胆南星、半夏、炒莱菔子，以豁痰开窍。

【专方验方】

1. 地黄饮子（张琪方） 山茱萸、石斛、麦冬、五味子、石菖蒲、远志、肉苁蓉、桂枝、附子、巴戟天、薄荷、生姜、大枣。水煎 400mL，日 1 剂，分两次温服。功用：对于脑及脊髓病变，如老年痴呆、脑萎缩、脊髓空洞症、蛛网膜炎等辨证属肾阴阳两虚、精髓不足者，用之皆有佳效。（《甘肃中医》2007 年第 9 期）

2. 指迷茯苓丸 茯苓、半夏、风化硝、枳壳、生姜。水煎 400mL，日 1 剂，分两次温服。主治痰浊偏盛阻滞脑络之痴呆。（《中华中医药学刊》2011 年第 6 期）

【中成药】

痴呆髓海不足证，可用左归丸或右归丸；脾肾两虚证，可用理中丸或肾气丸；痰浊蒙窍证，可用藿香正气丸；瘀血内阻证，可用血府逐瘀丸。

【简便疗法】

1. 头脑体操 双脚分立，与肩同宽。①左肩上耸下落 10 次，然后左臂在体侧从前向后与从后向前各旋转 10 次。②左臂弯曲，左右轻轻地抖动后，向前向后甩动 100 次。③左手握拳，在胸前向前屈伸 10 次；右手握住左腕，左手拇指及手腕正转及反转各 10 次。可预防痴呆。(《中华养生保健》2007 年 9 期)

2. 音乐疗法　聆听或演唱自己喜欢的歌曲，并伴着喜欢的音乐活动身体，有助于预防因性激素减少而引起的老年痴呆症。(《中华养生保健》2007 年 9 期)

【预防调护】

精神调摄、智能训练、调节饮食起居，既是预防措施，又是治疗的重要环节。患者应养成有规律的生活习惯，饮食宜清淡，少食肥甘厚味，多食具有补肾益精作用的食疗之品，如核桃、黑芝麻、山药等，并戒烟酒。医护人员应帮助患者正确认识和对待疾病，解除思想顾虑。对轻症患者应耐心细致地进行智能训练，使之逐渐掌握一定的生活及工作技能，多参加社会活动，或练习气功、太极拳等，避免过逸恶劳。对重症患者则应注意生活照顾，防止因大小便自遗及长期卧床引发褥疮、感染等。要防止患者自伤及伤人。

【小结】

痴呆属临床常见病。病因以情志所伤、年迈体虚为主。病位在脑，与心、肝、脾、肾相关。基本病机为髓减脑消，神机失用。病性则以虚为本，以实为标，临床多见虚实夹杂证。因而痴呆的治疗首当分清虚实：实证以痰浊蒙窍及瘀血内阻为多，治疗当化痰开窍、活血祛瘀；而痰瘀内结日久，生热化火者，又当清热泻火。虚证涉及精、气、血、阴、阳之亏虚，以精气虚为主，当根据不同病情分别采用补肾填精、滋阴温阳、补益气血等法。由于肾与髓密切相关，因而补肾是治疗虚证痴呆不可忽视的一面。至于虚实夹杂证，当分清主次，或先祛邪、后扶正，或标本同治、虚实兼顾。另外，在用药治疗的同时，又当重视精神调摄和智能训练。

【证治汇补】

1. 痴呆证候虽多，治重补肾　痴呆的证候除以上 4 种常见证型外，还可见到不同证型。如气阴两虚证，治宜益气养阴、健脾补肾，方用六味地黄汤加人参、黄芪；气血两虚证，治宜益气养血、补髓充脑，方用当归补血汤或八珍汤加味；心肾不交证，治宜滋肾清心、交通心肾，方用交泰丸加味；阴阳两虚证，治宜阴阳两补、益肾健脑，方用左归丸和右归丸。由于年老肾衰，肾虚不能化精，髓海失充，造成髓少不能养脑，脑失滋养枯萎，萎则神机不用而发为痴呆。故肾虚是痴呆病的核心病机，以上方药皆重视应补肾。

2. 常用治疗痴呆中药　补益类药，如人参、黄芪、山药、何首乌、当归、白芍、地黄、山萸肉、女贞子、枸杞子、鹿角胶、龟板、肉苁蓉、桑椹子、五味子、刺五加、益智仁、冬虫夏草等；清热药，如黄连、大黄等；平肝息风通络药，如天麻、地龙、全蝎等；醒脑开窍药，如远志、石菖蒲、郁金、麝香等；活血化瘀药，如川芎、葛根、赤芍、丹参、红花、大黄、桃仁、三七、水蛭、土鳖虫等。

【医案选读】

例一：患者，男，85 岁。

患者 1988 年初确诊为"帕金森综合征"，平素服用"美多巴""哈伯因"等，症状无明显好转。于 2006 年 12 月就诊：患者表情淡漠，神情呆纯，词不达意，行动迟缓，反应迟钝，记忆力减退（不识自己亲人，不知自己住处），健忘，生活不能自理，体倦乏力，手抖，头昏，大便干结，夜尿少、频数，睡眠差。舌胖大、边有齿痕，质淡红，苔白，脉沉细。患者血压正常，脑 CT：双侧额、颞、顶叶区颅骨内板下可见弧形水样密度影，双侧外侧裂池明显增宽，中线结构未见明显偏移，双眼球大小、形态对称。辨为中气不足，清窍失养。方以益气聪明汤加减。

处方：炙黄芪 20g，党参 30g，升麻 6g，葛根 20g，白芍 12g，蔓荆子 12g，黄柏 10g，白芍 15g，丹参 12g，炙远志 12g，炙甘草 10g。

服药 1 周后患者头晕、眠差症状明显减轻，二便已正常。复诊加用蛤蚧两条，僵蚕 12g。1 个月后，患者精神转佳，反应尚可，记忆力改善，基本能自理生活。

按：本病在益精填髓、培补脾肾时，重视培补后天脾胃的重要性，故只用蛤蚧以补肾精，而重用多用黄芪、党参、甘草等健脾益气药；在健补脾胃时，又重在益气；并且在益气健脾时，又不忘用葛根、升麻、蔓荆子等升阳药，以求轻扬升发而入阳明，鼓舞胃气，上行头目。中气既足，清阳上升，则九窍通利，耳清目明矣。另外，还因虫类药物祛瘀通络生新的功效强，对痴呆的顽痰、顽瘀有明显疗效，故重视虫类药的应用。

（《浙江中医药大学学报》2009 年第 1 期）

例二：张某，男性，68 岁，干部。1991 年 8 月 16 日门诊以"老年性痴呆"收住，住院号 91831。

其家属代诉。患者近两年来记忆力明显减退，性情孤僻，躁动不安，反应迟钝，表情淡漠，语言不利，流涎。特别是 8 月 6 日至今出现语无伦次，躁动不安，失眠，思维贫乏，判断力障碍，以至不能料理自己的生活。诊见舌质紫黯，苔腻，脉象沉涩。入院查体，计算能力下降，定向力尚可，情绪表现不稳定，脑电图提示为中度弥散性异常，CT 报告为多发性脑梗死、脑萎缩。中医辨证为气血瘀阻，运行不畅，蒙蔽神明，元神之府为之扰乱之老年痴呆证。治宜祛瘀补气，醒脑开窍。

处方：当归 12g，川芎 12g，赤芍 10g，桃仁 12g，麦冬 15g，生地黄 15g，郁金 15g，菖蒲 15g，茯神 15g，远志 12g，黄芪 30g，丹参 20g，酸枣仁 20g，麝香 0.3g（冲服）。取 3 剂。用法：水煎取汁 500mL，分 2 次口服，每日 1 剂。

服上药 3 剂后，患者自觉睡眠好转，急躁情绪有所改善，但仍语言错乱，远事近事记忆力均差。继服上药 6 剂，其全身症状大有改善，情绪稳定，言语有序，判断力好转，记忆力有所恢复。再继服上药 6 剂，生活能自理。随访一年余，病情未见反复。

按：老年痴呆一证，纵观各家资料，有从髓海失充论治，有从气虚血瘀论治，有从肝肾阴虚论治，还有从痰主论者。辨证分型虽异，但临床均能获效。老年痴呆一证，从整体出发，综合治疗为之根本所在。因本病为气血瘀阻、运行不畅，蒙蔽神明，元神之府为之扰乱而发，故治疗法则以祛瘀补气、醒脑开窍为主。理由是其瘀去能使气血运行上脑的道路通畅，真元之气旺盛则能正常推动血液在脉管内运行而上运入脑，醒脑开窍则使元神之府兴奋，更易接受气血精津的滋养，从而清窍兴奋，气血旺盛，故不致痴。只要虚、郁辨明，治法合理，用药到位，则诸症自除。

（《中原精神医学学刊》2002 年第 3 期）

复习思考题

一、问答题

1. 痴呆的含义是什么？
2. 试述痴呆的主要病机。
3. 痴呆的论治要点如何？
4. 痴呆如何辨证论治？

二、选择题

[A1 型题]

患者一年前脑出血，遗留右侧半身不利，现言语不利，善忘，易惊恐，或思维异常，行为古怪，唇甲紫黯，口干不欲饮，舌质黯，脉细涩。治疗的主方是（　　）

　　A. 还少丹　　　　　　　　　B. 八珍汤

　　C. 补中益气汤　　　　　　　D. 通窍活血汤

　　E. 半夏白术天麻汤

[A2 型题]

张某，女性，75 岁。近两年智能减退，神情呆钝，倦怠乏力，头晕耳鸣，腰膝酸软，舌质淡红，少苔，脉沉细。其治疗应首选的方剂是（　　）

　　A. 加味四物汤　　　　　　　B. 六味地黄丸

　　C. 白虎汤　　　　　　　　　D. 还少丹

　　E. 半夏白术天麻汤

[B1 型题]

　　A. 温补脾肾药　　　　　　　B. 燥湿健脾药

　　C. 活血化瘀药　　　　　　　D. 祛风解表药

　　E. 健脾行气药

1. 治疗瘀血内阻型痴呆时，应加用（　　）
2. 治疗脾肾两虚型痴呆时，应加用（　　）

<h1 style="text-align:center">第六节　厥　证</h1>

1. 厥证的概念。
2. 厥证的病因病机要点与转归预后。
3. 厥证的诊断与病证鉴别。
4. 厥证的辨证论治及预防调护要点。
5. 厥证各证型的证治要点。

厥证是由于阴阳失调，气机逆乱所引起的，以突然昏倒、不省人事、四肢逆冷为主要临床表现的病证。轻者短时苏醒，醒后无偏瘫、失语、口眼㖞斜等症；重者昏厥时间较长，甚则可一厥不醒而死亡。

《内经》有关厥的记载甚详。从症状而言，其要点有二：一为突然昏厥，不知人事。如《素问·厥论》指出："厥……或令人暴不知人，或至半日，远至一日乃知人者。"二为手足厥冷，如《素问·厥论》说："寒厥之为寒也，必从五指而上于膝。"汉代张仲景《伤寒论·辨厥阴病脉证并治》继承了《内经》手足逆冷为厥的论点，认为："凡厥者，阴阳气不相顺接，便为厥。厥者，手足逆冷是也。"元代张子和《儒门事亲》立"厥证"为专篇，不仅论述了手足逆冷之厥，而且还将昏厥分为尸厥、痰厥、酒厥、气厥、风厥等。其后，《医学入门》《医贯》《景岳全书》《证治准绳》等书又在总结前人经验的基础上，结合临床实际，对厥证的理论不断充实、完善，提出了气厥、血厥、痰厥、食厥、暑厥、酒厥、蛔厥等，并以此作为辨证的主要依据，以指导临床实践。厥的另一含义是指病机，如《类经·厥逆》指出："厥者，逆也，气逆则乱，故忽为眩仆脱厥，是名为厥……轻则渐苏，重则即死，最为急候。"

厥的含义较多，本节所述主要是指内伤杂病中以突然一时性昏仆、不省人事为主症，并伴有四肢逆冷的病证。外感病证中以手足逆冷为主要表现，不一定伴有神志改变者，包括暑厥等，不在本病证讨论范围。西医学的癫病、高血压脑病、脑血管痉挛、休克、低血糖等出现厥证表现者，均可参考本节辨证论治。

【病因病机】

厥证的发生，常在阴阳失调的基础上，由于情志内伤、体虚劳倦、亡血失津、饮食不节等诱因，导致气机突然逆乱，升降失常，阴阳气不相顺接而发病。

1. 内伤情志　以因怒而厥者为多。若所愿不遂，肝气郁结，肝气亢逆，或大怒而气血迫走于上，以致阴阳之气不相顺接而发为厥。此外，若其人平素身体虚弱，心虚胆怯，遇外界突然刺激，如见死尸或闻巨响等，也可致气机逆乱，上壅心脑，蒙闭清窍，而发为厥证。若肝气郁结日久，导致瘀血内阻，闭阻经络，阴阳气血不相顺接，瘀塞心窍，亦可形成厥证。

2. 内伤饮食　多见于形盛气弱之人，嗜食酒酪肥甘，脾胃受伤，运化失常，以致聚湿生痰，痰阻中焦，气机不利。如遇恼怒气逆，痰随气升，清阳被阻则可发为昏厥。或因暴饮暴食，饮食停于胸膈，上下不通，气机升降受阻，均可引起昏厥。

3. 体虚劳倦　元气素虚者，如因过度疲劳，或睡眠不足，或过度饥饿，阴阳气血暗耗，以致中气不足，清阳不升，脑海失养，发为厥证。

4. 亡血伤津　如因大汗吐下，气随液耗，或因创伤出血，或产后大失血等，导致气随血脱，阳随阴消，气血不能上荣，神明失养，也可发为厥证。

厥证病因虽多，但其基本病机为气机逆乱，升降失常，阴阳之气不相顺接。病性有虚实之分。病变所属脏腑主要在于心，涉及脑（清窍），与肝、脾、肾、肺密切相关。其中厥之实证与肝的关系最为密切。清代周学海《读医随笔》曰："凡脏腑十二经之气化，皆必借肝胆之气化以鼓舞之，始能调畅而不病。凡病之气结、血凝、痰饮、跗肿、鼓胀、痉厥……皆肝之不能舒畅所致也。"可见，肝郁则全身之气皆郁，肝气逆则全身之气皆逆，气血并走于上则昏不知人，阳郁不达则四肢逆冷。厥之虚证，与肺脾的关系最为密切。肺脾气虚，清阳不升，气陷于下，血不上达，以致神明失主，而发为厥证。此外，心主神明，为精神活动之主，心病则神明失用，而致昏厥。肾为元气之根，肾中真阴真阳不能上注，导致神明失养，可发为厥证。因体质和病机转化的不同，各种证候之间可互相转化。如气厥和血厥之实证，常转化为气滞血瘀之证；血厥虚证常转化为脱证等。

【诊断】

一、诊断要点

1. 临床特征　突然昏仆，不省人事，或伴有四肢逆冷等表现，为诊断本病的主要依据。发病前常有先兆症状，如头晕心悸、视力模糊、面色苍白、出汗等，而后突然发生昏仆，不知人事，移时苏醒。发病时常伴恶心、汗出，或伴四肢逆冷，醒后感头晕、疲乏、口干，但无失语、瘫痪等后遗症，缓解时如常人。

2. 病史　发病前常有明显的情志刺激史，或有大失血病史，或有暴饮暴食史，或有痰盛宿疾等。应了解既往有无类似病证发生。注意询问发作时的体位、持续时间，以及厥之前后的表现。

3. 相关检查　血压、血糖、脑血流图、脑电图、心电图、胸部 X 线摄片及颅脑 CT、MRI 等检查有助本病的诊断。

二、病证鉴别

1. 痫病与厥证　痫病多有先天因素或头部外伤史，多见于青少年，突然昏仆，不知人事，发作时间短暂，伴嚎叫、抽搐、口吐涎沫、两目上视、小便失禁，移时苏醒，一如常人，且病有宿根，反复发作，每次发作症状相似。厥证虽亦有突然昏仆，但无异常吼声，且多无反复发作的特点。

2. 中风与厥证　中风多见于素有肝阳亢盛病史的中老年人，发病时突然昏仆，但神昏时间较长，且醒后多有瘫痪、失语等后遗症，依靠头颅 CT、MRI 检查可以确诊。厥证可发生于任何年龄，昏仆时间较短，醒后无后遗症。但血厥之重症可发展为中风。

3. 昏迷与厥证 昏迷为多种疾病发展到一定阶段所出现的危重证候。病情发展一般比较缓慢，有一个昏迷前的临床过程，先轻后重，由烦躁、嗜睡、谵语渐次发展；昏迷后，一般持续时间较长，较难恢复，苏醒后原发病仍然存在。厥证常为突然发生，昏仆时间较短，常因情志刺激、劳倦过度、亡血失津、饮食不节等引发。

4. 眩晕与厥证 眩晕严重者虽可突然仆倒，但一般无神志异常，多慢性起病，逐渐加重，或反复发作。其证候轻者头晕目眩，闭目即止；重者如坐车船，旋转不定，或伴有呕恶、汗出、面色苍白等症状。其与厥证突然发病，昏仆不省人事，截然不同。

【辨证论治】

一、辨证要点

1. 辨病因 厥证发生常有明显病因，如气厥虚证，素体虚弱，厥前又有过度疲劳、睡眠不足、饥饿受寒等诱因；血厥虚证，则与失血、亡津有关，常继发于大出血、大汗出之后；气厥、血厥实证者，多形体壮实，而发作多与情绪刺激相关；痰厥好发于恣食肥甘、体胖湿盛之人，恼怒及剧烈咳嗽常为其诱因；食厥发生于暴饮暴食之后。故了解病史，察明病因，有助于辨清证候。

2. 辨虚实 厥证其证虽多，但不外虚实两端，这是本病辨证之关键。一般实证表现为昏厥而气壅息粗、喉间痰鸣、牙关紧闭、两拳握固、脉多沉实或沉伏，虚证表现为昏厥而气息微弱、面色苍白、张口自汗、肤冷肢凉、小便自遗、脉沉细微。

3. 辨气血 厥证以气厥和血厥最为多见，二者的实证容易混淆，应注意分辨。气厥实证是肝气升发太过所致，多见于体质壮实之人，因恼怒、惊恐而发，表现为突然昏仆、呼吸气粗、口噤握拳、头晕头痛、舌红苔黄、脉沉紧；血厥实证是肝阳上亢，血随气行，气血并走于上所致，表现为突然昏仆、牙关紧闭、四肢厥冷、面赤唇紫，甚或鼻衄等，舌质黯红，脉弦有力。

二、论治要点

厥证乃急危之候，当及时治疗，以醒神回厥为主要原则，具体治法当辨虚实气血之不同，随证治之。实证当理气、活血、化痰、辟秽而通关开窍醒神，以辛香走窜药物为主；虚证当益气、回阳、救逆固脱而醒神。对于失血过急过多者，还应配合止血、输血，以挽其危。其由于气血亏虚，不可妄投辛香开窍之品，防止津气耗散。

三、分证论治

（一）气厥

1. 实证

证候：常因情志刺激而诱发，突然昏倒，人事不知，牙关紧闭，两手握拳，呼吸急促，或见四肢厥冷。发作前情绪激动不安，或郁闷不乐，或觉胸前堵闷，舌苔薄白，脉伏或沉弦。

病机：肝气郁闭，气机上逆，壅阻心胸，内闭神机。

治法：理气开郁通窍。

方药：五磨饮子加减（沉香、乌药、槟榔、枳实、木香、檀香、丁香、藿香、厚朴）。

本方疏肝理气、降逆开郁，适用于气厥实证。必要时可先鼻饲苏合香丸，宣郁理气，开闭醒神。若肝阳上亢，头晕而痛、面赤易怒，可加钩藤、菊花、石决明、磁石等药，以平肝潜阳；苏醒后食欲不振，脾虚湿盛者，加茯苓、白术，以健脾化湿；醒后悲伤欲哭，或哭笑无常，睡眠不宁，肝郁扰神者，加茯神、远志、炒枣仁、生牡蛎，以安神定志，或合甘麦大枣汤；痰声辘辘，痰多气壅者，加胆南星、川贝母、橘红、竹沥，以涤痰清热。

精神刺激常可导致本证反复发作，平素可常服逍遥散、柴胡疏肝散等，调和肝脾，理气解郁，防止复发。

2. 虚证

证候：常因突受惊恐，或过度劳倦、饥饿而诱发，头晕目眩，突然昏仆，呼吸微弱，面色苍白，汗出肢冷，或见小便自遗，舌质淡，苔薄白，脉沉细微。平素体质虚弱，易心慌气短等。

病机：阳气素虚，清阳不升，神明失养。

治法：益气回阳。

方药：四味回阳饮加减（人参、附子、炮姜、炙甘草、山茱萸）。

本方益气回阳救逆，用于元阳虚脱，危在顷刻者。临床可先急用生脉注射液或参附注射液静脉推注或滴注，补气摄津醒神。若表虚自汗者，加黄芪、白术，以益气固表；汗出不止者，加煅龙骨、煅牡蛎、浮小麦等，以固涩敛汗；脾虚食积碍胃，食少纳呆者，加白术、茯苓、陈皮、半夏，以健脾化湿和胃；心脾气血两虚，心慌气短、心悸不宁者，加当归、炒枣仁、远志、茯神、生牡蛎，以养心安神定志。

本证亦有反复发作者，因此，平时必须注意调养，可经常服用香砂六君子丸，或参苓白术散、补中益气丸等健脾益气之品。

 课堂互动

高某，男，40岁。3天前因暴怒而突然昏倒，牙关紧闭，四肢厥冷，经治疗昏厥好转。此后，每因情绪激动即昏厥，数分钟可缓解，口不吐白沫。目前情志抑郁，胸闷善太息，脘闷纳呆，舌苔白腻，脉弦滑

要求：诊断，病机，治法，方药。

（二）血厥

1. 实证

证候：多因急躁恼怒而发，突然昏倒，不省人事，牙关紧闭，面赤唇紫，醒后头昏头痛。平时急躁易怒，口苦面赤，头晕胀痛，舌质黯红，苔薄黄，脉弦。

病机：怒则气逆，血随气升，瘀阻清窍。

治法：理气活血，平肝息风。

方药：通瘀煎加减 [当归、红花、山楂、乌药、香附、木香、青皮、泽泻、羚羊角粉（可先吞服）、钩藤、生石决明]。

若肝热偏盛，眩晕、头胀痛、急躁易怒者，加龙胆草、菊花、珍珠母，以增清泻肝火之力，并加川牛膝引血下行；肝火扰心，少寐多梦者，加郁金、黄连、炒枣仁，以疏肝理气、清心安神。若反复发作，以致气血难以平和，也可一厥不醒，终成危候。另有心痛骤发，四肢逆冷，进而昏厥者，可先用苏合香丸灌服，以开闭塞之窍，缓解后可按心痛辨证治疗。

2. 虚证

证候：常因失血过多，心悸头晕，或眼前发黑，突然昏厥无知，面色苍白，口唇不华，目陷口张，自汗肤冷，气息低微，或四肢震颤，舌质淡，苔薄白，脉芤或细数无力。

病机：血出过多，气随血脱，神明失养。

治法：补气养血。

方药：急用独参汤灌服，继用人参养荣汤加减（党参、白术、茯苓、甘草、当归、生地黄、白芍、五味子、桂枝、黄芪、远志、大枣、生姜、陈皮）。

独参汤益气固脱，用于虚脱之证救急，即所谓"有形之血不能速生，无形之气所当急固"。缓解后用人参养荣汤，以温补气血、安神和胃。若出血不止，当酌加止血药：崩漏者，加茜草根、侧柏叶、桑叶；冲任虚寒者，加炮姜、艾叶；咯血、吐血者，加白及、仙鹤草、白茅根；外伤出血者，加三七、蒲黄等。若自汗身冷、呼吸微弱，亡阳欲脱者，合四逆汤，以回阳救逆；心悸不眠，血虚不能养心者，加龙眼肉、炒枣仁、柏子仁，以养心安神；口干少津、时欲饮冷，血不生津者，加麦冬、石斛、北沙参，以养阴生津。

（三）痰厥

证候：恼怒或剧烈咳嗽后，突然昏厥，喉中痰鸣，呕吐涎沫，呼吸气粗，舌苔白腻，脉沉滑。平素时易眩晕，或咳喘气急，胸闷纳呆，多湿多痰。

病机：肝郁肺闭，痰随气升，上蒙清窍。

治法：行气豁痰开窍。

方药：导痰汤加减（半夏、胆南星、茯苓、陈皮、枳实、白芥子、细辛）。

本方燥湿化痰、行气开郁，适用于风痰上蒙清窍之痰厥。若痰气壅盛，喉中痰多者，可先用猴枣散（猴枣、全蝎、猪牙皂、细辛、石菖蒲、草豆蔻、琥珀、珍珠、牛黄、麝香、川贝母）化服，以祛风除痰开窍。若眩晕甚者，加天麻平肝息风；食欲不振，脾虚明显者，加白术、神曲，以健脾消食和胃；胸闷，痰阻气滞明显者，加全瓜蒌、桔梗，以疏理气机、行气宽胸；痰郁化热，症见口干便秘、舌苔黄腻、脉滑数者，可加全瓜蒌、黄芩、栀子、竹茹等，以清化痰热，或用礞石滚痰丸豁痰清热降火。

此外，尚有"食厥"证，其多系暴饮暴食，食填中脘，胃气不降，气逆于上，清窍闭塞而致，症状以突然昏厥、脘腹胀满、呕呃酸腐、头晕、苔厚腻、脉滑为特征，用神术散合保和丸加减治之。

【专方验方】

1. 痰厥汤 川乌、生附子各3g，南星4.5g，木香3g，石菖蒲6g，灯心草3扎，朱砂0.3g（冲服）。水煎分2次服。适用于寒痰厥逆型厥证。（印会河《印会河中医内科新论》）

2. 祛湿生脉汤 秦艽12g，人参10g，麦冬12g，石菖蒲12g，生甘草6g，茯苓12g，苍术10g，黄柏10g，黄芩12g，葛根15g，羌活12g，当归10g。水煎服，治疗心源性休克。（郭辉《现代中医临床学》）

【中成药】

气厥实证可用苏合香丸、玉枢丹、四磨汤口服液；气厥、血厥虚证可用生脉注射液、参麦注射液、生脉口服液；血厥实证可服血府逐瘀口服液；参附注射液用于阳气暴脱的厥脱证。

【简便疗法】

1. 穴位注射疗法 取大椎、合谷、曲池穴。每穴注射地龙注射液0.8～1.0mL。主治阳闭高热致神昏者。（崔乃杰、石学敏《中西医临床急症学》）

2. 贴敷疗法 吴茱萸50g，研末，醋调敷涌泉穴。主治阳脱。（贾一江《当代中药外治临床大全》）

3. 针刺疗法 取穴：水沟、合谷、内庭、百会、中极、气海。用法：水沟、合谷、内庭、百会针用泻法，中极、气海针用补法。留针30分钟，间断行针。主治：暑厥。（张子英《实用处方学》）

4. 放血疗法 取穴：中冲穴。常规消毒，点刺放血。功效：清心泄热，开窍苏厥。（王珑《针灸腧穴速记手册》）

【预防调护】

1. 综合防护 要注重陶冶情操，避免不良的情志和环境刺激，并应加强锻炼，注意营养，以增强体质。平时要食饮有节、起居有常，忌烟酒及慎食辛辣香燥之品，以免助热生痰，加重病情。

2. 昏仆调护 昏仆时宜平卧，并解开衣领，保持呼吸道通畅。痰多时应吸痰，以免痰阻气道。当患者清醒时，不要急于坐起，更不要站起，应再平卧几分钟，然后徐徐坐起，以免昏厥再发。

3. 先兆调护 出现头晕眼花、出冷汗、心悸、面色苍白等先兆时，应立即嘱其平卧，以免跌倒受伤。对于平素体质虚弱、病后或老年气血亏虚者，应注意避免过度疲劳，不要站立过久，在变换体位时动作宜缓，不可过急，以免诱发昏厥。

【小结】

厥证乃急性病证，临床以突然发生一时性昏倒、不知人事，或伴有四肢厥逆为主要症状。轻者短时间内即可苏醒，重者一厥不醒，预后不良。主要病因有情志内伤、体虚劳倦、亡血失津、饮食不节等。基本病机为气机逆乱，升降失常，阴阳之气不相顺接。厥证以气、血、痰厥为常见，临证应辨别不同证型而施治。对于危急重症，当及时救治为要，醒神回厥是主要治则。治法运用，实证宜开窍、化痰、辟秽而醒神；虚证宜益气、回阳、救逆而醒神。苏醒之后，当权衡标本、虚实主次辨证治疗。

【证治汇补】

1. 观察病情，注意转化 观察厥证的病情变化，要以脏腑相关，气血同源、阴阳互根理论为指导，及时分析各证型之间的转化，从而有利于及时有针对性的治疗。如气厥和血厥常互相影响，痰厥与气厥由于气滞痰凝，痰随气动而互相转化。情志内伤，气血逆乱，则与气厥、血厥、痰厥的发病与病机转化均有密切关系。因此，观察病情，注意转化，方能及时随证治之，全面兼顾，提高疗效。

2. 判断预后，防患未然 厥证的预后，主要取决于正气的强弱、病情的轻重，以及抢救治疗是否及时得当。发病之后，若呼吸比较平稳，脉象有根，表示正气尚强，预后良好；反之，若气息微弱，或见昏聩不语，或手冷过肘，足冷过膝，或脉象沉伏，或散乱无根，或人迎、寸口、趺阳之脉全无，多属危候，预后不良。对此，要根据"既病防变"的原则，在危象出现前先期而治，危象出现后及时抢救。

3. 综合施治，救急为先 厥证发病多急、病情多重，且发病前往往有明显的暴怒、紧张、恐惧、惊吓等诱因，故单一疗法殊难奏效。应针对患者的具体情况，选择心理疏导、针灸、理疗、高效速效中成药、各种简便疗法等，以综合施治。对危重症患者，以救急为先，及时选用中药片剂、浸膏、合剂、冲剂、气雾剂、针剂等，以及多途径给药方式，特别是中药静脉给药，能大大提高临床疗效，缩短疗程，必要时中西医结合及时救治。

【医案选读】

例一：张某，女，57岁，住院号2213。于1987年12月12日因心前区闷痛3月余入院。

入院诊断为冠心病（陈旧性心肌梗死、心律失常），左室前壁瘤。中医诊断为胸痹

（胸阳不振）。治以益气温阳、活血化瘀之法。于 1988 年 2 月 1 日突然出现心前区剧痛，痛彻胸背，伴汗出、肢冷、恶心、呕吐、双手震颤、语声低微，短暂性昏厥 1 次。血压 80/50mmHg，心率 84 次/分，可闻及频发期前收缩，舌红绛少苔，脉细数。心电图：ST－T改变。补充中医诊断为厥证（心阳衰微），西医诊断为急性心肌梗死、心源性休克。

治疗：即刻予以吸氧、含速效救心丸 10 粒，参麦注射液 60mL 加入葡萄糖 100mL 内，每日静点 1 次，利多卡因 100mg 肌内注射。中药投以益气活血之剂。处方：黄芪 30g，赤芍 15g，桃仁 15g，红花 15g，川芎 15g，当归 15g，丹参 25g，瓜蒌 15g，桂枝 10g，石斛 25g。每日 1 剂，水煎服。并配合西药对症治疗，病情稳定。

按：本案是一典型的中西医结合抢救成功的急性心肌梗死、心源性休克（厥证），医院既用西药利多卡因抗心律失常及其他西药对症治疗，同时含服速效救心丸行气活血、祛瘀止痛，增加冠脉血流量，缓解心绞痛；又配合中药针剂参麦注射液益气固脱、养阴生津、生脉；然后又追加中药汤剂。由于抢救及时，中西医结合，多法并用，最终取得良好疗效。

（《长春中医学院学报》1994 年第 43 期）

例二：吉某，男，43 岁。1967 年 5 月 15 日初诊。

去年 5 月突然昏倒，四肢抽搐，不吐白沫。起初 1～2 月发作一次，以后逐渐加重，每 2～3 天发作一次，经中西医治疗，效果不显。目前神疲乏力，头昏目糊，夜寐易醒，纳呆，每餐约一两半。舌苔腻，脉弦滑。

辨证：厥证（风阳上扰，痰浊内蒙）。

治法：平肝潜阳，化痰宣窍。

处方：珍珠母 30g，生铁落 60g，白蒺藜 9g，石菖蒲 9g，夜交藤 30g，决明子 15g，蝎蜈片 3g。5 剂。

5 月 20 日二诊：5 天来未发昏厥、抽搐，头昏目糊有显著改善，胃纳亦增，精神较前振作。苔腻渐化，脉象弦滑。原方去珍珠母。10 剂。

后经随症加减治疗 1 个月，至 6 月 22 日诸症解除，返回单位上班。随访 4 年未复发。

按：本案为癫病，属中医厥证范畴，因肝风内动，故四肢抽搐；肝阳上亢，故头昏模糊；痰蒙清窍，故突然昏倒；舌苔腻、脉弦滑，为肝阳亢而又痰浊内盛之象。故用重镇安神与平肝息风、化痰开窍法相伍而收功。实际上述在平肝风时，兼化痰醒脾，实属肝脾同调；同时又注意用决明子通腑，这又符合"泻肝必通腑"的古训。明确病因病机，据证立法，依法处方，理法方药一线贯穿，是中医临床取得疗效的关键。

（上海中医学院附属龙华医院《医案选编》）

复习思考题

一、问答题

1. 厥证的概念是什么？
2. 试述厥证的主要病机。
3. 厥证的辨证与治疗要点有哪些？
4. 厥证应与哪些病证相鉴别？
5. 厥证如何辨证论治？

二、选择题

[A1 型题]

何某，女，26 岁。因产后失血颇多，遂感心悸，头晕。一日突然仆倒，不省人事，面色苍白，移时苏醒，复如常人，未予诊治。继之每 2~3 日次发作一次，面色苍白，心悸气短，不伴手足抽搐、口眼歪斜等症，舌质淡，苔白，脉细弱。其治疗的主方是（　　）

    A. 天王补心丹　　　　　　　B. 四君子汤

    C. 升阳益胃汤　　　　　　　D. 人参养荣汤

    E. 止痉散

[A2 型题]

关某，女，45 岁。平素脾气急躁，时有激动不安或郁闷不乐，1 周前因与人争吵，突然昏倒，人事不知，牙关紧闭，两手握固，呼吸急促，苔薄白，脉伏或沉弦。其治疗应首选的方剂是（　　）

    A. 加味四物汤　　　　　　　B. 五磨饮子

    C. 安宫牛黄丸　　　　　　　D. 天麻钩藤饮

    E. 半夏厚朴汤

[B1 型题]

    A. 活血通络药　　　　　　　B. 化湿解暑药

    C. 活血化瘀药　　　　　　　D. 祛风解表药

    E. 健脾消食药

1. 治疗暑厥时，应加用（　　）
2. 治疗食厥时，应加用（　　）

第八章　脾胃病证

　　脾胃病证是在感受外邪、内伤饮食、情志不遂等病因作用下，导致脾胃功能失调的一类内科病证。脾胃病证涉及范围较广，本章主要讨论胃痛（吐酸）、痞满、呕吐、噎膈、呃逆、腹痛、泄泻、痢疾、便秘的辨证论治。

　　脾胃同居中焦，互为表里，既密不可分，又功能各异。胃主受纳和腐熟水谷，脾主运化而输布精微物质；脾主升清，胃主降浊，一纳一化，一升一降，共同完成饮食物的消化、吸收、输布及化生气血之功能，共为"后天之本"。若脾胃功能失职，则主要表现为受纳、腐熟、运化、升降等功能的异常。脾为太阴湿土之脏，喜温燥而恶寒湿，得阳气温煦则运化健旺，故脾阳（气）易虚，病则多寒、多湿，易出现气虚、阳虚之疾。胃为阳土，喜润恶燥，不仅需要阳气的温煦，更赖于阴液的濡润，胃中阴液充足，有助于腐熟水谷和胃气通降，因此，胃阴易亏，病则多热、多燥（津伤），常有寒客、热积、饮食停滞之患。

　　脾运化水谷精微的功能减退，可出现纳呆、便溏、腹胀、倦怠、消瘦等病变；运化水湿功能失调，又可发生泄泻、痢疾等病证。若胃受纳、腐熟水谷及通降功能失常，则可发生胃痛、痞满及便秘等病变；若胃气失降而上逆，可致呕吐、呃逆等。小肠主受盛、化物和泌别清浊，大肠则有传导之能，生理上亦与脾胃共同完成饮食物的消化、吸收、排泄等，故其病变均属于脾胃病证之范畴。

　　脾胃病证的发生既与脾胃自身感受外邪、饮食不节、情志失调、禀赋薄弱等有关，又与其他脏腑密切相关，如肝乘脾土、肾阳不温脾土等。依据脾胃的生理和病理变化特点，脾胃病证常见实证有寒邪犯胃、胃热炽盛、肠道湿热、食滞胃肠、寒湿困脾、湿热蕴脾、瘀阻胃络等证型，虚证有脾胃虚弱、脾阳虚衰、胃阴亏虚，以及肝脾不调、肝胃不和、肝胃郁热、脾胃湿热等虚实兼夹证型。辨证治疗应注意脏腑之间的关联，全面考虑，整体治疗。

　　脾胃病证的治疗，强调"脾宜升则健，胃宜降则和"，治脾毋忘调胃，治胃毋忘健脾。治脾病时，常用健脾益气、温中升提、醒脾化湿之品，少用甘润滋腻、苦寒清热之剂，以免助湿伤阳；治胃病时，多用和中益胃、消导、降逆、泄热之剂，慎用辛香燥热之药，以防助热伤阴。

第一节 胃 痛

1. 胃痛的概念。
2. 胃痛的病因病机。
3. 胃痛的诊断与病证鉴别。
4. 胃痛的辨证论治。
5. 胃痛的转归预后。
6. 胃痛的预防调护。

胃痛,又称胃脘痛,是上腹胃脘部近心窝处以疼痛为主症的病证。

胃痛之名首见于《内经》。《灵枢·邪气脏腑病形》指出:"胃病者,腹胀,胃脘当心而痛。"并首次提出胃痛的发生与肝、脾有关,如《素问·六元正纪大论》说:"木郁之发,民病胃脘当心而痛。"《灵枢·经脉》说:"脾足太阴之脉……入腹属脾络胃……是动则病舌本强,食则呕,胃脘痛。"《内经》以降,出现了心痛与胃痛概念混同现象,如《千金要方·心腹痛》记载:"一虫心痛,二注心痛,三风心痛,四悸心痛,五食心痛,六饮心痛,七冷心痛,八热心痛,九来去心痛。"这里所说的九种心痛,大部分是指胃脘痛。宋代之后的医家对胃痛与心痛混淆提出质疑,如《三因极一病证方论·九痛叙论》明确指出:"夫心痛者,在《方论》有九痛,《内经》则曰举痛,一曰卒痛,种种不同,以其痛在中脘,故总而言曰心痛,其实非心痛也。"金元时期,《兰室秘藏》首立"胃脘痛"一门,将胃脘痛的证候、病因病机和治法明确区分于心痛,使胃痛成为独立的病证。明清时期进一步分清了心痛与胃痛,提出了胃痛的治疗大法,丰富了胃痛的内容。《证治准绳·心痛胃脘痛》中言:"或问丹溪言痛即胃脘痛然乎?曰:心与胃各一脏,其病形不同,因胃脘痛处在心之下,故有当心而痛之名,岂胃脘痛即心痛者哉?"又说:"古方九种心痛……详其所由,皆在胃脘,而实不在于心也。"《景岳全书·杂证谟·心腹痛》对胃痛的病因病机、辨证论治进行了较为系统的总结。《临证指南医案·胃脘痛》的"久痛入络"之说,颇多建树。各医家从不同侧面对胃脘痛进行了论述,将胃脘痛的病因病机和辨证论治系统化,为后世辨治胃痛奠定了基础。

西医学中胃及十二指肠溃疡、急慢性胃炎、功能性消化不良、胃痉挛、胃癌、胃肠功能紊乱、胃黏膜脱垂等病以胃脘疼痛为主要表现者,均可参考本节辨证论治。

【病因病机】

胃痛的发生,常因外邪犯胃、饮食不节、情志不畅和脾胃素虚等,导致胃气郁滞,失于和降,不通则痛;或虚失所养,不荣则痛。

1. 外邪犯胃 外感寒、热、湿诸邪,其中尤以寒邪为多。邪客于胃,可致胃脘气机阻滞,不通则痛。此外,过服寒凉药物,伤及脾胃之阳,亦可引起疼痛。《素问·举痛论》曰："寒气客于肠胃之间，膜原之下，血不得散，小络急引，故痛。"

2. 饮食伤胃　五味过极，辛辣无度，肥甘厚腻，饮酒如浆，则蕴湿生热，伤脾碍胃，气机壅滞；或饮食不节，损伤脾胃，胃气郁滞，胃失和降，不通则痛；或过食香燥之物，耗伤胃阴，胃失濡养，亦致胃痛。《素问·痹论》曰："饮食自倍，肠胃乃伤。"

3. 情志所伤　郁怒则伤肝，肝失疏泄，木横克土，导致脾失健运、胃失和降而发胃痛。若气滞日久或久痛入络，可致瘀阻胃络而发胃痛。正如《临证指南医案·胃脘痛》所谓："胃痛久而屡发，必有凝痰聚瘀。"

4. 脾胃素虚　素体脾胃虚弱，运化失职，气机不畅；或中阳不足，温养失职，中焦虚寒；或阴液不足，胃失濡养，均可导致胃痛。素体脾胃虚弱，遇有饮食失调、外感邪气、情志刺激，易引起胃痛发作或加重。

本病的基本病机是胃气失和，气机不利，"不通则痛"；或脾胃虚弱，胃失濡养，"不荣亦痛"。病位在胃，与肝、脾密切相关。

胃痛的病理性质有虚实之别。早期多由外邪、饮食、情志所伤，多为实证；后期常为脾胃虚弱，虚实夹杂。实为寒凝、食积、气滞、郁热、湿热、瘀血，邪阻胃气，故"不通则痛"；虚为脾胃虚寒，胃失温养，或胃阴不足，胃失濡养，故"不荣亦痛"。

胃痛的病机转化主要有三个方面：一是寒热转化。如寒郁、湿郁日久化热，形成热证，或寒热错杂之证。二是气血转化。初病多在气分，日久深入血分，出现瘀阻胃络之证，甚则因胃络受伤，导致便血、呕血。三是虚实转化。初期多为实证，寒湿、食积、气滞三者之间相互影响，如食积可导致气滞或酿生湿热；邪滞日久可损伤脾胃，如寒邪可伤脾阳，热邪可伤胃阴，其证则由实转虚。若脾胃气虚或阳虚，运化失司，可致痰湿，湿郁化热，或内生热、食、痰、湿、瘀，相夹为患，成为虚实错杂之证。若气虚日久，既可导致阳虚，又可导致阴虚，或气阴两虚，或阴阳两虚。

胃痛经正确治疗和调理，预后一般较好，实证治疗较易，邪气去则胃气安；虚实夹杂或正虚邪实者，易反复发作。若影响进食，化源不足，则正气日衰，形体消瘦，可成虚劳。胃痛日久，久病入络，胃络伤则有呕血、便血。若量大难止，兼见大汗淋漓、四肢不温、脉微欲绝，为气随血脱的危急之候，应及时救治。若胃痛日久，痰瘀互结，亦可导致噎膈。

【诊断】

一、诊断要点

1. 临床特征　以上腹近心窝处胃脘部疼痛为基本特征。可表现为胀痛、刺痛、钝痛、隐痛、灼痛、闷痛、绞痛等不同，以胀痛、刺痛、隐痛为多见。常伴食欲不振、恶心、呕吐、嘈杂、嗳气、吐酸等症状。

2. 病史　本病多见于中青年，起病或急或缓，多有反复发作病史。发病前常有明显的诱因，如天气变化、恼怒、劳累、暴饮暴食、饥饿、进食生冷干硬辛辣醇酒，或服用有损脾胃的药物等。

3. 相关检查 胃镜、上消化道钡餐造影、胃黏膜活检、幽门螺杆菌（HP）检测、胃液分析、胃电图、心电图，以及腹部 B 超、CT 检查等有助于诊断和鉴别诊断。

二、病证鉴别

1. 胃痛与真心痛 心居胸中，其痛常及心下，易与胃痛混淆。典型真心痛为左侧心胸部憋闷疼痛，每突然发作，疼痛剧烈，可向左肩背或左臂内侧放射。常伴心悸气短、汗出肢冷、唇甲青紫等，病情危急。《灵枢·厥论》曰："真心痛，手足青至节，心痛甚，旦发夕死，夕发旦死。"其疼痛程度、伴随症状及预后与胃痛均有明显区别。中老年人既往无胃痛史，突发胃脘部疼痛者，应排除真心痛的可能。心电图、心肌酶谱等检查有助鉴别。

2. 胃痛与胁痛 胁痛是以胁肋部疼痛为主症，可伴发热恶寒，或目黄身黄，或胸闷，喜叹息，极少伴嘈杂、泛酸、嗳气等。肝气犯胃的胃痛常攻撑连胁，但仍以胃脘部疼痛为主，牵涉胁肋，两者有明显的区别。

3. 胃痛与腹痛 腹痛是以胃脘部以下、耻骨毛际以上整个部位疼痛为主症，胃痛是以上腹胃脘部近心窝处疼痛为主症，两者疼痛部位明显不同。但胃处腹中，与肠相连，胃痛可以影响及腹，腹痛亦可牵连于胃，应从起病和疼痛的主要部位加以鉴别。

此外，肝、胆、胰、脾等部位病变亦可引起上腹胃脘部位疼痛，应结合辨病与伴随症状加以鉴别。

【辨证论治】

一、辨证要点

1. 辨寒热 胃脘冷痛，遇寒凉加重，得温暖则舒者，属寒；胃脘灼痛，痛势急迫，遇温热加重，得寒凉则减者，属热。

2. 辨虚实 暴痛，痛势剧烈，痛而拒按，食后痛重，痛有定处，属实证；疼痛日久，痛势缠绵，痛而喜按，得食痛减，痛无定处者，属虚证。久病年老者多虚，新病年壮者多实。

3. 辨气血 初痛在气，久痛入血。以胀痛为主，伴嗳气，或痛涉及两胁，属气滞；痛如针刺，似刀割，痛处固定不移，属血瘀。

4. 辨脏腑 胃脘痛主要病变在胃，但与肝、脾密切相关。如胃脘痛兼见胸胁胀满、心烦易怒、嗳气频作，发病与情志有关，多见于肝气犯胃、肝胃郁热之证；如胃脘痛兼见神疲乏力、大便溏薄、四肢不温、食少纳呆，则为脾胃虚寒之证。

二、论治要点

1. 治法要点 胃痛的治疗以理气和胃止痛为基本治法，但在使用理气和胃之法时，还须审因论治。邪实者以祛邪为急，正虚者以扶正为先，虚实夹杂者则当祛邪扶正兼顾。

2. 灵活运用"通"法 "通则不痛"治痛之法自古有之，叶天士言"通字需究气血阴阳"，即不能局限于狭义的"通"法，而应从广义的角度去理解和运用"通"法，临证应把握"胃以通为补"的实质。如属于胃寒者，散寒即谓通；属于食滞者，消食即谓通；属于气滞者，理气即谓通；属于热郁者，泄热即谓通；属于血瘀者，化瘀即谓通；属于湿滞者，健脾除湿即谓通；属于阴虚者，益胃养阴即谓通；属于阳虚者，温运脾阳即谓通。散寒、消食、理气、泄热、化瘀、除湿、养阴、温阳等治法，均可起"通"的作用。

三、分证论治

1. 寒邪客胃证

证候：胃痛暴作，疼痛剧烈，遇寒加剧，得温痛减，口淡不渴，或喜热饮，舌淡苔薄白，脉弦紧。

病机：寒凝胃腑，气机阻滞。

治法：温胃散寒，行气止痛。

方药：香苏散合良附丸加味（高良姜、香附、乌药、陈皮、木香、甘草）。

两方温散内外之寒，行气止痛。内寒较甚者，可加吴茱萸、肉桂、砂仁等温中散寒；若风寒表证较显著者，可加藿香、桂枝等疏散风寒；行气止痛常用木香、苏梗等；若兼食滞，见胸脘痞闷、胃纳呆滞、嗳气或呕吐者，可加枳实、神曲、鸡内金、制半夏、生姜等消食导滞、降逆止呕；若寒邪郁久化热，寒热错杂，可用半夏泻心汤辛开苦降、寒热并调。

2. 饮食伤胃证

证候：胃脘疼痛，胀满拒按，嗳腐吞酸，或呕吐不消化食物，其味腐臭，吐后痛减，不思饮食，大便不爽，得矢气或便后稍舒，舌苔厚腻，脉滑。

病机：食滞胃脘，胃失和降。

治法：消食导滞，和胃止痛。

方药：保和丸加减（神曲、山楂、莱菔子、茯苓、半夏、陈皮、连翘）。

本方消食和胃。若脘腹胀甚者，可加枳壳、厚朴、槟榔等行气消滞；若胃脘胀痛而便闭者，可合用小承气汤或改用枳实导滞丸通腑行气；胃痛急剧而拒按，伴见苔黄燥、便秘者，为食积化热成燥，可合用大承气汤泄热解燥通腑。

3. 肝气犯胃证

证候：胃脘胀闷，痛连两胁，攻撑走窜，遇烦恼则痛作或痛甚，喜太息，胸闷嗳气，大便不爽，舌苔多薄白，脉弦。

病机：肝郁气滞，横逆犯胃，胃失和降。

治法：疏肝解郁，理气止痛。

方药：柴胡疏肝散加减（柴胡、香附、陈皮、枳壳、白芍、甘草、川芎）。

本方疏肝解郁，理气和中，缓急止痛，兼调血之功。如气滞较甚者，可加川楝子、郁金、延胡索，以理气解郁止痛；嗳气较频者，可加沉香、旋覆花，以顺气降逆；泛酸者，加乌贼骨、煅瓦楞子、左金丸，以和胃抑酸；若气郁化热，宜加栀子、牡丹皮、蒲公英，以疏肝泄热。由于肝乃体阴用阳之脏，调气之品不宜过用香燥。

4. 湿热中阻证

证候：胃脘疼痛，脘闷灼热，嘈杂，口干口苦，口渴而不欲饮，身重困倦，纳呆恶心，小便色黄，大便不爽，舌红苔黄腻，脉滑数。

病机：湿热蕴结，胃气痞阻，胃失和降。

治法：清化湿热，理气和胃。

方药：清中汤加减（黄连、栀子、制半夏、茯苓、草豆蔻、陈皮、甘草）。

本方清热燥湿，健脾和中。湿偏重者，加苍术、藿香燥湿醒脾；热偏重者，加蒲公英、黄芩清胃泄热；伴恶心呕吐者，加竹茹清胃降逆；大便秘结者，加大黄通下导滞；气滞腹胀者，加厚朴、枳实理气消胀；纳呆食少者，加神曲、谷芽消食导滞。

📚 **课堂互动**

患者胃脘灼热疼痛，口苦，口腻，纳差，时有反酸、嗳气，大便秘结，小便黄，舌质红苔黄，脉弦数。经胃肠钡餐透视诊断为十二指肠溃疡。

要求：诊断，病机，治法，方药。

5. 瘀阻胃络证

证候：胃脘久痛，痛如针刺，痛有定处，疼痛拒按，痛时持久，食后加剧，入夜尤甚，或见呕血、黑便，舌质紫黯或有瘀斑，脉涩。

病机：瘀停胃脘，脉络瘀阻。

治法：化瘀通络，和胃止痛。

方药：失笑散合丹参饮加减（蒲黄、五灵脂、丹参、檀香、砂仁）。

两方合用活血化瘀、通络止痛，适用于胃痛如针刺或痛有定处之证。若胃痛较甚者，可加延胡索、木香、枳壳，以增强活血行气止痛之功；若四肢不温、舌淡脉弱者，是气虚无以行血，宜加党参（减五灵脂）、黄芪等，以益气活血；黑便者，加三七、白及，以化瘀止血；阴虚失养，伴见口干咽燥者，加生地黄、当归、阿胶、白芍、麦冬，以滋阴养血、缓急止痛。

6. 脾胃虚寒证

证候：胃痛隐隐，绵绵不休，喜温喜按，喜热饮食，空腹痛甚，得食则缓，劳累或受凉发作，或时而泛吐清水，神疲倦怠，手足不温，大便溏薄，舌淡苔白，脉虚弱。

病机：脾胃虚寒，胃失温养。

治法：温中健脾，和胃止痛。

方药：黄芪建中汤加减（黄芪、桂枝、生姜、白芍、甘草、饴糖、大枣）。

本方温中散寒，和胃止痛。泛吐清水较多者，加干姜、陈皮、茯苓温胃化饮；泛酸者，去饴糖，加黄连、吴茱萸、海螵蛸制酸和胃止痛；胃脘冷痛，里寒较甚，呕吐、肢冷者，加理中丸温中散寒；肾阳虚衰者，用附子理中丸。痛止之后宜常服香砂六君子汤调理。

7. 胃阴亏虚证

证候：胃脘隐隐灼痛，似饥而不欲食，口燥咽干，五心烦热，口干不多饮，大便秘结，舌红少苔或光剥无苔，脉细数。

病机：胃阴亏虚，胃失濡养。

治法：养阴益胃，和中止痛。

方药：一贯煎合芍药甘草汤加减（北沙参、麦冬、生地黄、枸杞子、当归、川楝子、白芍、甘草）。

前方养阴益胃，后方化瘀止痛，两方合用滋阴而不腻，止痛又不伤阴。本证亦可用益胃汤加减治疗。若见胃脘灼痛、嘈杂反酸者，可加珍珠粉、牡蛎、海螵蛸，或配用左金丸以制酸；若胃酸缺乏者，可加乌梅、山楂酸甘化阴；胃脘胀痛者，加厚朴花、玫瑰花、佛手等行气止痛；大便干燥者，加火麻仁、瓜蒌仁等润肠通便；阴虚胃热者，加石斛、知母、黄连养阴清胃。

【专方验方】

1. 张镜人经验方 ①柴胡6g，杭白芍9g，炙甘草3g，苏梗6g，香附9g，白花蛇舌草30g，徐长卿15g，香谷芽12g，炒枳壳10g。每日1剂，水煎服。适用于肝胃郁热所致胃痛。②太子参9g，炒白术9g，丹参9g，柴胡6g，赤芍、白芍各9g，炙甘草3g，徐长卿15g，白花蛇舌草30g，炒黄芩9g，每日1剂，水煎服。适用于气虚血瘀所致胃痛。（徐江雁、沈娟、杨建宇《国医大师验案良方·脾胃卷》）

2. "三合汤""四合汤" 三合汤：高良姜6～8g，制香附6～10g，百合30g，乌药9～12g，丹参30g，檀香6g（后下），砂仁3g。主治长期难愈的胃脘痛，或曾服用其他治胃痛药无效者，舌苔白或薄白，脉弦或沉细弦，或细滑略弦，胃脘喜暖，痛处喜按，但又不能重按，大便或干或溏，寒热虚实夹杂并见者。四合汤：即在上述三合汤中，再加失笑散（蒲黄6～10g，五灵脂9～2g）。其主治在三合汤的基础上，又兼有胃脘刺痛，痛处固定，唇舌色暗或有瘀斑，或夜间痛重，脉象沉而带涩，证属中焦瘀血阻滞者。（《中医杂志》1989年第6期）

【中成药】

安胃片、乌贝散、复方陈香胃片、胃康胶囊、胃痛宁、快胃片可用于胃痛并见吞酸者；元胡止痛片、金佛止痛丸、气滞胃痛颗粒等用于气滞型胃痛；胃气痛片、枳实导滞丸、胃舒肝丸、舒肝和胃丸、左金片（丸、胶囊）可用于肝气犯胃或肝胃郁热型胃痛；黄芪建中丸、小建中冲剂、香砂养胃冲剂（丸）、香砂六君子丸、温胃舒颗粒用于脾胃虚寒型胃痛；养胃舒颗粒用于胃阴不足型胃痛。临床用于胃痛中成药颇多，须辨证选用。

【简便疗法】

1. 针灸疗法 主穴以中脘、脾俞、足三里、内关等为主。配穴为梁门、三焦俞、气海、三阴交。手法为四肢穴位用泻法，余用补法，留针 15 ~ 30 分钟；体虚采用少针多灸法。（彭勃《中西医临床消化病学》）

2. 饮食疗法 以白豆蔻 15g、面粉 100g、酵母 50g 的比例，将白豆蔻去杂质，打成细末，待面粉发酵后撒入，按常规制成馒头。本品具有开胃健脾、消食除胀之功，用于慢性胃炎之食欲不振、脘腹胀满等症。（彭勃《中西医临床消化病学》）

【预防调护】

1. 饮食调护 平时要养成有规律的生活习惯和良好的饮食习惯，忌暴饮暴食及烟酒过度。胃痛持续不已者，应在一定时期内进流质或半流质饮食，少食多餐，以清淡、易消化食物为宜，避免进食浓茶、咖啡和辛辣及易产气食物，进食宜细嚼慢咽，慎用对胃有刺激性的药物。

2. 情志调护 本病发病与情志不遂有关，故在预防上要重视精神的调摄，保持良好的情绪及心理状态。

注意防寒保暖，避免过度劳累与精神紧张也是预防本病复发的重要因素。

【小结】

胃痛为临床常见病，多由外感寒邪、饮食不节、情志所伤、脾胃素虚等因素引发。基本病机为胃气失和，气机不利，"不通则痛"，以及胃失濡养、温煦，"不荣亦痛"。临床辨证有虚、实、寒、热，以及在气、在血之分。寒邪、食停、气滞、血瘀、热郁、湿阻多属实证；脾胃虚寒、胃阴不足多属虚证。虚实之间可以相互转化。本病初起病因单一，病机相对较为简单；病久常多种病理因素相互作用，寒热错杂，虚实相兼，气血并病，食湿同见，病情复杂。治疗以理气和胃止痛为基本原则，同时，应正确理解和运用"通则不痛"之大法。若胃痛日久可发生吐血、便血、反胃、噎膈等变证。

【证治汇补】

1. 治肝可以安胃 临床中肝气犯胃之胃痛较为常见，正确运用疏肝理气之法，则气机顺畅，胃自安和。肝失疏泄，对脾胃的影响主要有两方面，一为疏泄不及，土失木疏，气壅而滞；二为疏泄太过，横逆脾胃，肝脾不和。因此，当调肝为治：疏泄不及以疏肝为主；疏泄太过则以敛肝为主；素体脾胃虚弱，或饮食、劳倦损伤脾胃，中焦运化失职，气机壅滞，也会影响肝之疏泄功能，即"土壅木郁"，此时又当培土疏木。调肝之品多属于辛散理气之药，理气药亦可和胃行气止痛，或顺气消胀，适用于胃病之胃痛脘痞、嗳气恶心，故有"治胃病不理气非其治也"之说。

2. 健脾可养胃固本 慢性胃痛病程长，病情缠绵，多虚实夹杂，脾胃虚弱是其发病基础，所以，治疗本病当补虚固本。慢性胃痛虚证，脾气虚弱者，以虚寒象为多，可用黄芪建中汤、香砂六君子汤、补中益气汤等健脾益气；胃阴不足者以虚热证为主，可以一贯煎、芍药甘草汤、益胃汤等养阴益胃。临床上还可同时存在脾气虚弱和胃阴不足之气阴两虚之候，治疗上又须益气养阴、健脾养胃并举，脾气得升，胃得润降，升清降浊，出入有序，胃则安和。疼痛缓解期用此法调护亦可固本扶正，预防复发。

3. 谨防久病入络　胃痛初起在气，气行则血行，气滞则血瘀，日久必影响血络通畅，以致血瘀胃络，即"久病入络"，"胃病久发，必有聚瘀"。其表现为胃痛固定、持续，时而刺痛，或有包块，舌质暗红或有瘀斑、瘀点等症；胃镜常见胃黏膜有溃疡、出血点、息肉，胃黏膜活检示胃黏膜不典型增生或肠腺化生，极个别还可发展成胃癌。对中老年患者尤其应注意及时检查。治疗应重视活血化瘀药的运用，常用郁金、延胡索、田七、莪术、红花、赤芍等，并根据辨证配合其他治法方药。如郁热者，用赤芍、丹参、茜草根等以凉血活血；瘀毒所致，见肠腺化生者，加用半枝莲、半边莲、白花蛇舌草等解毒去瘀；气虚者，加黄芪、党参以益气；阴虚者，加北沙参、麦冬以养阴。但忌过寒凉，以免伤及脾阳，损伤脾胃。

【医案选读】

居某，男，42岁。1977年9月18日初诊。

患者多年来时有胃脘疼痛，近20多天疼痛加剧，痛甚则反射至肩背，呕吐酸苦水，空腹痛甚，口渴干苦，纳差，大便干，小便黄。经中西医治疗两周，疼痛未见缓解。经某医院胃镜检查，诊断为十二指肠球部溃疡。舌边紫，舌黄腻，脉弦。中医诊断：胃痛，证属肝胃不和、气血瘀阻。治法：疏肝理气，化瘀止痛。方药：川楝子10g，延胡索10g，乌贼骨10g，黄连3g，炒五灵脂10g，煅瓦楞子12g，枳壳10g，青皮、陈皮各6g，佛手片6g。6剂。

二诊：药后胃痛略有减轻，但痛甚时仍反射至后背，泛吐酸水已少。原方加重化瘀之品：川楝子10g，黄连3g，吴茱萸1.5g，炙刺猬皮5g，九香虫5g，煅瓦楞子12g，炒五灵脂10g，香附10g，乌贼骨10g，陈皮5g，三七粉（冲）3g。6剂。另方：乌贼骨120g，象贝母60g，三七粉15g，炙刺猬皮30g，九香虫30g。共研细末，每次3g，开水冲服。

10月16日随访：前方药连服18剂，胃痛消失，末药仍在续服，饮食正常。临床治愈。

按：本案系肝胃不和，气血瘀阻所致，故方中金铃子散疏肝理气止痛，左金丸清肝解郁制酸，五灵脂、香附化瘀止痛，乌贼骨甘温酸涩以通血脉，瓦楞子味咸走血而软坚散结，并均能制酸，从而使疼痛缓解，泛酸得止。后以乌贝散加三七活血化瘀，刺猬皮、九香虫行瘀止痛，对胃痛尤佳。

（董建华《中国现代名中医医案精华》）

附：吐酸

吐酸是指胃中酸水上泛，又称泛酸、反酸。若反酸旋即咽下称为吞酸，即"胸泛酸味刺心也"；若泛酸而由口吐出者称为吐酸。吐酸一证可单独出现，但常与胃痛兼见。本证有寒热之分，以热证多见。属热者，多由肝郁化热横逆犯胃所致；属寒者，多因脾胃虚寒，肝气乘脾犯胃。但无论寒热，总以肝气犯胃，胃失和降为基本病机，病位主要在肝、胃。

1. 热证

证候：吐酸时作，嗳腐气秽，胃脘闷胀，两胁胀满，心烦易怒，口干口苦，咽干口渴，舌红苔黄，脉弦数。

治法：清肝泻火，和胃降逆。

方药：左金丸加味。可加黄芩、栀子以清肝泄热，加乌贼骨、瓦楞子以制胃酸。

2. 寒证

证候：吐酸时作，嗳气酸腐，胸脘胀闷，喜唾涎沫，饮食喜热，四肢不温，大便溏泄，舌淡苔白，脉沉迟。

治法：温中散寒，降逆制酸。

方药：香砂六君子汤加吴茱萸。可加苍术、藿香化湿醒脾。

复习思考题

一、问答题

1. 诊断胃痛有哪些依据?

2. 简述其主要病因、基本病机，有何病机转归?

3. 胃痛与心痛的鉴别要点有哪些?

4. 如何辨胃痛的寒、热、虚、实?

5. 试述胃痛各证型的主症、治法和代表方药。

二、选择题

[A1 型题]

阴虚胃痛的主要病机是（　　）

A. 胃失温养　　　　　　　　B. 胃失濡养

C. 气机不畅　　　　　　　　D. 胃腑积滞

E. 瘀血内停

[A2 型题]

王某，男，20岁，前日进食过饱后即胃脘胀痛，嗳腐吞酸，大便不畅，曾用保和丸不效，现胃脘痛而便闭、苔厚腻，当用保和丸合下列何方治疗最佳（　　）

A. 小承气汤　　　　　　　　B. 大承气汤

C. 枳实导滞丸　　　　　　　D. 小陷胸汤

E. 理中汤

[B1 型题]

A. 柴胡疏肝散加减　　　　　B. 清中汤加减

C. 四君子汤　　　　　　　　D. 保和丸

E. 黄芪建中汤

1. 肝气犯胃型胃痛治方宜选（　　）

2. 湿热中阻型胃痛治方宜选（　　）

3. 脾胃虚寒型胃痛治方宜选（　　）

第二节　痞　满

学习要点

1. 痞满的概念。

2. 痞满的病因病机。

3. 痞满的诊断与病证鉴别。

4. 痞满的辨证论治。

5. 痞满的转归预后与预防调护。

痞满是指以自觉心下痞塞胀满、触之无形、按之柔软、压之不痛为主要症状的病证。按部位可分为胸痞、心下痞等，心下即剑突下胃脘部。本节主要讨论"心下痞"，又称胃痞。

痞满在《内经》中称为"痞""满""痞塞"和"痞隔"等，并认为其病因与饮食不节、起居不适和寒气为患有关。如《素问·异法方宜论》云："脏寒生满病。"《素问·太阴阳明论》云："饮食不节，起居不时者，阴受之。阴受之则入五脏，入五脏则腹满闭塞。"痞满病名首见于汉代张仲景《伤寒论》，对本病的理法方药论述颇详，并将痞与结胸进行了鉴别，明确指出："满而不痛者，此为痞……若心下满而硬痛者，此为结胸也，大陷胸汤主之。但满而不痛者，此为痞，柴胡不中与也，半夏泻心汤主之。"其所创诸泻心汤一直为后世医家效法和推崇。隋代巢元方《诸病源候论·否噎病诸候·诸否候》结合病位、病机对病名要领作出了阐释："诸否者，营卫不和，阴阳隔绝，脏腑否塞而不宣，故谓之否。"又说："其病之候，但腹内气结胀满，闭塞不通。"金元时代朱丹溪《丹溪心法·痞》将痞与胀满作了鉴别："胀满内胀而外亦有形；痞者内觉痞闷，而外无胀急之形也。"明代张景岳《景岳全书·杂证谟·痞满》指出："痞者，痞塞不开之谓；满者，胀满不行之谓。盖满则近胀，而痞则不必胀也。"并将痞满分为虚实两端："凡有邪有滞而痞者，实痞也；无物无滞而痞者，虚痞也。有胀有痛而满者，实满也；无胀无痛而满者，虚满也。实痞实满者，可消可散；虚痞虚满者，非大加温补不可。"这种虚实辨证理论对后世痞满诊治颇有指导意义。

西医学中慢性胃炎（包括浅表性胃炎和萎缩性胃炎）、功能性消化不良、胃下垂、胃神经官能症等疾病，若以上腹胀满不舒为主要临床表现者，均可参照本节辨证施治。

【病因病机】

脾胃同居中焦，脾主升清，胃主降浊，共司水谷的纳运和吸收，清升浊降，纳运如常，则胃气调畅。若因外邪内陷入里、饮食不节、情志失调或脾胃虚弱等各种原因导致脾胃损伤，升降失司，胃气壅塞，即可发生痞满。

1. 感受外邪　外感六淫，表邪入里，或误下伤中，邪气乘虚内陷，结于胃脘，阻塞中焦气机，升降失司，胃气壅塞，遂成痞满。如《伤寒论》曰："脉浮而紧，而复下之，紧反入里，则作痞，按之自濡，但气痞耳。"

2. 内伤饮食　暴饮暴食，或恣食生冷，或过食肥甘，或嗜酒无度，损伤脾胃，纳运无力，食滞内停，痰湿中阻，气机不利，发为痞满。如《伤寒论》云，"胃中不和，心下痞硬，干噫食臭"，"谷不化，腹中雷鸣，心下痞硬而满"。

3. 情志失调　抑郁恼怒，情志不遂，肝失疏泄，乘脾犯胃，脾胃升降失常，或忧思伤脾，脾气受损，胃腑失和，气机不畅，而生痞满。如《景岳全书·杂证谟·痞满》言："怒气暴伤，肝气未平而痞。"

4. 脾胃虚弱　素体脾胃虚弱，或久病之后，或误用、滥用药物，损伤脾胃，纳运失职，升降失常，气机不利，而生痞满。如《兰室秘藏·中满腹胀》曰："或多食寒凉及脾胃久虚之人，胃中寒则胀满，或脏寒生满病。"

痞满的基本病机为中焦气机不畅，脾胃升降失常。实证为实邪入里，中焦气机不畅；虚证为脾胃虚弱，中焦升降无力。病位主要在胃，与肝、脾密切相关。

痞满的病理性质有虚实的不同：实是寒凝、气滞、痰阻、食积、湿（郁）热所致；虚即中虚不运，责之脾胃虚弱。虚痞多因实痞日久，损伤脾胃，或素体脾胃虚弱，而致中焦运化无力，可由实转虚；或湿热之邪、肝胃郁热日久伤阴，阴津伤则胃失濡养，和降失司而成虚痞。因痞满常与脾胃不运、升降无力有关，脾胃虚弱易招致病邪内侵，形成虚实夹杂、寒热错杂之证。若痞满日久不愈，气血运行不畅，脉络瘀滞，血络损伤，可见吐血、黑便，亦可产生胃痛或积聚、噎膈等变证。

本病一般预后较好，若能注意饮食、情志的调摄，同时坚持治疗，多可痊愈。若久病失治，或治疗不当，可使病程迁延，多病势缠绵，反复发作。如久病气血运行不畅，脉络瘀滞，血络损伤，出现吐血、黑便者，提示病情较重，恢复较难；痞满偶可因久病不愈而产生胃痛、积聚、噎膈等变证。

【诊断】

一、诊断要点

1. 临床特征　以自觉胃脘痞塞满闷不舒、触之无形、按之柔软、压之无痛为特征。

2. 病史　发病缓慢，病程较长，时轻时重，反复发作。多由饮食不调、情志不畅、起居无常、寒温失宜等因素诱发。

3. 相关检查 电子或纤维胃镜可以诊断慢性胃炎并排除溃疡病、胃肿瘤等，病理组织活检可确定慢性胃炎的类型，以及是否有肠上皮化生、异型增生。X 线钡餐检查可以协助诊断慢性胃炎、胃下垂等。幽门螺杆菌（HP）相关检测，可判断是否有 HP 感染。B 超、CT 检查可与肝胆疾病及腹水等鉴别。

【鉴别诊断】

1. 痞满与胃痛 痞满与胃痛病位同在胃脘部，且常相兼出现。但胃痛以疼痛为主症，病位一般局限于胃脘；痞满以满闷不适为主而无痛，可累及胸膈。胃痛病势多急，压之疼痛；痞满起病较缓，压之无痛，两者差别显著。

2. 痞满与鼓胀 痞满与鼓胀均有自觉腹部胀满。鼓胀以腹部胀大如鼓、皮色苍黄、脉络暴露为特征；痞满以自觉满闷不舒、外无胀形为主症。鼓胀病位在大腹，痞满病位在胃脘。鼓胀按之腹皮绷急，痞满按之柔软。鼓胀有胁痛、黄疸、积聚等病史；痞满可有胃痛、嘈杂、吞酸等胃病病史。B 型超声和纤维胃镜等检查，有助于两病证的鉴别。

3. 痞满与胸痹 胸痹是以胸闷、胸痛、短气为主症，偶见脘腹不舒。痞满以脘腹满闷不舒为特征，多兼饮食纳运失常之症状，偶有胸膈不适，但无胸痛等表现。

4. 痞满与结胸 两者病位皆在胃脘部：结胸以心下至小腹硬满而痛、拒按为特点；痞满则在心下胃脘，以满而不痛、手可按压、触之无物为特征。

【辨证论治】

一、辨证要点

1. 首辨虚实 实痞多因外邪侵袭、食滞内停、痰湿中阻、湿热内蕴、情志失调所致，症见痞满能食、食后尤甚、饥时可缓、拒按、便秘、舌苔厚腻、脉实有力。虚痞多由脾胃气虚或胃阴不足所致，表现为饥饱均满、喜揉喜按、食少纳呆、大便清利、脉虚无力。

2. 次辨寒热 痞满绵绵、得热则减、口淡不渴或渴不欲饮、舌淡苔白、脉沉迟或沉涩者，为寒证；痞满势急、遇凉则舒、口渴喜冷饮、舌红苔黄、脉数者，属热证。

临床还要注意辨别寒热虚实的兼夹。寒痞寒痰中阻者属实，脾胃阳虚者属虚；热痞湿热中阻者属实，胃阴不足者属虚。

二、论治要点

痞满的治疗总以调理脾胃升降、行气除痞消满为基本原则。根据其虚实辨证施治，实者分别施以泄热、消食、化痰、理气之法；虚者则重在补益脾胃。对于虚实并见之候，治疗宜攻补兼施、补消并用。治疗中应注意理气不可过用香燥，以免耗津伤液，对于虚证，尤当慎重。

三、分证论治

(一)实痞

1. 饮食内停证

证候：脘腹痞闷胀满，食后尤甚，拒按，嗳腐吞酸，呕吐恶食，或兼大便不调，矢气频作，味臭如败卵，舌苔厚腻，脉滑。

病机：饮食停滞，胃失和降，气机壅塞。

治法：消食导滞，行气消痞。

方药：保和丸加减（神曲、山楂、莱菔子、半夏、陈皮、茯苓、连翘）。

本方消食导滞，行气除胀，和胃降逆。脘腹胀满甚者，加枳实、槟榔、厚朴理气除满；食积较重者，加谷芽、鸡内金、麦芽消食化积；食积化热，大便秘结者，加大黄、枳实通腑消胀，也可用枳实导滞丸荡涤积滞、清利湿热；兼见脾虚便溏者，加白术、扁豆、苍术等健脾助运、化湿和中，或用枳实消痞丸消痞除满、健脾和胃。

2. 痰湿中阻证

证候：脘腹痞塞不舒，胸膈满闷，呕恶纳呆，头晕目眩，身重肢倦，口淡不渴，舌苔白厚腻，脉沉滑。

病机：痰浊阻滞，脾失健运，气机阻滞。

治法：除湿化痰，理气和中。

方药：二陈平胃汤加减（制半夏、苍术、陈皮、厚朴、茯苓、甘草）。

本方燥湿化痰，理气消胀，健脾和胃。痰湿偏盛而胀满较剧者，加枳实、藿香，或合用半夏厚朴汤化痰理气；气逆不降，嗳气不止者，加旋覆花、代赭石、枳实、沉香和胃降逆；痰湿郁久化热，口苦苔黄者，改用黄连温胆汤加减清热化痰；兼见脾胃虚弱者，加用党参、白术、砂仁健脾和中。

3. 脾胃湿热证

证候：脘腹痞闷，或嘈杂不舒，恶心呕吐，纳呆，厌食油腻，口苦，口干不欲饮，大便不爽，小便短赤，舌红苔黄腻，脉滑数。

病机：湿热内蕴，困阻脾胃，气机不利。

治法：清热化湿，和胃消痞。

方药：泻心汤合连朴饮加减（大黄、黄连、黄芩、厚朴、石菖蒲、半夏、芦根、栀子、豆豉）。

两方合用可清热除湿，散结消痞。纳呆不食者，加谷芽、鸡内金、木香、砂仁开胃导滞；嘈杂不舒者，合用左金丸清热和胃止酸；恶心、呕吐明显者，加竹茹、生姜、旋覆花止呕；便溏者，去大黄，加扁豆、陈皮化湿和胃。若寒热错杂、虚实相兼者，改用半夏泻心汤，辛开苦降，散寒清热，和胃除痞。

📖 课堂互动

　　患者张某，男，32 岁，素喜饮酒，前日醉酒后出现脘腹痞闷，嘈杂不舒，恶心呕吐，口苦，不欲饮食，查舌红苔黄腻、脉滑数。

　　要求：诊断，病机，治法，方药。

4. 肝胃不和证

证候：脘腹痞闷，胸胁胀满，善太息，心烦易怒，呕恶嗳气，或吐酸苦水，大便不爽，舌质淡红，苔薄白，脉弦。

病机：肝气犯胃，胃气郁滞，胃失和降。

治法：疏肝解郁，和胃消痞。

方药：越鞠丸合枳术丸加减（香附、川芎、栀子、苍术、神曲、枳实、白术、荷叶）。

两方合用，共奏疏肝解郁、和胃消痞之功。气郁胀满较甚者，加柴胡、郁金、厚朴，或选用五磨饮子加减，以理气导滞、除痞消胀；肝郁化火，口苦而干者，加黄连、黄芩或合用左金丸，以泻火解郁；呕恶明显者，加小半夏汤，以和胃止呕；嗳气甚者，加竹茹、沉香，以和胃降气。若痞满日久不愈，舌黯脉涩，可加丹参、莪术等活血散结。

（二）虚痞

1. 脾胃虚弱证

证候：脘腹满闷，喜温喜按，纳呆便溏，时轻时重，面色萎黄，形体消瘦，神疲乏力，少气懒言，语声低微，舌质淡，苔薄白，脉细弱。

病机：脾胃虚弱，运化失职，升降失常。

治法：补气健脾，升清降浊。

方药：补中益气汤加减（黄芪、党参、白术、炙甘草、升麻、柴胡、当归、陈皮）。

本方益气健脾，升举清阳。胀闷较重者，加枳壳、厚朴、木香理气运脾；舌苔厚腻，湿浊内蕴者，加半夏、茯苓、莱菔子，或改用香砂六君子汤加减健脾祛湿、理气除胀；四肢不温，阳虚明显者，加制附子、干姜温胃助阳，或合用理中丸温胃健脾；纳呆厌食者，加砂仁、神曲、麦芽理气开胃。

2. 胃阴不足证

证候：脘腹痞闷，嘈杂，饥不欲食，恶心，嗳气，口燥咽干，大便干结，舌红少苔，脉细数。

病机：胃阴亏虚，濡养失职，胃失和降。

治法：养阴益胃，调中消痞。

方药：益胃汤加减（生地黄、麦冬、沙参、玉竹、冰糖、香橼皮）。

本方滋阴养胃，消痞除满。如气阴两虚，兼神疲乏力、气短懒言者，可加太子参、黄精等益气养阴；腹胀重者，加枳壳、厚朴花理气消胀；津伤口渴重者，加石斛、天花粉生津止渴；食滞者，加谷芽、麦芽消食导滞；便秘者，加火麻仁、瓜蒌仁、玄参润肠通便。

【专方验方】

1. 李振华经验方　党参10g，白术20g，茯苓10g，陈皮10g，半夏10g，木香10g，砂仁6g，香附12g，枳壳10g，川芎10g，炙甘草5g。每日1剂，水煎服，适用于脾虚、肝郁、胃滞所致痞满。（徐江雁、沈娟、杨建宇《国医大师验案良方·脾胃卷》）

2. 胃炎冲剂　檀香、肉桂、细辛、山楂、鸡内金、薏苡仁、木香、乌梅等，适用于慢性浅表性胃炎属肝胃气滞证者。（《中医杂志》1992年第3期）

【中成药】

保和丸、山楂丸、枳实导滞丸，适用于食积内停之痞满；左金丸，适用于肝胃郁热之痞满；二陈丸，适用于痰湿困脾之痞满；疏肝健胃丸、逍遥丸，适用于肝胃不和之痞满；六君子丸、人参健脾丸，适用于脾胃气虚之痞满；香砂六君子丸、枳术丸，适用于脾胃气虚夹有气滞之痞满；补中益气丸，适用于中气下陷之痞满；理中丸、附子理中丸，适用于中焦虚寒之痞满。

【简便疗法】

1. 埋线疗法　取穴：中脘、气海、脾俞、胃俞、足三里。方法：在穴位消毒局麻后，用手术刀切开0.5cm长的切口，用血管钳分离皮下、肌肉组织至针刺要求的深度，进行穴位按摩，有酸麻感后，再将4根3mm长的2号羊肠线顺着肌肉走行，放入切口内，缝合皮肤，外盖敷料，7天后拆线。3个月后再行手术。（《埋线疗法治百病》）

2. 针刺疗法　针刺印堂穴，常规消毒之后，用1寸毫针，左手捏起局部皮肤，右手持针迅速向下斜刺，行提插捻转手法，得气后留针30分钟，每10分钟行针1次，10次为1个疗程。注意，此穴周围血管丰富，出针后一定要用干棉球压迫针眼，以免局部皮下血肿或出血。（《常见病一针疗法》）

【预防调护】

本病与饮食情志关系密切。应嘱患者注意饮食调理，勿暴饮暴食，忌肥甘厚味，辛辣醇酒，及寒凉生冷之品。注意精神调摄，保持心情舒畅，避免情志刺激。慎起居，适寒温，防外感，注意腹部保暖。适当参加体育锻炼，增强体质。

【小结】

痞满是临床常见病证，以胃脘痞塞、满闷不痛、按之软而无物、外无胀形为主要表现。发于胃脘，责之肝脾。形成原因有食、气、痰、湿、热、虚等方面，主要病机为中焦气机不利，脾胃升降失常。病性初病为实，久病则耗气伤阴而为虚，临床多表现为虚实寒热夹杂。辨证以虚实为纲，实痞主要为食积、痰湿、气郁等实邪阻滞中焦气机，脾胃升降失常；虚痞主要是脾胃气虚，或胃阴不足，造成脾气升举无力，胃失和降，中焦气机郁滞。治疗以调和脾胃、行气消痞为基本法则，遵照"虚者补之，实者泻之"的原则，祛邪扶正，平调寒热。本病易迁延反复，但只要坚持治疗，注意饮食、情志调摄，一般预后较好。若久痞不愈，也可产生胃痛、积聚、噎膈等变证，则预后较差。

【证治汇补】

1. 治痞重视疏肝健脾、调畅气机 痞满病在胃，与肝、脾密切相关。脾胃同居中焦，最易互相影响。肝失疏泄，横克脾胃，中焦升降失职亦可致痞。所以，治痞满应在和胃降气的同时，重视疏肝健脾法的运用，宜用黄芪、党参、升麻、白术等升清阳，柴胡、枳壳、厚朴、佛手等疏肝理气以降浊气。诸法并用，使肝气舒、脾气健、胃气和，则痞满自除。

2. 治痞须辨清虚实 实痞之中，湿热较多，治当辛开苦降、开泄气机。虚痞虽有气虚、阴虚之别，但气阴两虚多并见。其气阴两虚为本，气滞、湿阻、食积为标，治当益气养阴以顾其本，兼予行气、化湿、消食治标之法。痞满日久，易出现虚实夹杂、寒热并见之证，表现为胃脘痞满、疲倦纳呆、口苦而干、舌质淡而苔微黄腻等。对此，应效仲景诸泻心汤法，温清并用，辛开苦降，补泻同施。温补辛开可健脾运脾，苦降清泄可解除郁热，泻不伤正，补不滞中。开散升浮，轻清向上；通泄沉降，重浊向下，从而斡旋气机、开结消痞。

3. 消痞当顾护胃阴 痞满病在胃脘，胃喜润恶燥，治实痞时常用辛温燥湿之品，需防太过伤阴。实痞湿热蕴结或肝气郁久，均易化火伤阴，故在用砂仁、厚朴、陈皮、法半夏等辛燥药治疗时，谨防用药太过，伤及胃阴；对于胃阴亏虚者，滋养胃阴时用药不可过于滋腻，以防阻滞气机。故选用理气消痞的药物时，以轻清为原则，适当选用玫瑰花、佛手、竹茹、厚朴花等轻清之品理气而不伤阴。

【医案选读】

黄某，男，54岁。

胃脘闷胀不舒，反复发作，饥饿后胀闷加重，得食暂可缓解，但半小时至一小时又感闷胀不适；肢软乏力，纳呆便溏，面色萎黄。舌质淡，苔白腻，脉细滑。胃镜示：慢性浅表性胃炎。病理示：慢性炎症（++），活动性（++），HP（+）。

诊断：痞满（胃痞）。

辨证：湿阻中焦，脾胃虚弱。

治法：理气化湿，健脾和胃。

处方：苍术10g，厚朴6g，陈皮10g，姜半夏10g，茯苓10g，炙甘草6g，木香6g，砂仁（后下）6g，党参10g，白术10g，炒薏苡仁20g，佩兰10g。5剂，水煎服，每日1剂，分两次服。服药后闷胀明显减轻，上药加减续服21剂，病告痊愈。

按： 患者反复发作胃脘闷胀不舒，与进食相关，故"痞满"（胃痞）诊断成立。患者胃脘胀闷、反复发作、饥饿尤甚、得食胀缓、肢软乏力、面色萎黄、舌淡脉细，均为脾胃虚弱之象；食后不久胃脘胀闷不适、纳呆便溏、苔腻、脉细，提示湿阻中焦，胃气失于和降，故其病在脾胃。病性虚实夹杂，其本为脾胃虚弱，其标为湿阻中焦，胃气壅滞，发为痞满。故用平胃散理气化湿，香砂六君子汤健脾和胃，湿去脾健，胃气通降，痞满自消。

（张小萍、陈明人《中医内科医案精选》）

复习思考题

一、问答题

1. 何谓痞满？简述痞满的病因病机。其病机有何特点？
2. 如何辨痞满的寒热虚实？
3. 痞满的治疗原则是什么？
4. 试述痞满各证型的主症、治法和代表方药。
5. 痞满预防与调摄之要点有哪些？

二、选择题

[A1 型题]

痞满的基本病位在（　）

    A. 肝脾   B. 脾胃   C. 胃   D. 脾   E. 肝胆

[A2 型题]

王某，男，45 岁，脘腹满闷，时轻时重，喜温喜按，纳呆便溏，神疲乏力，舌质淡，脉细弱。其辨证为（　）

    A. 肝胃不和   B. 脾胃虚弱

    C. 胃阴不足   D. 饮食内停

    E. 湿热阻胃

[B1 型题]

    A. 枳实消痞丸加减   B. 木香顺气丸加减

    C. 泻心汤合连朴饮加减   D. 越鞠丸合枳术丸加减

    E. 二陈汤合平胃散加减

1. 痞满痰湿中阻证的代表方是（　）
2. 痞满湿热阻胃证的代表方是（　）
3. 痞满肝胃不和证的代表方是（　）

第三节　呕　吐

1. 呕吐的概念。
2. 呕吐的病因病机。
3. 呕吐的诊断与病证鉴别。
4. 呕吐的辨证论治。
5. 呕吐的转归预后与预防调护。

呕吐是指胃失和降，气逆于上，迫使胃内容物从口中吐出的一种病证。一般以有物有声谓之呕、有物无声谓之吐、无物有声谓之干呕，临床呕与吐常同时发生，故合称为呕吐。

呕吐的病名最早见于《内经》，并对其发生的原因论述甚详。如《素问·举痛论》曰："寒气客于肠胃，厥逆上出，故痛而呕也。"《素问·至真要大论》说，"诸呕吐酸……皆属于热"，"少阳之胜，热客于胃，呕酸善饥"，"燥湿所胜，民病喜呕，呕有苦"。说明外感六淫之邪均可引起呕吐，且因感邪之异，而有呕酸、呕苦之别。汉代张仲景对呕吐的脉证治疗阐述详尽，创立了许多至今行之有效的方剂，如小半夏汤、大半夏汤、生姜半夏汤、吴茱萸汤、半夏泻心汤、小柴胡汤等，并且认识到呕吐有时是人体排出胃中有害物质的保护性反应，治疗不应止呕，当因势利导，祛邪外出。如《金匮要略·呕吐哕下利病脉证治》说："夫呕家有痈脓，不可治呕，脓尽自愈。"隋代巢元方《诸病源候论·呕吐候》指出："呕吐之病者，由脾胃有邪，谷气不治所为也，胃受邪，气逆则呕。"说明呕吐的发生是由胃气上逆所致。唐代孙思邈《千金要方·卷十六·呕吐哕逆》指出，"凡呕者，多食生姜，此是呕家圣药"，为后世效法。金元时期刘完素《素问玄机原病式·热类·喘呕》提出，"凡呕吐者，火性上炎也，无问表里，通宜凉膈散"，指出了因热致呕的病因病机与治法。明代龚廷贤《寿世保元·呕吐》则认为："有外感寒邪者，有内伤饮食者，有气逆者，三者皆从藿香正气散加减治之；有胃热者，清胃保中汤；有胃寒者，附子理中汤；有呕哕痰涎者，加减二陈汤；有水寒停胃者，茯苓半夏汤；有久病胃虚者，比和饮。医者宜审而治之也。"他强调在治疗呕吐时，应根据不同的病因及证型，使用不同方药。

西医学的多种疾病之中，如神经性呕吐、急性胃炎、心源性呕吐、胃黏膜脱垂症、幽门痉挛、幽门梗阻、贲门痉挛、十二指肠壅积症、肠梗阻、急性胰腺炎、急性胆囊炎、尿毒症、颅脑疾病及一些急性传染病早期，凡以呕吐为主要表现时，可参考本节辨证论治。

【病因病机】

凡外感六淫、内伤饮食、情志不调、禀赋不足均可影响于胃，使胃失和降，胃气上逆，发生呕吐。

1. 外邪犯胃　感受风、寒、暑、湿、燥、火六淫之邪，或秽浊之气，侵犯胃腑，胃失和降，水谷随逆气上出，发生呕吐。临床以感受寒邪者居多。

2. 饮食不节　饮食过量，暴饮暴食，多食生冷、醇酒辛辣、甘肥及不洁食物，皆可损伤脾胃，而致食滞不化，胃气不降，上逆而为呕吐。

3. 情志失调　恼怒伤肝，肝失条达，横逆犯胃，胃气上逆；忧思伤脾，脾失健运，食停难化，胃失和降，均可发生呕吐。

4. 病后体虚　脾胃素虚，或病后虚弱，劳倦过度，耗伤中气，胃虚不能盛受水谷，脾虚不能化生精微，食滞胃中，上逆成呕。

呕吐的病位主要在胃，与肝、脾有密切的关系。病机总为胃失和降，胃气上逆。病理表现不外虚实两类：实证因外邪、食滞、痰饮、肝气等邪气犯胃，以致胃气痞塞，升降失调，气逆作呕；虚证为脾胃气阴亏虚，运化失常，和降失职。其病机之间又可相互转化、夹杂：一般初病多实，若呕吐日久，损伤脾胃，脾胃虚弱，可由实转虚；或脾胃素虚，复因饮食所伤，而出现虚实夹杂之证。若脾阳素虚，痰湿内阻，蕴而化热；或肝气郁结，郁久化热，则形成寒热错杂证。

呕吐是临床常见病证，经正确治疗和调理，预后一般较好。暴病呕吐一般多属邪实，治疗较易，预后良好。痰饮与肝气犯胃之呕吐，较易复发。久病呕吐，多属正虚，虚证或虚实夹杂者，病程较长，且易反复发作，较为难治。若呕吐不止，饮食难进，后天失养，易变生他证，预后不良。如久病、大病之中，出现呕吐、不能食、面色㿠白、四肢厥冷、脉微细欲绝，此为阴损及阳、脾胃之气衰败、真阳欲脱之危候。

【诊断】

一、诊断要点

1. 临床特征　以呕吐食物、水液、痰涎等胃内容物，或干呕无物为主要特征。初起呕吐量多，吐出物多有酸腐气味；久病呕吐，时作时止，吐出物不多，酸臭气味不甚。一般新病邪实，久病正虚。

2. 病史　常有感受外邪，饮食不洁、不节，过食生冷，恼怒气郁，或久病不愈等病史。起病或急或缓，每因异常气味、饮食、冷热及情志因素而诱发或加重。

3. 相关检查　胃镜、上消化道钡餐透视、腹部透视及腹部 B 超、头部 CT 或 MRI、妊娠试验等有助于诊断。

二、病证鉴别

1. 呕吐与反胃　二者同属胃部病变，其病机均是胃失和降，气逆于上，且都有呕吐的临床表现。反胃系脾胃虚寒，难以腐熟水谷，以朝食暮吐、暮食朝吐、终至完谷尽吐出而始感舒畅。呕吐是以有声有物为特征，因胃气上逆所致，有感受外邪、饮食不节、情志失调和胃虚失和的不同。实者食入即吐或不食亦吐，虚者时吐时止或干呕恶心，多吐出当日之食，临证不难分辨。

2. **呕吐与噎膈**　二者皆有呕吐的症状。然呕吐之病，进食顺畅，吐无定时，大多病情较轻，病程较短，预后尚好。噎膈之病，进食梗噎不顺或食不得入，或食入即吐，甚则因噎废食。噎膈多因内伤所致，病情深重，病程较长，预后欠佳。

【辨证论治】

一、辨证要点

1. **辨虚实**　实证多由感受外邪、饮食停滞所致，发病较急，病程较短，呕吐量多，呕吐物多有酸臭味。虚证多属内伤，有气虚、阴虚之别，呕吐物不多，常伴有精神萎靡、倦怠乏力、脉弱无力等症。

2. **辨呕吐物**　根据呕吐物的性状及气味，鉴别病证的寒、热、虚、实。若呕吐物酸腐量多、气味难闻者，多属饮食停滞，食积内腐；若呕吐出苦水、黄水者，多为胆热犯胃，胃失和降；若呕吐物为酸水、绿水者，多因肝热犯胃，胃气上逆；若呕吐物为浊痰涎沫者，多属痰饮中阻，气逆犯胃；若呕吐清水、量少者，多因胃气亏虚，运化失职。

二、论治要点

呕吐总的病机为胃气上逆，故治疗以和胃降逆为法，结合具体症状辨证论治。偏于邪实者，治以祛邪为主，邪去则呕吐自止，分别采用解表、消食、化痰、解郁等法。偏于正虚者，治以扶正为主，正复则呕吐自愈，分别采用健运脾胃、益气、养阴等法。虚实兼夹者当审其标本缓急主次而治之。如有痈脓、痰饮、食滞、毒物等有害之物容于胃时，则不可盲目止呕，当使其吐出，邪去则正安。

三、分证论治

（一）实证

1. 外邪犯胃证

证候：突然呕吐，胸脘满闷，发热恶寒，头身疼痛，舌苔白腻，脉濡缓。

病机：外邪犯胃，中焦气滞，浊气上逆。

治法：疏邪解表，化浊和中。

方药：藿香正气散加减（藿香、紫苏、白芷、大腹皮、厚朴、半夏、陈皮、白术、茯苓、生姜）。

本方芳香化浊、散寒解表，并具理气和胃降逆之功。伴脘痞嗳腐、饮食停滞者，可去白术，加鸡内金、神曲，以消食导滞；如风寒偏重，症见寒热无汗、头痛身楚者，加荆芥、防风、羌活，以祛风散寒解表；兼气机阻滞，脘闷腹胀者，可酌加木香、枳壳，以行气消胀。

2. 食滞内停证

证候：呕吐酸腐，脘腹胀满，吐后得舒，嗳气厌食，大便或溏或结，舌苔厚腻，脉滑实。

病机：食积内停，气机受阻，浊气上逆。

治法：消食化滞，和胃降逆。

方药：保和丸加减（山楂、神曲、莱菔子、陈皮、半夏、茯苓、连翘）。

本方消食和胃，理气降逆。若因过食肉食而吐者，重用山楂；因米食而吐者，加谷芽；因面食而吐者，重用莱菔子，加麦芽；因食鱼、蟹而吐者，加苏叶、生姜；因酒食而吐者，加白蔻仁、葛花，重用神曲。若食物中毒呕吐者，不可止呕，宜用烧盐方探吐，防止毒物吸收。

3. 痰饮内阻证

证候：呕吐清水痰涎，脘闷不食，恶心，头眩心悸，或胃中辘辘有声，舌苔白腻，脉弦。

病机：痰饮内停，中阳不振，胃气上逆。

治法：温中化饮，和胃降逆。

方药：小半夏汤合苓桂术甘汤加减（半夏、生姜、茯苓、桂枝、白术、甘草、桔梗）。

两方合用祛痰化饮，健脾化湿。如脘腹胀满、舌苔厚腻者，可去白术，加苍术、厚朴，以行气除满；脘闷不食者，加白蔻仁、砂仁，以化浊开胃；胸膈烦闷、口苦、失眠、恶心呕吐者，可去桂枝，加黄连、陈皮，以化痰泄热、和胃止呕，或改用温胆汤治疗。

4. 肝气犯胃证

证候：呕吐吞酸，嗳气频繁，胸胁胀痛，舌质红，苔薄腻，脉弦。

病机：肝气不疏，横逆犯胃，胃失和降。

治法：疏肝理气，和胃降逆。

方药：四七汤加减（苏叶、厚朴、半夏、生姜、茯苓、大枣）。

本方理气宽中，和胃降逆止呕。若胸胁胀满疼痛较甚，加川楝子、郁金、香附、柴胡疏肝解郁；如呕吐酸水、心烦口渴，宜清肝和胃、辛开苦降，可酌加左金丸及山栀、黄芩等；若兼见胸胁刺痛，或呕吐不止，诸药无效，舌有瘀斑者，可酌加桃仁、红花等活血化瘀。

 课堂互动

张某，女，54 岁。近 3 个月来，嗳气频繁，每遇心情不舒即呕吐吞酸，胸胁胀痛，查舌质红、苔薄腻、脉弦。

要求：诊断，病机，治法，方药。

（二）虚证

1. 脾胃气虚证

证候：恶心呕吐，食欲不振，食入难化，脘部痞闷，大便不畅，舌苔白滑，脉象虚弦。

病机：脾胃气虚，纳运无力，胃虚气逆。

治法：健脾益气，和胃降逆。

方药：香砂六君子汤加减（党参、茯苓、白术、甘草、半夏、陈皮、木香、砂仁）。

本方健脾益气，和胃降逆止呕。若呕吐频作、噫气、脘腹痞满，可酌加旋覆花、代赭石，以镇逆止呕；若呕吐清水较多、脘冷肢凉者，可加附子、肉桂、吴茱萸，以温中降逆止呕；若伴气短乏力，可酌加黄芪、升麻、柴胡，以补中益气。

2. 脾胃阳虚证

证候：饮食稍多即吐，时作时止，面色㿠白，倦怠乏力，畏寒喜暖，四肢不温，大便溏薄，舌质淡，脉濡弱。

病机：脾胃虚寒，失于温煦，运化失职。

治法：温中健脾，和胃降逆。

方药：理中汤加减（人参、白术、干姜、炙甘草）。

本方健脾和胃，甘温降逆。若呕吐甚者，加砂仁、半夏等，以理气降逆止呕；若呕吐清水不止，可加吴茱萸、生姜，以温中降逆止呕；若久呕不止，呕吐之物完谷不化，伴汗出肢冷、腰膝酸软、舌质淡胖、脉沉细，可加制附子、肉桂等，以温补脾肾之阳。

3. 胃阴不足证

证候：呕吐反复发作，或时作干呕，嘈杂似饥而不欲食，口燥咽干，舌红少津，脉象细数。

病机：胃阴不足，胃失濡润，和降失司。

治法：滋养胃阴，降逆止呕。

方药：麦门冬汤加减（人参、麦冬、粳米、甘草、半夏、大枣）。

本方滋阴养胃，降逆止呕。若呕吐较剧者，可加竹茹、枇杷叶，以和降胃气；若口干、舌红、热甚者，加黄连，以清热止呕；大便干结者，加瓜蒌仁、火麻仁、白蜜，以润肠通便；伴倦怠乏力、纳差、舌淡者，加太子参、山药，以益气健脾。

【专方验方】

1. 王绵之经验方 黄连，半夏。两药配对，主治胃热痰结呕吐。小儿胃热呕吐者，取川黄连、清半夏、淡干姜，药量比例为1∶2∶3，各研细末后用100目筛子筛，充分和匀备用，用时按小儿体重和病情，每服0.31g，每日2~3次，温水调下。（徐江雁、沈娟、杨建宇《国医大师验案良方·脾胃卷》）

2. 李玉奇经验方 荜澄茄5g，小茴香5g，丁香5g，陈皮15g，半夏10g，白豆蔻

15g，生姜3片。每日1剂，水煎服。主治寒气阻胃呕吐（阳明寒呕）。（徐江雁、沈娟、杨建宇《国医大师验案良方·脾胃卷》）

【中成药】

藿香正气水（丸、胶囊、滴丸）、纯阳正气水，适用于夏季外感寒邪内有湿滞之呕吐；十滴水（胶囊、酊剂）、痧气丸、人丹，适用于暑邪引起的恶心呕吐；玉枢丹，适用于外感暑湿秽浊之邪的呕吐；保和丸，适用于食滞呕吐；附子理中丸、附桂理中丸，适用于脾胃虚寒呕吐；阴虚胃痛冲剂，适用于胃阴不足之呕吐。

【简便疗法】

1. 膏方疗法　法半夏20g，竹茹10g，党参20g，砂仁15g，代赭石20g，石斛10g，甘草6g，生姜10g，大枣8g，蜂蜜30g。用法：将蜂蜜加入煎药的水中，搅匀后再加入上药火煎。（《偏方治病不求人》）。

2. 饮食疗法　梨500g，代赭石60g。治法：将一个整梨切成几块，代赭石粉碎研细，过极细箩筛成粉备用。用法：吃一口梨蘸一点儿代赭石粉，每次半个梨蘸约10g的代赭石，1日2~4次。（《偏方治大病》）。

【预防调护】

1. 避免诱因　做到起居有常、生活有节，避免风、寒、暑、湿、秽浊之邪的入侵。
2. 情志调护　保持心情舒畅，避免精神刺激，对肝气犯胃者，尤当注意。
3. 饮食调护　脾胃素虚患者，饮食不宜过多，同时勿食生冷瓜果等，禁服寒凉药物。若胃中有热者，忌食肥甘厚腻、辛辣香燥、醇酒等物品，禁服温燥药物，戒烟。对呕吐不止的患者，应卧床休息，密切观察病情变化。服药时，尽量选择刺激性气味小的。服药方法应以少量频服为佳，以减少胃的负担。根据患者情况，以热饮为宜，并可加入少量生姜或姜汁，以免格拒难下，逆而复出。

【小结】

呕吐是胃失和降，气逆于上所致的一种病证，可见于多种急慢性疾病的过程中。临床辨证以虚实为纲。实证多见于外邪犯胃、饮食停滞、肝气犯胃、痰饮内阻。前两种证型多表现为突然发病，后两者则反复发作。虚证多见于脾胃气虚、脾胃阳虚及胃阴不足，多见呕吐时作时止，伴有畏寒怕冷，或口舌干燥，或倦怠乏力等不同症状。虚实之间常可互相转化或相互兼夹。治疗呕吐，当以和胃降逆为原则，但须根据虚实不同情况分别处理。一般暴病呕吐多属邪实，治以祛邪为主。久病呕吐多属正虚，治以扶正为主。一般来说，实证易治，虚证及虚实夹杂者，病程长，且易反复发作，较为难治。

【证治汇补】

1. 半夏、生姜为止呕良药　《金匮要略》治呕吐有大小半夏汤。朱良春认为："半夏生用，止呕之功始著。"半夏生用久煮，入汤剂单味先煎 30 分钟，至口尝无辣麻感后，再下余药。若与生姜同捣，然后入药煎效果更好。所以仲景书中，半夏只注一"洗"字，洗者洗去泥沙，故仲景所用半夏，皆生半夏（《金匮发微》）。可配合山药做粥，借其稠黏留滞之力，药存胃腑。因山药在上能补肺生津，与半夏相伍，不虑其燥；在下能补肾敛冲，则冲气得养，故用于呕吐剧烈者尤其适宜。

生姜温中止呕、发汗解表、润肺止咳，有防止恶心、止呕吐的作用。有研究证明，生姜干粉对因运动引起的头痛、眩晕、恶心、呕吐等症状的有效率达 90%，且药效可持续 4 小时以上。民间用吃生姜防晕车、晕船，或贴内关穴，有明显效果。如果饭前吃几片生姜，可刺激唾液、胃液和消化液的分泌，增加胃肠蠕动，增进食欲。因而生姜有"呕家圣药"之誉。

2. 合理应用和胃降逆药　呕吐发病的关键是胃气上逆，故治以和胃降逆为原则。在辨证施治时，皆可配和胃降逆药物，如半夏、生姜、旋覆花、代赭石、苏梗、黄连、丁香、砂仁、竹茹等，应用得当，可提高疗效。

3. 不可见吐止吐　一般来说，呕吐一证，多为病理反应，可用降逆止呕之剂，在去除病因的同时，和胃止呕，而收邪去呕止之效。但呕吐有时是人体自身去除有害物质的一种保护性反应，如胃中有食积、痰饮、痈脓而致呕吐者，此时不应止呕，待有害物质排出，再辨证治疗；若属误食毒物所致的呕吐，应按中毒治疗，予以解毒，使邪有出路，邪去毒解则呕吐自止，止呕则留邪，于机体有害。若属服药不当产生的毒性反应，则应减量或停药，除非呕吐剧烈，否则亦不必止呕。

4. 呕吐巧用下法　呕吐一般不宜用下法。兼表邪者，下之则邪陷入里；脾胃虚者，下之则伤脾胃；若胃中无有形实邪，也不宜下，否则徒伤胃气。故仲景有"患者欲吐者，不可下之"之戒。若确属胃肠实热，大便秘结，腑气不通，而致浊气上逆，气逆作呕者，可用下法通其大便，折其上逆之势，使浊气下降，呕吐自止。如《金匮要略·呕吐哕下利病脉证治》曰："哕而腹满，视其前后，知何部不利，利之即愈。"又说："食已即吐者，大黄甘草汤主之。"可见，大黄不但是通腑主药，也是降胃良药，辨证巧用，可收良效。

5. 久吐防变　顽固性呕吐日久，多伤津耗气，引起气随津脱等变证。结合临床实际，可进行补充液体、调整水液代谢平衡等措施，如静脉推注生脉注射液、口服淡盐水等，防治变证。

【医案选读】

李某，女。言称曾在沈阳某医院就诊，始朝食暮吐，后则呕吐频繁，甚则食入即吐，诊断为"幽门梗阻"。医生欲施刀以解，无奈患者因恐惧而拒绝，只得保守治疗，并以输液维持多日，苦不堪言。经人介绍来诊。

症见：面色㿠白，倦怠无力，喜暖恶寒，频欲呕吐，上腹饱满，舌质淡，苔厚腻，脉微而弦。四诊合参，此为中焦寒滞，脾胃升降失司，即阳明寒呕也。宗仲景之法，以吴茱萸汤原方加三蔻（草蔻、红蔻、草果）投之。

一剂呕轻，腹满锐减；两剂吐止，诸症渐退。遂感饥饿，向女索食，竟顿餐面条四两，仍嫌不足。众亲皆愕然，慌延余请定夺之。余谓之曰：大病初瘥，脾胃尚弱，骤然暴食，有损无益，当节度。病家言然，守前方再服两剂，诸症霍然，饮食如常，病者亲属皆雀跃而称谢。

按：本案观其脉症，皆因脾胃阳虚，中焦寒滞，脾胃升降失司而致，辨证为阳明寒呕，用吴茱萸汤温胃止呕，加三蔻（草蔻、红蔻、草果）化湿健脾和中，辨证准确，用药精当，效果显著。

（夏洪生《北方医话·班世民医案》）

复习思考题

一、问答题

1. 何谓呕吐？呕吐的病因有哪些？基本病机是什么？

2. 呕吐与反胃如何鉴别？

3. 呕吐的虚证与实证在病因病机、临床表现上有何不同？

4. 简述呕吐的治疗原则。

5. 试述各型呕吐的主症、治法及代表方药。

6. 简述吐酸的病机及辨证论治。

二、选择题

[A1 型题]

下列哪项不是实证呕吐的特点（　　）

　　A. 发病较急　　　　　　　　B. 病程较短

　　C. 多由外邪与饮食所伤　　　D. 有邪实之象

　　E. 时发时止

[A2 型题]

患者突然呕吐，脘闷不舒，兼见发热恶寒、头身疼痛，舌苔白腻，脉濡缓。宜选（　　）

　　A. 保和丸　　　　　　　　　B. 小半夏汤

　　C. 香苏散　　　　　　　　　D. 平胃散

　　E. 藿香正气散

[B1 型题]

　　A. 滋养胃阴，降逆止呕　　　B. 温中健脾，和胃降逆

　　C. 疏肝理气，和胃降逆　　　D. 健脾益气，和胃降逆

　　E. 疏邪解表，化浊和中

1. 外邪犯胃型呕吐的治法是（　　）

2. 脾胃气虚型呕吐的治法是（　　）

3. 脾胃阳虚型呕吐的治法是（　　）

第四节 噎膈

1. 噎膈的概念。
2. 噎膈的病因病机。
3. 噎膈的诊断要点与病证鉴别。
4. 噎膈的辨证论治。
5. 噎膈的转归预后。
6. 噎膈的预防调护。

噎膈是由于食管狭窄、干涩而引起的以吞咽食物梗噎不顺，甚或食入即吐为主要临床表现的病证。噎即噎塞，指食物下咽时噎塞不顺；膈为格拒，指食管阻塞，食物不能下咽入胃，食入即吐。噎属噎膈之轻症，可以单独为病，亦可为膈的前驱表现，故临床统称为噎膈。

膈之病名首见于《内经》。《素问·阴阳别论》曰："三阳结，谓之膈。"并指出本病病位在胃，如《灵枢·四时气》曰："食饮不下，膈塞不通，邪在胃脘。"《素问·通评虚实论》曰："膈塞闭绝，上下不通，则暴忧之病也。"明确指出了发病脏腑与大肠、小肠、膀胱有关，精神因素对本病的影响较大。隋代巢元方将噎膈病分而论之，《诸病源候论》分为气、忧、食、劳、思五噎，以及忧、恚、气、寒、热五膈。宋代严用和在《严氏济生方·噎膈》中首先提出噎膈病名，后世医家沿用至今。他指出饮食、酒色、年龄均与本病有关："倘或寒温失宜，食饮乖度，七情伤感，气神俱忧……结于胸膈则成膈，气流于咽嗌，则成五噎。"金元时期朱丹溪《脉因证治·噎膈》指出，"血液俱耗，胃脘亦槁"，并提出"润养津血，降火散结"的治疗大法。明代张景岳《景岳全书·杂证谟·噎膈》注重从脾肾治疗："凡治噎膈大法，当以脾肾为主……治脾者宜以温养，治肾者宜从滋润，舍此二法，他无捷径也。"清代李用粹《证治汇补·噎膈》认为，噎"有气滞者，有血瘀者，有火炎者，有痰凝者，有食积者，虽有五种，总归七情之变"，提出"化痰行瘀"的治法。清代叶天士《临证指南医案·噎膈反胃》明确提出本病为"脘管窄隘"。这些理论对指导临床实践具有重要意义。

西医学中的食管癌、贲门癌，以及食管贲门失弛缓症、食管憩室、食管炎、食管狭窄、贲门痉挛等疾病，出现吞咽困难等表现时，均可参考本节辨证论治。

【病因病机】

噎膈的病因复杂，主要与七情内伤、饮食不节、久病、年老有关，致使气、痰、瘀交阻，津气耗伤，胃失通降而成。

1. 情志内伤 因情志因素而致噎膈者，多由忧思恼怒而成。忧思伤脾，脾伤则气结，水湿失运，滋生痰浊，痰气相搏，阻于食管；恼怒伤肝，肝伤则气郁，气郁则血停，瘀血内停，阻滞食管，气滞、痰阻、血瘀郁结于食道，饮食噎塞难下而成噎膈。如《医宗必读·反胃噎塞》说："大抵气血亏损，复因悲思忧患，则脾胃受伤，血液渐耗，郁气生痰，痰则塞而不通，气则上而不下，妨碍道路，饮食难进，噎塞所由成也。"

2. 饮食所伤 嗜酒无度，过食肥甘，恣食辛辣，或助湿生热，酿成痰浊，阻塞食道，或津伤血燥，失于濡润，食道干涩，均可引起咽下噎塞而成噎膈。如《医碥·反胃噎膈》说："酒客多噎膈，饮热酒者尤多，以热伤津液，咽管干涩，食不得入也。"另外，饮食过热、食物粗糙、食物发霉，既可损伤食道脉络，又可损伤胃气，气滞血瘀阻于食道而成噎膈。

3. 年老久病 年老肾虚，精血渐枯，食道失养，干涩枯槁，发为此病。又如《金匮翼·膈噎》曰："膈噎之证，大都年逾五十者，是津液枯槁者居多。"胃痛、呕吐等病变日久，饮食减少，气血化源不足，胃脘枯槁；或年高体衰，精血亏损，气阴渐伤，津气失布，痰气瘀阻，阻于食道而成噎膈，而成本病。

噎膈的基本病机为气、痰、瘀互结，阻于食道、胃脘，胃气不通。其病位在食道，属胃气所主，为本虚标实之证。本虚有津亏、血燥、阴损及阳等不同，标实常见气滞、痰阻、血瘀三者兼杂互见。噎膈与肝、脾、肾关系密切。脾为胃行其津液，若脾失健运，可聚湿成痰，阻于气道。胃之和降赖肝之条达，若肝失疏泄则胃失和降，气机郁滞，甚则气滞血瘀，食道狭窄；中焦脾胃赖肾阴、肾阳的濡养和温煦，若肾阴不足，失于濡养，食道干涩，均可发为噎膈。

噎膈的证候较为复杂，首先噎证与膈证之间的病情轻重差别较大。噎膈的一般规律是初起只表现为吞咽食物噎塞不顺，食物尚可咽下，继则随着噎塞症状的日渐加重而固体食物难以下咽，汤水可入，终致汤水难下，咽后随即吐出。随着饮食渐废，病邪日深，正气凋残，患者表现为消瘦、乏力、面容憔悴、精神委顿，终致大肉尽脱、形销骨立而危殆难医。

噎膈病中有的则始终以吞咽食物梗噎不顺为主要表现，并无膈的症状。只出现噎的表现，多病情较轻而偏实，预后良好；若由实转虚，由噎至膈，则病情较重，预后不良，甚则脾肾衰败，转为关格，危及生命。

【诊断】

一、诊断要点

1. 临床特征 初起咽部或食道内有异物感，胸骨后不适，有烧灼感或疼痛，食物通过有滞留感或轻度梗阻感，咽部干燥或有紧缩感；重症患者见持续性、进行性吞咽困难，食不得入或食入即吐，严重时可有胸骨后或背部肩胛区持续性钝痛，进行性消瘦。常伴有胃脘不适，胸膈疼痛，甚则形体消瘦，肌肤甲错，精神疲惫等。

2. 病史 起病一般缓慢，常由饮食、情志等因素诱发，多发于中老年男性，发病在局部地区有聚集现象。

3. 相关检查 大便常规、潜血，以及食管、胃的 X 线检查，电子胃镜，病理组织学检查，CT 检查等有助于早期诊断。

二、病证鉴别

1. 噎膈与呕吐 两者均有呕吐的症状。呕吐无吞咽困难及梗阻感；噎膈表现为饮食难下，进食有梗阻感，且病情呈进行性加重，体重下降明显。

2. 噎膈与反胃 两者均有呕吐的症状。噎膈初起无呕吐，后期格拒，系食管狭窄而致，吞咽食物阻塞不下，食入即吐。噎膈至食入即吐的格拒阶段，病情较重，预后不良。反胃多系阳虚有寒，饮食能顺利咽下入胃，经久复出，朝食暮吐，暮食朝吐，宿谷不化，病情较轻，预后良好。如《医学读书笔记·噎膈反胃之辨》说："噎膈之所以反胃者，以食噎不下，故反而上出，若不噎则并不反矣。其反胃之病，则全不噎食，或迟或速，自然吐出，与膈病何相干哉？"

3. 噎膈与梅核气 两者均可见咽中梗塞不舒的症状。梅核气自觉咽中有物梗塞，吐之不出，咽之不下，但饮食咽下顺利，无噎塞感，系气逆痰阻于咽喉，为无形之邪。噎膈为气、血、痰互结交阻于食道，乃有形之物瘀阻食道，自觉咽中噎塞，饮食咽下梗阻，甚则食饮不下。

【辨证论治】

一、辨证要点

1. 辨标本 噎膈以正虚为本，夹有气滞、痰阻、血瘀等标实之证。初起以标实为主，可见梗塞不舒、胸膈胀满、嗳气频作等气郁之症，胸膈疼痛、痛如针刺、痛处不移等瘀血之候，胸膈满闷、泛吐痰涎等痰阻的表现。后期以正虚为主，出现形体消瘦、皮肤干枯、舌红少津等津亏血燥之候，面色㿠白、形寒气短、面浮足肿等气虚阳微之症。临证时应仔细辨明标本的轻重缓急。

2. 辨虚实 久病伤津、房劳伤肾、年老肾虚，而致津枯血燥、气虚阳微者属虚。新病多实，或实多虚少；久病多虚，或虚中夹实。吞咽困难、梗塞不顺、胸膈胀痛者多实；食管干涩、饮食不下或食入即吐者多虚。然而临证时多为虚实夹杂之候，尤当详辨。

二、论治要点

本病应权衡标本虚实，辨证论治。初起以标实为主，重在治标，以理气、化痰、消瘀为法，并可少佐滋阴养血润燥之品。后期以正虚为主，重在扶正，以滋阴养血、益气温阳为法，也可少佐理气、化痰、消瘀之药。但治标当顾护津液，不可过用辛散香燥之药；治本应保护胃气，不宜多用甘酸滋腻之品。"存得一分津液，留得一分胃气"，在噎膈的辨证论治过程中有着重要的临床意义。故《医宗必读·反胃噎塞》说："此证之所以疑难者，方欲健脾理痰，恐燥剂有妨于津液；方欲养血生津，恐润剂有碍于中州。"

三、分证论治

1. 痰气交阻证

证候：吞咽梗阻，胸膈痞满，甚则疼痛，情志舒畅可减轻，精神抑郁则加重，嗳气呃逆，呕吐痰涎，口干咽燥，大便艰涩，舌质红，苔薄腻，脉弦滑。

病机：肝气郁结，痰湿交阻，胃气上逆。

治法：开郁化痰，润燥降气。

方药：启膈散加减（丹参、郁金、砂仁、沙参、贝母、茯苓、荷叶蒂、杵头糠）。

本方化痰解郁，润燥和胃。若泛吐痰涎甚多者，可加瓜蒌、半夏、天南星，以助化痰之力；大便干结不通者，加麦冬、玄参、天花粉，以助生津润燥之力；若郁久化热，心烦口干者，可加栀子、黄连、山豆根，以清热除烦；若胃失和降，泛吐痰涎者加半夏、陈皮、旋覆花，以和胃降逆。

2. 津亏热结证

证候：吞咽梗塞而痛，水饮可下，食物难进，食后复出，胸背灼痛，形体消瘦，肌肤枯燥，五心烦热，口燥咽干，渴欲冷饮，大便干结，舌红而干，或有裂纹，脉弦细数。

病机：气郁化火，阴津枯竭，虚火上逆，胃失润降。

治法：滋养津液，泄热散结。

方药：沙参麦冬汤加减（沙参、麦冬、玉竹、桑叶、天花粉、扁豆、甘草）。

本方滋阴养血，润燥生津。若腹中胀满、大便不通，胃肠热盛者，可用大黄、芒硝泄热存阴，但应中病即止，以免重伤津液；烦渴咽燥、噎食不下或食入即吐、吐物酸热者，改用竹叶石膏汤加大黄泄热存阴；若食道干涩、口燥咽干，可饮五汁安中饮生津养胃。

3. 瘀血内结证

证候：吞咽梗阻，胸膈疼痛，食不得下，甚则滴水难进，食入即吐，面色暗黑，肌肤枯燥，形体消瘦，大便坚如羊屎，或吐下物如赤豆汁，或便血，舌质紫暗，或舌红少津，脉细涩。

病机：蓄瘀留着，阻滞食道，通降失司。

治法：破结行瘀，滋阴养血。

方药：通幽汤加减（桃仁、红花、当归、生地黄、熟地黄、槟榔、升麻）。

本方滋阴养血，破血行瘀。若瘀阻显著者，酌加三棱、莪术、炙穿山甲、急性子同煎服，以增强其破结消癥之力；呕吐较甚、痰涎较多者，加海蛤粉、法半夏、瓜蒌等，以化痰止呕；呕吐物如赤豆汁者，另服云南白药，以化瘀止血。如服药即吐、难于下咽，可含化玉枢丹，以开膈降逆，随后再服汤药。

4. 气虚阳微证

证候：长期吞咽受阻，饮食不下，面色㿠白，精神疲惫，形寒气短，面浮足肿，泛吐清涎，腹胀便溏，舌淡苔白，脉细弱。

病机：脾肾阳虚，中阳衰微，温煦失职，气不化津。

治法：温补脾肾，益气回阳。

方药：补气运脾汤合右归丸加减（黄芪、党参、白术、砂仁、茯苓、甘草、陈皮、半夏、山药、山萸肉、枸杞子、牛膝、当归、鹿角胶、生姜、大枣）。

本方补气健脾，调中和胃。若吐白沫加吴茱萸、丁香、白蔻仁温胃降逆；胃虚气逆，呕吐不止者，可加旋覆花、代赭石和胃降逆；阳伤及阴，口干咽燥、形体消瘦、大便干燥者，可加石斛、麦冬、沙参滋养津液；若中气下陷，少气懒言者，可用补中益气汤补气升提；若脾虚血亏，心悸气短者，以人参易党参，加附子，以益气温阳。噎膈至脾肾俱败阶段，一般宜先进温脾益气之剂，以救后天生化之源，待能稍进饮食与药物，再以暖脾温肾之方，汤丸并进，或两方交替服用。在此阶段，如因阳竭于上而水谷不入、阴竭于下而二便不通，称为关格，系开阖之机已废，为阴阳离决的一种表现，当积极救治。

课堂互动

患者，张某，男，72 岁。间断性吞咽困难 1 年余，加重 1 个月。患者 1 年前在吞咽油炸食品时稍感咽部不适，未在意，1 个月前吞咽食物梗阻不适较前明显，难以下咽，就诊于当地医院，诊断为食管癌。症见吞咽困难，只可进食少量流质，胸闷，气短，乏力，面色㿠白，身体消瘦，精神疲惫，腹胀便溏，舌淡胖，苔白微厚，脉沉细弱。

要求：诊断，病机，治法，方药。

【专方验方】

1. **苓桂半夏汤**　茯苓 10g，泽泻 10g，甘草 6g，桂枝 10g，半夏 10g，干姜 10g，芍药 10g。煎大半杯，温服。（《四圣心源》）

2. **抗癌单刃剑方**　仙鹤草 50～90g，白毛藤 30g，龙葵 25g，槟榔片 15g，制半夏 10g，甘草 5g。仙鹤草要单独煎，煎取汁备用；其他药一起煎取汁，和仙鹤草煎汁混合，1 次顿服，每日 1 次即可。若饮药有困难，可分次服，1 日内服完。（《朱良春精方治验实录》）

3. **神农丸**　沉香 15g，广木香 9g，公丁香 9g，白檀香 6g，降香 9g，枳实 15g，川郁金 4.5g，莪术 4.5g，归尾 6g，赤芍 6g，建曲 6g，砂仁 6g，香附 6g，朴硝 3g，紫蔻 3g，麝香 0.3g，土狗 1 对，壁虎 1 对，蜣螂 3 个。上药研末，以白蜜 250g、猪油 50g 化开，用白鸡冠血 20 滴与药沫调匀，放入瓶内备用。早晚空心各服 9g，白水送下，连服 15 天为 1 个疗程。（《中医临床家李翰卿》）

【中成药】

津亏热结者，用新癀片、梅花点舌丹；瘀血内结者，用血府逐瘀口服液；气虚阳微者，用右归丸、参莲胶囊等。

【简便疗法】

1. **开道散** 醋制紫硇砂 10g，沉香 6g，槟榔 10g，生水蛭 10g。上方共为细面，每服 1g，1 日 2 次，餐前半小时用少量水送下。本方用于饮食困难，梗阻难下，甚或饮水不进者。（《临证要方》）

2. **调中散** 北沙参 90g，荷叶、广陈皮、茯苓、川贝母各 30g，丹参 60g，陈仓米 90g，五谷虫 30g。上药共为细面，每次服 6g，1 日服 2 次，用米饮送服。（《百病中医膏散疗法》）

3. **壁虎酒** 活壁虎 5~6 只，浸入 60°白酒约 250mL，半月后服用，每次 10mL，每日两次。不能饮酒者用开水冲淡服。（《中医药治疗癌症临证精方》）

【预防调护】

养成良好的饮食习惯。如进食宜细嚼慢咽，不可太快，不吃过烫、变质食物，忌饮烈性酒；多吃新鲜水果、蔬菜。保持心情舒畅。不宜做超体力的各项活动。进食营养丰富的食物，如牛奶、瘦肉、藕汁、果汁等。

【小结】

噎膈多由饮食不节、情志不遂、年老肾虚等因素日久而成。病变部位在食道，为胃气所主，并常与肝脾肾有关。多为本虚标实之证，标实常有气郁、痰阻、血瘀等，且常相互兼杂，难以截然划分；本虚为津亏血燥、阴损及阳等。食道狭窄，津液干枯，是本病关键病机。治疗以开郁理气、滋阴润燥为原则，但应根据标本虚实之轻重缓急，辨证论治。

【证治汇补】

1. **重视早期诊断** 噎膈之病多发于中年以上男性，病变早期仅稍有噎塞不适感觉，易被忽视，所以凡有吞咽困难、梗塞阻涩者，一经发现，应尽快结合西医学检查手段，查明原因，早期诊断。噎膈初期表现为吞咽梗塞感，较少出现饮食不入，患者体质较好，若能抓住时机恰当治疗，可以提高临床疗效。

2. **晚期治疗应重视扶正** 进入晚期阶段，往往正气衰微，形体消瘦，阴液大伤而转化为阴虚阳结；或命门火衰，火不暖土，转为脾肾阳虚证，故其治疗应以扶正为主。阴虚阳结治宜甘寒濡润，药用沙参、麦冬、石斛、白芍、橘皮、生地黄、竹茹、天花粉、炙甘草。口干甚者加梨汁、藕汁、人乳、芦根汁、甘蔗汁等；大便燥结加桃仁、杏仁、火麻仁。脾肾阳虚者益气温阳，加附子、干姜、党参、白术、肉桂、炙甘草、益智仁、诃子等。

3. **注意应用养阴之品** 噎膈为本虚标实之证，本虚为津亏血燥，故温燥药固然不宜用，清热泻火之苦寒药如黄连、黄柏、黄芩、栀子等也当少用，因苦能化燥劫阴。生姜汁和胃之呕，韭菜汁和胃消瘀，但皆偏于辛温，多用也能伤阴，故用量宜少。梨汁、藕汁、牛奶甘寒濡润，本证用之甚佳。若药源不足，可改用沙参、麦冬、玉竹、白蜜等养阴生津之品。

4. 治疗重视痰气热毒瘀结　噎膈病机复杂，多兼有瘀血、顽痰、气滞、热毒诸多因素，阻碍胃气，很少出现单一证型，因此，在治疗时应多方面兼顾。若久病瘀血在络，化瘀时宜配合虫类药物搜络祛邪，如全蝎、蜈蚣、壁虎等，搜剔削坚，散结避恶解毒。若顽痰凝结，宜用咸味药，如海藻、昆布、海蛤壳、瓦楞子等以化痰消积。若热毒蕴结者，可加白花蛇舌草、山慈菇、半枝莲、山豆根、木鳖子等清热解毒、和胃降逆。若气机阻滞，胸膈痞满者，可加用枳实、厚朴、柿蒂、刀豆子等开胸顺气和胃。

5. "噎膈"不能等同于"食管癌"　噎膈之病，症状表现与西医的食管癌相似，但两者不能完全等同。因噎膈是根据症状命名的，它还包括了贲门痉挛、食管炎、食管狭窄、食管癌、胃癌等疾病，故应及早做相关检查，明确疾病的性质。食管痉挛属于功能性疾病，治疗以调理气机、和胃降逆为主。食管炎、贲门炎属于炎症性疾病，治以清热解毒、理气和胃之法。食管癌、贲门癌则为恶性肿瘤，早期无转移及严重并发症，应积极采用手术治疗，配合中药益气扶正、化痰活血、解毒散结。因为这几种情况疾病性质不同，治疗方法不同，预后转归也不同，须把握病性，采用相应的治疗方法，提高临床疗效。

【医案选读】

常某，男，38 岁。

近日来每日只能进流食，喉间堵闷，胃部胀满，泛酸嗳气，口中痰涎多，背痛，精神倦怠，医院拟手术治疗，患者不愿手术，故延中医治疗。舌苔厚腻，脉细软。

辨证：痰气交结，气血运行受阻，久则气血痰结，阻滞食道胸膈，遂成噎膈之证。

治法：化痰解郁，调理气血。

处方：桃仁、杏仁各 6g，牛蒡子 6g，法半夏 6g，怀牛膝 10g，紫厚朴 5g，苦桔梗 5g，薤白头 10g，莱菔子 6g，代赭石（旋覆花 6g 同布包）12g，全瓜蒌 20g，茜草根 10g，米丹参 15g，广皮炭 6g。

二诊：服上方 8 剂，噎减轻，泛酸、嗳气及背痛均稍好，已能食馒头及挂面等物，但食后不易消化。

处方：薤白头 10g，全瓜蒌 25g，桃仁、杏仁各 6g，紫厚朴 5g，法半夏 6g，代赭石（旋覆花 6g 同布包）12g，茜草根 10g，米丹参 15g，怀牛膝 6g，牛蒡子 6g，山慈菇 10g，绿萼梅 6g。

三诊：月余后患者由山西家乡带信来云：第二次方药又服 10 剂，现在每顿饭可吃 1 个馒头、1 碗面条，咽下慢，饮食在入胃时感到滞涩，不易消化，有时吐白沫，背仍常痛，精神比前强些。复信嘱其将二诊方加 3 倍量，研极细末分成 200 小包，每日早、午、晚各服 1 包，白开水冲服。

按：壮年噎膈，病在早期，标实为主，故治以理气、化痰、行瘀攻邪，方中厚朴、半夏、瓜蒌理气化痰，丹参、桃仁活血化瘀，以尽快解除痰、气、瘀这三大病理因素，以防当攻不攻，反为其害。用药果断，当攻则攻，故能旗开得胜，过关斩将，阻隔之症渐减也。

（董建华《中国现代名中医医案精华·施今墨医案》）

复习思考题

一、问答题

1. 何为噎膈？其主要病因、基本病机是什么？有何病机转归？
2. 噎膈与反胃、梅核气有何异同？
3. 噎膈的辨证论治要点如何？其预防调护要点是什么？
4. 噎膈各证型的证候特点与代表方药是什么？

二、选择题

[A1 型题]

治疗噎膈气虚阳微证，偏于肾虚者，应首选（　　）

  A. 启膈散　　　　　　　　B. 五汁安中饮

  C. 通幽汤　　　　　　　　D. 右归丸

  E. 左归丸

[A2 型题]

患者吞咽梗阻，胸膈痞闷，情志舒畅时可稍减轻，口干咽燥，舌偏红苔薄腻，脉弦滑。治疗应首选（　　）

  A. 通幽汤　　　　　　　　B. 涤痰汤

  C. 温胆汤　　　　　　　　D. 玉枢丹

  E. 启膈散

[B1 型题]

  A. 启膈散　　　　　　　　B. 大七气汤

  C. 通幽汤　　　　　　　　D. 补气运脾汤

  E. 血府逐瘀汤

1. 气虚阳微型噎膈选用（　　）
2. 瘀血内结型噎膈首选（　　）

第五节　呃　逆

学习要点

1. 呃逆的概念。
2. 呃逆的病因病机。
3. 呃逆的诊断要点与病证鉴别。
4. 呃逆的辨证论治。

5. 呃逆的转归预后。

6. 呃逆的预防调护。

呃逆是指胃气上逆动膈，以喉间呃呃连声、声短而频、不能自止为主要表现的病证。呃逆古称"哕"，又称"哕逆"。

《内经》称呃逆为"哕"。《素问·宣明五气》曰："胃为气逆，为哕。"认为其发病与寒气、胃及肺有关，病机为胃气上逆。如《灵枢·口问》曰："谷入于胃，胃气上注于肺。今有故寒气与新谷气，俱还入于胃，新故相乱，真邪相攻，气并相逆，复出于胃，故哕。"并认识到呃逆是病重的一种征兆，如《素问·宝命全形论》曰："病深者，其声哕。"在治疗上提出简易方法，如《素问·杂病》曰："哕，以草刺鼻，嚏，嚏而已；无息而疾迎之，立已；大惊之，亦已。"汉代张仲景《金匮要略·呕吐哕下利病脉证治》将呃逆分为三种：一为实证，"哕而腹满，视其前后，知何部不利，利之即愈"；二为寒证，"干呕、哕，若手足厥者，橘皮汤主之"；三为虚热证，"哕逆者，橘皮竹茹汤主之"。此为后世寒热虚实辨证分类奠定了基础。唐代孙思邈《千金要方·呕吐哕逆》指出，治疗"膈间有水痰"所致的呃逆，宜用小半夏加茯苓汤消痰利水。金元时代朱丹溪称其为"呃"，《格致余论·呃逆论》指出："呃，病气逆也，气自脐下直冲，上出于口，而作声之名也。"明代张景岳确定了呃逆的病名，《景岳全书·杂证谟·呃逆》曰："哕者，呃逆也，非咳逆也；咳逆者，咳嗽之甚者也。"明代秦景明《症因脉治·呃逆论》把本病分为外感、内伤两类。清代李用粹《证治汇补·呃逆》系统地论述了治疗法则："火呃，呃声大响，乍发乍止，燥渴便难，脉数有力；寒呃，朝宽暮急，连续不已，手足清冷，脉迟无力；痰呃，呼吸不利，呃有痰声，脉滑有力；虚呃，气不接续，呃气转大，脉虚无力；瘀呃，心胸刺痛，水下即呃，脉芤沉涩。"又说："治当降气化痰和胃为主，随其所感而用药。气逆者，疏导之；食停者，消化之；痰滞者，涌吐之；热郁者，清下之；血瘀者，破导之；若汗吐下后，服凉药过多者，当温补；阴火上冲者，当平补；虚而夹热者，当凉补。"至今仍有临床指导意义。

西医学中的单纯性膈肌痉挛即属呃逆。而其他疾病，如胃肠神经官能症、胃炎、胃扩张、胃癌、肝硬化晚期、脑血管病、尿毒症，以及胃、食管手术后等所引起的膈肌痉挛，均可参考本节论治。

【病因病机】

呃逆多由饮食不节、情志不遂及久病体虚等引起胃失和降，胃气上逆动膈所致。

1. 饮食不节　进食过饱过快，或过食生冷，或过服寒凉药物，寒气蕴蓄于胃，循手太阴之脉上动于膈，致使膈间气机不利，气逆上冲出于咽喉，发出呃呃之声，不能自止。如《丹溪心法·咳逆》曰："咳逆为病，古谓之哕，近谓之呃，乃胃寒所生，寒气自逆而呃上。"若过食辛热煎炒、醇酒厚味，或过用温补之剂，燥热内生，腑气不利，亦可致胃气上逆动膈而发生呃逆，如《景岳全书·杂证谟·呃逆》曰："皆其胃中有火，所以上冲为呃。"

2. 情志不遂 大怒伤肝，肝失疏泄，气机不利，横逆犯胃，胃失和降，气逆动膈；或肝郁克脾，或忧思伤脾，运化失职，滋生痰浊，加之恼怒气逆，逆气夹痰浊上逆动膈，出于喉间，发生呃逆，如《古今医统大全·咳逆》说："凡有忍气郁结积怒之人，并不得行其志者，多有咳逆之证。"

3. 正气亏虚 素体亏虚，或年高体弱，或大病久病，正气衰弱，或吐下太过，虚损误攻，均可损伤中气，胃失和降，或胃阴不足，不得润降，胃气上逆动膈，发生呃逆。甚则病深及肾，肾气失于摄纳，冲气上乘，夹胃气上逆动膈，亦可发生呃逆。

总之，呃逆总由胃气上逆动膈而成，饮食不节、情志失调或气血亏虚等均可导致胃失和降，胃气上逆。呃逆之病位在膈，与肺胃两脏关系密切。肺处膈上，其气肃降，手太阴肺之经脉，还循胃口，上膈，属肺；胃居膈下，其气以降为顺，胃与膈有经脉相连属。膈居肺胃之间，若肺胃之气失于和降，使膈间气机不畅，逆气上出于喉间，则呃逆不止。肺胃之气的和降，尚有赖于肾气的摄纳，若久病及肾，肾失摄纳，则肺胃之气不降，亦可致气逆动膈而成呃逆。此外，胃之和降，还赖于肝之条达，若肝气郁滞，横逆犯胃，胃失和降，上逆动膈，亦成呃逆。

偶发性呃逆多属轻症、实证，治疗正确及时多可痊愈。若延误或失治则可使病情复杂，一般治疗取效较缓慢。危重病中出现呃逆，多属病情恶化的表现，要引起重视。

【诊断】

一、诊断要点

1. 临床特征 呃逆以气逆上冲，喉间呃呃连声，声短而频，不能自止为主症，其呃声或高或低，或疏或密，间歇时间不定，常伴有胸脘膈间不舒、嘈杂灼热、腹胀嗳气等。

2. 病史 多有受凉，内伤饮食、情志等病史，起病多较急。

3. 相关检查 呃逆控制后，胃肠钡剂X线透视及电子胃镜检查有助于诊断。必要时查肝、肾功能，B超、CT检查等有助于鉴别诊断。

二、病证鉴别

1. 呃逆与干呕 两者同属胃气上逆的表现，干呕属于有声无物的呕吐，乃胃气上逆，冲咽而出，发出呕吐之声。呃逆则气从膈间上逆，气冲喉间，呃呃连声，声短而频，不能自止。

2. 呃逆与嗳气 与呃逆亦同属胃气上逆之候，嗳气乃胃气阻郁，气逆于上，冲咽而出，发出沉缓的嗳气声，多伴酸腐气味，食后多发，故张景岳称之为"饱食之息"。与喉间气逆而发出的呃呃之声不难区分。

干呕与嗳气只是胃肠疾病的症状，多不需单独论治，与疾病预后无明显关系，而呃逆若出现在危重患者，往往为临终先兆，应予注意。

【辨证论治】

一、辨证要点

1. 辨生理、病理呃逆 呃逆一证在辨证时首先应分清是生理现象，还是病理反应。详细询问病史，了解以往的发作情况，查找病因，认真检查主症与兼症。若一时性气逆而作，无反复发作史，且无明显兼症者，属暂时的生理现象，无需治疗，多可自愈。若呃逆反复发作，兼症明显，或出现在其他急慢性病证过程中，因外感、饮食、情志、脏腑功能失调等原因而发，可视为呃逆病证，当辨证论治。

2. 辨虚实寒热 呃逆初起，呃声响亮、气冲有力、连续发作、脉弦滑有力者，多属实证；呃声时断时续、呃声低长、气出无力、脉虚无力者，多为虚证；呃声沉缓有力、胃脘不舒、得热则减、遇寒则甚、面青肢冷、舌苔白滑者，多为寒证；呃声响亮、声高短促、胃脘灼热、口臭烦渴、面色红赤、大便干结、小便黄赤、舌苔黄厚者，多为热证。

3. 辨病情轻重 老年正虚，重症后期，急危患者，呃逆断续不继，呃声低微，气不得续，饮食难进，脉细沉伏，是元气衰败、胃气将绝之危候。

二、论治要点

1. 呃逆一证，总由气逆而成，所以理气和胃、降逆平呃为基本治法。实证在临证时首先要分清虚实寒热，分别施以祛寒、清热、补虚、泻实之法。在此基础上辅以降逆平呃之剂，以利膈间之气。

2. 对于重危证候中出现的呃逆，急当救护胃气。如《景岳全书·杂证谟·呃逆》曰："凡杂证之呃，虽由气逆，然有兼寒者，有兼热者，有因食滞而逆者，有因气滞而逆者，有因中气虚而逆者，有因阴气竭而逆者，但察其因而治其气，自无不愈。若轻易之呃，或偶然之呃，气顺则已，本不必治。屡呃为患及呃之甚者，必其气有大逆，或脾肾元气亏竭所致。然实呃不难治，而唯元气败竭者，乃最危之候也。"

三、分证论治

1. 胃中寒冷证
证候：呃声沉缓有力，胸膈及胃脘不舒，得热则减，遇寒更甚，进食减少，恶食冷凉，喜饮热汤，口淡不渴，舌苔白，脉迟缓。
病机：寒蓄中焦，气机不利，胃气上逆。
治法：温中散寒，降逆止呃。
方药：丁香散加减（丁香、柿蒂、高良姜、炙甘草）。
本方温中祛寒降逆。若寒气较重，脘腹胀痛者，加吴茱萸、肉桂、乌药散寒降逆；若寒凝食滞，脘闷嗳腐者，加莱菔子、槟榔、半夏行气导滞；若寒凝气滞，脘腹痞满者，加枳壳、厚朴、陈皮散寒除痞；若气逆较甚，呃逆频作者，加刀豆子、旋覆花、代赭石理气降逆。

2. 胃火上逆证

证候：呃声洪亮有力，冲逆而出，口臭烦渴，多喜冷饮，脘腹满闷，大便秘结，小便短赤，苔黄燥，脉滑数。

病机：热积胃肠，腑气不畅，胃火上冲。

治法：清热和胃，降逆止呃。

方药：竹叶石膏汤加减（竹叶、生石膏、人参、麦冬、半夏、粳米、炙甘草）。

本方清热生津、和胃降逆，可以加竹茹、柿蒂助降逆止呃之力。若腑气不通，痞满便秘者，可用小承气汤通腑泄热，亦可加丁香、柿蒂，使腑气通、胃气降，呃自止；若胸膈烦热、大便秘结，可用凉膈散清热除烦。

3. 气机郁滞证

证候：呃逆连声，常因情志不畅而诱发或加重，胸胁满闷，脘腹胀满，嗳气纳减，肠鸣矢气，苔薄白，脉弦。

病机：肝气郁滞，横逆犯胃，胃气上逆。

治法：行气解郁，降逆止呕。

方药：五磨饮子加减（木香、乌药、枳壳、沉香、槟榔）。

本方理气宽中、降逆止呃，可加丁香、代赭石降逆止呃，川楝子、郁金疏肝解郁。若心烦口苦，气郁化热者，加栀子、黄连泄肝和胃；若气逆痰阻，昏眩恶心者，可用旋覆代赭汤降逆化痰；若痰涎壅盛，胸胁满闷者，可用参芦浓煎探吐；若瘀血内结，胸胁刺痛、久呃不止者，可用血府逐瘀汤加减。

4. 脾胃阳虚证

证候：呃声低长无力，气不得续，泛吐清水，脘腹不舒，喜温喜按，面色㿠白，手足不温，食少乏力，大便溏薄，舌质淡，苔薄白，脉细弱。

病机：脾阳不足，胃失和降，气逆动膈。

治法：温补脾胃，和中降逆。

方药：理中汤加减（人参、白术、炙甘草、干姜、吴茱萸、丁香）。

本方温中健脾，降逆止呃。若嗳腐吞酸、夹有食滞者，可加神曲、麦芽消食导滞；若脘腹胀满，脾虚气滞者，可加法半夏、陈皮理气化浊；若呃声难续、气短乏力，中气大亏者，重用人参，加黄芪补益中气；若病久及肾，肾阳亏虚，形寒肢冷、腰膝酸软、呃声难续者，为肾失摄纳，可加肉桂、补骨脂、山萸肉、刀豆子补肾纳气。

5. 胃阴不足证

证候：呃声短促而不得续，口干咽燥，烦躁不安，不思饮食，或食后饱胀，大便干结，舌质红，苔少而干，脉细数。

病机：阴液不足，胃失濡养，气失和降。

治法：益气养阴，和胃止呃。

方药：益胃汤加减（沙参、麦冬、玉竹、生地黄）。

本方养胃生津，和胃降逆。若神疲乏力，气阴两虚者，可加人参、白术、山药；若咽喉不利，胃火上炎者，可用麦门冬汤；若日久及肾，腰膝酸软、五心烦热，或肝肾阴虚，相火夹冲气上逆者，可用大补阴丸加减。

 课堂互动

患者，王某，反复呃逆 3 个月、加重 2 天就诊。3 个月前患者呃呃连声，声短而频，不能自止，经多次针灸、服药（不详）治疗，均未见显效。诊见呃声短促，口干咽燥，不思饮食，大便干结，舌质红，苔少，脉沉细数。

要求：诊断，病机，治法，方药。

【专方验方】

1. 柿蒂丁香饮　柿蒂 15g，丁香 10g，竹茹 15g，橘红 10g。水煎 400mL，每日早晚各服 1 次。(《刘冠军临证医方妙用》)

2. 呃逆汤　生石决明 30g，党参 30g，柿蒂 30 枚。水煎服，日 1 剂，主治各种呃逆。(《甲子试效方》)。

3. 香萸汤　丁香 5g，吴茱萸 5g，旋覆花 10g，陈皮 10g。水煎 10 分钟，口服，日 1 剂。(《中医疗法》)

【中成药】

胃中寒冷，可用藿香正气软胶囊；胃火上逆，可用大黄清胃丸；饮食停滞，可用保和丸、枳实导滞丸；肝气犯胃，可用疏肝健胃丸。

【简便疗法】

1. 蛋疗法　何首乌 30g，柿蒂 20g，鸡蛋 2 个。将何首乌、柿蒂放入砂锅中加水 500mL，煎至 250mL，去渣后打入鸡蛋。每日 1 剂，分 2 次，服药吃鸡蛋，连服 3～5 日。(《偏方治病不求人》)

2. 药茶疗法　橘皮竹茹茶：橘皮 12g，竹茹 3g，甘草 6g。上药水煎时加大枣 3 枚、生姜 3 片，煎至 120mL 放入暖壶，频频饮之。(《偏方治大病》)

【预防调护】

1. 饮食宜清淡，忌生冷、辛辣、肥腻之品，避免饥饱无常，发作时应进食易消化食物。

2. 应保持精神舒畅，避免暴怒、过喜等不良情志刺激。

3. 注意寒温适宜，避免外邪侵袭。

【小结】

呃逆以喉间呃呃连声、声短而频、令人不能自制为主要表现。病因在于饮食不节、情志不遂、正气虚弱等。病机在于胃气上逆动膈，且常与肺、肾、肝有关。治法应在分清寒热虚实、审因论治的同时，加降逆平呃之品，以标本兼治、理气和胃、降逆平呃为原则。

【证治汇补】

1. 从肺论治亦为治呃逆之要 临床治疗呃逆，不能限于降胃止呃，还须注重治肺，佐入肃肺之品，遣方时可加入桔梗、枇杷叶、杏仁之品，肺气肃降，则胃气随之而降。

2. 呃逆病情轻重差别极大，应予辨别 一为一时性呃逆，大多轻浅，只需简单处理，可不药而愈。二为持续性或反复发作者，则服药后多可平呃。三为慢性虚衰病证后期出现呃逆者，多为病情恶化、胃气将绝、元气欲脱的危候。

3. 合理运用降逆止呃法 呃逆一证，总由胃气上逆动膈而成，故治疗以理气和胃、降逆止呃为基本治法，选用柿蒂、丁香、制半夏、竹茹、旋覆花等。然临床施治，更应辨证求因，针对不同病因病机而治。因寒邪蕴蓄者，当温中散寒；因燥热内盛者，当清其燥热；因气郁痰阻者，当理气开郁除痰；因脾胃虚弱者，当补其脾胃。若由饮食不当所致者，当调其饮食，宜进清淡、易消化食物，忌食生冷、辛辣，避免饥饱失常；由外邪所致者，当注意起居有常，避免外邪侵袭；由情志不遂所致者，当畅其情志，避免过喜、暴怒等精神刺激；由久病体虚所致者，当扶正补虚，同时积极治疗原发病。

4. 顽固性呃逆可酌情化瘀 患呃逆不愈，当属气机不畅，久病入络，血行瘀阻，气滞血瘀之证。故治疗除理气和胃、降逆止呃之外，当结合应用活血化瘀之法，调理气血，使血行气顺，膈间快利，呃逆自止。临证可以血府逐瘀汤加减治疗，可加祛风通络之品，如全蝎、钩藤、地龙等，尤适合中风合并呃逆者。

【医案选读】

郭某，40 岁，1994 年 5 月 11 日来诊。

从入室至诊脉的 5 分钟内，连连呃逆达 7 次。声高息涌，面赤如妆，舌淡水滑，六脉沉细，痛苦不堪。询其始末，据云，经营小煤窑，心劳力拙，常常口舌干燥、眼冒金星。粗知医，自认火证，服三黄石膏汤半剂，夜半发呃，至今已五昼夜，中西药罔效。法宜大剂回阳破阴，开水解冻之剂。

炙甘草 60g，附子、干姜、吴茱萸各 30g（开水冲洗 7 次），公丁香、郁金各 10g，红参 15g（另炖），生半夏 30g，鲜生姜 30g，姜汁 20mL（兑入），大枣 20 枚。加冷水 1500mL，文火取浓汁 500mL，少量多次服。

另，先令患者将自己指甲剪为细丝，装入烟卷中，点燃，狠吸几口咽下，呃逆遂止。

按： 从脉症判断，此公必劳倦内伤之体，肾元久虚于下。火不归原，误作实火，致苦寒伤阳，中焦冰结，阻遏阳气不能上达。已见阳浮欲脱之象，幸在壮年，尚不至危殆。方中附子、干姜、吴茱萸大辛大热以温阳救脱，人参、半夏、生姜、大枣和胃降逆。指甲治呃逆来自民间，治呃立时见效。人指甲点燃后极臭，符合"欲将先升，升已而降"之理。患者吸烟数口之后，至取药出门半小时内仅呃逆 1 次，后遇于街头，告知服药约 1/3 剂已愈，唯觉精神委顿而已。

（《李可老中医急危重症疑难病经验专辑》）

复习思考题

一、问答题

1. 何为呃逆？其主要病因、基本病机是什么？有何病机转归？

2. 呃逆与干呕、嗳气有何异同？

3. 呃逆的辨证论治要点如何？其预防调护要点是什么？

4. 呃逆各证型的证候特点与代表方药是什么？

二、思考题

[A1 型题]

呃逆的基本治法是（　　）

  A. 理气化瘀降逆   B. 疏肝解郁降逆

  C. 和胃降逆止呃   D. 健脾温中止呃

  E. 清热和胃止呃

[A2 型题]

呃逆与干呕、嗳气在病机上的共同点是（　　）

  A. 胃气上逆   B. 寒气上逆

  C. 肝胃气逆   D. 肺胃气逆

  E. 食积化热上冲

[B1 型题]

  A. 清胃化痰止呃   B. 清热化湿降逆

  C. 清热化瘀止呃   D. 清胃平肝降逆

  E. 清降泄热止呃

1. 患者呃声洪亮，冲逆而出，口臭烦渴，喜冷饮，小便短赤，大便秘结，舌苔黄，脉滑数。其治法是（　　）

2. 呃逆连声，常因情志不畅而诱发或加重，胸胁满闷，脘腹胀满，嗳气纳减，肠鸣矢气，苔薄白，脉弦。其治法是（　　）

第六节　腹　痛

学习要点

1. 腹痛的概念。

2. 腹痛的病因病机。

3. 腹痛的诊断要点与病证鉴别。

4. 腹痛的辨证论治。

5. 腹痛的转归预后。

6. 腹痛的预防调护。

腹痛是指以胃脘以下、耻骨毛际以上部位发生以疼痛为主症的病证。多由脏腑气机不利，或经脉失养而成。腹部分大腹、小腹和少腹。脐以上为大腹，属脾胃，为足太阴、足阳明经脉所主；脐以下为小腹，属肾、大小肠、膀胱、胞宫，为足少阴、手阳明、手足太阳经脉及冲、任、带脉所主；小腹两侧为少腹，属肝、胆，为足厥阴、足少阳经脉所过。

《内经》最早提出腹痛的病名，《素问·气交变大论》曰："岁土太过，雨湿流行，肾水受邪，民病腹痛。"并提出腹痛由寒热之邪引起，如《素问·举痛论》说，"寒气客于肠胃之间，膜原之下，血不得散，小络急引故痛"；"热气留于小肠，肠中痛，瘅热焦渴，则坚干不得出，故痛而闭不通矣"。汉代张仲景《金匮要略·腹满寒疝宿食病脉证治》对腹痛的病因证候及辨证论治作了较为全面的论述："病者腹满，按之不痛为虚，痛则为实，可下之。舌黄未下者，下之黄自去。"他对"腹中寒气，雷鸣切痛，痛胁逆满、呕吐"的脾胃虚寒、水湿内停证及寒邪攻冲证分别提出用附子粳米汤和大建中汤治疗。宋代杨士瀛在《仁斋直指方》中对不同腹痛提出分类鉴别，"气血、痰水、食积、风冷诸症之痛，每每停聚而不散，唯虫痛则乍作乍止，来去无定，又有呕吐清沫之可验"，将腹痛分为寒热、气血、食积、痰饮、虫积等。金元时期李东垣在《医学发明·泻可去闭葶苈大黄之属》中强调"痛则不通"的论点，对后世影响很大。清代王清任、唐容川提出血瘀病机，治疗以理气活血为主，对腹痛的论治提出了新的见解，进一步完善了对腹痛的认识。

本节主要讨论内科腹痛，外科、妇科所致的腹痛不包括在内。另外，痢疾、霍乱、积聚、鼓胀、虫证等内科疾病出现的腹痛症状，可参考有关章节。

【病因病机】

腹痛为外感时邪、饮食不节、情志失调及素体阳虚等导致的气机郁滞、脉络痹阻及经脉失养所致。如《临证指南医案·腹痛》所云："腹处乎中，痛因非一，须知其无形及有形之为患，而主治之机宜，已先得其要矣。所谓无形为患者，如寒凝火郁，气阻营虚，及夏秋暑湿痧秽之类是也。所谓有形为患者，如蓄血食滞、癥瘕蛔蛕内疝及平素偏好成积之类是也。"

1. **外感时邪** 风寒暑热等六淫之邪，侵入腹中，均可引起腹痛。伤于风寒则寒凝气滞，经脉受阻，不通则痛，如《素问·举痛论》曰："寒气客于肠胃，厥逆上出，故痛而呕也。寒气客于小肠，小肠不得成聚，故后泄腹痛矣。"若伤于暑热，或寒邪不解，郁而化热，或湿热壅滞，致传导失职，腑气不通则发生腹痛。

2. **饮食不节** 暴饮暴食，损伤脾胃，饮食停滞；恣食肥甘、厚腻辛辣，酿生湿热，蕴结肠胃；误食馊腐不洁之物，或过食生冷，遏阻脾阳等，均可损伤脾胃，腑气通降不利而发生腹痛。此即《素问·痹论》中所说："饮食自倍，肠胃乃伤。"

3. **情志失调** 抑郁恼怒，肝失条达，气机不畅，气滞而痛；忧思伤脾，或肝郁克脾，肝脾不和，气机不利，腑气通降不顺而发腹痛。如《证治汇补·腹痛》谓："暴触怒气，则两胁先痛而后入腹。"

4. 阳气素虚　素体脾阳不振，或过服寒凉，损伤脾阳，寒湿内停，渐致脾阳衰惫，气血不足，不能温养脏腑，而致腹痛；甚至久病肾阳不足，肾失温煦，脏腑虚寒，腹痛日久，迁延不愈。正如《诸病源候论·久腹痛》所说："久腹痛者，脏腑虚而有寒，客于腹内，连滞不歇，发作有时。发则肠鸣而腹绞痛，谓之寒中。"

此外，跌仆损伤，络脉瘀阻，或腹部手术，血络受损，均可形成腹中瘀血，而致腹痛。

总之，腹痛的成因不外寒、热、虚、实等，各因之间常相互联系，或相兼为病。如寒邪客久，郁而化热，可致郁热内结；气滞作痛，血行不畅，可成瘀血内阻；至于寒热并见、虚实夹杂、气滞血瘀者，亦属常见。腹痛的基本病机为脏腑气机阻滞，气血运行不畅，经脉痹阻，"不通则痛"；或脏腑经脉失养，"不荣则痛"。临证应详审见症，辨明病因及发病机制，以作出正确的辨证及治疗。

腹痛各证型之间可互为因果，互相转化，互相兼夹。如寒痛日久，可以郁而化热；热痛日久不愈，耗气伤阴，可以转化寒热交错之证；气滞可以导致血瘀，而血瘀又可影响气机的通畅，形成气滞血瘀；食积可以夹寒、夹湿热、夹气滞；实证治不及时，或治疗不当，可以转化为虚证；虚证亦可兼夹多种邪气，而形成虚实夹杂之腹痛。

腹痛为临床多种疾病的常见症状，经积极治疗，一般预后多良好，如病程长，反复发作者，预后较差；正气日衰者难治。若腹痛暴急，伴有大汗淋漓、四肢厥冷、脉微欲绝者为虚脱之象，如不及时抢救则危殆立至。

【诊断】

一、诊断要点

1. 临床特征　凡是以胃脘以下、耻骨毛际以上部位疼痛为主要表现者，即为腹痛。腹痛性质各异，但一般痛不甚剧，且按之柔软，压痛较轻，无腹肌紧张及反跳痛。

2. 病史　急性腹痛多因外感，突然剧痛，伴发症状明显；慢性腹痛者多因内伤，起病缓慢，痛势缠绵。

3. 相关检查　腹部 X 线、B 超及电子胃镜、肠镜、腹部 CT 检查，以及有关实验室检查等有助于诊断及鉴别诊断。

二、病证鉴别

1. 腹痛与胃痛　胃处腹中，与肠相连，腹痛与胃痛密切相关，常需鉴别。就部位而言，上腹部胃脘近心窝处疼痛者为胃痛；胃脘以下、耻骨毛际以上部位疼痛为腹痛。胃痛常伴脘闷、纳差，得食痛减或痛增，或呕逆嗳气等胃病见症；腹痛多伴有便秘、泄泻等肠病症状。

2. 与其他内科疾病中的腹痛鉴别　许多内科疾病常见腹痛表现，但均以其本病特征为主，此时的腹痛只是该病症状。如痢疾之腹痛，伴里急后重、下痢赤白脓血；霍乱之腹痛，伴吐泻交作；积聚之腹痛，以腹中包块为特征；鼓胀之腹痛，以腹部外形胀大为特点等。而腹痛病证，当以腹部疼痛为主要表现。当然，有些腹部病证常以腹痛为初起见症，应特别注意。

3. 与外科、妇科腹痛相鉴别 内科腹痛常先发热后腹痛，疼痛不剧，痛无定处，腹部柔软，压痛不明显；外科腹痛多先腹痛后发热，疼痛剧烈，痛有定处，压痛明显，伴腹肌紧张和反跳痛；妇科腹痛可发热或不发热，多痛有定处，痛在小腹，伴腹肌紧张和反跳痛，与经、带、胎、产有关。

【辨证论治】

一、辨证要点

1. 辨腹痛的性质 重在从虚实、寒热、气血方面辨别。

（1）辨虚实 突发剧痛，痛处拒按，伴腹胀、呕逆者，多属实证；起病缓慢，痛势绵绵，喜揉喜按者，多属虚证。

（2）辨寒热 腹痛拘急，疼痛暴作，痛无间断，坚满急痛，遇冷痛剧，得热则减者为寒痛；痛在脐腹，痛势急迫，痛处灼热，时轻时重，或伴便秘，得凉痛减者为热痛。

（3）辨在气在血 腹痛时轻时重，痛无定处，攻撑作痛，伴胸胁不舒、腹胀、嗳气或矢气则胀痛减轻，为气滞；腹部刺痛，痛无休止，痛处不移而拒按，入夜尤甚，伴面色晦暗，为瘀血。

2. 辨急缓 突然发病，腹痛较剧，伴随症状明显者，多因外感时邪、饮食不节、蛔虫内扰等，属急性腹痛；发病缓慢，病程迁延，腹痛绵绵，痛势不甚，多由内伤情志、脏腑虚弱、气血不足，属慢性腹痛。

3. 辨腹痛的部位 少腹疼痛，掣及两胁，多属肝胆病；脐以上大腹痛，多属脾胃病变；脐以下小腹痛，多属膀胱及大小肠病变。

二、论治要点

腹痛的治疗多以"通"字立法，所谓"通"字并非单指攻下通利而言，而应根据辨证的虚实寒热、在气在血，确立相应治法。如《医学真传》说："夫通则不痛，理也，但通之之法，各有不同。调气以和血，调血以和气，通也；下逆者使之上行，中结者使之旁达，亦通也。虚者，助之使通，寒者，温之使通，无非通之之法也。若必以下泄为通，则妄矣。"由此可见，临证当灵活掌握"通则不痛"的原则。属实证者，重在祛邪疏导；虚证者，应温中补虚、益气养血，不可滥施攻下。对于久痛入络，绵绵不愈之腹痛，可采取辛润活血之剂。

三、分证论治

1. 寒邪内阻证

证候：腹痛急起，剧烈拘急，得温痛减，遇寒尤甚，恶寒身蜷，手足不温，口淡不渴，小便清长，苔白腻，脉沉紧。

病机：寒邪凝滞，中阳被遏，脉络痹阻。

治法：温里散寒，理气止痛。

方药：良附丸合正气天香散加减（高良姜、香附、乌药、木香、干姜、陈皮、甘草）。

前方温里散寒，后方理气温中。若寒气上逆，症见腹中雷鸣切痛、胸胁逆满、呕吐者，用附子粳米汤温中降逆；若少腹拘急冷痛，寒滞肝脉者，用暖肝煎暖肝散寒；若寒实积聚，症见腹痛拘急、大便不通者，用大黄附子汤以泻寒积；若内外皆寒，症见腹中冷痛、手足逆冷、身体疼痛者，用乌头桂枝汤温里散寒。

2. 湿热壅滞证

证候：腹部胀痛，痞满拒按，胸闷不舒，烦渴引饮，大便秘结，或溏滞不爽，身热自汗，小便短赤，苔黄燥或黄腻，脉滑数。

病机：湿热内结，气机壅滞，腑气不通。

治法：通腑泄热。

方药：大承气汤加减（大黄、芒硝、枳实、厚朴、木香、黄芩、甘草）。

本方可破结除满，荡涤肠胃。若少阳阳明合病，腹痛剧烈、寒热往来、恶心呕吐、大便秘结者，可用大柴胡汤。

3. 中虚脏寒证

证候：腹痛绵绵，时作时止，喜热恶冷，痛时喜按，饥饿劳累后加重，得食休息后减轻，神疲乏力，气短懒言，形寒肢冷，胃纳不佳，面色无华，大便溏薄，舌质淡，苔薄白，脉沉细。

病机：中阳不振，气血不足，失于温养。

治法：温中补虚，缓急止痛。

方药：小建中汤加减（桂枝、白芍、党参、白术、生姜、大枣、炙甘草）。

本方可温中补虚，缓急止痛。若腹中大寒痛、呕吐肢冷，可用大建中汤温中散寒；若腹痛自利、脉微肢冷，脾肾阳虚者，可用附子理中丸；若大肠虚寒，积冷便秘者，可用温脾汤；若中气大虚，少气懒言者，可用补中益气汤。

4. 饮食停滞证

证候：脘腹胀满，疼痛拒按，嗳腐吞酸，厌食，痛而欲泻，泻后痛减，粪便奇臭，或大便秘结，舌苔厚腻，脉滑。

病机：食滞内停，运化失司，胃肠不和。

治法：消食导滞。

方药：枳实导滞丸加减（枳实、黄芩、大黄、神曲、炒麦芽、焦山楂、白术、茯苓、泽泻）。

本方可消积导滞，清热祛湿。若食滞较轻，脘腹满闷者，可用保和丸消食化滞；若大便自利、恶心呕吐者，去大黄，加陈皮、半夏、苍术；如腹痛胀满甚，加厚朴、木香。

5. 气机郁滞证

证候：脘腹疼痛，胀满不舒，攻窜两胁，痛引少腹，时聚时散，得嗳气、矢气则舒，遇忧思恼怒则剧，苔薄白，脉弦。

病机：肝气郁结，疏泄失司，气机不畅。

治法：疏肝解郁，理气止痛。

方药：柴胡疏肝散加减（柴胡、枳壳、白芍、甘草、香附、当归、青皮、陈皮）。

本方能疏肝行气止痛。若气滞较重，胁肋胀痛者，加川楝子、郁金；若痛引少腹睾丸者，加橘核、荔枝核、川楝子；若腹痛肠鸣、气滞腹泻者，可用痛泻要方；若少腹绞痛、阴囊寒疝者，可用天台乌药散。

6. 瘀血阻滞证

证候：少腹疼痛，痛势较剧，痛如针刺，甚则尿有血块，经久不愈，舌质紫暗，脉细涩。

病机：瘀血内停，气机阻滞，脉络不通。

治法：活血化瘀。

方药：少腹逐瘀汤加减（小茴香、干姜、延胡索、当归、川芎、赤芍、五灵脂、桃仁）。

本方可活血化瘀，行气止痛。若腹部术后作痛，可加泽兰、红花；若跌仆损伤作痛，可加丹参、王不留行，或吞服三七粉、云南白药。

课堂互动

患者，刘某，女，59 岁。腹部冷痛 10 余年，喜热恶冷，痛时喜按，得凉加重，得温痛缓，神疲乏力，气短懒言，形寒肢冷，胃纳不佳，面色无华，大便溏薄，舌质淡，苔薄白，脉沉细。

要求：诊断，病机，治法，方药。

【专方验方】

1. 清胰汤 I 号　柴胡 15g，黄芩 10g，胡黄连 10g，白芍 15g，木香 10g，延胡索 10g，大黄 15g（后下），芒硝 15g（冲服）。水煎服。主治本病肝郁气滞、脾胃湿热及便结腑实之急性胰腺炎腹痛。（韦绪怀《中西医临床外科学》）

2. 单味大黄　单味大黄汤 100mL，每 1~2 小时服 1 次，每日 5~8 次，直至急性水肿型胰腺炎之腹痛等症状显著减轻后逐渐减量。（《中医杂志》1994 年第 3 期）

3. 疏肝流气饮　当归 12g，白芍 12g，延胡索 10g，五灵脂 10g，乌药 10g，木香 6g，没药 10g，枳壳 10g，槟榔 10g。小腹痛加小茴香、川楝子；少腹痛加吴茱萸；左胁痛加柴胡、青皮；右胁痛加白蔻仁、陈皮。水煎服，日 1 剂。（《李凤祥临证经验集》）

【中成药】

寒邪内积型，可选用苏合香丸；湿热壅滞型，可选用牛黄清火丸、牛黄解毒丸；中虚脏寒型，可选附子理中丸、纯阳正气丸；饮食停滞型，可选保和丸、大山楂丸；气机阻滞型，可选木香顺气丸、越鞠丸；瘀血阻滞型，可选失笑散、元胡止痛片。

【简便疗法】

1. 耳针疗法 取胆区、胰区、交感、神门，用强刺激手法，留针 30 分钟，每日 3 次，或埋针。（彭勃《中西医临床消化病学》）

2. 灌肠疗法 治疗肠易激综合征，以腹胀、便秘为主要症状，用 I 号方：干漆炭 2g，马钱子 2g，郁金 4g，炒枳壳 12g，酒大黄 3g，白及粉 12g，青黛 6g，玄明粉 2g。上方共研细末，每次 5g，加在 100mL 生理盐水中备用。若以腹痛、腹泻或腹泻与便秘交替为主要症状，用 II 号方：金银花 24g，马尾连 18g，黄柏 18g，秦皮 15g，炒肉豆蔻 15g，陈皮 9g，防风 6～9g，白芍 18～30g，当归 9～12g，甘草 9～12g，小蓟 12g，每剂煎成 100mL 备用。（《中医杂志》1993 年第 1 期）

【预防调护】

1. 养成良好的饮食习惯，饮食有节，进易消化、富有营养的饮食，忌暴饮暴食及食生冷及不洁之物，勿恣食肥甘厚味。禁烟酒。

2. 生活起居有节，根据天气变化及时添减衣物，避免外感六淫。

3. 调畅情志，保持情志舒畅，防止七情内伤。

4. 密切注意患者病情变化，早期发现，早期诊断，早期治疗，以免贻误病情。

【小结】

腹痛的病位在腹，有大腹、小腹、少腹之分，病变脏腑涉及肝、胆、脾、肾、膀胱、大小肠等，并涉及许多经脉。其可由多种病因引起，各病因之间常相互影响，或相兼为病。病机可互相转化，如寒邪客久，郁而化热，可致郁热内结；气滞作痛，血行不畅，可成瘀血内阻；至于寒热并见，虚实夹杂，气滞血瘀者，亦复不少。脏腑气机阻滞，气血运行不畅，经脉痹阻，"不通则痛"，或脏腑经脉失养，"不荣则痛"为基本病机。辨证以寒热虚实、在气在血为纲。其治疗立足于一个"通"字，根据寒热之轻重、虚实之多少、气血之浅深，实则攻之，虚则补之，热者寒之，寒者热之，滞者通之，随病机变化，或寒热并用，或攻补兼施，灵活辨治。

【证治汇补】

1. 腹痛部位的广泛性提示脏腑病变的复杂性 腹痛病位在腹，有脐腹、胁腹、小腹、少腹之分，病变脏腑涉及肝、胆、脾、肾、膀胱、大小肠等，可由多种病因引起，且相互兼杂，互为因果，共同致病。脏腑气机不利，经脉气血阻滞，或脏腑经络失养为基本病机。辨证以寒热虚实为纲，根据寒热之轻重、虚实之多少、气血之浅深，实则攻之，虚则补之，热者寒之，寒者热之，滞者通之，随病机兼夹变化，或寒热并用，或攻补兼施，灵活辨治。

2. 内科常见急性腹痛的诊治要点 不同腹痛治法不同：①急性腹痛应检查血常规，

血、尿淀粉酶，做腹部 X 线、B 超、消化道钡餐、胃肠内镜检查等，以明确病变部位和性质；必要时行腹部 CT 检查以排除外科、妇科疾病及腹部占位性病变。②急性胰腺炎、不完全性肠梗阻均可出现腹痛，治疗以"通"字立法，前者常用清热通腑法，以清热解毒药（如金银花、黄连、黄芩等）与通腑药（如大黄、虎杖、枳实、芒硝等）为主，共奏泄热通腑散结之功；后者可予调胃承气汤加减，加用木香、槟榔等理气之品，以收理气通腑之效。但应注意中病即止，不可过用，以免伤阴太过。此外，对于虫证引起的腹痛，治疗以杀虫驱虫为主，驱虫可予槟榔、南瓜子、仙鹤草等，同时佐以泻下药促进虫体排出。驱虫后调理脾胃以善后，可适当予党参、茯苓、白术等。

3. 合理应用温通法 腹痛的治疗多以"通"字立法，以辛温或辛热药为主体，通过合理配伍，灵活运用温通法，可达"通则不痛"之效。如良附丸中高良姜与香附同用，即为温中与理气相辅相成，适用于寒凝气滞引起的腹痛；当归四逆汤中桂枝、细辛与当归、白芍同用治疗腹痛，乃温中与养阴补血药相合，刚柔相济；若以少腹逐瘀汤治疗瘀血腹痛，即在活血化瘀的同时配合小茴香、干姜、肉桂等辛香温热之品，来化解滞留于少腹的瘀血；如温阳与补气相得益彰，附子理中汤治疗中虚脏寒之腹痛。此外，温通法常与甘草、大枣、饴糖等味甘之品同用，使其温通而不燥烈，缓急止痛而不碍邪。

4. 腹型过敏性紫癜之腹痛的治疗要点 其病机以瘀血痹阻为本、疼痛为标，其腹痛乃血蓄于腹，脉络不通，不通则痛。瘀血散则疼痛消，因此，治疗时应选用活血兼能止血的药物，如蒲黄、三七、五灵脂、茜草，不可选用单纯活血或固涩止血的药物，以防加重病情。

【医案选读】

都某，男，58 岁。

病程 8 个月，腹痛而胀大，小便短赤，腹、足均现浮肿，且有麻木及冷痛，心跳气短，食睡尚如常。最近一个月兼患疝气，曾经协和医院诊断为结核性腹膜炎。舌苔薄白，六脉沉迟。

辨证立法：肾阳不充，寒湿凝滞不化，腹痛胀大，水道不利，下肢浮肿，近发疝气属寒凝之象，当以温肾阳、利水道、调气机治之。

处方：川桂枝 5g，杭白芍 6g，车前草 10g，北柴胡 5g，台乌药 6g，旱莲草 10g，大腹皮 10g，冬瓜子 12g，赤小豆 12g，大腹子 10g，冬葵子 12g，赤茯苓 12g，川附片 12g，紫厚朴 5g，川楝子 6g，炙甘草 5g。

二诊：药服 3 剂，小溲增多，浮肿渐消，余症仍无变化，病属慢性，丸药图治。

处方：川附片 30g，川桂枝 30g，巴戟天 30g，北柴胡 30g，川楝子 30g，台乌药 30g，花槟榔 30g，车前子 30g，云茯苓 30g，云茯神 30g，橘核、荔枝核各 30g，淡猪苓 30g，稀莶草 30g，建泽泻 30g，大腹皮 30g，紫厚朴 15g，沉香 15g，陈广皮 15g，酒杭芍 60g，冬葵子 30g，川萆薢 30g，炒远志、莱菔子各 30g，炙草梢 15g。共研细末，炼蜜为小丸。每日早晚各服 10g，白开水送。

三诊：丸药将近服完。腹痛大减已不胀，下肢浮肿全消，唯行路过多仍现浮肿，两腿麻木冷痛亦大好转，小便通利，食睡均佳，疝气亦愈十分之八，再用丸药治之以冀痊可。

处方：威灵仙30g，炙黄芪60g，川附片60g，巴戟天30g，醋元胡30g，肉桂30g，川萆薢30g，豨莶草30g，酒杭芍60g，山萸肉30g，云苓块30g，汉防己30g，北柴胡30g，川楝子30g，白乌药30g，车前子30g，广橘核30g，大腹皮30g，大熟地黄30g，紫厚朴15g，春砂仁15g，建泽泻30g，淡猪苓30g，野白术30g，青皮15g，广陈皮15g，炙草梢15g。共研细末，炼蜜为小丸。每日早晚各服10g，白开水送。

按：本案患者腹足均现浮肿、麻木及冷痛，为寒邪久聚，水气凝结而肢肿，水道不利，导致气机不调，遂有腹痛而胀之症。寒水凝聚，多由命火不充，故治此证从温肾阳着眼，兼施通利法。方中川附片、巴戟天、肉桂温肾祛寒，砂仁、厚朴、青皮理气消胀，萆薢、云苓、汉防己、猪苓、车前子等利水湿，釜底火盛寒水得从气化，三焦通利，肿胀得消，诸症遂除。

（祝谌予《施今墨临床经验集》）

复习思考题

一、问答题

1. 腹痛的病因病机是什么？

2. 简述腹痛的辨治要点。

3. 腹痛各证型的证候特点及代表方剂是什么？

二、选择题

[A1 型题]

腹痛的辨证要点不包括（　　）

    A. 辨寒热　　　　　　　　　　B. 辨虚实

    C. 辨痛势缓急　　　　　　　　D. 辨属气属血

    E. 辨便秘与否

[A2 型题]

叶某，男，55岁，久病腹痛，时作时止，喜温喜按，伴神疲乏力、畏寒肢冷、便溏，舌淡苔白，脉象沉细。该病例当用（　　）

    A. 良附丸合正气天香散　　　　B. 大黄附子汤

    C. 小建中汤　　　　　　　　　D. 附子理中丸

    E. 保和丸合良附丸

[B1 型题]

    A. 腹痛拒按，胀满不舒　　　　B. 腹痛畏寒，喜温喜按

    C. 腹痛胀满，攻窜不定　　　　D. 腹部刺痛，固定不移

1. 瘀血内停型腹痛的证候特点是（　　）

2. 寒邪内阻型腹痛的证候特点是（　　）

第七节 泄 泻

学习要点

1. 泄泻的概念及病因病机。
2. 泄泻的诊断要点、病证鉴别与治疗原则。
3. 泄泻各证候的辨证及代表方药。
4. 泄泻的转归预后与预防调护。

泄泻是以排便次数增多、粪便稀溏或完谷不化，甚至泻出如水样为主症的病证。泄指大便溏薄，时作时止，病势较缓；泻指大便直下，如水倾注，清稀如水而势急。二者有轻重之分，但临床难以截然分开，故一般统称泄泻。

本病首载于《内经》。《素问·气交变大论》中有"鹜溏""飧泄""注下"等病名，并对其病因病机等有较全面的论述。如《素问·举痛论》曰："寒气客于小肠，小肠不得盛聚，故后泄腹痛矣。"《素问·至真要大论》曰："暴注下迫，皆属于热。"《素问·阴阳应象大论》说，"湿盛则濡泄"，"春伤于风，夏生飧泄"。上述指出风、寒、湿、热皆可致泻，并有长夏多发的特点。《内经》同时指出了泄泻的病变部位，如《素问·脉要精微论》曰："胃脉实则胀，虚则泄。"为后世认识本病奠定了基础。《难经·五十七难》谓："泄凡有五，其名不同：有胃泄，有脾泄，有大肠泄，有小肠泄，有大瘕泄。"从脏腑辨证角度提出了五泄的病名。汉代张仲景在《金匮要略·呕吐哕下利病脉证治》中将泄泻与痢疾统称为下利。至隋代巢元方《诸病源候论》始明确将泄泻与痢疾分述之。宋代以后才统称为泄泻。明代张景岳提出分利之法治疗泄泻的原则，如《景岳全书·杂证谟·泄泻》云："凡泄泻之病，多由水谷不分，故以利水为上策。"明代李中梓则在《医宗必读·泄泻》中提出了著名的治泻九法，即淡渗、升提、清凉、疏利、甘缓、酸收、燥脾、温肾、固涩，在治疗上有了长足的发展，至今仍被效法。清代医家关于泄泻的论著颇多，认识日趋完善，在病因上强调湿邪致泻，病机上重视肝、脾、肾的重要作用。如叶天士在《临证指南医案·泄泻》中提出久患泄泻，"阳明胃土已虚，厥阴肝风振动"，故以甘养胃、以酸制肝，创泻木安土法。

西医学中的急性肠炎、炎症性肠病、腹泻型肠易激综合征、吸收不良综合征、肠道肿瘤、肠结核等，或其他脏器病变影响消化吸收功能以泄泻为主症者，均可参照本节辨证论治。

【病因病机】

泄泻的病因，有感受外邪、饮食所伤、情志失调、禀赋不足及体虚久病等，主要病机是脾胃受损，湿困脾土，脾胃运化失司，肠道分清泌浊、传导功能失司。

1. 感受外邪 外感寒、湿、暑、热之邪均可引起泄泻，其中以感受湿邪最为多见。脾喜燥恶湿，外湿之邪易困脾土，影响脾之运化，引起泄泻。寒邪和暑热之邪，除了侵袭皮毛肺卫之外，亦能伤及脾胃，使脾胃升降失司；同时，亦能夹湿邪为患，直接损伤脾胃，导致运化失常，清浊不分，引起泄泻。《杂病源流犀烛·泄泻源流》曰："是泄虽有风寒热虚之不同，要未有不原于湿者也。"

2. 饮食所伤 饮食过量，停滞不化；或恣食肥甘辛辣，致湿热内蕴；或恣食生冷，寒邪伤中；或误食不洁食物，脾胃受伤，均可导致脾胃运化失职，升降失调，清浊不分，发生泄泻。

3. 情志失调 忧郁恼怒，易致肝气郁结，横逆犯脾（胃）；忧思伤脾，土虚木乘，均可使脾失健运，而成本病。《景岳全书·杂证谟·泄泻》曰："凡遇怒气便作泄泻者，必先以怒时夹食，致伤脾胃。"

4. 脾胃虚弱 素体脾胃虚弱，或久病失治，脾胃受损；或饮食失调，劳倦内伤，均可导致脾胃虚弱，中阳不健，运化无权，水谷糟粕混杂而下，遂成泄泻。《景岳全书·杂证谟·泄泻》曰："泄泻之本，无不由于脾胃。"

5. 肾阳虚衰 先天不足，禀赋虚弱，或年老体虚，阳气不足，命门火衰，或脾胃阳虚日久，肾阳损伤，不能温煦脾土，以致运化失职，升降失常，而为泄泻。

本病以脾胃受损，湿困脾土，运化失常，清浊不分为基本病机，而脾虚湿盛是关键。泄泻的主要病位在脾胃和大小肠，与肝肾关系密切。因脾胃运化失职，小肠受盛及大肠传导功能失常，则水反为湿，谷反为滞，即可发生泄泻。又因肝主疏泄，调节脾运，肝郁乘脾，脾运失职，湿浊内生而致泄泻。肾主命门之火，助脾腐熟水谷，肾阳亏虚，不能助脾，易致泄泻。

泄泻性质有虚实之分。暴泻多由寒湿、湿热阻滞胃肠，困遏脾气，或宿食阻滞中焦，脾不运化水谷，清浊不分而致，病属实证；久泻多由脾虚生湿，运化无权，或肾阳不足，命门火衰，火不暖土，水谷不能腐熟所致，病属虚证。若由他脏之病及脾，如肝气乘脾导致泄泻，一般属本虚标实之证。因湿盛可以困遏脾运，脾虚又能生湿，其虚实之间可以相互兼夹转化。如急性泄泻失治或误治，可迁延日久，由实转虚，转为久泻；久泻若复受湿、食所伤，亦可急性发作，表现为虚中夹实病候。另外，泄泻日久，可由脾及肾，导致脾肾阳虚等。

泄泻是临床常见病证。一般而论，急性暴泻，病情较轻者，经及时治疗，绝大多数可在短期内痊愈；少数患者，治不及时或未进行彻底治疗，迁延日久，易由实转虚，变为慢性久泻。病情较重者，暴泻不止，耗气伤津，可成亡阴、亡阳，或痉、厥、闭、脱等危候，特别是伴有高热、呕吐、热毒甚者。慢性久泻者，病情缠绵，脏气亏虚，难取速效，部分患者经过治疗可获痊愈。少数患者反复泄泻，易致中气下陷，而见纳呆、小腹坠胀、消瘦，甚至脱肛等症；若久泻脾虚及肾，脾肾阳虚，则泄泻无度，病情趋向重笃。

【诊断】

一、诊断要点

1. 临床特征 以大便粪质稀溏为诊断的主要依据，或完谷不化，或粪质清稀，甚则如水样，大便次数增多，每日三五次，甚至 10 次以上。常兼有腹胀、腹痛、肠鸣、纳呆等症状。

2. 病史 起病或急或缓。暴泻者多有暴饮暴食或误食不洁之物病史。迁延日久，时发时止者，常由外邪、饮食及情志等因素诱发。

3. 相关检查 大便常规检查或大便细菌培养，必要时可行肠道内镜检查、结肠钡剂灌肠及全消化道钡餐检查、腹部 B 超或 CT 检查，有助于诊断。此外，一些全身性疾病如甲亢、糖尿病、慢性肾功能不全等也可引起腹泻，可进行相关检查，有助于明确诊断。

二、病证鉴别

1. 泄泻与痢疾 两者均为大便次数增多、粪质稀薄的病证。泄泻以大便次数增多，粪质稀溏，甚则如水样，或完谷不化为主症，大便不夹脓血，也无里急后重，或腹痛与肠鸣腹胀同时出现，便后痛减；而痢疾以腹痛、里急后重、便下赤白脓血为主症，腹痛与里急后重同时出现，便后疼痛不减。

2. 泄泻与霍乱 霍乱是一种上吐下泻并作的病证，发病特点是来势急骤，变化迅速，病情凶险，起病时先突然腹痛，继则吐泻交作，亦有少数患者不见腹痛而专为吐泻者。所吐之物均为未消化之食物，气味酸腐热臭；所泻之物多为夹有大便的黄色粪水，或如米泔而不甚臭秽，常伴恶寒、发热。部分患者在吐泻之后，津液耗伤，迅速消瘦，或发生转筋，腹中绞痛。若吐泻剧烈，可致面色苍白、目眶凹陷、汗出肢冷等津竭阳亡之危候。而泄泻以大便稀溏、次数增多为特征，一般预后良好。

【辨证论治】

一、辨证要点

1. 辨暴泻久泻 暴泻者起病较急，病程较短，便次较频，多属实证；久泻者起病较缓，病程较长，常反复发作，或时作时止，多属虚证。

2. 辨暴泻病因 粪质清稀如水，腹痛喜温，完谷不化，多属寒证；粪便黄褐，味臭较重，泻下急迫，肛门灼热，多属湿热证；腹痛肠鸣，大便臭如败卵，泻后痛减，多为伤食之证。

3. 辨久泻虚实 久泻迁延不愈，倦怠乏力，稍有饮食不当，或劳倦过度即复发，多以脾虚为主；泄泻反复不愈，每因情志不遂而复发，多为虚实夹杂之肝脾不调；五更泄泻，完谷不化，腰膝酸软，形寒肢冷，多为肾阳不足。

二、论治要点

泄泻的基本治法为健脾化湿。暴泻多以湿盛为主，重在化湿，佐以分利，再根据寒湿、湿热与暑湿的不同，分别采用温化寒湿、清化湿热和清暑祛湿之法。夹有表邪者，佐以疏解；夹有暑邪者，佐以清暑；兼有伤食者，佐以消导。久泻以脾虚为主，当以健脾为要。因肝气乘脾者，宜抑肝扶脾。因肾阳虚衰者，宜温肾健脾；中气下陷者，治宜升提。久泻不止者，宜佐固涩。暴泻不可骤用补涩，以免关门留寇；久泻不可分利太过，以防劫其阴液。若病情寒热错杂，或虚实并见者，当温清并用，虚实兼顾。

三、分证论治

（一）暴泻

1. 寒湿证

证候：泄泻清稀，甚则如水样，纳呆脘闷，腹痛肠鸣，或兼恶寒发热，鼻塞头痛，肢体酸痛，舌苔白或白腻，脉濡缓。

病机：寒湿困脾，清浊不分。

治法：芳香化湿，疏表散寒。

方药：藿香正气散加减（藿香、苍术、茯苓、半夏、陈皮、厚朴、大腹皮、紫苏、白芷、桔梗、甘草、大枣）。

本方解表化湿，理气和中。若表寒较重者，可加荆芥、防风疏风散寒；若外感寒湿，饮食生冷，腹痛、泻下清稀者，可加服纯阳正气丸温中散寒、理气化湿；若湿邪偏重，腹满肠鸣、小便不利者，可改用胃苓汤健脾行气祛湿。

2. 湿热证

证候：泄泻腹痛，泻下急迫，或泻而不爽，粪色黄褐而臭，肛门灼热，烦热口渴，小便短黄，舌质红，苔黄腻，脉滑数或濡数。

病机：湿热壅滞，传化失常。

治法：清热利湿。

方药：葛根芩连汤加减（葛根、黄芩、黄连、甘草）。

本方解表和里，升清止泻。若兼发热、头痛、脉浮等风热表证，加用金银花、连翘、薄荷疏风清热；若夹食滞，加神曲、山楂、麦芽消食导滞；若湿邪偏重，加藿香、厚朴、茯苓、猪苓、泽泻健脾祛湿；若腹痛较甚，可加木香行气止痛。若在夏暑之间，症见发热头重、烦渴自汗、小便短赤、脉濡数，可用新加香薷饮合六一散表里同治，解暑清热，祛湿止泻。

3. 食滞证

证候：腹痛肠鸣，泻下粪便臭如败卵，夹有不消化之物，泻后痛减，脘腹胀满，嗳腐酸臭，不思饮食，舌苔垢浊或厚腻，脉滑。

病机：宿食内停，纳运失常。

治法：消食导滞。

方药：保和丸加减（神曲、山楂、莱菔子、半夏、陈皮、茯苓、连翘）。

本方消积和胃、清热利湿，可加谷芽、麦芽增强消食功效。若食滞较重，脘腹胀满、泻下不爽者，可因势利导，"通因通用"，加大黄、枳实、槟榔或枳实导滞丸消导积滞、清利湿热；积滞化热者，加黄连、山栀清热燥湿止泻；兼脾虚者，可加白术、扁豆健脾祛湿。

（二）久泻

1. 脾胃虚弱证

证候：大便时溏时泻，反复发作，稍有饮食不慎，则大便次数明显增多，夹水谷不化，脘腹胀闷不舒，面色少华，神疲倦怠，舌质淡，苔白，脉细弱。

病机：脾胃虚弱，运化无权。

治法：健脾益气，化湿止泻。

方药：参苓白术散加减（人参、白术、茯苓、甘草、砂仁、桔梗、扁豆、山药、莲子肉、薏苡仁）。

本方健脾益气化湿。若脾阳虚衰，阴寒内盛，伴见腹中冷痛、手足不温者，可用附子理中丸加吴茱萸、肉桂，以温中散寒止泻；若久泻不止，中气下陷，伴见滑脱不禁甚或兼有脱肛者，可用补中益气汤，以益气健脾化湿、升阳止泻。

2. 肾阳虚衰证

证候：泄泻多在黎明前后，脐下疼痛，肠鸣即泻，完谷不化，泻后则安，腹部喜暖，常伴形寒肢冷、腰膝酸软，舌淡苔白，脉沉细。

病机：肾阳虚衰，温养失职。

治法：温肾健脾，涩肠止泻。

方药：四神丸加减（补骨脂、肉豆蔻、吴茱萸、五味子）。

本方温补肾阳，温中散寒，收敛止泻。若肾阳虚衰较著，可加附子、肉桂等温肾之品；脾阳不足明显，可加干姜、芡实等暖脾止泻之味；泻次多，可加乌梅、石榴皮、诃子、五倍子等酸收之品；若年老体衰，久泻不止、脱肛，为中气下陷，可加黄芪、党参、白术、升麻益气升阳；若久泻不止、滑脱不禁，可合桃花汤或改用真人养脏汤涩肠止泻；若脾肾阳虚不显，反见心烦嘈杂、大便夹有黏冻，表现为寒热错杂证候，可改用乌梅丸。

3. 肝气乘脾证

证候：肠鸣攻痛，腹痛即泻，泻后痛缓，每因抑郁恼怒或情绪紧张而诱发，平素多有胸胁胀闷，嗳气食少，矢气频作，舌淡红，脉弦。

病机：肝气郁滞，脾失健运。

治法：抑肝扶脾。

方药：痛泻要方加减（白芍、白术、陈皮、防风）。

本方补脾土，泻肝木，调气机，止痛泻。若胸胁脘腹胀满疼痛者，可加柴胡、木香、郁金、香附疏肝理气止痛；若兼神疲乏力、纳呆，脾虚甚者，加党参、茯苓、扁豆、鸡内金等益气健脾开胃；久泻反复发作者，可加乌梅、焦山楂、山药、甘草等酸涩收敛之品。病情平稳后，可服逍遥丸类善后。

🗄 课堂互动

　　王某，女，53 岁。慢性泄泻 3 年余，黎明之前必脐腹作痛，肠鸣泄泻，泻下伴食物残渣，泄后即安，脘腹胀满，形寒肢冷，腰膝酸软，舌质淡，苔白厚腻，脉沉细。

　　要求：诊断，病机，治法，方药。

【专方验方】

　　1. 秦伯未经验方　党参 10g，肉桂 5g，黄连 3g，木香 5g，川椒 3g，当归 4g，白芍 9g，炙甘草 5g，四神丸 18g（包煎）。每日 1 剂，水煎服。适用于久泻肾虚、寒湿郁热阻结证。（董建华《中国现代名中医医案精华·秦伯未医案》）

　　2. 路志正经验方　乌梅 12～15g，败酱草 12g，黄连 4.5～6g，木香 9g（后下），当归 10g，炒白芍 12～15g，炒枳实 10g，太子参 12g，炒白术 10g，茯苓 15g，葛根 12g，炙甘草 6g。每日 1 剂，水煎服，分 2 次服。功能清热化湿、调气行血、健脾抑肝，主治慢性非特异性结肠炎。适用于留热蕴结大肠，气血失和，土虚木旺之长期腹泻、大便黏滞或带脓血等症。（陈贵廷《中国当代名医名方录·乌梅败酱方》）

　　3. 单方　①炒车前子研末，每次服 6g，日服 3 次，米汤送服，适用于暴泻水样便。②马齿苋 30g，地锦草 30g，鲜石榴皮 30g，水煎服。适用于湿热泄泻。③莲子肉、山药、薏苡仁、芡实各 500g，炒研末，不拘时服。适用于脾胃虚弱之久泻。

【中成药】

　　藿香正气丸（胶囊、液）、纯阳正气丸，适用于寒湿泄泻；葛根芩连丸、香连丸，适用于湿热泄泻；保和丸、枳实导滞丸，适用于伤食泄泻；参苓白术丸（颗粒），适用于脾虚泄泻；四神丸，适用于肾阳虚泄泻；附子理中丸，适用于脾肾阳虚泄泻。

【简便疗法】

　　1. 贴敷疗法　①胡椒粉填满肚脐，纱布敷盖，隔日更换 1 次，适用于寒湿泄泻。②五倍子 6g，研末，醋调为糊状，摊于纱布上，盖在脐上，如泻已控制，则去上药，适用于久泻不止。③将大葱 100g，与食盐合炒热后，用布包裹热敷于腹部、背部和腰部。功可温中散寒，适用于寒邪客于肠胃，症见肠鸣腹痛、便泻稀水。（《中国民间小单方》）

　　2. 火罐疗法　取双侧天枢和中脘穴，选用 1～3 号玻璃罐，用棉枝蘸上酒精，将其点燃，在罐内绕一圈再抽出，迅速将罐吸附在应拔部位上。拔罐时间每次 1～10 分钟，视患儿年龄大小而定。治疗小儿风寒泄泻。（《中国中西医结合儿科学》）

【预防调护】

　　1. 避免诱因　平时生活起居应有规律，慎防风寒湿邪侵袭，勿贪凉饮冷，应注意腹部保暖，避免感邪。

2. 饮食调护 养成良好的饮食习惯，饮食有节，以清淡、富营养、易消化食物为主，适当服用山楂、山药、莲子、扁豆、芡实等助消化食物。避免暴饮暴食及进食生冷不洁、不易消化或清肠润滑食物。暴泻患者给予流质或半流质饮食，忌食辛热炙煿、肥甘厚味、荤腥油腻食物；对牛奶、面筋等不易耐受者应避免摄食。泄泻耗伤胃气者，可予淡盐汤、米汤、米粥以养胃气。若虚寒腹泻，可予淡姜汤饮用，以振奋脾阳、调和胃气。

3. 调畅情志，加强锻炼 保持乐观心态，加强锻炼，增强体质，脾气健旺，则不易感邪。

【小结】

泄泻是临床常见病证。其病因主要有外感寒、热、湿邪，以及内伤饮食、情志失调、体虚久病等。脾胃受损，湿困脾土，传导失司是导致泄泻的基本病机，而脾虚湿盛是病机关键。临床辨证应辨暴泻久泻、寒热食滞、脏腑虚实。一般暴泻急性者多为实证，以寒湿、湿热、伤食泄泻多见；久泻者以肝气乘脾、脾胃虚弱、肾阳虚衰多见，以虚证为主或本虚标实。治疗上总以健脾化湿为主。暴泻应治以祛邪，风寒外束宜疏解，暑热侵袭宜清化，饮食积滞宜消导，水湿内盛宜分利。暴泻切忌骤用补涩，清热不可过用苦寒。久泻当以扶正为主，脾虚者宜健脾益气，肾虚者宜温肾固涩，肝旺脾弱者宜抑肝扶脾，虚实相兼者补脾祛邪并施。久泻补虚不可纯用甘温，分利不宜太过。

【证治汇补】

1. 治久泻重在健脾与运脾 "湿"是泄泻主要病理因素，临床治疗久泻应注意：①健脾化湿：方如参苓白术散、四君子汤之类健脾以化湿，脾健则运化如常，湿邪自除。②运脾化湿：方如平胃散、藿香正气散等运脾胜湿，脾气升，气化行，清浊分，泄泻自止。在药物配伍中，宜加入升阳药，如升麻、柴胡、羌活、防风、葛根之类振兴脾气，宜小剂量，取轻可去实。若用量过大，疏泄太过，则反而泄泻更甚。同时，风能胜湿，风药轻扬升散，临床也常伍用风药，如藿香、荆芥、防风、白芷、羌活、蝉蜕、升麻、柴胡等以增强疗效。

2. 治久泻慎用分利与固涩 "泄泻不利小便，非其治也"，这是指泄泻来势急暴，水湿聚于肠道，洞泻而下，唯有分流水湿，利小便而实大便，故适用于暴泻。久泻多为脾虚失运或肾阳虚衰所致，虽有水湿，轻者宜芳香化之，重者宜苦温燥之，若利小便则更伤气阴。久泻虽缠绵时日，但如湿邪未尽，或夹寒、热、痰、瘀、郁、食等病变，亦不可以专于补涩，否则易生他变。唯当脾肾阳虚、中气不足，滑脱泄泻时，方可应用益气、温阳、升举、固涩之法审因论治。

久泻原因复杂，在病程中常寒热错杂、虚实并见。临证当辨明标本，掌握攻补时机，也可应用辛开苦降、调和肝脾等法，方如乌梅丸、泻心汤、连理汤、柴芍六君子汤等。还可采用中药敷贴外治或中药保留灌肠等疗法，可增强疗效。

3. 正确运用通法与化瘀法　当代中医名家韦献贵认为："久泻亦肠间病，肠为腑属阳，腑病多滞多实，故久泻多有滞，滞不除则泻不止。"治疗泄泻诸多方法不效者，当考虑有无痰饮浊毒积滞肠腑。掌握好通法在久泻中的运用时机，攻补兼施，分清主次，出奇制胜。辨证之中当注意血瘀征象的有无，诚如清代王清任选用血府逐瘀汤以治久泻，或用四逆散疏肝解郁，桃仁四物汤养血活血，气血畅通，肝气调达，脾土得运，泻病可止。运用活血化瘀法，当根据其寒热不同，选用少腹逐瘀汤或膈下逐瘀汤化裁治之，增强疗效。

【医案选读】

例一：孟某，女，52岁，1986年8月3日初诊。

泄泻2年余。自前夏过食凉餐冷饮后，大便时溏时泄，从未成形。曾做多项检查，未见异常。迭进抗生素及四君、理中辈，疗效不佳。近月虽值盛夏，仍穿厚衣，泻下稀薄，日4～5次，肠鸣辘辘，腹痛绵绵，口溢清涎，脘闷纳呆，神疲乏力，形体日渐清瘦。舌体肥胖，苔白腻多津，脉沉弦。证属水饮留肠，脾阳虚衰。宜先攻逐水饮，投控涎丹5g，约30分钟后，腹痛阵作，泻出多量水样便，益感困乏无力。药量减至3g，继服2天，大便转为软溏，日2次。后改用理中丸加减，调治约3个月，体健无恙，至今未见复发。（韦献贵医案）

按：本例饮邪深伏，流注肠间，泄泻缠绵不已。治此若泥于"温药和之"，则病重药轻，饮难蠲除，故以控涎丹逐饮为先，直达水饮窠囊之处，其较之攻补兼施，无相互掣肘之弊，而收事半功倍之效。邪势既衰，继予培补，以绝痰饮之源。

（单书健《古今名医临证金鉴·腹泻痢疾卷》）

例二：马某，男，56岁，工人。1954年7月8日初诊。

初病肝脾郁滞，胸胁胀痛，医予承气汤下之，遂发肠鸣腹痛，痛则泄泻，完谷不化，反复发作，日夜2～5次，不觉里急后重。近两月来，自服土霉素、四环素，泄泻减而未除，四肢乏力，形体消瘦，精神萎靡，脉弦而缓，舌苔薄白而腻。经某医院诊断为慢性结肠炎。中医诊断：泄泻（久泻）。辨证：肝气乘脾。治法：抑肝扶脾。方药：痛泻要方加味。

白术12g，白芍9g，陈皮9g，茯苓12g，甘草9g，炮姜炭6g，炒吴茱萸3g，煨葛根12g，防风6g，泽泻9g。水煎服。

服3剂，痛泻均止，苔腻渐化，脉仍弦张。二诊时，仍遵前方，去吴茱萸、白芍，加白术、茯苓各至15g，继进7剂。三诊时脉来较前有力，舌苔白腻已化，饮食逐渐增加，遵二诊之方加党参、当归各9g，以调补气血。服药6剂，诸症霍然而愈，恢复工作。

按：患者初病辨证属肝脾郁滞，调气则已，医反下之，徒伤胃气，延成飧泄之证。治以抑肝扶脾，方用痛泻要方加减。药用白术、茯苓健脾益气，白芍养血柔肝，陈皮理气醒脾，防风升清止泻，煨葛根升提止泻，吴茱萸、炮姜炭温阳止泻，泽泻利小便以实大便。服药3剂，痛泻均止，寒湿见化，故去白芍以防滋腻，去吴茱萸以防温阳太过，重用茯苓、白术以加强健脾益气。进服 7 剂，寒湿内盛标象已除，脾胃虚弱之征完现，故治疗加用党参、当归调补气血以培其本，服药 6 剂，诸症霍然而愈。

（张小萍、陈明人《中医内科医案精选》）

复习思考题

一、问答题

1. 何谓泄泻？其致病因素主要有哪些？

2. 为何说脾虚湿盛是本病的基本病机？

3. 如何辨泄泻的寒热虚实？

4. 泄泻治疗原则是什么？应注意什么？

5. 试述泄泻常见证型的证候、治法和方药。

二、选择题

[A1 型题]

治疗久泻不宜过用（ ）

  A. 分利   B. 健脾   C. 补肾   D. 升提   E. 固涩

[A2 型题]

患者王某，56 岁，面色萎黄，纳呆，肢体困倦，稍进油腻之物即大便次数增多，其最佳治疗方剂为（ ）

  A. 附桂理中汤   B. 参苓白术散

  C. 胃苓汤   D. 六君子汤

  E. 藿香正气散

[B1 型题]

  A. 葛根芩连汤   B. 藿香正气散

  C. 痛泻要方   D. 参苓白术散

  E. 柴胡疏肝散

1. 湿热泄泻的主方是（ ）

2. 肝郁泄泻的主方是（ ）

3. 脾虚泄泻的主方是（ ）

第八节　痢　疾

学习要点

1. 痢疾的概念。

2. 痢疾的病因病机。

3. 痢疾的诊断要点与病证鉴别。

4. 痢疾的辨证论治。

5. 痢疾的转归预后。

6. 痢疾的预防调护。

痢疾是指邪蕴大肠，气血壅滞，脂膜血络受损，传导失司，以腹痛、里急后重、下痢赤白脓血为主症的病证。痢疾是具有传染性的疾病，多发于夏秋季节。

《内经》称本病为"肠澼""赤沃"，对其病因、症状、预后等方面作了论述，指出感受外邪和饮食不节是两个致病的重要环节，并从症状、脉象表现判断痢疾的预后。如《素问·太阴阳明论》说："食饮不节，起居不时者，阴受之……阴受之则入五脏……入五脏则䐜满闭塞，下为飧泄，久为肠澼。"《素问·至真要大论》曰："少阴之胜……呕逆躁烦，腹满痛溏泄，传为赤沃。"《难经》称本病为"大瘕泄"。汉代张仲景《伤寒论》《金匮要略》中将痢疾、泄泻统称为"下利"，并对痢疾进行了初步的分类。唐代孙思邈《千金要方》称本病为"滞下"。宋代严用和《严氏济生方》正式启用"痢疾"之病名，"今之所谓痢疾者，古所谓滞下是也"，一直沿用至今。金元时期朱丹溪在《丹溪心法》中进一步阐明痢疾的流行性、传染性，指出"时疫作痢，一方一家，上下相染相似"，并论述痢疾的病因以"湿热为本"，提出通因通用的治痢原则。金代刘河间在《河间六书》中指出，"脏腑泻痢，其证多种，大抵从风湿热论"，在治疗上提出"后重者宜下，腹痛者宜和"及"行气则便脓自愈，调气则后重自除"的治疗法则。明代张景岳《景岳全书》指出，"凡里急后重者，病在广肠最下处，而其病本则不在广肠而在脾肾"，为治疗痢疾提供了新的理论。

中医学的痢疾与西医学的痢疾病名相同，部分临床表现一致。西医学中的细菌性痢疾、阿米巴痢疾，以及似痢非痢的疾病，如非特异性溃疡性结肠炎、局限性肠炎、结肠直肠恶性肿瘤等以痢疾为主要临床表现者，均可参照本节辨证论治。

【病因病机】

痢疾多由外感湿热、疫毒之气，内伤饮食，损及脾胃与肠腑而成，其发病与季节有关。王孟英《温热经纬·三时伏气外感篇》云："疾痢一证，古称滞下，盖里有滞浊而后下也。但滞在气，滞在血，冷伤热伤而滞非一。"说明其邪有冷、热、饮食之分，其病有伤气、伤血之别。

1. 外感时邪　痢疾多发于夏秋之交，正值热郁湿蒸之际，感受暑湿、疫毒之邪。若疫毒之邪，内侵胃肠，形成疫毒痢；若湿热郁蒸，气血阻滞，发生湿热痢；如夏暑感寒伤湿，寒湿伤中，胃肠不和，气血壅滞，发为寒湿痢。即如《景岳全书·杂证谟·痢疾》云："痢疾之病，多病于夏秋之交，古法相传，皆谓炎暑大行，相火司令，酷热之毒蓄积为痢。"

2. 内伤饮食　饮食不节，过食肥甘厚味，损伤脾胃；或食用馊腐不洁的食物，疫邪病毒从口而入，积滞腐败于肠间，发为湿热痢。湿热内蕴，伤及阴血，则形成阴虚痢。若夏月恣食生冷瓜果，内伤脾胃，脾虚不运，水湿内停，中阳受困，湿从寒化，寒湿内蕴，肠中气机壅阻，气滞血瘀，与肠中腐浊相搏结，化为脓血，而成寒湿痢。故

《医碥·痢》说："不论何脏腑之湿热，皆得入肠胃，以胃为中土，主容受而传之肠也。"

痢疾为病，虽有外感与饮食之不同，但两者可相互影响，往往内外交感而发病。主要病机为邪滞于肠，气血壅滞，肠道传化失司，脂膜血络受伤，血败肉腐。病位在肠，与脾胃密切相关，病情迁延，也可累及于肾，《景岳全书·痢疾》说："凡里急后重者，病在广肠最下之处，而其病本则不在广肠而在脾肾。"湿热、疫毒、寒湿、食积等内蕴肠腑，与肠中气血相搏结，大肠传导失常，气血瘀滞，肠络受损，腐败化为脓血而痢下赤白；气机阻滞，腑气不通，则腹痛、里急后重。病邪以湿热为主，或为阳盛之体受邪，邪从热化则为湿热痢。病邪因疫毒太盛，则为疫毒痢。病邪以寒湿为主，或阳虚之体受邪，邪从寒化则为寒湿痢。热伤阴，寒伤阳，下痢脓血必耗伤正气。寒湿痢日久伤阳，或过用寒凉药物，或阳虚之体再感寒湿之邪，则病虚寒痢，表现为下痢滑脱不禁、腰酸腹冷等症。湿热痢日久伤阴，或素体阴虚再感湿热之邪，重伤阳气，则病阴虚痢，因营阴不足故下痢黏稠，虚坐努责，阴亏热灼可出现脐腹灼痛。若体质素虚，或痢疾失治迁延日久，或治疗不当，收涩过早，关门留寇，致正虚邪恋，虚实互见，寒热错杂，使病情迁延难愈，发为时发时止的休息痢。

痢疾的转归预后取决于患者体质的强弱、感邪的轻重与治疗是否及时正确。急性痢疾，经过及时治疗，一般在两周左右痊愈，预后良好。若病邪重，或素体正气亏虚，或失治误治，致使痢疾长期不愈，转为慢性。感受疫疠毒邪甚重，失治误治，未能控制病势而出现痢色如猪肝、鱼脑、赤豆汁，或下痢纯血，或如屋漏水，或手足厥逆，内闭外脱，气急息粗或气息微弱，或口噤不食等危急症者，须积极抢救，否则预后很差。

【诊断】

一、诊断要点

1. 临床特征 本病以腹痛、里急后重、下痢赤白黏冻或脓血为主症。急性痢疾发病急骤，可伴有不同程度的恶寒、发热等症；慢性痢疾迁延不愈，反复发作；疫毒痢多见于儿童，起病急骤，在腹痛、腹泻尚未出现之时，即有高热神疲、四肢厥冷、面色青灰、呼吸浅表、神昏惊厥，而痢下、呕吐并不一定严重，病情严重，病势凶险。

2. 病史 发病有季节性，夏秋季节常见，发病前有不洁饮食史，或有疫痢患者接触史。

3. 相关检查 ①大便常规检查及细菌培养有助于诊断。如大便中可见大量红细胞、白细胞，并有巨噬细胞；新鲜大便中发现有阿米巴滋养体、阿米巴包囊；大便或病变部位分泌物培养可有痢疾杆菌生长，或阿米巴培养阳性。②钡剂灌肠 X 线检查及直肠、结肠镜检查有助于鉴别诊断。③急性菌痢血常规检查，白细胞及中性粒细胞可增多。

二、病证鉴别

痢疾与泄泻 两者多发于夏秋季节，病位在胃肠，皆由外感时邪、内伤饮食而发病，症状都有大便次数增多，但是两病在病位、病机、临床表现和治疗等方面都有区别。

（1）从病位病机鉴别　痢疾病位在肠，病机重点是肠中有滞，即湿热、寒湿、疫毒、饮食壅滞肠中，与气血相搏结，脂膜血络受损；而泄泻病位在脾，病机重点是脾失运化，湿浊内生，清浊不分，混杂而下。

（2）从临床表现鉴别　痢疾大便次数多而粪便少，痢下赤白脓血；泄泻粪便稀薄，颜色黄或白，无赤白脓血。痢疾下痢不爽，里急后重，泻下爽利，甚至滑脱不禁。痢疾必有腹痛，伴里急后重，腹痛呈持续性，时轻时重，便后痛减而不停止；而泄泻之腹痛或有或无，多伴有肠鸣腹胀，呈阵发性，泻后痛减。

（3）从治疗鉴别　泄泻以运脾化湿为原则，痢疾以祛邪导滞、调气和血为原则。《景岳全书·杂证谟·泄泻》云："泻由水谷不分，出于中焦，痢以脂血伤败，病在下焦。在中焦者，湿由脾胃而分于小肠，故可澄其源，所以治宜分利；在下焦者，病在肝肾大肠，分利已无所及，故宜调理真阴，并助小肠之主，以益气化源。"

（4）从预后鉴别　两者都为外感时邪、饮食所伤，故在一定条件下又可以互相转化，或先泻而后转痢，或先痢而后转泻。一般认为，先泻后痢病情加重，病机由浅入深；先痢而后泻为病情减轻，病机由深出浅，所谓"先滞后痢者易治，先痢后滞者难治"。

【辨证论治】

一、辨证要点

1. 辨轻重　下痢脓血兼见粪质者轻，不兼粪质者重。若下痢虽次数减少，反见腹胀痛、呕吐、烦躁口渴、气急甚或神昏、脉实滑有力者，为邪毒内炽上攻之象；若下痢、噤口不食、精神萎靡，兼见呃逆者，为胃气将败；下痢黏稠脓血、烦渴转筋，或面色红润、唇如涂朱、脉数疾大者，为阴液将涸或阴阳不交之候；下痢脓血不止、精神萎靡、畏寒肢冷、自汗、气息微弱，脉沉细迟，或微细欲绝，或反浮者，为阳气将脱、阴阳离决之象。

2. 辨虚实　《景岳全书·杂证谟·痢疾》曰："痢疾最当察虚实，辨寒热。"一般说来，起病急骤，病程短者属实；起病缓慢，病程长者多虚。形体强壮，脉滑实有力者属实；形体薄弱，脉虚弱无力者属虚。腹痛胀满，痛而拒按，痛时窘迫欲便，便后里急后重暂时减轻者为实；腹痛绵绵，痛而喜按，便后里急后重不减，坠胀甚者为虚。

3. 辨寒热　痢下脓血鲜红，或赤多白少者属热；痢下白色黏冻状，或赤少白多者属寒。痢下黏稠臭秽者属热；痢下清稀而不甚臭秽者属寒。身热面赤、口渴喜饮者属热；面白、肢冷形寒、口和不渴者属寒。舌红苔黄腻、脉滑数者属热；舌淡苔白、脉沉细者属寒。

4. 辨在气、在血　下痢白多赤少，为湿邪伤及气分；赤多白少，或以血为主者，为热邪伤及血分。

二、论治要点

本病论治之要，当辨其虚实，分其寒热。热痢清之，寒痢温之；初痢实者通之，久痢虚者补之，寒热交错者清温并用，虚实夹杂者攻补兼施；赤多重用血药，白多重用气药。痢疾初起之时，以实证、热证多见，宜清热化湿解毒，兼以调气行血导滞，忌用罂粟壳、诃子等收涩止泻之品。久痢多虚证、寒证，应温中补虚、调理脾胃，兼以收涩固脱，忌用攻伐之品。

三、分证论治

1. 湿热痢

证候：腹痛，里急后重，痢下赤白脓血，赤多白少，或纯下赤冻，肛门灼热，小便短赤，或发热恶寒，头痛身楚，口渴，舌质红，舌苔黄腻，脉滑数或浮数。

病机：湿热蕴结，熏灼肠道，气血壅滞。

治法：清热化湿解毒，调气行血导滞。

方药：芍药汤加减（黄芩、芍药、炙甘草、黄连、大黄、槟榔、当归、木香、肉桂）。

本方有调气行血、清热化湿解毒之功，而不可运用利湿法。痢疾初起，兼有表证者，加荆芥、防风解表散邪，或用荆防败毒散，此即喻嘉言所谓"逆流挽舟"之法。如表邪未解，里热已盛，症见身热汗出、脉象急促者，用葛根芩连汤表里双解。兼食滞，痢下不爽、腹痛拒按、苔腻脉滑者，湿偏重可加用木香槟榔丸，热偏重者可加用枳实导滞丸。如痢下赤多白少、肛门灼热、口渴喜冷饮，证属热重于湿者，加白头翁、黄柏、秦皮直清里热。痢下白多赤少、舌苔白腻，证属湿重于热者，去黄芩、当归，加茯苓、苍术、厚朴、陈皮等运脾燥湿。血热瘀阻，腹痛较甚、痢下鲜红者，加地榆、牡丹皮、仙鹤草、侧柏叶等凉血止血。

2. 疫毒痢

证候：发病急骤，腹痛剧烈，里急后重频繁，痢下鲜紫脓血，或壮热口渴，头痛烦躁，恶心呕吐，甚者神昏惊厥，舌质红绛，舌苔黄燥，脉滑数或脉微欲绝。

病机：疫毒时邪，壅盛肠道，燔灼气血。

治法：清热解毒，凉血止痢。

方药：白头翁汤加减（白头翁、黄连、黄柏、秦皮）。

白头翁汤以清热凉血解毒为主。如腹痛、里急后重明显者，可合芍药汤调气行血。夹食滞者，加枳实、山楂、莱菔子以消食导滞。若积滞甚者，痢下臭秽难闻、腹痛拒按者，加大承气汤，以通腑泄浊、荡涤内闭。如高热神昏，热毒入营血者，合犀角地黄汤，另服神犀丹或紫雪丹以清营开窍。痉厥抽搐者，加羚羊角、钩藤、石决明、生地黄等息风镇痉。若暴痢致脱，症见面色苍白、汗出肢冷、唇舌紫黯、尿少、脉微欲绝者，应急服独参汤或参附汤，加用参麦注射液等以益气固脱。

疫毒痢（或湿热痢）可用白头翁汤加大黄等，煎水保留灌肠配合治疗，以增强涤泻邪毒之功效。若厥脱、神昏、惊厥同时出现者，则最为险候，必须采用综合性抢救措施，中西医结合治疗，以挽其危急。

3. 寒湿痢

证候：腹痛拘急，痢下赤白黏冻，白多赤少，或纯为白冻，里急后重，脘胀腹满，头身困重，舌苔白腻，脉濡缓。

病机：寒湿客肠，气血凝滞，传导失常。

治法：温化寒湿，调气和血。

方药：胃苓汤加减（苍术、厚朴、陈皮、甘草、生姜、大枣、桂枝、白术、茯苓）。

本方可温中化湿健脾。兼有表证者，加荆芥、苏叶、葛根解表祛邪，或合荆防败毒散逆流挽舟；夹食滞者，加山楂、神曲消食导滞。

4. 阴虚痢

证候：痢下赤白，日久不愈，脓血黏稠，或下鲜血，脐下灼痛，虚坐努责，食少，心烦口干，至夜转剧，舌红绛少津，苔少或花剥，脉细数。

病机：阴虚热灼，邪滞肠间，肠络受损。

治法：养阴清肠。

方药：驻车丸加减（黄连、阿胶、当归、干姜）。

驻车丸有坚阴养血、清热化湿作用。若虚热灼津，见口渴、尿少、舌干者，可加沙参、石斛以养阴生津；如痢下血多者，可加牡丹皮、旱莲草凉血止血；若湿热未清，有口苦、肛门灼热者，可加白头翁、秦皮清解湿热。

5. 虚寒痢

证候：久痢缠绵不已，痢下赤白清稀或白色黏冻，无腥臭，甚则滑脱不禁，腹部隐痛，喜按喜温，肛门坠胀，或虚坐努责，便后更甚，食少神疲，形寒畏冷，四肢不温，腰膝酸软，舌淡苔薄白，脉沉细而弱。

病机：脾肾阳虚，寒湿内生，阻滞肠腑。

治法：温补脾肾，收涩固脱。

方药：桃花汤合真人养脏汤（赤石脂、干姜、粳米、诃子、罂粟壳、肉豆蔻、白术、人参、木香、官桂、炙甘草、生姜、大枣）。

前方能温中涩肠，后方兼能补虚固脱。肾阳虚衰者，加附子、补骨脂，以温补肾阳；如痢久脾虚久陷，导致少气脱肛，可用补中益气汤加减，以益气补中、升阳举陷。

6. 休息痢

证候：下痢时发时止，日久难愈，常因饮食不当、感受外邪或劳累而诱发。发作时，大便次数增多，便中带有赤白黏冻，腹痛，里急后重，症状一般不及初痢、暴痢程度重。休止时，常有腹胀食少，倦怠怯冷，舌质淡苔腻，脉濡软或虚数。

病机：正虚邪恋，寒热错杂，传导失司。

治法：温中清肠，佐以调气化滞。

方药：连理汤加减（人参、白术、干姜、炙甘草、黄连、茯苓）。

若脾阳虚极，肠中寒积不化，遇寒即发，症见下痢白冻、倦怠少食、舌淡苔白、脉沉者，用温脾汤加减，以温中散寒、消积导滞。若久痢不愈，累及于肾，兼见肾阳虚衰者，宜加四神丸，以温肾暖脾、固肠止痢。若下痢时作、大便稀溏、心中烦热、饥不欲食、四肢不温，证属寒热错杂者，可用乌梅丸加减。

临床上还可见噤口痢，即下痢而不能进食，或下痢呕恶不能食者。朱丹溪说："噤口痢者，大虚大热。"基本病机有虚有实，属于实证者，多由湿热或疫毒上犯于胃，胃失和降所致，症见下痢、胸闷、呕恶不食、口气秽臭、舌苔黄腻、脉滑数，治宜泄热和胃、苦辛通降，方用开噤散加减。如治疗过程中，频繁呕吐，胃阴大伤，舌质红绛无苔、脉细数者，可酌加麦冬、石斛、沙参等以益气养阴。属于虚证者，以脾胃素虚，或久病伤胃，胃虚气弱，失于和降所致，症见下痢频频、呕恶不食或食入即吐、神疲乏力、舌淡苔白、脉弱无力，治宜健脾和胃。方用六君子汤健脾和胃，再加石菖蒲、姜汁醒脾降逆。若下痢无度、饮食不进、肢冷脉微，当急用独参汤或参附汤以益气固脱。

课堂互动

患者，张某，女，46岁。反复下痢脓血5年余，加重1个月。诊见：痢下赤白，赤多白少，脓血黏稠，时纯下鲜血，脐下灼痛，虚坐努责，心烦口干，舌红，苔少，脉沉细微数。

要求：诊断，病机，治法，方药。

【专方验方】

1. 清肠饮　葛根9g，黄芩9g，焦槟榔12g，白芍15g，藿香9g，黄连6g，木香9g，生甘草6g，车前子15g，炮姜3g。水煎服。主治急性湿热证者。（《中国中医秘方大全》）

2. 验方　穿心莲研粉，每次五分（约1.56g），每日3次，冲服。主治湿热型痢疾。（《实用内科学》）

【中成药】

湿热痢，可选葛根芩连丸、香连丸；疫毒痢，可选安宫牛黄丸、紫雪丹；寒湿痢，可选六合定中丸、藿香正气散；虚寒痢，可选理中丸、附子理中丸；休息痢，可选人参健脾丸、归脾丸。

【简便疗法】

1. 灌肠疗法　常选用清热解毒、化腐生肌、收敛固涩的药物。如锡类散1~2g，加生理盐水40mL，保留灌肠，每日1~2次，10~15天为1个疗程。（彭勃《中西医临床消化病学》）

2. 针刺疗法　取气海、天枢、足三里、公孙穴，用补泻兼施手法，得气时嘱患者深呼吸，每 5 分钟行针 1 次，每次留针 20 分钟。每日 1 次，2 周为 1 个疗程。用于本病各证型。(《光明中医》2010 年第 2 期)

【预防调护】

1. 预防传染　对于具有传染性的细菌性及阿米巴痢疾，应做好水、粪管理，饮食管理，消灭苍蝇等，以控制痢疾的传染和流行。

2. 饮食调护　进食清淡、易消化的食物，忌食生冷、油腻等难消化之物。在流行季节，可适当食用生蒜，每次 1~3 瓣，每日 2~3 次；或将大蒜放入菜食之中食用。亦可用马齿苋、绿豆适量，煎汤饮用，或马齿苋、陈茶叶共研细末，大蒜捣泥拌和，入糊为丸，如龙眼大小，每次 1 丸，每日 2 次，连服 1 周。

3. 情志调摄　保持乐观、积极的心态，避免情绪波动导致脏腑功能失调，从而影响疾病的康复。

【小结】

痢疾以痢下赤白脓血、腹痛、里急后重为临床特征。主要病因是外感时邪疫毒，内伤饮食不洁。病位在肠，与脾胃有密切关系。病机为湿热、疫毒、寒湿结于肠腑，气血壅滞，脂膜血络受损，化为脓血，大肠传导失司，发为痢疾。辨证应分清寒热虚实，暴痢多为实证，久痢多属虚证。实证有湿热痢、寒湿痢和疫毒痢，以湿热痢为多见，疫毒痢病情凶险，宜及早图治；虚证有虚寒痢、阴虚痢和休息痢。若下痢不能进食或呕恶不能食者，为噤口痢；病情缠绵，日久迁延不愈者，为虚实夹杂之休息痢。痢疾的治疗，初痢宜通，久痢宜涩，热痢宜清，寒痢宜温，寒热虚实夹杂者宜通涩兼施、温清并用。

【证治汇补】

1. 重视特效药的配伍运用　休息痢可用鸦胆子仁治疗，成人每服 15 粒，每日 3 次，胶囊分装或用龙眼肉包裹，饭后服用，连服 7~10 日；如属阿米巴原虫所致，可在辨证治疗基础上酌加白头翁、石榴皮，亦可用鸦胆子仁 10~15 粒，去壳装胶囊饭后吞服，每日 3 次，7~10 日为 1 个疗程。

应用黄连治疗痢疾。黄连苦寒，苦能燥湿，寒能胜热，为治痢要药。临床应重视用量与配伍。①用量：急性发作时，每日用量可多，缓解后渐减量，巩固期再减，并逐渐减少用药天数，避免一成不变，持续日久，产生耐药性，亦可避免苦寒过度的弊病，同时应注意地区之差异、体质之差异，用量亦非一成不变。②配伍：舌有黄腻之苔，湿热并重，黄连配厚朴；白多黄少之苔，黄连配加炒苍术、炒陈皮；缓解而大便无血、次多而溏者，黄连配补骨脂。

2. 提倡配合灌肠疗法　中药煎剂保留灌肠可使药物直达病所，迅速、充分发挥疗效，《伤寒论》中即用"大猪胆一枚，泻汁，和少许法醋，以灌谷道中，如一食顷，当大便，出宿食恶物，甚效"。因此，对于迁延难愈者，可在内服药的基础上配合中药灌肠。常用的灌肠药物有清热化湿解毒药，如苦参、苍术、白头翁、穿心莲、黄柏、黄连、黄芩、金银花、鱼腥草、白花蛇舌草、槐花等；活血化瘀药，如赤芍、丹参、乳香、没药、三七粉、白及、姜黄、血竭等；祛腐生肌药，如乳香、没药、珍珠、炉甘石、龙骨、明矾等；涩肠止血药，如五倍子、槐花、乌梅、诃子、赤石脂、三七粉等；中成药，如云南白药、锡类散等。

【医案选读】

例一：杜某，男，26 岁。

昨晨起发热恶寒，头晕而痛，身肢酸楚，旋即下利赤白，里急后重，日行 20 余次，腹痛不欲食，小便短赤。舌苔薄白而腻，脉象浮滑。

辨证立法：头痛寒热，表邪方兴；小便短赤，湿郁热蕴；里急后重、腹痛下利，积滞未消。以疏表利湿为法治之。

处方：川桂枝 3g，赤芍、白芍各 6g，银柴胡 3g，炒香豉 12g，吴萸（黄连 5g 同炒）5g，蔓荆子 6g，赤茯苓 10g，煨葛根 10g，赤小豆 20g，炒红曲（车前子 10g 同布包）6g，姜川朴 5g，山楂炭 10g，炒枳壳 5g，炙草梢 3g，晚蚕沙（血余炭 6g 同布包）6g。

二诊：药服 2 剂，寒热晕痛已解，大便脓血减少，已成溏便，日行四五次，微感腹痛里急，小便现赤涩。表证已罢，着重清里化湿、消导积滞。

处方：苍术炭 6g，赤茯苓 10g，青皮炭 5g，白术炭 6g，赤小豆 20g，广皮炭 5g，扁豆衣 6g，血余炭（车前子 10g 同布包）6g，扁豆花 6g，吴萸（黄连 5g 同炒）5g，酒黄芩 6g，炒建曲 10g，焦薏仁 15g，川厚朴 5g，煨葛根 10g，炙草梢 3g，白通草 5g，杭白芍（土炒）10g。服 2 剂，愈则停诊。（施今墨医案）

按：发热恶寒、身肢酸楚为外邪侵犯之征，下利赤白、里急后重为邪气在里，小便短赤、舌苔薄白而腻、脉象浮滑是湿热之象。治疗当先解表，表解后再清热化湿、行气消积。表里兼病，来势骤急，服药 4 剂，诸症悉除。初诊重在疏表，二诊则兼清化消导，先表后里，层次井然。

（祝谌予《施今墨临床经验集》）

例二：米某，男，28 岁，1985 年 11 月 17 日初诊。

大便如糊状且夹黏液 1 年，日 2～4 次。自述去夏患"急性菌痢"，先后服多种抗生素，下痢未已。某医疑为"肠道菌群失调"，改用中药补涩，服药 3 剂，便秘与夹黏液之稀便交替出现，腹胀痛有增无减。改用葛根芩连、参苓白术等方，下痢仍时作时止。1 个月前食牛肉两小块，稀便增至日 6～7 次，经 X 线钡剂灌肠和乙状结肠镜检查，诊为溃疡性结肠炎。目前泻下不畅，夹大量黏冻和少许脓血，里急后重，泻前腹痛，泻后则安，口干纳差，面色萎黄，倦怠乏力。舌体偏瘦，质略红，苔黄腻而干，脉沉弦滑略数。证属湿热久羁，气阴两伤。治当辛开苦降，清化湿热为先。（韦献贵医案）

处方：半夏 6g，黄芩 6g，炮姜 6g，苏藿梗 12g，苍术 9g，黄连 6g，秦皮 6g，焦山楂 15g，炙甘草 3g。

配合灌肠：炮地榆 30g，诃子 20g，煎取 100mL，加入锡类散、云南白药、儿茶粉各 1g。混匀后保留灌肠，日 1 次。内外兼治 15 天，大便转为正常，黏冻与脓血消失。继以参苓白术散合驻车丸调治两个月，诸恙俱除。经一年内多次随访，一切正常。

按：湿热盘踞中焦，壅滞肠间，氤氲浊腻，不易速解。本例病程较长，气阴已伤，徒苦寒清热则更伤气阴，徒温燥除湿则反易助热，故取半夏泻心汤增损，辛开苦降，两解湿热。复加苏藿梗、苍术、山楂分清化浊、消食和胃。俟黏冻、脓血俱除，则益气养阴，兼清余邪，以收全功。

（单书健《古今名医临证金鉴·腹泻痢疾卷》）

复习思考题

一、问答题

1. 何为痢疾？痢疾的病因病机是什么？
2. 痢疾的辨证、论治要点是什么？
3. 如何鉴别痢疾与泄泻？
4. 痢疾各证型的证候特点及代表方药是什么？

二、选择题

[A1 型题]

下列除哪项外均为痢疾的治法（　　）

A. 湿盛则分利　　　　　　B. 初痢宜通

C. 久痢宜涩　　　　　　　D. 赤多重用血药

E. 白多重用气药

[A2 型题]

患者，女，51 岁。痢下赤白脓血，黏稠如胶冻，伴腹痛、里急后重、肛门灼热感，小便短赤，舌苔黄腻，脉滑数。当选（　　）

A. 芍药汤　　　　　　　　B. 白头翁汤

C. 胃苓汤　　　　　　　　D. 葛根芩连汤

E. 驻车丸

[B1 型题]

A. 葛根芩连汤　　　　　　B. 藿香正气散

C. 芍药汤　　　　　　　　D. 柴胡疏肝散

E. 痛泻要方

1. 湿热泄泻的主方是（　　）
2. 湿热痢初起兼有表证，若表邪未解而里热已盛，治疗方宜选（　　）

第九节　便　秘

学习要点

1. 便秘的概念。
2. 便秘的病因病机。
3. 便秘的诊断要点与病证鉴别。
4. 便秘的辨证论治。
5. 便秘的转归预后。
6. 便秘的预防调护。

便秘是指大肠传导失常，导致大便秘结，排便周期延长；或周期不长，但粪质干结，排出艰难；或粪质不硬，虽有便意，但便而不畅的病证。

《内经》称本病为"后不利""大便难"，且已认识到便秘与脾胃受寒等有关。如《素问·厥论》曰："太阴之厥，则腹满膜胀，后不利。"汉代张仲景称本病为"阴结""阳结""大便硬""不更衣""脾约""闭"，提出便秘当从阴阳分类，如《伤寒论·辨脉法》曰："其脉浮而数，能食，不大便者，此为实，名曰阳结也。其脉沉而迟，不能食，身体重，大便反硬，名曰阴结也。"《金匮要略·五脏风寒积聚病脉证并治》曰："趺阳脉浮而涩，浮则胃气强，涩则小便数，浮涩相搏，大便则其脾为约，麻子仁丸主之。"提出了本病寒、热、虚、实不同的发病机制，设立了承气汤的苦寒泻下、大黄附子汤的温里泻下、麻子仁丸的养阴润下、厚朴三物汤的理气通下及蜜煎导诸法，为后世医家认识和治疗本病确立了基本原则，有的方药至今仍为临床治便秘所常用。明代虞抟《医学正传》认为本病与肾及脾胃有关，并认为"传导失常"为其病机。明代张景岳《景岳全书·杂证谟·秘结》中说："秘结证，凡属老人、虚人、阴脏人及产后、病后、多汗后，或小水过多，或亡血失血大吐大泻之后，多有病为燥结者，盖此非气血之亏，即津液之耗。凡此之类，皆须详察虚实，不可轻用芒硝、大黄、巴豆、牵牛、芫花、大戟等药，及承气神芎等剂。虽今日暂得通快，而重虚其虚，以致根本日竭，则明日之结，必将更甚，愈无可用之药矣。"对便秘的认识更加完备。直至清代沈金鳌《杂病源流犀烛》才比较明确地提出了便秘的病名，并强调："大便秘结，肾病也。"清代程国彭《医学心悟·大便不通》将便秘分为"实闭、虚闭、热闭、冷闭"4 种类型，并分别列出各类的症状、治法及方药，对临证有一定的参考价值。

本节仅论述以便秘为主要表现的病证。西医学中的功能性便秘、肠易激综合征、直肠及肛门疾病所致便秘、药物性便秘、内分泌及代谢性疾病的便秘，以及肌力减退所致的排便困难等，可参照本节辨证论治。

【病因病机】

便秘多由感受外邪，内伤饮食、情志，阴阳气血不足等所致，而且各种原因又常相兼为病。

1. 素体阳盛，肠胃积热　阳盛之体，恣食醇酒、肥甘、辛辣，或热病之后，余热留恋，或肺热肺燥，下移大肠，或过服热药，均可致肠胃积热，耗伤津液，肠道干涩，粪质干燥，难于排出，而成"热秘"。即如《景岳全书·杂证谟·秘结》曰："阳结证，必因邪火有余，以致津液干燥。"

2. 情志失和，气机郁滞　忧愁思虑，脾伤气结；或抑郁恼怒，肝郁气滞；或久坐少动，气机不能宣达，均可导致腑气郁滞，通降失常，传导失职，糟粕内停，不得下行，而成气秘。如《金匮翼·便秘》曰："气秘者，气内滞，而物不行也。"

3. 阴寒积滞　饮食不节，恣食生冷；或外感寒邪，积聚肠胃；或过服寒凉等，均可导致阴寒内盛，凝滞胃肠，失于传导，糟粕不行而成冷秘。如《金匮翼·便秘》说："冷秘者，寒冷之气，横于肠胃，凝阴固结，阳气不行，津液不通。"

4. 气虚阳衰　饮食劳倦，脾胃受损；或素体虚弱，阳气不足；或年老体弱，气虚阳衰；久病产后，正气未复；或过食生冷，损伤阳气；或苦寒攻伐，伤阳耗气，均可导致气虚阳衰，气虚则大肠无力传导，阳虚则肠道温煦无权，阴寒内结，导致便下无力，大便艰涩。如《景岳全书·杂证谟·秘结》曰："凡下焦阳虚，则阳气不行，阳气不行，则不能传送，而阴凝于下，此阳虚而阴结也。"

5. 阴亏血少　素体阴虚，津亏血少；或病后产后，阴血虚少；或失血夺汗，伤津亡血；或年高体弱，阴血亏虚；或辛香燥热，损耗阴血，均可导致阴亏血少，血虚津枯，不能滋润大肠而成便秘。如《医宗必读·大便不通》说："更有老年津液干枯，妇人产后亡血，乃发汗利小便，病后血气未复，皆能秘结。"

综上所述，便秘的病位在大肠，与脾、胃、肺、肝、肾等功能失调密切相关。便秘不外热、气、冷、虚4种，肠胃积热者发为热秘，气机郁滞者发为气秘，阴寒积滞者发为冷秘，气血阴阳不足者发为虚秘。其中，热秘、冷秘、气秘属实，阴阳气血不足的虚秘属虚。实者病机在于邪滞胃肠，壅塞不通；虚者病机在于肠失温润，传导无力；虚实之间又常转化，可由实转虚，可因虚致实，可虚实夹杂。如气机郁滞，日久化热，可导致热结；而热结日久，耗液伤阴，又可导致阴虚。

便秘的转归与预后与患者正气的强弱、患病时间的长短均有关，一般经积极治疗，并结合饮食、情志、运动等方面的合理调护，预后多较好。年老体弱、产后病后体虚便秘，多为气血不足、阴寒凝聚，治疗宜缓缓图之，难求速效。若便秘日久，可引起肛裂、痔疮等。中老年人用力排便，可诱发真心痛、中风等疾病，临床应加以注意。

【诊断】

一、诊断要点

1. 临床特征　便秘主要表现为排便次数减少，排便周期延长，三五日或六七日，甚或更久方才排便一次；或排便次数不减少，但粪质坚硬，便下困难；或大便并不干硬，但排出无力，出而不畅。常有腹胀、腹痛、纳呆、头晕、口臭、肛裂、痔疮、排便带血及汗出气短、头晕心悸等兼症。

2. 病史　常有饮食不节、情志内伤、劳倦过度，或热盛伤津、产后失血、年高体虚等病史。

3. 相关检查　纤维结肠镜等有关检查，常有助于部分便秘的诊断。

二、病证鉴别

1. 便秘与积聚　二者均可出现腹部包块。但便秘之包块为燥屎内结，常出现在小腹左侧，多可扪及条索状物，排便后包块消失或减少；积聚之包块乃为气滞血瘀，腹部各处均可出现，形状不定，包块是否消失与排便无关。

2. 便秘与肠结　两者皆见大便秘结不通。但肠结为大肠通降受阻所致，多为急病，表现为腹部疼痛拒按、大便完全不通、无矢气和肠鸣音，严重者可吐出粪便。便秘为大肠传导失常所致，多为慢性久病，因表现为大便次数减少、排解不畅，可有矢气和肠鸣音，或有恶心欲吐、食纳减少。

【辨证论治】

一、辨证要点

便秘当辨寒热虚实。实证当辨热秘、冷秘、气秘；虚证当辨气虚、血虚、阴虚和阳虚的不同。热秘以粪质干燥坚硬、便下困难，伴面赤身热、肛门灼热、舌苔黄燥或垢腻为特点；气秘以粪质不甚干结、排出断续不畅，伴腹胀痛、嗳气频作、苔薄腻、脉弦为特点；冷秘以大便艰涩、腹痛拘急，伴手足不温、舌苔白腻、脉弦紧为特点；气虚者以大便不甚干结但排出无力，或出而不畅，临厕努挣，甚则汗出短气，伴神疲乏力、舌质嫩、苔薄、脉虚为特点；血虚者以大便排出不畅，伴面色无华、头眩心悸、舌质淡、脉细涩为特点。

二、论治要点

邪滞胃肠，壅塞不通，或肠失濡润，传导无力等皆可导致便秘的发生，应当根据不同的致病原因，采用不同的治疗方法。实者以祛邪为主，或泄热，或顺气导滞，或散寒，邪去则便通；虚者以养正为先，或滋阴，或养血，或益气，或温阳，使正盛则便通。如《景岳全书·杂证谟·秘结》曰："阳结者邪有余，宜攻宜泻者也；阴结者正不足，宜补宜滋者也。知斯二者即知秘结之纲领矣。"

三、分证论治

（一）实秘

1. 肠胃积热证

证候：大便干结，面红身热，口干口臭，心烦不安，小便短赤，或兼腹胀腹痛，舌质红，苔黄燥，脉滑数。

病机：肠胃积热，津伤便结。

治法：泄热导滞，润肠通便。

方药：麻子仁丸加减（麻子仁、芍药、炙枳实、大黄、炙厚朴、杏仁、瓜蒌仁）。

本方泄热润肠，行气通便。若津液已伤，可加生地黄、玄参、麦冬，以滋阴生津；若兼郁怒伤肝，易怒目赤者，加服更衣丸，以清肝通便；若燥热不甚，或药后通而不爽者，可用青麟丸，以通腑缓下，以免再秘；若热势较甚，痞满燥实坚者，可用大承气汤急下存阴。

2. 气机郁滞证

证候：大便干结，或不甚干结，欲便不得出，或便而不爽，肠鸣矢气，腹中胀痛，胸胁满闷，嗳气频作，纳食减少，舌苔薄腻，脉弦。

病机：肝脾气滞，腑气不通。

治法：顺气导滞。

方药：六磨汤加减（沉香、木香、槟榔、乌药、枳实、大黄）。

本方能调理肝脾，通便导滞。若腹部胀痛甚，可加厚朴、柴胡、莱菔子以助理气；若气郁日久化火，可加黄芩、栀子、龙胆草清肝泻火；若气逆呕吐者，可加半夏、旋覆花、代赭石降逆止呕；若情志郁结，郁郁寡言者，加白芍、柴胡、合欢皮疏肝解郁；若跌仆损伤、腹部术后，便秘不通，属气滞血瘀者，可加桃仁、红花、赤芍之类活血化瘀。

3. 阴寒积滞证

证候：大便艰涩，腹痛拘急，胀满拒按，胁下偏痛，手足不温，呃逆呕吐，舌苔白腻，脉弦紧。

病机：阴寒内盛，凝滞胃肠。

治法：温里散寒，通便止痛。

方药：大黄附子汤加减（附子、大黄、细辛、枳实）。

本方可温里散寒止痛。若便秘腹痛，可加枳实、厚朴、木香助泻下之力；如腹部冷痛、手足不温，可加干姜、小茴香以增散寒之功；若心腹绞痛、口噤暴厥，属大寒积聚者，可用三物备急丸攻逐寒积。

（二）虚秘

1. 气虚证

证候：粪质并不干硬，虽有便意，但临厕努挣乏力，便难排出，汗出气短，便后乏力，面白神疲，肢倦懒言，舌淡苔白，脉弱。

病机：脾肺气虚，传导无力。

治法：益气润肠。

方药：黄芪汤加减（黄芪、陈皮、火麻仁、当归）。

本方可补脾益肺，润肠通便。若气虚较甚，可加人参、白术以增强补气之功；若气虚下陷脱肛者，用补中益气汤补气固脱；若肺气不足，气息微弱者，可加用生脉散益气；若日久肾气不足者，可用大补元煎滋补肾气；若脘腹痞满、舌苔白腻者，可加白扁豆、薏苡仁健脾祛湿；若纳少者，可加炒麦芽、砂仁以和胃消导。

2. 血虚证

证候：大便干结，面色无华，心悸气短，失眠多梦，健忘，口唇色淡，舌淡苔白，脉细。

病机：阴血亏虚，肠道失荣。

治法：养血润燥。

方药：润肠丸加减（当归、生地黄、麻仁、桃仁、枳壳）。

本方可滋阴养血，润肠通便。若因推动力少而致内热，出现手足心热、烦热、口干者，可加知母、胡黄连等清虚热；若阴血已复，大便仍干燥者，可用五仁丸润滑肠道。

3. 阴虚证

证候：大便干结，如羊屎状，形体消瘦，头晕耳鸣，两颧红赤，心烦少眠，潮热盗汗，腰膝酸软，舌红少苔，脉细数。

病机：阴津不足，肠失濡润。

治法：滋阴通便。

方药：增液汤加减（玄参、麦冬、生地黄、熟地黄、火麻仁）。

本方可养阴增液。如大便干结如羊屎状，可加火麻仁、柏子仁、瓜蒌仁增强润肠之效；如口干面赤、心烦盗汗者，可加芍药、玉竹、石斛以助养阴之力；若胃阴不足，口干口渴者，可用益胃汤滋养胃阴；若肾阴不足，腰膝酸软者，可用六味地黄丸补肾阴；若阴亏燥结，热盛伤津者，可用增液承气汤增水行舟。

4. 阳虚证

证候：大便干或不干，排出困难，小便清长，面色㿠白，四肢不温，腹中冷痛，得热则减，腰膝冷痛，舌淡苔白，脉沉迟。

病机：阳气虚衰，阴寒凝结。

治法：温阳通便。

方药：济川煎加减（当归、牛膝、肉苁蓉、泽泻、升麻、枳壳）。

本方可温补肾阳，润肠通便。若老人虚冷便秘，可用半硫丸；若脾阳不足，阴寒冷积，可用温脾汤。

▌ 课堂互动

　　患者，韩某，男，76岁。大便干结10余年。诊见：粪质干硬，5~6日一行，虽有便意，但临厕努挣乏力，便难排出，汗出气短，便后乏力，肢倦懒言，舌淡苔白，脉沉缓无力。

　　要求：诊断，病机，治法，方药。

【专方验方】

1. 当归芍药汤　当归、芍药各45~60g，滑石12g，枳壳6g，槟榔、莱菔子各5g，木香、甘草各3g。气虚甚者，加生白术30~45g，黄芪25g；血虚甚者，加何首乌20g。

大便通畅后改为 3～6 日 1 剂，3～4 周为 1 个疗程。(《四川中医》1995 年第 2 期)

2. 决明子煎剂及决明子蜜　决明子煎剂：取决明子 20～40g，水煎，清晨及睡前分两次空腹服。决明子蜜：取决明子 500g，蜂蜜 1000g，冰糖 50g。将决明子用冷水浸没，再加水 400mL，用小火慢煎 1 个小时，滤去头汁 400mL，再加水 700mL，滤出二汁 300mL；将头汁、二汁加蜂蜜、冰糖，小火共煎半小时，离火，冷却，装瓶，盖紧。每晚临睡前开水冲服两匙，或早、晚各 1 匙。(《中医杂志》1998 年第 12 期)

【中成药】

肠胃积热型便秘，可选大黄清胃丸、牛黄上清丸；气机郁滞型便秘，可选四磨汤、木香槟榔丸；阴寒积滞型便秘，可选半硫丸；气虚便秘，可选补中益气丸、四君子丸；血虚便秘，可选当归养血丸、润肠丸；阳虚便秘，可选金匮肾气丸、青娥丸；阴虚便秘，可选六味地黄丸、大补阴丸。

【简便疗法】

1. 针刺疗法　取天枢、支沟、水道、归来、丰隆穴。热秘者加合谷、内庭；气秘者加太冲、中脘；虚秘气虚者加脾俞、气海，虚秘血虚者加足三里、三阴交；阳虚者加神阙、关元。(韦绪性、孙世山《中医内科学》)

2. 推拿疗法　取足部肾上腺、肾脏、输尿管、膀胱、腹腔神经丛、大脑、胃、十二指肠、盲肠、升结肠、横结肠、降结肠、直肠、肛门等穴。全足按摩，随症重点加强，用按揉法、拇指推法、单食指扣拳法、搓法、摇法，每次 25 分钟，日 1 次，10 次为 1 个疗程，按摩 30 分钟内饮水 250mL。(《按摩与导引》1996 年第 6 期)

【预防调护】

1. 嘱咐患者养成定时排便的习惯，每日按时如厕。

2. 合理膳食，多进食粗纤维食物及香蕉等有助于排便的水果，勿过食辛辣刺激、肥甘厚味。

3. 保持心情舒畅，增加体力活动，以利胃肠功能的改善。

【小结】

便秘不外虚实两大类。实证有热结、气滞、寒积，虚证分气虚、血虚、阴虚和阳虚，总由大肠传导失职而成。其病位在大肠，又常与肺、脾、胃、肝、肾等脏腑有关。在治法上实证予以通泻，虚证予以滋补；属热结者宜泄热通腑，气滞者宜行气导滞，寒积者宜散寒通里，气虚者宜益气润肠，血虚者宜养血润燥，阴虚者宜滋阴润下，阳虚者宜温阳通便。

【证治汇补】

1. 综合治疗　可在内服中药方剂的同时，配合敷脐法、塞肛法、灌肠法、针灸法、拔罐法等，以提高疗效。亦可采用食饵疗法，如以黑芝麻、核桃肉、松子仁等研细，以蜂蜜水调服，对阴血不足的便秘尤为适宜；脾虚气弱者可食用山药粥、白扁豆粥等。

2. 重视生白术的应用　白术功可健脾益气，而大剂量生用白术（120～150g），更可加强通便之功，对于脾虚气弱之便秘尤为适宜。

3. 祛邪宜中病即止　胃肠积热、气机阻滞等型便秘在治疗时使用诸承气汤或辛温芳香走窜之品，均不可久服，以免伤津耗气，通便之后改投缓剂，如麻子仁丸等，并在方中加养阴生津之品。

4. 合理应用"通下"法　便秘的治疗总以"通"字立法，但因其成因复杂，病机各不相同，临证常虚中有实、实中有虚，或虚实夹杂。故通下应随病情的变化而选用寒下、温下、润下等法，而不可一味单纯用攻下法。如有下焦阳虚阴盛之便秘，单用温阳之法便结难开，而仅用攻下又恐更损阳气，故宜温阳与攻下并投方可奏效；又如肠燥便秘，多有津血不足存在，即"无水行舟"，故在攻下的基础上，当配以养血滋阴之品。

5. 辨治老年性便秘　年老之人，肾精亏虚，或因真阳亏损，温煦无权，凝阴固结，或因真阴亏虚，肠道失润，无力行舟，均可致便秘的发生，故老年性便秘多属虚证。但临床亦有虚实互见、寒热错杂者，故不可一见老人便秘就云补虚，即如《张氏医通·大便不通》云："古方治老人燥结，多用苁蓉，不知胃气虚者，下口即作呕吐。肥人胃中多有痰湿，尤非所宜，唯命门火衰，开阖失职者，方可合剂。"同时亦不可过用攻伐之剂，以免更伤正气，变生他证。

6. 辨治产后便秘　产后便秘的治疗应谨遵"勿拘于产后，勿忘于产后"的原则。产后便秘者，多因分娩时出血过多，致血亏津枯，肠道失于濡润而发生，以虚者多见。治疗时应以养血润燥为主，不可妄投苦寒通下之品，以免耗伤阳气，重伤阴液。但如确系燥热结滞肠道，大便干结难排者，亦可攻下通腑，而不可拘泥于产后多虚，畏用攻下。唯攻邪药量不宜过大，应中病即止。

【医案选读】

刘某，女，55 岁。

便秘六七年，经常燥结，五六日一行，屡治未愈，由去冬病势加重，腹中冷，背痛，食少，食即胸满闷胀。舌淡苔薄，脉沉滞而细。

辨证立法：脾气不升，胸满闷胀；胃气不降，便结不润；虚人血少津亏，非属火郁结燥。脉症相合，当宜缓通油润。拟养阴润燥法治之。

处方：薤白头 10g，郁李仁 10g，全瓜蒌 20g，晚蚕沙（炒皂角子 6g 同布包）10g，火麻仁 20g，桃仁 6g，砂仁 3g，玫瑰花 6g，杏仁 6g，白蔻仁 3g，厚朴花 6g，北沙参 12gg，炒枳壳 5g，野於术 5g，细丹参 12g，生谷芽 10g，生麦芽 10g。

二诊：服药 6 剂，食欲渐增，大便好转，小溲多，背痛已轻，但饭后仍有胸腹胀之感，前方加减治之。

处方：薤白头 10g，莱菔子 6g，全瓜蒌 20g，莱菔英 6g，代赭石（旋覆花 6g 同布包）12g，炒枳壳 5g，砂仁、白蔻仁各 3g，刀豆子 12g，野於术 5g，桃仁、郁李仁各 6g，苦桔梗 5g，火麻仁 15g，紫厚朴 5g，焦内金 10g，北沙参 12g，广皮炭 6g。

三诊：前方连服 4 剂，甚效，大便已趋正常，仍遵前方增损收益。

处方：薤白头 10g，莱菔子 6g，全瓜蒌 20g，莱菔英 6g，炒皂角子（晚蚕沙 10g 同布包）10g，炒枳壳 5g，厚朴花 6g，柏子仁 10g，野於术 5g，玫瑰花 6g，火麻仁 15g，酒丹参 12g，焙内金 10g，油当归 10g。

按：本案为津亏血少之便秘，食少、食即胸满闷胀、舌淡苔薄、脉沉滞而细，为脾胃虚弱，运化无权之象；脾虚日久，气血生化乏源，气虚推动无力，津亏血少，肠道干涩，故见大便燥结难解，数年未愈。以旋覆代赭汤、瓜蒌薤白半夏汤及枳术丸之意，健脾和胃，理气降逆，并化裁麻仁丸，养阴润燥，兼用沙参、丹参、当归等味和血生津，谷芽、麦芽、砂仁、蔻仁升发胃气，施治妥当，久病得愈。

（祝谌予《施今墨临床经验集》）

复习思考题

一、问答题

1. 何谓便秘？便秘的病因病机是什么？
2. 便秘的治疗要点是什么？
3. 便秘各证型的证候特点及代表方药是什么？

二、选择题

[A1 型题]

气虚便秘的治法为（　　）

 A. 行气通便   B. 润肠通便

 C. 益气润肠   D. 温阳通便

 E. 理气导滞

[A2 型题]

患者，女，51 岁。自述有便意，但临厕之时努挣乏力，挣后汗出短气，而大便并不干硬，面色白，舌淡嫩，苔薄，脉虚。当选（　　）

 A. 六磨汤   B. 济川煎

 C. 黄芪汤   D. 润肠丸

 E. 五仁丸

[B1 型题]

 A. 便秘，面赤身热，口臭唇焦，尿赤，苔黄燥，脉滑实

 B. 便秘，嗳气频作，胸胁痞满，腹胀，苔薄腻，脉弦

 C. 便秘，神疲气短，临而努挣乏力，大便不燥，脉虚

 D. 便秘，面色无华，头晕心悸，舌淡，脉细

 E. 便秘，形体消瘦，潮热盗汗，舌红少苔，脉细数

1. 血虚便秘的辨证特点是（　　）
2. 气虚便秘的辨证特点是（　　）

第九章 肝胆病证

肝胆病证是指以肝胆疏泄失常、气血失调、阴阳失和为病理基础的一类病证。本章主要介绍胁痛、黄疸、积聚、鼓胀的辨证论治。

肝居胁下，主疏泄，主藏血，主筋，开窍于目。胆附于肝，内藏"精汁"。肝经属肝络胆，肝胆互为表里。肝为刚脏，为将军之官，体阴而用阳，喜条达而恶抑郁。若肝失疏泄，气机郁结，肝络失和，或阴血不足，肝失濡养，致气郁络滞，则为胁痛；若肝体失和，气血壅滞，腹内结块，则形成积聚；如湿邪壅滞，肝胆失泄，胆汁溢于脉外，则发生黄疸；如肝脾肾功能失调，气血水互结腹中，则发为鼓胀。若肝失疏泄，肝气郁结，则为肝郁；郁久化火，则为肝火；气盛肝旺，则为阳亢；阳亢化风或热极生风，则为肝风。在病变过程中，肝郁、肝火、阳亢、肝风常多兼夹或相互转化。

此外，肝胆为人体重要脏腑，气血、经络、情志等方面的病证多与之相关。肝气易亢易逆。如肝气失调可致郁证、厥证，风阳扰动可致痉证、颤证等，分别将其归属于有关章节或其他临床学科中讨论。

第一节 胁 痛

学习要点

1. 胁痛的概念。
2. 胁痛的病因病机。
3. 胁痛的诊断与病证鉴别。
4. 胁痛的辨证论治。
5. 胁痛的转归预后。

胁痛是指由于肝络失和，以一侧或两侧胁肋部疼痛为主要表现的病证。胁，指侧胸部，为腋以下至第 12 肋骨部的统称。如清代吴谦《医宗金鉴·卷八十九》所述："其两侧自腋而下，至肋骨之尽处，统名曰胁。"

有关胁痛的论述最早见于《内经》。《素问·脏气法时论》曰："肝病者，两胁下痛引少腹，令人善怒。"《素问·举痛论》曰："寒气客于厥阴之脉，厥阴之脉者，络阴器，系于肝。寒气客于脉中，则血泣脉急，故胁肋与少腹相引痛矣。"《素问·刺痛论》指出："肝热病者，小便先黄……胁满痛，手足躁，不得安卧。"《灵枢·五邪》云：

"邪在肝，则两胁中痛，恶血在内。"《灵枢·经脉》说："胆，足少阳之脉，是动则病口苦，善太息，心胁痛，不能转侧。"上述说明，胁痛的发生与善怒、寒邪、肝热及恶血等相关，病变脏腑主要责之于肝胆。关于胁痛病因，宋代严用和《严氏济生方·胁痛评治》指出："夫胁痛之病……多因疲极嗔怒，悲哀烦恼，谋虑惊扰，致伤肝脏。肝脏既伤，积气攻注，攻于左则左胁痛，攻于右则右胁痛，移于两胁则两胁俱痛。"明代张景岳《景岳全书·杂证谟·胁痛》云："胁痛有内伤外感之辨，凡寒邪在少阳经……然必有寒热表证者，方是外感，如无表证，悉属内伤。但内伤胁痛者十居八九，外感胁痛则间有之耳。"关于胁痛病因及治疗原则，清代李用粹《证治汇补·胁痛》作了较为系统的描述，指出："因暴怒伤触，悲哀气结，饮食过度，风冷外侵，跌仆伤形……或痰积流注，或瘀血相搏，皆能为痛。至于湿热郁火，劳役房色而病者，间亦有之。"又说："治宜伐肝泻火为要，不可骤用补气之剂，虽因于气虚，亦宜补泻兼施。"

西医学中的急慢性肝炎、急慢性胆囊炎、胆道结石、胆道蛔虫、肋间神经痛等，以胁痛为主要表现者，可参考本节辨证论治。

【病因病机】

胁痛的发生多因情志不遂、饮食不节、跌仆损伤、久病劳欲等，导致肝气郁结，肝失条达，瘀血停滞，痹阻胁络，或湿热蕴结，肝失疏泄，或肝阴不足，络脉失养等病理变化，引发胁痛。

1. 情志不遂，肝气郁结　情志所伤，或抑郁忧思，或暴怒伤肝，均可致肝失条达，疏泄不利，气阻络痹，而发为肝气郁结之胁痛。《金匮翼·胁痛统论》谓："肝郁胁痛者，悲哀恼怒，郁伤肝气。"若气郁日久，血行不畅，瘀血停滞，阻于胁络，"不通则痛"，可致瘀血胁痛。《临证指南医案·胁痛》指出："久病在络，气血皆窒。"

2. 跌仆损伤，瘀血阻络　因跌仆外伤，或强力负重，致使胁络受伤，血行不畅，阻塞胁络，导致胁痛，或跌仆闪挫，瘀血停留，"不通则痛"，而致胁痛。《金匮翼·胁痛统论》指出："污血胁痛者，凡跌仆损伤，污血必归胁下故也。"

3. 湿热互结，蕴积肝胆　湿热之邪，有内外之分。外感湿热之邪，侵袭肝胆，郁结少阳，枢机不利，肝胆经气疏泄不畅，发为胁痛。正如《素问·缪刺论》所言："邪客于足少阳之络，令人胁痛不得息。"或饮食不节，嗜食肥甘辛辣，损伤脾胃，脾失健运，生湿蕴热，蕴结肝胆，导致肝胆疏泄不利，气机阻滞，而成胁痛。如《景岳全书·杂证谟·胁痛》云："以饮食劳倦而胁痛者，此脾胃之所传也。"若湿热内盛，气郁化火，湿热蕴蒸，结成砂石，阻于胆道，亦可引起胁痛，并牵引肩背。

4. 久病劳欲，肝络失养　素体肾虚，或久病耗伤，或劳欲过度，均可使精血亏损，导致水不涵木，肝阴不足，络脉失养，不荣则痛，而成胁痛。因肝络失于濡养，故胁肋隐痛，绵绵不绝，遇劳加重。《景岳全书·杂证谟·胁痛》曰："凡房劳过度，肾虚羸弱之人，多有胸胁间隐隐作痛，此肝肾精虚。"

总之，胁痛的病变脏腑主要在肝胆，与脾、胃、肾相关。本病以气滞、血瘀、湿热所致者，基本病机为肝络失和，其病理变化可归结为"不通则痛"与"不荣则痛"两类。其病理因素有气滞、血瘀、湿热。病理性质有虚实之分，临床以实证为多见。其中，因肝郁气滞，肝失条达，瘀血停积，胁络不通，湿热蕴结，肝失疏泄所致者，属"不通则痛"，为实证；因阴血不足，肝络失养所致者，为"不荣则痛"，属虚证。

胁痛调治得法，一般预后良好。若失治、误治，久延不愈，或摄生不当，反复感邪，可使病情反复发作，日渐加重，迁延不愈；日久可见胁下积块，或身目黄染，腹大坚满，而成积聚或鼓胀，则预后较差；若结石阻塞胆道，而见疼痛剧烈者，应转外科处理，以免贻误病情。

知识链接

"左肝右肺"的含义

"左肝右肺"之说源于《素问·刺禁论》："肝生于左，肺藏于右，心部于表，肾治于里，脾为之使，胃为之市。""左肝右肺"只是前面两句话，与全文分开，"断章取义"地将其与解剖位置相对应，是错误的。《灵枢·九宫八风》中应用的"九宫八风图"，来源于洛书的后天八卦方位图，后人衍生出圆运动的脏气升降图：心火下降，肾水上济，肝木左升，肺金右降。脾胃居中，为升降之枢纽。脾所以升，肝辅之也。肺气降，胃气亦随之降也。由此可知，"左肝右肺"是代表全身阴阳气血升降之通路，并且整个圆运动任何一个脏腑的升降都与其他脏腑升降密切相关。生理病理如此，临床用药也必当如此。

【诊断】

一、诊断要点

1. **临床特征** 以一侧或两侧胁肋部疼痛为主要表现。胁痛性质可以表现为胀痛、窜痛、刺痛、灼痛、隐痛等，多为拒按，间有喜按者。部分患者可伴胸闷、腹胀、嗳气呃逆、急躁易怒、口苦纳呆、厌食恶心等症状。

2. **病史** 常有饮食不节、情志不遂、感受外湿、跌仆闪挫或劳欲久病等病史。

3. **相关检查** 检测肝功能、血清中各型肝炎的病毒指标，检测血中甲胎球蛋白、碱性磷酸酶等指标，以及 B 超、CT 和 MRI 检查等项目，有助于诊断。

二、病证鉴别

1. **胁痛与胃脘痛** 肝气犯胃所致的胃脘痛常攻撑两胁而痛，应与胁痛鉴别。胁痛部位在上腹两侧胁肋部，常伴恶心、口苦等肝胆病症状，B 超等检查多可确诊肝胆疾病；但胃痛部位在上腹中部胃脘处，多兼恶心嗳气、吞酸嘈杂等胃失和降的症状，如有胃痛连胁也是以胃痛为主，胃镜检查多有胃的病变。

2. **胁痛与悬饮** 胁痛多由肝郁气滞所致，胁肋胀痛，走窜不定，疼痛随情绪波动而增减，无咳唾引痛、胁下胀满；而悬饮系饮后水流在胁下所致，以咳唾引痛为特征，症见胁下胀满、咳嗽或唾涎时两胁引痛，甚则转身及呼吸均牵引作痛，心下痞硬胀满，或兼干呕、短气、头痛目眩，或胸背掣痛不得息，舌苔滑，脉沉弦。

【辨证论治】

一、辨证要点

1. 辨在气在血　一般说来，气滞以胀痛为主，且游走不定，时轻时重，症状的轻重每与情绪变化有关；血瘀以刺痛为主，且痛处固定不移，疼痛持续不已，局部拒按，入夜尤甚，或胁下有积块。

2. 辨属虚属实　实证由肝郁气滞、瘀血阻络、外感湿热之邪所致，起病急，病程短，疼痛剧烈而拒按，脉实有力；虚证多由肝阴不足，络脉失养所引起，常因劳累而诱发，起病缓，病程长，疼痛隐隐、绵绵不休而喜按，脉虚无力。

二、论治要点

胁痛的治疗应依据"不通则痛"的理论，以疏肝和络止痛为基本治疗原则，结合肝胆的生理特点，灵活使用。实证宜理气、活血通络、清热祛湿之法；虚证宜滋阴、养血、柔肝为要，取补中寓通之意。临证中均应适当配伍疏肝理气、利胆通络之品。

三、分证论治

1. 肝郁气滞证

证候：胁肋胀痛，走窜不定，甚则连及胸背肩臂，疼痛随情绪波动而增减，常伴胸闷、善太息、嗳气则舒，饮食减少，脘腹胀满，舌苔薄白，脉弦。

病机：肝失条达，气机郁滞，络脉失和。

治法：疏肝理气。

方药：柴胡疏肝散加减（柴胡、白芍、川芎、枳壳、香附、炙甘草）。

本方疏肝解郁、理气止痛，适用于肝郁气滞，气机不畅之胁痛。若气滞及血，胁痛重者，酌加郁金、川楝子、延胡索、青皮，以增强理气活血止痛之功；兼心烦急躁、口干口苦、尿黄便干、舌红苔黄、脉弦数等气郁化火之象，酌加栀子、黄芩、龙胆草，以清泻肝火；若伴有恶心呕吐，酌加半夏、陈皮、藿香、生姜，以和胃降逆止呕。

2. 瘀血阻络证

证候：胁肋刺痛，痛处固定而拒按，入夜尤甚，或胁下有积块，或面色晦黯，舌质紫黯，脉沉弦。

病机：瘀血停滞，肝络痹阻。

治法：活血化瘀，通络止痛。

方药：血府逐瘀汤加减（当归、生地黄、桃仁、红花、枳壳、赤芍、柴胡、甘草、桔梗、川芎、川牛膝）。

本方活血化瘀、行气止痛，适用于气滞血瘀，血行不畅导致的胸胁刺痛日久不愈者。

若因跌打外伤所致胁下瘀积肿痛，痛不可忍，应以逐瘀为主，可首选复元活血汤；胁肋下有积块，而正气未衰者，可酌加三棱、莪术，或配合服用鳖甲煎丸，以破血消癥。

3. 肝胆湿热证

证候：胁肋胀痛或灼热疼痛，触痛明显而拒按，或引及肩背，伴有脘闷纳呆，恶心呕吐，厌食油腻，口干苦或黏，小便黄赤，大便不爽，或兼有身热恶寒，身目发黄，舌红，苔黄腻，脉弦滑数。

病机：湿热蕴结，肝胆失疏，络脉失和。

治法：疏肝利胆，清热利湿。

方药：龙胆泻肝汤加减（龙胆草、黄芩、栀子、泽泻、川木通、车前子、当归、赤芍、生地黄、柴胡、生甘草）。

本方清利肝胆湿热，适用于肝胆湿热而致的胁痛。若便秘、腹胀满者为热重于湿，肠中津液耗伤，可加大黄、芒硝，通便泄热存阴；白睛发黄、尿黄、发热口渴，为湿热黄疸，可加清热利湿退黄的茵陈、地耳草、金钱草等；若湿热煎熬，结成砂石，阻塞胆道，症见胸胁剧痛连及肩背者，可加金钱草、海金沙、郁金、川楝子；若胁痛久延不愈，可酌加三棱、莪术、丹参、当归尾等活血化瘀之品。

4. 肝络失养证

证候：胁肋隐痛，绵绵不已，遇劳加重，兼口干咽燥，心中烦热，头晕目眩，舌红少苔，脉细弦而数。

病机：肝肾阴亏，精血耗伤，肝络失养。

治法：养阴柔肝，理气通络。

方药：一贯煎加减（北沙参、麦冬、当归、生地黄、枸杞子、川楝子、白芍）。

本方功能滋阴柔肝止痛，适用于因肝肾阴虚，肝络失养导致的胁肋隐痛、口燥咽干等症。若阴虚重，舌红而干，可加石斛、玄参、天冬，以助滋阴之力；若阴虚火旺，心神不宁，而见心烦不寐者，可酌加酸枣仁、栀子、合欢皮，以清心安神；若肝肾阴虚，头目失养，而见头晕目眩者，可酌加菊花、女贞子、熟地黄，以滋补肝肾之阴；若阴虚阳亢，头晕目眩甚者，可加钩藤、天麻、菊花，以平肝潜阳；若心中烦热、口苦甚者，为胆郁热甚，加栀子、丹参，以清热除烦消郁。

【专方验方】

1. 清胆排石汤（藏蛰堂方） 软柴胡10g，广郁金15g，枳壳10g，广木香10g（后下），鸡血藤30g，蒲公英30g，延胡索10g，金钱草30g，海金沙（包煎）10g，鸡内金10g（炙研末，分次吞），生大黄5g（后下），玄明粉10g（分2次冲服）。疏肝利胆，排石止痛。适用于胆道感染、胆结石。（张栋《名老中医屡试屡效方》）

2. 柴胡疏肝散加减 柴胡20g，枳壳15g，芍药15g，香附12g，川芎20g，甘草9g。每日1剂，水煎服。治疗肝郁胁痛之证。（《河南医药信息》2009年第9期）

3. 四逆散加味 柴胡20g，枳实15g，青皮15g，芍药15g，炙甘草9g。每日1剂，水煎服。治疗肝脾气郁之胁痛。（《实用中医内科杂志》2008年第6期）

【中成药】

胁痛肝郁气滞证，可用柴胡舒肝丸、平肝舒络丸、元胡止痛胶囊；瘀血阻络证，可用五灵止痛胶囊、肝达康颗粒、安络化纤丸；肝络失养证，可用慢肝养阴胶囊、复方益肝灵片、乙肝宁颗粒；肝郁脾虚证，可用逍遥丸、胆宁片；肝郁有热证，可用加味逍遥丸、利胆排石颗粒（片）、茵山莲颗粒；肝胆湿热证，可用乙肝解毒胶囊、复方胆通片（胶囊）、（消炎）利胆片、护肝片等。

【简便疗法】

1. 饮食疗法　生地黄、枸杞子、黑芝麻、山楂、玫瑰花、佛手各适量，煎汤作羹饮，用于阴虚肝郁之胁痛。或山药、茯苓、生薏苡仁、杏仁、香橼、橘红，各适量入粥，用于脾虚肝郁胁痛。（韦绪性、孙世山《中医内科学》）

2. 火罐疗法　背俞穴走罐法：患者取俯卧位，充分暴露背部，将背部均匀涂抹凡士林，根据患者的胖瘦，选择适当大小的玻璃火罐，用闪火法将罐拔于患者的背部大椎穴处，然后自上而下，由内向外沿两侧背俞穴循环走罐，直到背部皮肤潮红并出现明显的瘀血为止。一般一次即可治愈，未愈者7日后复治疗1次。注意操作时，应根据患者的病情和体质调整走罐的力度及走罐时的快慢和轻重，走罐时用力要均匀，速度要适中，罐内的负压要以患者耐受为限。治疗胁肋部胀满疼痛伴烦躁易怒、善太息者。（《针灸临床杂志》2009年第8期）

【预防调护】

胁痛之发生，与情志损伤、饮食不节等相关。因此，平素应保持心情舒畅，情绪稳定，气机调畅。饮食宜清淡，切忌过度饮酒或嗜食辛辣肥甘，忌食生冷不洁之物，以防损伤脾胃，湿热内生。胁痛患者，应积极治疗，按时服药，起居有常，防止过劳。多食蔬菜、水果、瘦肉等清淡有营养的食物，不宜过量长期服用香燥理气之品。

【小结】

胁痛是肝胆疾病中常见之证，其形成与情志、外伤、饮食、外感有密切关系。胁痛的病位在肝胆，与脾、胃、肾相关。基本病机属肝络失和，实证为肝气郁结、瘀血停滞、肝胆湿热、邪阻肝络，不通则痛；虚证为肝阴不足、肝脉失养，不荣则痛。辨证首先辨别在气、在血，其次辨别属虚、属实。临床治疗着眼于肝胆，分虚实而治，实证宜疏肝理气、活血通络、清热祛湿；虚证宜滋阴养血柔肝，同时佐以理气活络之品。

【证治汇补】

1. 疏肝理气为治疗胁痛之要　肝为刚脏，非柔润不和，以阴血为体，以气为用，体阴而用阳。肝郁为胁痛的主要病机，故疏肝理气是治疗胁痛的常用之法。即顺其条达畅茂之性，伸其郁，开其结，行其气，俾气机畅达而胁痛可除。由于疏肝理气药大多辛香温燥，与其"用阳"之性相合，与其"体阴"之性相悖，故当疏肝与柔肝并用，以防辛燥劫阴之弊。从脏腑相关看，木郁而土壅，肝木克伐脾土，每致脾虚，故疏肝理气亦应适当健脾。此即《金匮要略》"见肝之病，知肝传脾，当先实脾"之旨。以理气开始，以补益善后，亦可谓法外之法。理气之法，唯在适中，宜中病即止，不可过用、久用，如疏利过剂，则反伤正气，致生中满之证。

2. 姜春华经验 姜老认为，肝区疼痛，有刺痛、隐痛、胀痛、牵痛之别，疼痛不止，对人的体力有影响。强调中医之"肝"，一是实质的主藏血之"肝"，二是疏泄的主情志之"肝"，两者并不相同。情志抑郁，可用理气药，所谓疏肝解郁，用于妇女情绪不畅之症。今之肝炎，乃是肝细胞肿胀坏死，属于瘀血性坏死，既是瘀血，则气为血阻而致气行不畅，郁结为痛，理气、柔肝只治其标，不治其本，用活血化瘀才是治本之道，故用活血化瘀兼加理气药，如当归、桃仁、丹参、五灵脂、生大黄、九香虫等。治疗血瘀，姜老常做三步走：一步活血化瘀，二步加九香虫，三步再加五灵脂、制乳香。（金实《中医内伤杂病临床研究》）

3. 关幼波经验 对于肝气郁结，气滞阻络而致胁痛，治宜疏肝解郁、理气止痛，常用醋柴胡、香附、青皮、木瓜、生赭石、川楝子等；湿热瘀阻肝胆而致胁痛，治宜清利湿热、疏肝止痛，常用茵陈、酒胆草、酒黄芩、青黛、金钱草等；肝郁血滞，瘀血而致胁痛，治宜疏气活血、化瘀止痛，常用泽兰、益母草、红花、川芎、延胡索、王不留行等；肝阴不足，血虚而致胁痛，治宜养血柔肝、缓急止痛，常用当归、白芍、何首乌、女贞子等；湿热凝痰，络阻而致胁痛，治宜活血化痰、软坚通络而止痛，常用郁金、桃仁、鸡内金、牡蛎、鳖甲、酒地龙等。（金实《中医内伤杂病临床研究》）

【医案选读】

韩某，女，57 岁。2005 年 10 月 28 日初诊。胁痛 22 年。

初诊：患者 22 年前无明显诱因出现胁肋刺痛、胀痛，伴乏力、脱发、畏光等症状，于当地医院查抗 ds – DNA （＋），ESR 55mm/h，诊断为系统性红斑狼疮。给予强的松（具体用量不详）口服。现症：形体偏胖，面部无红斑，两目干涩，每 10～15 天结膜出血 1 次，纳可，小便调，大便偏干。查：胁下硬块可触及。舌黯，苔微黄腻，脉弦。

诊断辨证：肝郁气滞胁痛（系统性红斑狼疮）。

治法：疏肝理气，活血化瘀，清肝明目。

方药：蠡枢汤加减。

处方：柴胡 12g，黄芩 12g，制半夏 10g，酒大黄 3g，厚朴 10g，炒枳实 12g，皂角刺 6g，红花 10g，白蒺藜 10g，焦三仙各 10g，莪术 5g，生牡蛎 30g，玄参 20g，浙贝母 5g，连翘 15g，霜桑叶 12g，杭菊花 10g。14 剂，水煎服，每日 1 剂，早晚分服。

西药：强的松，10mg，口服，日 1 次。

嘱其勿恼怒，少生气。

复诊（2000 年 11 月 18 日）：服药后，诸症减。饭后目多眵，胁下仍有痞块，双目胀痛，大便干。查：舌黯，苔薄白而干，脉弦略滑。效不更方，继守前方加减。

处方：柴胡 10g，黄芩 12g，酒大黄 3g，厚朴 12g，炒枳实 12g，皂角刺 6g，南红花 10g，白蒺藜 10g，生牡蛎 30g，玄参 25g，浙贝母 5g，连翘 15g，霜桑叶 12g，杭菊花 10g，陈皮 10g，忍冬藤 30g。14 剂，水煎服，每日 1 剂，早晚分服。

嘱其调情志，少生气，起居要有规律。

按：肝居于胁，主疏泄、藏血。此为肝失疏泄，导致气机郁滞，气血互结，结滞于胁下而成癥块；肝开窍于目，肝郁气滞日久而致肝火上炎，出现目赤，郁火灼伤经络而致结膜出血；肝气郁结，横逆犯胃，造成大便秘结。脉弦主痛，苔黄微腻主湿热。燮枢汤具有协调枢机、调和治理、斡运正气之意，使气机调畅，疏泄正常。其中柴胡畅郁阳而化滞阴，黄芩苦泄降浊，二药相配，一升一降，燮理阴阳升降之枢机；白蒺藜、红花、皂角刺三药相配，具有疏达肝气、行瘀散结之功。该患者病程长达 22 年之久，三药合用深达病所，燮理枢机，同时起到消散癥块的作用。另方中合用半夏、焦三仙以健运中焦，寓有"见肝之病，知肝传脾，当先实脾"之意。复诊时，胁下仍有癥块，故加陈皮以增强疏肝理气之效；双目多眵、大便干为内有热蕴之象，故加用忍冬藤以清热通络散结。

［贺兴东、翁维良、姚乃礼《当代名老中医典型医案集·内科分册（中）》］

复习思考题

一、问答题

1. 何为胁痛？其主要病因、基本病机是什么？有何病机转归？

2. 胁痛有何辨证、论治要点？

3. 胁痛的预防调护有何要点？

4. 胁痛各证型的证候特点与代表方药是什么？

二、选择题

［A1 型题］

胁痛的基本病机为（　　）

    A. 气滞血瘀 　　　　　　B. 肝郁气滞

    C. 湿热内蕴 　　　　　　D. 肝络失和

    E. 寒凝肝脉

［A2 型题］

刘某，女，48 岁，平素情绪不畅，两天前生气后出现胁肋胀痛，走窜不定，胸闷善太息，纳食减少，嗳气频作，舌苔薄白，脉弦。此证应选用（　　）

    A. 柴胡疏肝散 　　　　　B. 血府逐瘀汤

    C. 龙胆泻肝汤 　　　　　D. 一贯煎

    E. 复元活血汤

［B1 型题］

    A. 柴胡疏肝散 　　　　　B. 龙胆泻肝汤

    C. 血府逐瘀汤 　　　　　D. 六味地黄丸

　　E. 一贯煎

　　1. 肝络失养证胁痛代表方是（　　）

　　2. 瘀血阻络证胁痛代表方是（　　）

第二节　黄　疸

1. 黄疸的概念。

2. 黄疸的病因病机。

3. 黄疸的诊断与病证鉴别。

4. 黄疸的辨证论治。

5. 黄疸的转归预后。

　　黄疸是指以目黄、身黄、小便黄为主症的病证，尤以目睛黄染为主要特征。

　　有关黄疸病名及主要症状在《内经》中即有记载，如《素问·平人气象论》曰："溺黄赤，安卧者，黄疸……目黄者曰黄疸。"《灵枢·论疾诊尺》说："身痛面色微黄，齿垢黄，爪甲黄，黄疸也。"汉代张仲景《金匮要略·黄疸病脉证并治》把黄疸分为黄疸、谷疸、酒疸、女劳疸、黑疸5种。《伤寒论·辨阳明病脉证并治》中强调湿热与寒湿在黄疸发病中的重要意义，如谓，"伤寒发汗已，身目为黄，所以然者，以寒湿在里不解故也"，"瘀热在里，身必发黄"。其创制的茵陈蒿汤为治疗黄疸的名方。隋代巢元方《诸病源候论》根据黄疸发病情况及所出现的不同症状，将其区分为二十八候。宋代《圣济总录》把黄疸分为九疸三十六黄。两书均记述了"急黄"并提及了"阴黄"一证。宋代韩祗和《伤寒微旨论·阴黄证》详述了"阴黄"的辨证施治。元代罗天益的《卫生宝鉴》进一步将"阳黄"与"阴黄"的辨证施治系统化。明代张景岳《景岳全书·杂证谟·黄疸》提出了"胆黄"，认为"胆伤则胆气败，而胆液泄，故为此证"，初步认识到黄疸的发生与胆液外泄有关。清代程国彭在《医学心悟》中创制了至今仍为治疗"阴黄"代表方剂的茵陈术附汤。清代沈金鳌《沈氏尊生书·黄疸》对黄疸可有传染性及不良预后转归有一定认识，指出："天行疫疠，以致发黄者，俗称之瘟黄，杀人最急。"

　　西医学的肝细胞性黄疸、阻塞性黄疸和溶血性黄疸等疾病均属本节的讨论范围。临床常见的急慢性肝炎、肝硬化、胆囊炎、胆结石、钩端螺旋体病及某些消化系统肿瘤等疾病，凡出现黄疸者，均可参照本节辨证施治。

【病因病机】

　　黄疸有外感和内伤两方面因素，外感多为感受湿热疫毒，内伤常与饮食、劳倦、病后有关。黄疸形成的关键是湿邪为患，由于湿邪困遏脾胃，壅塞肝胆，致肝胆疏泄失常，胆汁泛溢而成黄疸。

　　1. 感受邪毒，湿热内侵　夏秋季节，暑湿当令，或因湿热偏胜，从表入里，蕴结于中焦，脾胃运化失常，湿热交蒸于肝胆，而致肝失疏泄，胆汁外溢，浸淫肌肤，下注膀胱，出现身目小便俱黄，发为黄疸。如湿热夹时邪疫毒侵犯人体，则热毒炽盛，内及营血，病势凶猛，发为急黄，具有传染性。正如《诸病源候论·急黄候》所云："脾胃有热，谷气郁蒸，因为热毒所加，故卒然发黄，心满气喘，命在顷刻，故云急黄也。"

2. 饮食所伤，脾胃湿热 过食酒热甘肥或饮食不洁，皆能损伤脾胃，以致运化功能失职，湿浊内生，郁而化热，熏蒸肝胆，胆汁外溢，浸淫肌肤而发黄。正如《金匮要略·黄疸病脉证并治》所说："谷气不消，胃中苦浊，浊气下流，小便不通……身体尽黄，名曰谷疸。"《圣济总录·黄疸门》指出："大率多因酒食过度，水谷相并，积于脾胃，复为风湿所搏，热气郁蒸，所以发为黄疸。"

3. 素体阳虚，脾胃虚寒 长期饥饱失常，或恣食生冷，或劳倦太过，或久病脾阳受损，导致脾胃虚弱，寒湿内生，困遏中焦，壅塞肝胆，致使胆液不循常道，外溢肌肤而为黄疸。正如《类证治裁·黄疸》所言："阴黄系脾脏寒湿不运，与胆液浸淫，外渍肌肤，则发而为黄。"

4. 久病迁延，脉络瘀阻 胁痛、积聚久病迁延不愈，瘀血阻滞，脉络瘀阻，湿热残留，损伤肝脾，或因砂石、虫体阻滞胆道，肝胆疏泄不畅，胆汁外溢肌肤，发为黄疸。《张氏医通·杂门》说："有瘀血发黄，大便必黑，腹胁有块或胀，脉沉或弦。"

《金匮要略》曰："黄家所得，从湿得之。"此说深刻揭示了黄疸的主要病因是湿邪。外感湿热之邪，为湿从外受；饮食劳倦伤脾而生湿，为湿自内生。由于湿邪困遏脾胃，壅塞肝胆，疏泄失常；胆汁不循常道，渗入血液，外溢肌肤，下注膀胱，而发为目黄、身黄、小便黄。病位主要在脾胃肝胆。

一般说来，阳黄证，素体身体强壮者，如得以及时正确治疗，黄疸消退较易，病程较短；而素体虚弱，失治误治者，则易转为阴黄。阳黄湿重于热证，消退较缓，应防其迁延转为阴黄。急黄为阳黄的重症，湿热疫毒炽盛，病情重笃，常可危及生命，若年高体弱者患之，每致邪毒内陷心营而难以救治。阴黄证迁延难愈，肝脾互损，湿邪缠绵，致肝气愈滞，脾气愈伤，互为因果，而易转成积聚、鼓胀。

【诊断】

一、诊断要点

1. 临床特征 目黄、身黄、小便黄，其中目睛黄染为本病的重要特征，常伴食欲减退、恶心呕吐及胁痛腹胀等症状。

2. 病史 常有外感湿热疫毒、内伤酒食不节，或有胁痛、癥积等病史。

3. 相关检查 肝功能检查可见总胆红素、直接胆红素及间接胆红素不同程度升高。尿胆红素及尿胆原检查亦有助鉴别。此外，肝炎病毒指标、B超、CT、MRI、胃镜、逆行胰胆管造影、肝穿刺活检等检查均有利于确定黄疸病因。

二、病证鉴别

1. 黄疸与萎黄 萎黄为气血亏虚，致使全身皮肤呈萎黄不华的病证，多见于大失血或重病之后，其临床特征为双目不黄染，并常伴有眩晕、气短、心悸等，与黄疸的身目小便俱黄不同。黄疸由脾胃肝胆湿热所致。

2. 黄疸与黄胖病 二者均有皮肤色黄之症，其气血耗伤之病机相类。但黄胖病气血耗伤因于肠中钩虫蚕食气血，表现为面部肿胀色黄、肌肤色黄带白、目睛无黄染；而黄疸则因气血之败，胆液泛溢肌肤所致，其目睛黄染为认证要点。

【辨证论治】

一、辨证要点

1. 辨阳黄与阴黄 黄疸辨证以阴阳为纲。临证首先应根据黄疸的色泽、症状及病史，鉴别阳黄与阴黄。阳黄黄色鲜明，发病急，病程短，常伴身热、口干苦、舌苔黄腻、脉弦数。急黄为阳黄之重症，病情急骤，色黄如金，兼见神昏、发斑、出血等危象。阴黄黄色晦暗，病势缓，病程长，常伴纳少、乏力、舌淡、脉沉迟或细缓。

2. 辨阳黄湿热之轻重 阳黄以湿热为主，其中有热重于湿、湿重于热的不同。热重于湿者，身目俱黄，黄色鲜明，发热口苦，恶心呕吐，尿短尿黄，便秘，舌苔黄腻，脉弦数；湿重于热者，身目俱黄，色黄欠鲜明，头重身困，胸脘痞满，呕恶便溏，舌苔厚腻微黄，脉弦滑。

二、论治要点

根据《金匮要略》"诸病黄家，但利其小便"的论述，黄疸的治疗，以化湿、利小便为主要治法。化湿可以退黄，并根据阳黄、阴黄的不同，分别施以清热利湿和温中化湿之法。阳黄者，不论湿热之孰轻孰重，适度运用苦寒攻下法均有利于黄疸的消退，但应中病即止，以防损伤脾阳。急黄热毒炽盛，邪入心营者，治当以清热解毒、凉营开窍为法。阴黄脾虚湿滞者，治以健脾养血、利湿退黄。黄疸中、末期的治疗应注意侧重健脾疏肝、活血化瘀，以防黄疸转为积聚、鼓胀等。黄疸日久则应偏重补益正气，如滋补肝肾、健脾益气等。

三、分证论治

（一）阳黄

1. 热重于湿证

证候：身目俱黄，色泽鲜明，兼发热口渴，或见心中懊侬，胁胀痛而拒按，恶心，呕吐，纳呆，小便黄赤短少，大便秘结，舌质红，苔黄腻，脉弦数或滑数。

病机：湿热熏蒸，困遏脾胃，壅滞肝胆，胆汁泛溢。

治法：清热通腑，利湿退黄。

方药：茵陈蒿汤加减（茵陈、栀子、生大黄）。

本方可清热通腑、利湿退黄，是治疗湿热黄疸的主方。方中茵陈为清热利湿退黄之要药；栀子苦寒可清利三焦之热，大黄通导阳明之积滞，可使湿热从二便分消。如湿热较甚者，加苍术、茯苓、滑石、车前草，以利湿清热；如热毒甚者，加黄连、败酱草、虎杖、地耳草等，以增强清热解毒之功；若胁痛较甚，可加柴胡、郁金、川楝子等，以疏肝理气止痛；若恶心呕吐，可加橘皮、竹茹、半夏等，以和胃降逆止呕；若有砂石阻塞胆道者，加金钱草、鸡内金、郁金等，以化滞消石。

2. 湿重于热证

证候：身目发黄，黄色不及前者鲜明，身热不扬，头重身困，脘腹痞满，食欲减退，恶心呕吐，厌食油腻，小便不利，大便溏垢，舌苔白厚腻微黄，脉滑数或濡缓。

病机：湿遏热伏，困阻中焦，胆汁不循常道。

治法：利湿化浊运脾，佐以清热。

方药：茵陈五苓散合甘露消毒丹加减（茵陈、白术、赤茯苓、猪苓、桂枝、泽泻、飞滑石、黄芩、藿香、石菖蒲、白蔻仁）。

前者重在利湿退黄，使湿从小便而去；后者偏重利湿化浊、清热解毒，是湿热并治的常用方。藿香、白蔻仁芳香化浊，行气悦脾；茵陈、赤茯苓、黄芩，利湿清热退黄。若湿阻气机，脘腹痞满、呕恶纳差等症较著，可加苍术、厚朴、姜半夏，以健脾燥湿、行气和胃；如邪郁肌表，寒热头痛者，宜先用麻黄连翘赤小豆汤，以疏表清热、利湿退黄。

3. 胆腑郁热证

证候：身目发黄，其色鲜明，脘腹、右胁腹胀闷疼痛，牵引肩背，兼身热或寒热往来，口苦咽干，呕吐呃逆，小便黄赤，大便秘结，舌质红，苔黄，脉弦滑数。

病机：湿热砂石郁滞，脾胃不和，肝胆疏泄失司。

治法：疏肝泄热，利胆退黄。

方药：大柴胡汤加减（柴胡、黄芩、生大黄、白芍、姜半夏、生姜、枳实、大枣）。

本方为疏肝利胆、通腑泄热之方，适用于肝胆失和，胆腑郁热结实之黄疸。方中柴胡、黄芩和解少阳；半夏和胃降逆；大黄、枳实通腑泄热；白芍、甘草缓急止痛。可加金钱草、海金沙、玄明粉、滑石、生鸡内金（研冲），以利胆化石排石。若砂石阻滞胆道，疼痛剧烈者，加三棱、莪术、延胡索，以理气活血止痛；呕吐或呃逆较著者，重用姜半夏、加厚朴、竹茹，以理气和胃降逆。

4. 疫毒炽盛证（急黄）

证候：发病急骤，黄疸迅速加深，其色如金，兼壮热烦渴，胁痛腹满，或神昏谵语，烦躁不安，或见衄血、便血，或皮下瘀斑，舌质红绛，苔黄而燥，脉弦滑或数。

病机：湿热疫毒炽盛，深入营血，内陷心肝。

治法：清热解毒，凉血开窍。

方药：《千金》犀角散加味［犀角（用大量水牛角代）、茵陈、栀子、生大黄、黄连、板蓝根、生地黄、玄参、牡丹皮、土茯苓］。

本方清热退黄、凉营解毒，适用于湿热疫毒所致的急黄。若神昏谵语，配服安宫牛黄丸，以凉开透窍；如烦躁不安、动风抽搐者，加钩藤、石决明，另服羚羊角粉或紫雪丹，以息风止痉；如衄血、便血、肌肤瘀斑重者，可加黑地榆、侧柏叶、紫草、茜草，以凉血止血；如腹大有水、小便短少不利，加马鞭草、木通、白茅根，另吞服琥珀、蟋蟀粉、沉香粉，以通利小便。

（二）阴黄

1. 寒湿阻遏证

证候：身目俱黄，黄色晦暗，或如烟熏，兼腹胀痞满，食少，神疲畏寒，大便溏薄，口淡不渴，舌质淡，苔白腻，脉濡缓或沉迟。

病机：中阳不振，寒湿滞留，肝胆失于疏泄。

治法：温中化湿，健脾和胃。

方药：茵陈术附汤加减（茵陈、白术、制附子、干姜、炙甘草、肉桂）。

本方温化寒湿，适用于寒湿阻滞之阴黄。方中茵陈利湿退黄，其与制附子相配，擅治阴黄色晦；干姜温中散寒，以化水湿；白术、甘草健脾胃，以利湿浊。若湿邪较重，可加猪苓、泽泻、茯苓，以淡渗利小便；若脾虚较甚，加黄芪、山药、薏苡仁，以健脾利湿；若湿阻气机，脘腹胀满、胸闷、呕恶显著，加苍术、厚朴、半夏、陈皮，以健脾燥湿、行气和胃；胁腹疼痛作胀，肝脾同病，酌加柴胡、香附，以疏肝理气；若湿浊不清，气滞血结，胁下结痛、腹部胀满、肤色苍黄或黧黑，可加服硝石矾石散，以化浊祛瘀软坚。

2. 脾虚湿滞证

证候：面目及肌肤淡黄，甚则晦暗不泽，兼食欲不振，肢体倦怠乏力，心悸气短，头晕，大便溏薄，舌质淡，苔薄腻，脉濡细。

病机：黄疸日久，脾虚血亏，湿滞残留。

治法：健脾养血，利湿退黄。

方药：黄芪建中汤加减（黄芪、茵陈、茯苓、赤芍、桂枝、生姜、炙甘草、大枣、饴糖）。

本方健脾养血与利湿退黄兼顾，为标本同治之法。若气虚乏力明显者，重用黄芪，并加党参，以增强补气作用；气虚及阳，见畏寒肢冷者，加制附子，以温阳祛寒；血虚不能养心，见心悸不宁、脉细而弱者，加熟地黄、制首乌、酸枣仁，以补血养心。

🗄 课堂互动

张某，男，44岁，民工。30天前因劳累出现神疲畏寒，纳食不佳，口淡不渴，一周后，出现两目黄染，随后皮肤亦黄，黄色晦暗，伴腹胀、畏寒、四肢不温、大便稀溏、舌淡苔腻、脉濡细。

要求：诊断，病机，治法，方药。

【专方验方】

1. 加味柴胡疏肝散：柴胡、川芎、陈皮、枳壳、白芍各 10g，茵陈、鸡内金、麦芽各 30g，香附 12g，甘草 6g，虎杖 15g。水煎服，日 1 剂。治疗黄疸型肝炎。(《浙江中医杂志》2010 年第 4 期)

2. 活血化湿汤：茵陈、赤芍各 30g，栀子、大黄、益母草、泽兰、红花各 10g，茯苓、白术、赤小豆、白茅根、玉米须各 20g。水煎服，日 1 剂。治疗急性黄疸型肝炎。(《中医研究》2009 年第 5 期)

3. 虎杖 30g，水煎，分 2 次服，每日 1 剂，15 日为 1 个疗程，可连用 2 个疗程。用于急慢性肝炎。(《传染病中西医结合诊疗手册》)

【中成药】

急、慢性黄疸型传染性肝炎，属肝胆湿热证，可用黄疸茵陈颗粒、黄疸肝炎丸、茵栀黄口服液、肝舒乐颗粒、当飞利肝宁胶囊、茵胆平肝胶囊、复方熊胆乙肝胶囊、参芪肝康胶囊。阳黄湿重于热证，可用茵陈五苓丸；湿热并重症，可用清开灵胶囊。

【简便疗法】

1. 电针并中药离子导入法　在常规护肝退黄的基础上，用 WLGY–801 型肝病治疗仪上的电针，每日电刺激肝俞、膈俞、胆俞、期门、日月、足三里、阳陵泉、丘墟、太冲 9 个穴位，刺激电流强度可升至 80mA，每项每个穴位刺激时间为 8 分钟，每日 1 次，共 2 周。在电刺激以前，先在每个穴位电极片上涂上复方丹参注射液各 2mL，共计 18mL。治疗肝细胞性黄疸。(《中华医药杂志》2006 年第 10 期)

2. 针刺疗法　肝功能有损害者，主穴为胆俞、肝俞、至阳、太冲，备用穴为足三里、阳陵泉、翳明；有黄疸者加后溪、合谷、内关，备用穴为小肠俞、承山。失眠者，主穴为三阴交、安眠，备用穴为神门、翳明。强刺激，不留针，两侧穴位同时刺激，10 ~ 14 天为 1 个疗程。(《常用内科疾病的中西医结合诊疗》)

【预防调护】

1. 饮食调节　注意讲究卫生，避免进食不洁食物，应进富于营养而易消化的食物；饮食有节，勿过食辛热肥甘之品，尤其应戒酒类饮品。避免滥用药物。避免血液制品的污染。黄疸流行或与患者有密切接触史者，应注射肝炎疫苗以防感染。

2. 起居调护　发病初期应卧床休息，恢复期和转为慢性久病的患者，可适当参加体育活动，如散步、打太极拳、练静养功之类，顺应四时变化，以免损伤正气。

3. 预防隔离　对有传染性的患者，从发病之日起至少隔离 30 ~ 45 天，并注意餐具消毒，防止传染他人。

4. 情志调理　保持情绪稳定，使心情愉快舒畅，肝气条达。

【小结】

黄疸是以目黄、身黄、小便黄为主症的病证，其中以目睛黄染为主要特征。病位主要在脾胃肝胆。黄疸的病机关键是湿邪困遏脾胃，壅塞肝胆，疏泄失常，胆汁不循常道，渗入血液，溢于肌肤而导致本病。由于致病因素不同及个体素质的差异，湿邪可从热化或从寒化，病理表现有湿热和寒湿之别。其中，因于湿热所伤或过食甘肥酒热，或素体胃热偏盛，则湿从热化，湿热交蒸，发为阳黄。由于湿和热的偏盛不同，阳黄有热重于湿和湿重于热的区别。如湿热蕴积化毒，疫毒炽盛，充斥三焦，深入营血，内陷心肝，可见卒然发黄、神昏谵妄、痉厥出血等危重症，称为急黄。若病因寒湿伤人，或素体脾胃虚寒，或久病脾阳受伤，则湿从寒化，中阳不振，胆汁为湿邪所阻，表现为阴黄证。黄疸的治疗，总以化湿邪、利小便为主要原则，根据湿热寒湿的不同，分别采用清热化湿、通利腑气与健脾温化的方法。

【证治汇补】

1. 结合西医学辨病，明确黄疸性质 临证时除根据黄疸的色泽、病史、症状，辨别其阴阳属性外，尚应结合相关理化检查，以区分黄疸是属于肝细胞性、阻塞性或溶血性等，同时明确黄疸是由何种疾病所致，以便采取相应的治疗措施。

2. 治疗黄疸不避温阳药 黄疸虽以湿热证为多见，但在黄疸日久不退的情况下，只要热象不显著，即可酌加桂枝（或肉桂）、干姜、附子等温阳之品，从而有助于化湿、利胆、退黄。

3. 合理运用"利小便"法 "诸病黄家，但利其小便"是张仲景治疗黄疸的根本大法，可分别选用清化利湿、温化利湿之品。通过"利"使"黄"随小便而去。但"利小便"并非唯一的治法，张仲景即另立发汗、攻下、泄热、行瘀、补益等法治疗黄疸，临证当灵活施治。

4. 正确运用大黄 黄疸多为湿热疫毒困阻脾胃，腑实热结，熏蒸肝胆所致，故临证多选用大黄通腑退黄。如治疗阳黄时，常选用茵陈蒿汤、栀子大黄汤及大黄硝石汤等方剂，此类方中均有大黄。大黄除有清热解毒、通下退黄功用外，还有止血、消瘀之功，不仅在急性黄疸型肝炎时可用大黄，慢性肝炎或肝硬化出现黄疸时，亦可配伍使用大黄，但要注意整个方剂的寒热温凉。

5. 注意病程的阶段性与病证的动态变化 应注意区别病证偏表偏里、湿重与热重、阳证与阴证，并注意阴阳的转化，正确选方用药。黄疸消退后仍应调治，以免湿邪不清，肝脾未复导致黄疸复发，甚或转成积聚、鼓胀。

【医案选读】

陈某，男，40岁。2002年3月29日。

HBV（乙型肝炎病毒）携带史，伴尿黄2个月。

初诊：患者于2002年1月发病。ALT（丙氨酸转氨酶）1000U以上，TBIL（血清胆红素）100～200μmol/L，有 HBV 携带史，在普宁被诊为急性黄疸型肝炎，静脉点滴保肝治疗 12 天，ALT 及 TBIL 基本正常而停药（正值春节休息）。2 周后黄疸又发，TBIL 又升至 200μmol/L，于 2002 年 2 月 18 日住院治疗，诊断为乙肝、戊肝、淤胆型肝炎。给予西药保肝、茵栀黄注射液、丹参注射液治疗，但 TBIL 又上升至 1000μmol/L 以上，加用血浆、白蛋白、甘利欣，未用激素，并开始人工肝治疗，同时给予中药（处方：茵陈 30g，栀子 20g，大黄 15g，龙胆草 30g），TBIL 一直保持在 780～900μmol/L。现症见：乏力，恶心，腹泻（日行 3～5 次），畏寒，面晦黄，唇暗黑，舌下静脉增粗，舌质淡，苔白腻，脉沉细弱缓。

西医诊断：病毒性肝炎、乙型、慢性中毒，重叠感染病毒性肝炎、急性、戊型。

中医诊断辨证：黄疸。证属阴黄兼瘀血发黄。

治法：温阳散寒，活血退黄。

处方：茵陈 100g，制附片 10g，共先煎 30 分钟。再入干姜 10g，桂枝 10g，苍术、白术各 10g，茯苓 15g，赤芍 30，丹参 15g，西红花 10g（自减为 5g），郁金 10g，枳壳 10g，厚朴 10g，法半夏 12g，甘草 6g。2 剂，每日 1 剂。另煎：西洋参 10g，冬虫夏草 6g，代茶频饮。

注意：双签字以示相反药（附子反半夏）。

［注：清朝顺治至康熙年间，安徽医家吴楚撰著《兰从十戒》《医验录》，言："药性相反而相为用（即相反相成）以奏奇功，如甘草、甘遂同行之类。"附子与半夏不仅用于阴黄寒湿上逆证，也可用于关格寒浊上逆证。］

二诊（2002 年 4 月 1 日）：乏力减轻，纳食增加，脉较前有力，舌质淡苔白微褐。前方减附片为 6g，茵陈加至 120g，另加黄连 6g、鸡内金 15g、焦三仙各 10g。5 剂，每日 1 剂。

三诊：检查 TBIL 降至 600μmol/L，上方加桃仁 10g、炒水蛭 6g。继续服用。

患者做人工肝治疗，第三次人工肝后 TBIL 曾下降至 460μmol/L，中药自行减量。后 TBIL 又升至 720μmol/L。

四诊（2002 年 4 月 9 日）：症状减轻，但血清胆红素仍高。脉舌未变。中药改以益气和血兼通络化湿法治疗。方以生黄芪、当归、葛根、赤芍、莪术、红花、秦艽、豨莶草等，基本不变。并停用人工肝治疗。坚持原方为主治疗 1 月余，于 5 月 20 日复检 TBIL140μmol/L。患者饮食、二便、睡眠均正常，已能下楼散步，后 TBIL 降至 85.5μmol/L 以下，随即出院。4 年后随访，未再复发。

按：本案辨证属阴黄，曾投温阳化湿活血之重剂。四诊后改用益气升阳之生黄芪、葛根，通络化湿之秦艽、豨莶草；和血之当归、赤芍等，方中不用茵陈，仍然使 TBIL 下降。贵在坚持，效不更法。

［贺兴东、翁维良、姚乃礼《当代名老中医典型医案集·内科分册（中）》］

复习思考题

一、问答题

1. 何为黄疸？其主要病因、基本病机是什么？有何病机转归？
2. 黄疸有何辨证、论治要点？
3. 黄疸的预防调护有何要点？
4. 黄疸各证型的证候特点与代表方药是什么？

二、选择题

[A1 型题]

下列不是黄疸湿重于热证特点的是（　）

　A. 黄疸晦暗　　　　　　　B. 头重身困
　C. 舌淡苔黄腻　　　　　　D. 胸脘痞闷
　E. 脉濡

[A2 型题]

姜某，男，29 岁。平素身体壮实，3 天前出现纳食不佳，厌食油腻，形疲乏力，发热口渴，目前身目俱黄，黄色鲜明，腹部胀满，口苦，恶心欲吐，大便秘结，小便短少黄赤，舌质红，苔黄腻，脉弦涩。此时最佳治疗的方剂是（　）

　A. 茵陈蒿汤　　　　　　　B. 茵陈五苓散
　C. 茵陈术附汤　　　　　　D. 甘露消毒丹
　E. 黄连解毒汤

[B1 型题]

　A. 甘露消毒丹　　　　　　B. 茵陈术附汤
　C. 茵陈蒿汤　　　　　　　D. 茵陈五苓散
　E. 黄芪建中汤

1. 黄疸湿重于热证方选（　）
2. 黄疸热重于湿证方选（　）

第三节　积　聚

学习要点

1. 积聚的概念。
2. 积聚的病因病机。
3. 积聚的诊断与病证鉴别。
4. 积聚的辨证论治。
5. 积聚的转归预后。

积聚是指腹内结块，或胀或痛的病证。分而言之：积，触之有形，固定不移，痛有定处，病属血分，为脏病；聚，触之无形，聚散无常，痛无定处，病属气分，为腑病。因积和聚关系密切，故两者一并论述。

积聚的记载，始见于《内经》。《灵枢·五变》曰："人之善病肠中积聚者……如此则肠胃恶，恶则邪气留止，积聚乃伤。"至汉代张仲景《金匮要略·五脏风寒积聚病脉证并治》将积与聚区分开来，指出："积者，脏病也，终不移；聚者，腑病也，发作有时。"其所制鳖甲煎丸等至今仍为治疗积聚的常用方剂。明代张景岳《景岳全书·杂证谟·积聚》对积聚的治疗指出："然欲总其要，不过四法，曰攻曰消曰散曰补四者而已。"明代李中梓《医宗必读·积聚》将治疗积聚的攻补方法与积聚的初、中、末三个不同阶段有机结合，对指导临床治疗有重要的指导意义。此外，在积聚的辨证施治方面，唐代孙思邈的《千金要方》、王焘的《外台秘要》等不仅使用内治法，而且还注意应用膏药外贴、药物外敷及针灸等综合治疗方法。在历代医籍中，亦有把积聚称为"癥瘕"者，如《金匮要略·疟病脉证并治》将疟后形成的积块称为"癥瘕"。丹波元坚在《杂病广要·积聚》中说："癥即积，瘕即聚"，可谓要言不烦。

西医学的腹部肿瘤、盆腔肿瘤、肝脾肿大、增生型肠结核、胃肠功能紊乱，以及不完全性肠梗阻等疾病，均可参考本节辨证论治。

【病因病机】

积聚主要是因情志失调，饮食所伤，感受外邪，以及黄疸、疟疾等病经久不愈，导致肝脾受损，脏腑失和，气机阻滞，瘀血内结，或兼痰湿凝滞，而成本病。

1. 情志失调，肝气郁滞 情志抑郁，肝失疏泄，脏腑失和，气机阻滞，聚而不散，即成聚证。若病久由气滞而致血行不畅，脉络瘀阻，结而成块，是为积证，可伴腹中或胀痛或刺痛，固定不移，积块随病情发展可由软变硬，由小变大。对此，《金匮翼·积聚统论》指出："凡忧思郁怒，久不得解者，多成此疾。"

2. 饮食所伤，脾胃受损 酒食不节，饥饱失常，或嗜食肥甘厚味、辛辣生冷，损伤脾胃，脾失健运，水谷精微不布，湿浊内生，凝聚成痰，痰阻气机，或食滞、虫积与痰气交阻，气机壅结，则成聚证；病久入络，痰浊与气血相搏，血行不畅，脉络壅塞，不化不散，结成积块，乃成积证。诚如《景岳全书·杂证谟·痢疾》所说："饮食之滞，留蓄于中，或结聚成块，或胀满硬痛，不化不行，有所阻隔者，乃为之积。"

3. 感受外邪，脏腑失和 寒、湿、热等外邪或邪毒侵袭人体，稽留于体内不去，导致所累脏腑失和，气血运行不畅，痰浊内生，形成气滞、血瘀、痰凝，日久形成积聚。正如《诸病源候论·积聚病诸候》所言："诸脏受损，初未能为积聚，留滞不去，乃成积聚。"

4. 他病不愈，久延成积 黄疸或胁痛病后，或久治不愈，湿浊留恋，气血蕴结；或久疟不愈，湿痰凝滞，脉络痹阻；或感染血吸虫等，滞涩脉道，气血不畅，血络凝滞；或久泻、久痢之后，脾气虚弱，营血运行涩滞，均可导致气滞血瘀，积而成块，发为积聚。

本病病位在肝脾，主要病机是气机阻滞、瘀血内结。初起邪气壅实，正气未虚，病理性质多属实；积聚日久，病势较深，正气耗伤，转为虚实夹杂之证；病至后期，气血衰少，体质羸弱，病性以正虚为主。但所谓虚实，仅是相对而言，因积聚的形成总与正气不强有关。正如《素问·经脉别论》所说："勇者气行则已，怯者则着而为病。"

聚证病程较短，一般预后良好。如日久不愈，少数聚证可以由气及血转化成积证。积证日久，气滞瘀阻，脾失健运，气血生化乏源，可出现气虚、血虚，甚或气阴并亏之证。正气愈虚，气虚血涩，则癥积愈不易消散，甚则逐渐增大。如病势进一步发展，还可出现肝脾两伤，藏血与统血失职，或瘀热灼伤血络，而导致出血；若湿热瘀结，肝失疏泄，胆汁泛溢肌肤，可出现黄疸；若气血瘀阻，水湿泛溢，可出现腹满水肿等症。故积聚的病理演变，与血证、黄疸、鼓胀等病证有较密切的联系。

【诊断】

一、诊断要点

1. 临床特征 腹腔内可扪及结块，常伴有腹部胀闷或疼痛不适等症状。聚证以腹中气聚，聚散无常，聚则结块，散则无形，攻窜胀痛，以胀为主，痛无定处，时作时止为临床特征；积证以腹内结块，触之有形，固定不移，以痛为主，痛有定处为特征。

2. 病史 常有情志失调、饮食不节、感受寒湿或黄疸、胁痛、虫毒、久疟、久泻、久痢等病史。

3. 相关检查 应配合腹部 X 线、B 超、CT、MRI、病理组织活检，以及相关血液检查，以明确诊断。

二、病证鉴别

积聚与痞满 痞满是指脘腹部痞塞胀满，是自觉症状，而无块状物可扪及，其病变部位主要在胃；积聚则是腹内结块，或痛或胀，不仅有自觉症状，而且更有结块可扪及，其病变部位主要在肝脾。

【辨证论治】

一、辨证要点

1. 辨积与聚 积证为有形，结块固定不移，痛有定处，病在血分，为脏病；聚证为无形，包块聚散无常，痛无定处，病在气分，为腑病。

2. 辨虚实 积证初起，正气未虚，以邪实为主；中期，积块较硬，正气渐伤，表现为邪实正虚；后期瘀结不去，正气损耗，以正虚为主。聚证多表现为邪实。

3. 辨部位 积块部位不同，说明病变脏腑不同，临床表现、治疗方药亦当有别。一般而言，右胁腹内积块，伴胁肋刺痛、黄疸、纳差及腹胀等表现者，病责之于肝；左胁腹积块，伴患处胀痛、出血、困倦无力者，病在肝脾；胃脘部积块，伴呕吐、呕血、便血者，病在胃；腹部积块，伴便秘或腹泻，或便下脓血，身体消瘦，全身乏力者，病在肠。

4. 辨标本缓急　在积聚病程中，常可见到一些危重证候。如出现血热妄行、气不摄血、瘀血内积等所致的呕血、便血等；或因胃失和降，胃气上逆而致的剧烈呕吐；或因肝胆瘀滞，胆液泛溢所致的黄疸等。这些证候较之于积聚本病，属于标，应按照急则治标、缓则治本或标本兼治的治疗原则，予以处理。

二、论治要点

聚证病在气分，多属邪实，以疏肝理气、行气消聚为主要治法；积证病在血分，以活血化瘀、软坚散结为主要治法。临证应根据病程阶段、正气盛衰、邪实程度等分别论治。初期以邪实为主，应予消散；中期邪实正虚，宜消补兼施；后期以正虚为主，应注意养正除积。正如《医宗必读·积聚》所言："初者，病邪初起正气尚强，邪气尚浅，则任受攻；中者，受病渐久，邪气较深，正气较弱，任受且攻且补；末者，病魔经久，邪气侵凌，正气消残，则任受补。"

三、分证论治

（一）聚证

1. 肝气郁结证
证候：腹中结块柔软，攻窜胀痛，时聚时散，脘胁胀闷不适，常随情绪波动而起伏，舌苔薄，脉弦。
病机：肝失疏泄，气聚腹中。
治法：疏肝解郁，行气消聚。
方药：逍遥散加减（柴胡、白术、芍药、当归、茯苓、炙甘草、薄荷、煨姜）。
本方以疏肝解郁为主，兼有健脾养血之功。若口干苔黄，为气郁化热，加黄连、栀子、吴茱萸，以清泻肝热；如肝郁气滞较重者，加川楝子、延胡索，以理气活血止痛；若见血瘀者，加三棱、莪术、桃仁、延胡索等，以活血化瘀。若寒湿中阻，症见脘腹痞满、舌苔白腻，可用木香顺气散，以疏肝行气、温中化湿。

2. 食滞痰阻证
证候：腹胀或痛，腹部时有条索状物聚起，按之胀痛更甚，便秘，纳呆，脘闷不舒，舌苔腻，脉弦滑。
病机：虫积、食滞、痰浊交阻，气聚不散，结而成块。
治法：理气化痰，导滞通腑。
方药：六磨汤加减（木香、枳壳、乌药、槟榔、酒大黄、沉香）。
本方具有行气化痰、导滞通便之功效，适用于痰食交阻，脘腹胀痛、便秘之证。若因蛔虫结聚肠道而生积聚，加鹤虱、雷丸、使君子等，以驱蛔通腑，或配服乌梅丸；若舌苔厚腻、脉滑甚者，为痰湿较重，配合平胃散，增加除湿之功；若便溏、纳差者，为脾气虚弱，酌加党参、白术、炒麦芽等，以益气健脾和胃，或配服香砂六君子丸。

（二）积证

1. 气滞血阻证（初期）

证候：腹部扪及积块，固定不移，质软不坚，兼胸胁胀满不适，舌暗，或有瘀斑、瘀点，舌苔薄，脉弦。

病机：气滞血阻，脉络不和，积而成块。

治法：理气活血，消积散瘀。

方药：柴胡疏肝散合失笑散加减（柴胡、陈皮、枳壳、赤芍、川芎、香附、延胡索、蒲黄、五灵脂）。

前方疏肝解郁、行气止痛，适用于肝气郁滞证；后方活血祛瘀、散结止痛，适用于气滞血阻，疼痛不适诸症。若兼烦热口干、舌红、脉细弦者，为血瘀有热，加牡丹皮、栀子、黄芩，以清热凉血；如腹中冷痛、畏寒喜温、舌苔白、脉缓，则为寒凝血瘀，可加肉桂、吴茱萸、全当归，以温经祛寒散结。

2. 瘀血内结证（中期）

证候：腹部积块明显，质地较硬，固定不移，隐痛或刺痛，兼形体消瘦，纳谷减少，面色晦暗黧黑，时有寒热，面颈胸臂或有血痣赤缕，女子可见月事不下，舌质紫黯，或有瘀斑、瘀点，脉细涩。

病机：瘀结成块，正气渐损，脾运不健。

治法：祛瘀软坚，健脾益气。

方药：膈下逐瘀汤加减（五灵脂、当归、川芎、桃仁、牡丹皮、赤芍、乌药、白术、茯苓、炙甘草、香附、红花、枳壳）。

本方重在祛瘀软坚，辅以健脾益气，祛瘀而不正。若积块大而坚硬，可配合鳖甲煎丸，以增软坚散结之功；或配合六君子汤，调补脾胃，与前两方合用或间服，以求攻补兼施；若舌苔白腻，痰湿之症较重者，属痰瘀互结，可加白芥子、半夏、苍术等，以化痰散结；若积块疼痛重者，加三棱、莪术、延胡索等，以活血行气止痛。

3. 正虚瘀结证（末期）

证候：久病体弱，积块坚硬，隐痛或剧痛，饮食锐减，肌肉瘦削，神倦乏力，面色萎黄或黧黑，甚则面肢浮肿，舌质淡紫，或光剥无苔，脉细数或弦细。

病机：癥积日久，中虚失运，气血衰少。

治法：补益气血，化瘀消积。

方药：八珍汤合化积丸加减（当归、川芎、熟地黄、白芍、人参、白术、茯苓、炙甘草、三棱、莪术、阿魏、海浮石、香附、雄黄、槟榔、苏木、瓦楞子）。

前方补气益血，适用于气血衰少证；后方活血化瘀、软坚消积，适用于瘀血内结之积块。两方合用补虚消积，适用于正虚瘀结证。若头晕目眩、舌光无苔、脉象细数，为阴伤较甚，可加生地黄、北沙参、枸杞子、石斛，以养阴生津；牙龈出血、鼻衄，为血热较重，酌加栀子、丹皮、白茅根、茜草、三七，以凉血化瘀止血；畏寒肢肿、舌淡白、脉沉细者，为阳虚较甚，加黄芪、制附子、肉桂、泽泻，以温阳益气利水。

课堂互动

胡某，女，51 岁。腹中气聚，腹部时有条索状物聚起，攻窜胀痛，按之胀痛更甚，脘闷纳呆，排便不畅，舌苔白腻，脉弦滑。

要求：诊断，病机，治法，方药。

【专方验方】

1. 软肝缩脾方（赵绍琴方） 柴胡 6g，黄芩 10g，蝉蜕 6g，白僵蚕 10g，片姜黄 6g，制鳖甲 20g，生牡蛎 20g，生大黄 1g，焦三仙各 10g。每周 5 剂，水煎服。服 3 个月后，改为每周 3 剂，分服维持。诸药配伍行气开郁、活血化瘀、软肝缩脾，适用于早期肝硬化，肝、脾肿大。（张栋《名老中医屡试屡效方》）

2. 肠粘连缓解方 桃仁 12g，赤芍 15g，木香 6g，乌药 12g，番泻叶 9g（后下），莱菔子 30g，厚朴 15g，芒硝 6g（冲服）。水煎服，日 1 剂。适用于痞结型，尤其轻型肠粘连或部分肠梗阻者。（韦绪怀《中西医临床外科学》）

【中成药】

积证属气滞血瘀者，用鳖甲煎丸；属肝郁气滞者，用木香顺气丸、舒肝和胃丸、逍遥丸、柴胡舒肝丸；属热毒血瘀者，用复方天仙胶囊；聚证属肠梗阻者，可用枳实导滞丸。

【简便疗法】

1. 贴敷疗法 大黄 15g，枳壳 10g，姜厚朴 10g，法半夏 8g，白芍 15g，生姜 6g，大枣 3 枚，木香 10g，芒硝 15g（熔兑），桂枝 6g，乳香、没药、桃仁、红花各 10g，当归 15g，冰片 20g，葱白 20g。同捣外敷。治疗积聚瘀血内阻证。（《中华现代中西医杂志》2005 年第 3 期）

2. 针刺疗法 幽门、肝俞、三焦俞、气海、内关、三里穴，每次 3~5 穴，虚证用补法，实证用平补平泻法。（《针灸临床杂志》2004 年第 2 期）

【预防调护】

1. 起居有时，冷暖适宜，调畅情志，保持正气充沛，气血流畅，是预防积聚的重要措施。

2. 黄疸、胁痛、疟疾及久泻、久痢等病证要及时治疗，病情缓解后要继续清除湿热等余邪，疏畅气血，调理肝脾，防止邪气残留，气血瘀结成积。

3. 饮食有节，忌食生冷油腻、辛辣之品，戒烟戒酒。保持心情舒畅，有助于气血流畅，积聚消散。宜进食营养丰富、清淡且易于消化吸收的食物，以促进康复。

【小结】

积聚是腹内结块，或胀或痛的病证。分别言之，积证触之有形，固定不移，痛有定处，属血分，为脏病；聚证触之无形，聚散无常，痛无定处，属气分，为腑病。病位在肝脾，病机关键是气滞血瘀。初起邪气壅实，正气未虚，病理性质多属实；积聚日久，病势较深，正气耗伤，转为虚实夹杂之证；病至后期，气血衰少，体质羸弱，则往往转以正虚为主。临床治疗上，积证初期以邪实为主，应予消散；中期邪实正虚，宜消补兼施；后期以正虚为主，应注意养正除积。聚证多实，治疗以行气散结为主。

【证治汇补】

1. 积证三期宜综合施治，并需权衡标本主次　积证初、中、末三期，既有瘀热、湿热、寒湿、痰浊等标实，又可有气虚、血虚、阴虚、阳虚之本虚，属于顽固难愈之病证。因此，临证既要权衡本虚标实的主次，适时调整治法方药，又应配合多种疗法综合治疗，以提高疗效。在辨证论治的基础上，还可结合西医学检查手段明确积证的性质，选择相应药物。如病毒性肝炎所致肝脾肿大者，可同时运用具有抗病毒、护肝降酶、调节免疫、抗纤维化等作用的中药；如系恶性肿瘤，则可加入扶正固本、调节免疫功能及实验筛选和临床证实有一定抗肿瘤作用的中药。

2. 合理运用攻、补治法　聚证以实证居多，但如果反复发作，脾气易损，此时可用香砂六君子汤加减，以达健中运脾之效。积证系日积而成，形成较缓，其消亦缓，切不可急功近利。在积证治疗中，可酌情选用软坚散结药和虫类药，以破瘀消积。但应注意，如过用、久用攻伐之品，易于损伤正气；过用破血逐瘀之品，易于损络出血；过用香燥理气之品，则易耗气伤阴，酿生积热，加重病情。因此，临证要注意攻与补的关系及主次轻重。既不因畏惧攻逐之法伤正而只强调补益，亦不可过用攻伐而耗气损正。此外，不论积证处于初起抑或久积，均可配合外治法，如敷贴阿魏膏、水红花膏等，有助于活血散结、软坚消积，或者配合针灸、气功等治疗。

【医案选读】

傅某，女，64 岁。1964 年 11 月 2 日初诊。

胃脘部隐痛，纳减 1 年，大量呕血 1 次及黑粪多次，中上腹可扪及 8cm×6cm 大小隆起的肿块，质坚硬，不易移动。

初诊：患者因胃脘部隐痛、纳减 1 年，伴大量呕血 1 次及黑粪多次就诊，于 1964 年 10 月在上海某医院做胃肠钡餐检查，诊断胃小弯癌性溃疡，嘱住院行手术。因患者对手术有顾虑，来我院要求服中药。诊见：极度消瘦，中上腹可扪及 8cm×6cm 大小隆起的肿块，质坚硬，不易移动，舌质紫黯，苔黄腻，脉细弦。

辨证：忧郁气结，气机不畅，气滞血瘀。

治法：理气活血，消肿软坚。

方药：膈下逐瘀汤、越鞠丸加减。

处方：枸橼 12g，枳壳 6g，香附 10g，槟榔 10g，丹参 9g，赤芍 9g，桃仁 9g，红花 6g，牡蛎 3g，蜈蚣 2 条，苍术 15g，生薏苡仁、熟薏苡仁各 20g，茯苓 20g，白术 20g，党参 20g，石见穿 15g，白花蛇舌草 20g，土茯苓 30g。日 1 剂，水煎服。

复诊：服药 14 剂后，胃痛稍有减轻，肿块未见缩小，舌红，苔腻，脉细。原方继服 14 剂，胃痛继续减轻。后以上法加减治之，酌情加用成药云南白药及人参鳖甲煎丸等。连续服汤药 1 年左右，即将处方改做成丸药，每日 3 次，每次 6g。

服药 3 年余（未用任何西药），大便色泽由黑色逐渐转为黄色，中上腹肿块逐渐缩小，以至消失。服药期间，曾多次去某医院做胃肠钡餐复查，结果发现胃小弯病变明显好转，最后一次（1967 年 10 月）见胃部似无异常。后健康情况一直良好，未再服药。1977 年 5 月随访，身体健康，锁骨上淋巴结未及，腹部平坦柔软，无痞块扪及，无压痛，肝脾均正常。在家做家务劳动。

按：本病例处方中用的云南白药，在胃癌出现呕血或黑粪时有良好的止血功效，同理气活血药配合之后，对胃部肿块的缩小可能也有一定的帮助。其次，槟榔、枸橼、香附、土茯苓等药的理气宽中、消肿散结、拔毒等功效，对胃部肿瘤的治疗也有一定作用。此外，人参鳖甲煎丸与理气活血药结合在一起，辨证地运用，与本病例的好转也有较大关系，但其机理还有待于进一步研究。

[贺兴东、翁维良、姚乃礼《当代名老中医典型医案集·内科分册（中）》]

复习思考题

一、问答题

1. 何为积聚？其主要病因、基本病机是什么？
2. 积聚有何病机转归？
3. 积聚有何辨证、论治要点？
4. 积聚各证型的证候特点与代表方药是什么？
5. 积聚的预防调护有何要点？

二、选择题

[A1 型题]

积聚的主要病机是（　　）

　　A. 虫阻脉道，血络受阻　　　　　　B. 气滞血瘀，水停腹中

　　C. 气机阻滞，瘀血内结　　　　　　D. 痰湿内阻，瘀血内结

　　E. 湿痰内聚，气血瘀滞

[A2 型题]

夏某，男，38 岁。症见腹中积块，胀满疼痛，按之软而不坚，固定不移，舌苔薄白，脉弦。最佳选方是（　　）

　　A. 逍遥散　　　　　　　　　　　　B. 六磨汤

　　C. 少腹逐瘀汤　　　　　　　　　　D. 膈下逐瘀汤

E. 金铃子散合失笑散

[B1 型题]

A. 疏肝解郁，行气消聚　　　　B. 导滞通便，理气化痰

C. 软坚破瘀，行气活血　　　　D. 祛瘀软坚，兼调脾胃

E. 行气消积，和血通络

1. 瘀血内结行积证的治法是（　）
2. 气滞血阻型积证的治法是（　）

第四节　鼓　胀

学习要点

1. 鼓胀的概念。
2. 鼓胀的病因病机要点。
3. 鼓胀的诊断要点与病证鉴别。
4. 鼓胀的辨证论治。
5. 鼓胀的转归预后。

鼓胀是指以腹大胀满、绷急如鼓、皮色苍黄、脉络显露为临床特征的病证。

鼓胀之名始见于《内经》。如《灵枢·水胀》载："鼓胀何如？岐伯曰：腹胀，身皆大，大与肤胀等也，色苍黄，腹筋起，此其候也。"《素问·腹中论》说："有病心腹满，旦食则不能暮食……名为鼓胀……治之以鸡矢醴。"隋代巢元方《诸病源候论·水蛊候》把鼓胀称为"水蛊"，认为其发病与"水毒"相关，如曰："水毒气结聚于内，令腹渐大，动摇有声。"《诸病源候论·水癥候》指出鼓胀的病机是"经络痞涩，水气停聚，在于腹内"。明代李中梓《医宗必读·水肿胀满》指出："在病名有鼓胀与蛊胀之殊。鼓胀者，中空无物，腹皮绷急，多属于气也。蛊胀者，中实有物，腹形充大，非虫即血也。"明代戴思恭《证治要诀·蛊胀》中说："盖蛊与臌同，以言其急实如鼓……俗称之膨脝，又谓之蜘蛛病。"明代张景岳《景岳全书·杂证谟·肿胀》把鼓胀又称为"单腹胀"，如谓："单腹胀者名为鼓胀，以外虽坚满而中空无物，其像如鼓，故名鼓胀。又或以血气结聚，不可解散，其毒如蛊，亦名蛊胀，且肢体无恙，胀唯在腹，故又名单腹胀。"对于鼓胀的治疗，明代虞抟《医学入门·鼓胀》指出："凡胀初起是气，久则成水……治胀必补中行湿，兼以消积，更断盐酱。"有关鼓胀的形成，清代喻嘉言《医门法律·胀病论》认为，"凡有癥瘕积块痞块，即是胀病之根"。关于"血臌"的成因，清代唐容川在《血证论》中认为，"血臌"的发病与接触河中疫水，感染"水毒"有关。鼓胀为临床常见病，历代医家对本病的防治十分重视，把它列为"风、痨、鼓、膈"四大顽证之一，说明本病是临床较为难治的顽疾。

西医学的肝硬化腹水，其中包括病毒性肝炎，血吸虫性、胆汁性、营养不良性、中毒性等多种原因导致的肝硬化腹水，以及其他疾病引起的腹水，如腹腔内肿瘤、结核性

腹膜炎、丝虫病乳糜腹水、肾病综合征等疾病，若出现鼓胀证候，均可参考本节辨证论治。

【病因病机】

鼓胀病因比较复杂，主要有酒食不节、情志刺激、虫毒感染及胁痛、黄疸、积聚失治，导致肝脾肾受损，气滞血结，水停腹中而成本病。

1. 酒食不节　嗜酒过度，酒毒伤肝，或恣食肥甘厚味，饮食不节，损伤脾胃，酿湿生热，蕴聚中焦，清浊相混，气机不畅，湿浊内生，清气不升，浊气不降，而成鼓胀。

2. 情志刺激　肝主疏泄，性喜条达。郁怒伤肝，肝失疏泄，气机郁滞，则血行不利，致使络脉瘀阻。肝气郁结，横逆犯脾，或忧思伤脾，脾运不健，水谷不化精微而成水湿，水湿停聚中焦，气、血、水壅结，而成鼓胀。

3. 虫毒感染　感染血吸虫，虫毒阻塞经隧，脉道不通，久延失治，内伤肝脾，形成癥积；水毒内结，气机郁滞，脉络瘀阻，升降失常，清浊相混，逐渐形成鼓胀。

4. 他病失治　如黄疸日久，湿邪蕴阻，肝脾受损，气滞血瘀；或积聚不愈，气滞血结，脉络壅塞，正气耗伤，水湿不化，痰瘀留着；或久泻、久痢，气阴耗伤，肝脾受损，生化乏源，气血滞涩，水湿停留，皆可形成鼓胀。

鼓胀的病变脏腑主要责之于肝脾，久病及肾。其基本病理变化为肝、脾、肾三脏受损，气滞、血瘀、水湿相互搏结，停蓄腹中。因肝主疏泄，司藏血，肝病则疏泄失调，气血瘀滞，横克脾土，脾主运化，脾病则运化不健，水湿内聚，土壅木郁，肝脾俱病。病久及肾，肾关开阖不利，水湿不化。初起，肝脾损伤，二脏同病，导致气滞湿阻，清浊相混，病性多实；湿浊蕴阻中焦，阻滞气机，可郁而化热或从寒化湿，导致水热互结或水湿困脾之候；久则气血凝滞，脉道壅塞，致气、血、水相互裹结。进而病延及肾，肾阳虚衰。至后期，多因脏腑功能失调，正气虚衰，邪实愈甚，气、血、水结于腹中，水湿不化，使实者愈实，虚者愈虚，故本虚标实、虚实夹杂为本病的主要病机特点。

由于鼓胀病情易于反复，且气血水互结，邪盛而正衰，治疗较为棘手，预后一般较差，属于中医"风、痨、鼓、膈"四大顽证之一。病在早期，正虚不著，经适当治疗调理，腹水可以消失，病情可趋缓解。但如延至晚期，腹水反复发生，邪实正虚，病情不易稳定。若饮食不节，或劳倦过度，或正虚感邪，或服药不当，可导致病情恶化。如阴虚血热，损伤络脉，可致鼻衄、齿衄，甚或大量呕血、便血；或肝肾阴虚，邪从热化，酿液生痰，内蒙心窍，引动肝风，可见神昏谵语、痉厥等严重征象；如脾肾阳虚，内生湿浊，蒙闭心窍，亦可出现神昏厥逆之证。

【诊断】

一、诊断要点

1. 临床特征　初起脘腹作胀，按之柔软，食后尤甚，继而腹部胀大如鼓，重者腹部膨隆坚满，脐孔突起，腹壁青筋显露，常伴乏力、纳差、尿少及齿衄、鼻衄、皮肤紫斑等出血现象，可见面色萎黄、黄疸、手掌殷红、面颈胸部出现红丝赤缕。

2. 病史 起病多缓慢，病程较长，常有酒食不节、情志内伤、虫毒感染，或黄疸、胁痛、癥积等病史。

3. 相关检查 腹部 B 超有助于检测腹水量，腹腔穿刺取液，进行腹水恶性肿瘤细胞学、细胞培养等各项检查可作为辅助诊断手段，肝功能、B 超、CT、MRI、腹腔镜、肝脏穿刺等各项检查，有助于腹水原因的鉴别。

二、病证鉴别

1. 鼓胀与水肿 鼓胀主要是肝、脾、肾三脏受损，气、血、水互结于腹中，临床上以腹部胀大为主，四肢水肿不著。晚期，病重时可见肢体浮肿，甚至全身浮肿，但每兼见面色苍黄、面颈部有血痣赤缕、胁下癥积坚硬、腹皮青筋暴露。水肿主要是肺、脾、肾功能失调，水湿泛溢肌肤。其浮肿多从眼睑开始，渐及头面、肢体，或下肢先肿，逐渐出现全身浮肿，多见面色㿠白、腰酸倦怠。病情严重时亦可出现腹部胀大，但无胁下癥积病史。

2. 气臌与水臌、血臌 气臌，腹部膨隆，嗳气或矢气则舒，腹部按之中空无物，叩之如鼓，多为肝气瘀滞；水臌，腹部胀满膨大，或状如蛙腹，按之如囊裹水，多伴下肢浮肿，因阳气不振，水湿内停所致；血臌，脘腹坚满，青筋显露，腹内积块痛剧如针刺，面颈部赤丝血缕，多为肝脾血瘀水停所致。

【辨证论治】

一、辨证要点

1. 辨虚实的主次 鼓胀虽属虚中夹实，虚实夹杂，但虚实在不同阶段各有侧重。一般说来，鼓胀初起，腹满胀痛，腹水壅盛，皮肤青筋暴露显著者，多以实证为主；鼓胀日久，腹水已消，病势趋缓，伴肝脾肾亏虚者，多以虚证为主。本虚者应分辨阴虚与阳虚的不同。

2. 辨气滞、血瘀、水湿的偏盛 以腹部胀满，按压腹部，按之即陷，随手而起，如按气囊，腹部膨大如鼓等症为主者，多以气滞为主；腹部胀大，可触及积块，按之疼痛，腹壁青筋暴露，面颈胸部出现红丝赤缕者，多以血瘀为主；腹部胀大，状如蛙腹，按之如囊裹水，或见腹部坚满，皮肤绷急，叩之呈浊音者，多以水湿为主。

二、论治要点

标实为主者，应根据气、血、水的偏盛，分别采用行气、活血、祛湿利水或暂用攻逐之法，同时配以疏肝健脾；本虚为主者，当根据阴虚、阳虚的不同，分别采取温补脾肾或滋养肝肾法，同时配合行气、活血、利水。由于本病总属本虚标实，虚实夹杂，故治当攻补兼施，补虚不忘泻实，泻实不忘补虚。

三、分证论治

1. 气滞湿阻证

证候：腹部胀大，按之不坚，胁下胀满或疼痛，兼饮食减少，食后胀闷不舒，得嗳气或矢气后稍减，小便短少，舌苔薄白腻，脉弦。

病机：肝郁气滞，脾运不健，湿浊中阻。

治法：疏肝理气，运脾利湿。

方药：柴胡疏肝散合胃苓汤加减（柴胡、川芎、香附、枳壳、白芍、陈皮、苍术、厚朴、炙甘草、泽泻、猪苓、茯苓、白术、桂枝）。

前方疏肝理气，适用于胁下闷胀疼痛较著者；后方运脾利湿，适用于腹胀、小便短少、苔腻较著者。如胸脘痞满、腹胀甚者，酌加佛手、沉香、木香，以调畅气机；如尿少、腹胀、苔腻者，加砂仁、大腹皮、车前子，以增强淡渗利湿功效；若苔腻微黄、口干口苦、脉弦数，为气郁化火，加牡丹皮、栀子，以清泻肝火；胁下刺痛、固定不移、面青舌紫、脉弦涩，为血瘀较甚，加延胡索、丹参、莪术，以增强活血之力；如神倦、便溏、舌质淡者，酌加党参、附子、干姜，以温阳益气；头晕失眠、舌红、脉弦细数，为肝郁脾虚，日久伤阴，加制首乌、枸杞子、女贞子，以滋养肝肾之阴。

2. 寒水困脾证

证候：腹大胀满，按之如囊裹水，胸脘胀闷，得热稍舒，兼周身困重，怯寒懒动，精神困倦，甚者颜面及下肢浮肿，小便短少，大便溏薄，舌苔白腻，脉弦迟。

病机：湿邪困遏，脾阳不振，寒水内停。

治法：温中健脾，行气利水。

方药：实脾饮加减（白术、厚朴、木瓜、木香、草果、槟榔、茯苓、干姜、制附子、炙甘草、生姜、大枣）。

本方振奋脾阳、温运水湿，适用于脾阳不足，水湿内停证。若浮肿较甚、小便短少者，重用干姜、制附子，加泽泻，以温阳化气、利水消肿；若见胸闷咳喘，水饮上逆犯肺者，加葶苈子、苏子、半夏，以泻肺行水、止咳平喘；如胁腹痛胀，肝胃郁滞，加郁金、香附、青皮、砂仁，以理气和络、调和肝胃；如脘闷纳呆、神疲、便溏、下肢浮肿，脾虚重者，可加党参、黄芪、山药，以健脾益气利水。

3. 水热蕴结证

证候：腹大坚满，脘腹胀急，拒按，烦热口苦，渴不欲饮，或有面目、皮肤发黄，小便赤涩，大便秘结或溏垢，舌边尖红，苔黄腻或兼灰黑，脉弦数。

病机：湿热壅盛，蕴结中焦，浊水内停。

治法：清热利湿，攻下逐水。

方药：中满分消丸合茵陈蒿汤加减（人参、白术、茯苓、炙甘草、猪苓、清半夏、橘皮、干姜、姜黄、砂仁、泽泻、知母、黄芩、枳实、姜厚朴、茵陈、栀子、生大黄）。

前方清热化湿、行气利水，适用于湿热蕴结伤脾所致的胀满；后方清利肝胆湿热、通便退黄，适用于湿热黄疸。若热势较重，加羚羊角粉（另吞服）、半边莲，以增清热解毒之力；小便赤涩不利者，加陈葫芦、蟋蟀粉（另吞服），以行水利窍而消胀；腹部胀急，伴大便干结，可用舟车丸，以行气逐水而除满，但不可过用，中病即止。

4. 瘀结水留证

证候：腹大坚满，青筋显露，胁下癥积，刺痛拒按，面色晦暗黧黑，头颈胸臂可见赤丝血缕，唇色紫褐，口干不欲饮，或见大便色黑，舌质紫黯或有瘀斑、瘀点，脉细涩。

病机：肝脾瘀结，络脉滞涩，水气停留。

治法：活血化瘀，行气利水。

方药：调营饮加减（赤芍、川芎、当归、莪术、延胡索、槟榔、瞿麦、葶苈子、桑白皮、丹参、酒大黄）。

本方活血化瘀、行气利水，适用于瘀血阻滞、水湿内停之肿胀。若胁下癥积肿大明显，酌加穿山甲、土鳖虫、牡蛎，或配合鳖甲煎丸内服，以化瘀消癥；如瘀血内停，腹部癥积、肌肤甲错、目眶黧黑、潮热羸瘦，或经闭不行，可服用大黄䗪虫丸，以活血破瘀；病久体虚，气血不足，或攻逐之后，正气受损者，宜先用八珍汤或人参养荣丸等补养气血；如大便色黑者，可加三七粉、茜草、侧柏叶，以化瘀止血；如病势恶化，大量吐血、下血，或出现神志昏迷等危象，应辨阴、阳之衰，按脱证而予以急救。

5. 阴虚水停证

证候：腹大坚满，腹部青筋暴露，但形体反见消瘦，面色晦暗，唇紫，口燥咽干，心烦失眠，时见牙宣，或鼻衄，小便短少，舌质红绛少津，苔少或光剥，脉弦细数。

病机：肝肾阴虚，气化无力，津液失布，水湿内停。

治法：滋肾柔肝，养阴利水。

方药：六味地黄丸合一贯煎加减（熟地黄、山茱萸、山药、泽泻、牡丹皮、茯苓、北沙参、麦冬、当归身、枸杞子、川楝子）。

前方滋养肾阴，后方养阴柔肝，两方相合则滋补肝肾相得益彰。若口干欲饮明显者，为阴津损伤较重，酌加石斛、玄参、芦根等，以养阴生津；如腹部青筋显露、唇舌紫黯、小便短少者，为瘀血较重，酌加丹参、益母草、泽兰、马鞭草，以化瘀利水；若伴潮热、烦躁，虚火较盛者，加地骨皮、白薇、青蒿等，以滋阴清热；兼耳鸣、面赤、颧红，为虚火上扰，加龟板、鳖甲、牡蛎，以滋阴潜阳；若湿热留恋，尿赤者，酌加知母、黄柏、滑石、金钱草，以清热利湿。

6. 阳虚水盛证

证候：腹大胀满，形似蛙腹，朝宽暮急，面色苍黄或㿠白，胸脘满闷，食少便溏，神倦怯寒，肢冷，小便短少不利，或下肢浮肿，舌体胖、边有齿痕，舌质淡紫，苔白腻而滑，脉沉细无力。

病机：脾肾阳虚，不能温运，水湿内聚。

治法：温补脾肾，化气利水。

方药：附子理苓汤或济生肾气丸加减（制附子、干姜、炙甘草、人参、白术、猪苓、茯苓、泽泻、官桂、熟地黄、山茱萸、牡丹皮、山药、怀牛膝）。

前方温阳健脾、化气利水，适用于脾阳虚弱，水湿内停者；后方补肾气、利水消肿，适用于肾阳虚衰，水气不化者。若偏于脾阳虚弱，症见神疲乏力、少气懒言、纳少、便溏者，重用人参、白术、茯苓，加黄芪，以益气健脾；如偏于肾阳虚衰，症见面色苍白、怯寒肢冷、腰膝酸软冷痛者，重用附子、干姜，加鹿角片，以温补肾阳。

课堂互动

左某，男，44 岁。有乙型肝炎病史 10 年余。近 1 周来，出现腹胀大，按之不坚，胁下胀满疼痛，纳食减少，食后作胀，嗳气不爽，小便短少；苔白腻，脉弦。

要求：诊断，病机，治法，方药。

【专方验方】

1. 土狗散（田秉澍方） 土狗（又称蝼蛄，用时去尽头、爪、翼，置锅内以文火焙为褐黄色焦末备用）五份、甘遂三份、大黄两份，共研末。成人量 10g，孕妇忌服。攻逐水饮。适用于各种原因所致腹水。可随症酌加助脾、疏肝、活血、消水药。（张栋《名老中医屡试屡效方》）

2. 鼓胀汤 生牡蛎、丹参、炒白术各 30g，炙鳖甲、川芎、枳壳、川牛膝、怀牛膝、赤芍、白芍、车前草、茯苓、大腹皮各 15g，桂枝 9g，黑丑、白丑各 10g。每日 1 剂，水煎服，早晚温服。治疗肝硬化腹水。（《陕西中医》2008 年第 9 期）

【中成药】

鼓胀脾肾阳虚证可用济生肾气丸、金匮肾气丸；肝脾血虚证可用大黄䗪虫丸；湿热蕴结证可用中满分消丸。

【简便疗法】

贴敷疗法 消胀散敷脐：在中西药物综合治疗基础上，将中药枳实、大黄、三棱各 15g，肉桂、甘遂各 10g，混合研成细末，每袋 20g，封口备用。每次取消胀散 1 袋，用热水（40℃）10mL 或加食醋（2：1）调至糊状，均匀地平涂于两层纱布之中（范围 7cm×7cm×1cm）。患者取仰卧位，将调制好的药物置于脐上，外盖敷料一块，用胶布固定，亦可再用绷带加固，每天更换药物 1 次，7 天为 1 个疗程。适用于肝炎后肝硬化失代偿期有鼓胀表现者。（《护理学杂志》2002 年第 8 期）

【预防调护】

1. 节饮食 平时应饮食有节，饮食宜清淡，注意营养，多食蔬菜、水果等富含维生素的食物。病后应注意低盐饮食，禁食生冷、油腻、辛辣及粗糙、坚硬类食物，忌饮酒，少吸烟。

2. **慎起居** 平时应起居有时，注意劳逸结合，防止外邪侵袭。病情较重时应注意保暖，卧床休息，腹水较多者可取半卧位。

3. **调情志** 平时要保持情绪稳定，避免精神刺激。病后要安心静养，消除恐惧心理，增强治疗信心。

4. **早防治** 注意对病毒性肝炎的早期防治，避免与血吸虫、疫水及对肝脏有毒物质的接触，及时治疗胁痛、黄疸、积聚等，以防变证。

【小结】

鼓胀为临床四大顽难重症之一，历代医家十分重视。临床表现以腹部胀大如鼓、肤色苍黄、脉络暴露为特征。鼓胀的病变部位在肝、脾、肾，基本病机是三脏功能失调，气滞、血瘀、水湿停于腹中。临床上注意与水肿鉴别。辨证要点首辨虚实，其次辨别气滞、血瘀、水湿的主次。病机特点为本虚标实，虚实并见，故其治疗宜以攻补兼施为原则。实证为主则着重祛邪，合理选用行气、化瘀、健脾利水之剂，若腹水严重，也可酌情暂用攻逐之品，同时辅以补虚；虚证为主则侧重补虚扶正，分别选用健脾温肾、滋养肝肾等药物，扶正重点在脾，同时兼以祛邪。此外，还应注意"至虚有盛候，大实有羸状"的特点，临证切实做到补虚不忘实，泻实不忘虚，切忌一味攻伐，导致正气不支，邪恋不去，出现危象。

【证治汇补】

1. **审时度势，权衡标本缓急** 鼓胀以肝、脾、肾功能失调为本，气、血、水互结为急，在整个治疗过程中都要审时度势，权衡标本缓急。祛邪终究为权宜之法，根据病程之久暂、体质之强弱、病情之缓急，以及偏气、偏血、偏水之不同，采取先攻后补，或先补后攻，或攻补兼施等法。

2. **鼓胀危重症可结合西医疗法处理** 肝硬化后期腹水明显，伴有上消化道大出血、重度黄疸，或伴有感染，甚至肝昏迷者，应审察病情，配合西医抢救方法及时处理。

3. **把握阳虚鼓胀与阴虚鼓胀的治疗要点** 水为阴邪，得阳则化，故阳虚者使用温阳利水药物，腹水较易消退，方以附子理中汤、真武汤、济生肾气丸，或合五苓散加减。若是阴虚型鼓胀，温阳易伤阴，滋阴又助湿，治疗较为棘手。临证可选用甘寒淡渗之品，如沙参、麦冬、干地黄、芦根、茅根、猪苓、茯苓、泽泻、车前草等药物，以达到滋阴生津而又不黏腻助湿的效果。此外，在滋阴药中少佐温化之品，既有助于通阳化气，又可防止滋腻太过。

4. **合理运用逐水法** 总的原则是"衰其大半而止"，"利水而不伤阴，祛邪而不伤正"。病情轻者、缓者，不宜逐水，可首选淡渗利湿之品，如茵陈五苓散、五皮饮类加减，可加白茅根、冬瓜皮之类，用量由轻渐重至 30~60g，随症酌情使用；若水饮郁而化热，症见腹大如鼓、胀满难忍、口舌干燥、尿少色黄便干者，可宗张仲景己椒苈黄丸之方义，前后分消走泄，用汉防己、大黄，酌情使用炒二丑以泻下逐水。重者、急者可选逐水方药如牵牛子粉（每次吞服 1.5~3g，每天 1~2 次），或舟车丸（每次吞服3~

6g，每天1次），或控涎丹（每次服3～5g，每天1次，清晨空腹服用），或十枣汤（可制成药粉，装胶囊，每次服1.5～3g，用大枣煎汤送服，每天1次，清晨空腹服用）等攻逐药物，一般以2～3天为1个疗程，必要时停3～5天后再用。但要注意中病即止。在使用过程中，药物剂量不可过大，攻逐时间不可过久，以免损伤脾胃，引起昏迷、出血之变。服药时必须严密观察病情，注意药后反应，加强调护。

【医案选读】

姚某，男，48岁。

患者于2月份自觉脘腹作胀，纳后较显，体倦神疲。5月份因劳累过度，致使病情加重，腹胀尤甚，入院前经某医院诊治，查肝功能异常，上消化道钡餐透视：食管下段静脉曲张。诊断为"肝硬化腹水"。该院建议中药治疗，曾服攻下剂舟车丸，腹水不减，乃于9月29日住本院治疗。当时，患者面黄瘦削，神倦无力，颜面及四肢轻度浮肿，腹胀肠鸣，青筋横绊，腹围76cm，纳谷则胀甚，纳后即有便意，大便溏而不实，溲少色黄，口干微苦，舌苔薄腻，脉象沉细。

辨证：综合脉症，病属脾虚气滞，水湿内留，病及于肾。

治法：温阳行水，健脾理气。

方药：实脾饮、附子理中汤加减。

处方：红参、白术、茯苓、草果、木香、大腹皮、附片、干姜、猪苓、泽泻、椒目等，另吞禹余粮丸。

服药数日，小溲由原来每天300mL增至500mL，腹围由76cm减至73cm。原方连服1个月，腹胀全消，饮食渐增，大便转实，精神转振，小便每日增至1500mL，腹围减至66cm，自觉症状不著，原方加当归以养血、黄芪以益气。面色转润，体力增强，继续服药巩固疗效至12月25日，鼓胀病瘥，出院继续巩固。

按：鼓胀虽涉及肝、脾、肾三脏，但古今医家从脾论治者十居六七。《内经》有谓："浊气在上，则生䐜胀。"指出脾胃阳气虚弱、湿浊内积于腹中而成鼓胀。本证水臌兼有血瘀，标实客观存在，但前医予进舟车丸攻逐水湿，腹大不减。究其原因，盖其病起半年有余，复因过劳，面黄瘦削、神倦无力、纳谷则胀甚、便溏、脉沉细等症日甚，可知脾胃阳气虚弱为本，水湿内停为标。湿胜阳微，虚不受攻。治疗宜宗"正本清源"之旨，故选取实脾饮、附子理中汤化裁实乃本病正治之法。首诊虽见有尿黄，口干微苦，舌苔薄腻、罩有微黄，乃属假热之象。药用红参、附片、干姜、草果、茯苓、白术等温化水湿，以治其本，木香、大腹皮、猪苓、泽泻、椒目等理气、渗湿、消腹胀满，兼顾其标。服药1个月，即得病减，胀消、纳增、便实。二诊加当归、黄芪以补益气血，且黄芪益气利水，意在使患者之正气渐强，而既退之邪不再复起也，调治2个月，果见病瘥。

（第十七次全国中西医结合肝病学术会议论文汇编·周仲瑛教授鼓胀临证医案心法，2008年）

复习思考题

一、问答题

1. 何为鼓胀？其主要病因、基本病机是什么？

2. 鼓胀有何病机转归？

3. 鼓胀有何辨证、论治要点？其预防调护有何要点？

4. 试述气滞、血瘀、水湿与病因、治法的关系。

5. 鼓胀各证型的证候特点与代表方药是什么？

二、选择题

[A1型题]

鼓胀的主要特征不包括（　　）

    A. 腹大如鼓　　　　　　　　B. 四肢枯瘦

    C. 皮色苍黄　　　　　　　　D. 下肢水肿

    E. 胁下或腹部痞块

[A2型题]

秦某，男，40岁。腹大胀满，按之如囊裹水，胸脘胀闷，得热稍舒，精神困倦，怯寒懒动，小便少，大便溏，苔白腻，脉缓。治法可选用（　　）

    A. 活血化瘀　　　　　　　　B. 温中化湿

    C. 清热利湿，攻下逐水　　　D. 疏肝理气，除湿散满

    E. 温补脾肾，化气行水

[B1型题]

    A. 实脾饮　　　　　　　　　B. 附子理中汤或济生肾气丸

    C. 六味地黄丸合一贯煎　　　D. 调营饮

    E. 中满分消丸合茵陈蒿汤

1. 阴虚水停型鼓胀以何方加减（　　）

2. 阳虚水盛型鼓胀以何方加减（　　）

第十章 肾系病证

肾系病证是指肾的藏精、主水液、司二便等功能失常出现的一类病证。其范围较广，本章主要介绍水肿、淋证、尿浊、癃闭、关格、遗精、阳痿等病证。

肾主藏精，藏真阴而寓元阳，是人体生长、发育、生殖之源，生命活动之根，故称先天之本。肾的藏精功能减退，精关不固可致遗精、早泄，精气不足而影响机体的生殖能力，导致阳痿、精少不育。

肾主水液，肾中精气蒸腾气化作用对体内津液的输布、排泄，维持体内水液代谢的平衡皆具有重要的调节作用，肺的通调水道、脾的转输水液及膀胱的气化作用均依赖于肾的蒸腾气化。若肾中精气的蒸腾气化失司，可导致水液运行障碍，出现水肿；肾司二便，与膀胱相表里，若肾与膀胱气化失司，水道不利，可导致淋证、癃闭、尿浊等病证。此外，水肿、淋证、癃闭等病证日久不愈，可导致脾肾虚衰，气化不利，湿浊毒邪壅塞，形成关格。

此外，肾与其他脏腑的关系也非常密切。肾阴亏虚，水不涵木，肝阳上亢，可致眩晕；肾水不足，阴不济阳，虚火上越，心肾不交，可致心悸、不寐；肾不纳气，气不归原，可致哮喘；肾阳虚衰，火不暖土，可致五更泄泻；肾精亏损，脑髓失充，可致健忘、痴呆。依据其病证整体相关性，分别隶属于各个脏腑系统。临证时，应注意脏腑之间的关联，随证处理。

第一节 水 肿

学习要点

1. 水肿的概念。
2. 水肿的病因病机要点与转归预后。
3. 水肿的诊断与病证鉴别。
4. 水肿的辨证论治及预防调护要点。

水肿是指体内水液潴留，泛溢肌肤，引起以眼睑、头面、四肢、腹背，甚至全身浮肿为特征的病证。

本病《内经》称"水"，并根据不同症状分为"风水""石水""涌水"。《灵枢·水胀》对其症状作了详细的描述："水始起也，目窠上微肿，如新卧起之状，其颈脉动，时咳，阴股间寒，足胫肿，腹乃大，其水已成矣。以手按其腹，随手而起，如裹水之状，此其候也。"对于其病因病机，《素问·水热穴论》指出："勇而劳甚，则肾汗出，肾汗出逢于风，内不得入于脏腑，外不得越于皮肤，客于玄府，行于皮里，传为胕肿……故其本在肾，其末在肺。"《素问·至真要大论》又指出："诸湿肿满，皆属于脾。"可见，在《内经》时代，对水肿病的发病已认识到与肺、脾、肾有关。对于其治疗，《素问·汤液醪醴论》提出"平治于权衡，去菀陈莝……开鬼门，洁净府"的治疗原则，一直沿用至今。汉代张仲景在《金匮要略·水气病脉证并治》中以表里上下为纲，将水肿分为风水、皮水、正水、石水、黄汗5种类型，又根据五脏发病的机制及证候将水肿分为心水、肝水、肺水、脾水、肾水，在治疗上提出了发汗、利尿两大原则："诸有水者，腰以下肿，当利小便，腰以上肿，当发汗乃愈。"唐代孙思邈在《千金要方·水肿》中首次提出了水肿必须忌盐。宋代严用和《严氏济生方·水肿门》将水肿分为阴水、阳水两大类："阴水为病，脉来沉迟，色多青白，不烦不渴，小便涩少而清，大腹多泄……阳水为病，脉来沉数，色多黄赤，或烦或渴，小便赤涩，大便多闭。"这一分类法，区分了虚实两类不同性质的水肿，为其后水肿病的临床辨证奠定了基础。对于水肿的治疗，严用和又倡导温脾暖肾之法，在前人汗、利、攻的基础上开创了补法。此后，明代杨仁斋在《仁斋直指方·虚肿方论》创用活血利水法治疗瘀血水肿。明代李梴《医学入门·水肿》提出疮毒致水肿的病因学说，对水肿的认识日趋成熟。清代唐容川《血证论》提出"瘀血化水，亦发水肿，是血病而兼水也"的病机理论。

本节讨论的水肿主要以肾源性水肿为主，涉及西医学中急慢性肾小球肾炎、肾病综合征、继发性肾小球疾病等，其皆可参照本病辨证论治。其他水肿，如肝源性水肿是以腹水为主症，属于鼓胀范畴；心源性水肿可参照心悸、喘证等章节辨证论治。

【病因病机】

水肿的发生，主要为风邪袭表、疮毒内犯、水湿浸渍、饮食所伤及禀赋不足、久病劳倦等所致，基本病机为肺失通调、脾失转输、肾失开阖、三焦气化不利。

1. 风邪袭表　风为六淫之首，常夹寒夹热侵袭人体。风寒或风热之邪，侵袭肺卫，肺失通调，风遏水阻，风水相搏，泛滥肌肤，发为水肿。此即《景岳全书·杂证谟·肿胀》所言："凡外感毒风，邪留肌肤，则亦能忽然浮肿。"

2. 疮毒内犯　咽喉肿烂，或肌肤患痈疡疮毒，未能清解消透，热毒内攻，损伤肺脾，致肺失通调，脾失转输，水液代谢受阻，溢于肌肤，发为水肿。《严氏济生方·水肿》云："年少血热生疮，变为水，肿满，烦渴，小便少，此为热肿。"正是指这种病因而言。

3. 水湿浸渍　久居湿地，冒雨涉水，湿衣裹身时间过久，水湿之气内侵；或平素饮食不节，过食生冷，或食饮摄入不足，脾气失养，水湿之邪自内而生，均可使脾为湿困，失其健运之职，水无所制，发为水肿。正如《医宗金鉴·水气病脉证》曰："皮水，外无表证，内有水湿也。"

4. 饮食所伤　饮食不节，脾气受损，运化失司，水湿停聚不行，泛滥肌肤，而成水肿；过食肥甘，嗜食辛辣，或过用温燥药物，可致湿热壅盛，中焦脾胃失其升清降浊之能，三焦为之壅滞，水道不通，亦成水肿。如《景岳全书·杂证谟·水肿》所言："大人小儿素无脾虚泄泻等证，而忽而通身浮肿，或小便不利者，多以饮食失节，或湿热所致。"

5. 禀赋不足，久病劳倦　先天禀赋薄弱，肾气亏虚，易于受邪，而致蒸腾气化失常，水泛肌肤，发为水肿。或因劳倦过度，纵欲无节，生育过多，久病产后，损伤脾肾，水湿输布失常，溢于肌肤，发为水肿。

6. 瘀血阻滞　久病入络，瘀血内阻，导致水气停滞而发为本病。此外，水肿日久，壅阻经隧，水停瘀阻，瘀水互结，而致水肿迁延难愈。

水肿发病的基本病机为肺失通调，脾失转输，肾失开阖，三焦气化不利。其病位在肺、脾、肾，而关键在肾。病理因素为风邪、水湿、疮毒、瘀血。肺主一身之气，有主治节、通调水道、下输膀胱的作用。风邪犯肺，肺气失于宣畅，不能通调水道，风水相搏，发为水肿。外感水湿，脾阳被困，或饮食劳倦等损及脾气，造成脾失转输，水湿内停，乃成水肿。久病劳欲，损及肾脏，则肾失蒸化，开阖不利，水液泛滥肌肤，则为水肿。诚如《景岳全书·杂证谟·肿胀》指出："凡水肿等证，乃肺、脾、肾三脏相干之病。盖水为至阴，故其本在肾；水化于气，故其标在肺；水唯畏土，故其制在脾。今肺虚则气不化精而化水，脾虚则土不制水而反克，肾虚则水无所主而妄行。"

由于致病因素及体质的差异，水肿的病理性质有阴水、阳水之分，并可相互转换或夹杂。阳水属实，多由外感风邪、疮毒、水湿、湿热而成，病位在肺、脾。阴水属虚或虚实夹杂，多由饮食劳倦、禀赋不足、久病体虚所致，病位在脾、肾。阳水迁延不愈，反复发作，正气渐衰，脾肾阳虚，或因失治、误治，损伤脾肾，阳水可转为阴水。反之，阴水复感外邪，或饮食不节，使肿势加剧，呈现阳水的证候，而成本虚标实之证。

水肿各证之间亦互有联系。阳水的风水相搏之证，若风去湿留，可转化为水湿浸渍证。水湿浸渍证由于体质差异，湿有寒化、热化之不同。湿从寒化，寒湿伤及脾阳，则变为脾阳不振之证，甚者脾虚及肾，又可成为肾阳虚衰之证。湿从热化，可转为湿热壅盛之证。湿热伤阴，则可表现为肝肾阴虚之证。此外，肾阳虚衰，阳损及阴，又可导致阴阳两虚之证。水肿各证，日久不退，水邪壅阻经隧，络脉不利，瘀阻水停，则水肿每多迁延不愈。

水肿的转归，一般而言，阳水易消，阴水难治。阳水患者如属初发年少，体质尚好，脏气未损，治疗及时，则病可向愈。此外，因生活饥馑、饮食不足所致水肿，在饮食条件改善后，水肿也可望治愈。若先天禀赋不足，或他病久病，或得病之后拖延失治，导致正气大亏，肺、脾、肾三脏功能严重受损，后期还可影响心、肝，则难向愈。若水邪壅盛或阴水日久，脾肾衰微，水气上犯，则可出现水邪凌心犯肺之重症。若病变后期，肾阳衰败，气化不行，浊毒内闭，是由水肿发展为关格。若肺失通调，脾失健运，肾失开阖，致膀胱气化无权，可见小便点滴不畅或闭塞不通，则是水肿转为癃闭。若阳损及阴，造成肝肾阴虚，肝阳上亢，则可兼见眩晕之症。

【诊断】

一、诊断要点

1. 临床特征 水肿先从眼睑或下肢开始，继及四肢全身。轻者仅眼睑或足胫浮肿，重者全身皆肿，甚则腹大胀满、气喘不能平卧，更严重者可见尿闭或尿少、恶心呕吐、口有秽味、鼻衄牙宣、头痛、抽搐、神昏、谵语等危象。

2. 病史 可有乳蛾、心悸、疮毒、紫癜及久病体虚病史。

3. 相关检查 一般可先做血尿常规、肝肾功能（包括血浆蛋白）、心电图、肝肾B超检查。肾源性水肿可再检查24小时尿蛋白总量、蛋白电泳、血脂、补体 C_3、补体 C_4 及免疫球蛋白，肾穿刺活检有助于明确病理类型、鉴别原发性或继发性肾脏疾病。

二、病证鉴别

1. 水肿与鼓胀 鼓胀是指肝、脾、肾三脏功能失调，气、血、水结于腹内，以腹部胀大、皮色苍黄、腹皮青筋显露为主要特征，肢体一般不肿，严重时才见四肢尽肿。而水肿是肺、脾、肾三脏功能失常，三焦气化不利，导致水液泛溢肌肤，以头面或下肢先肿，继而全身，腹壁无脉络显露。

2. 阳水与阴水 水肿可分为阳水与阴水。阳水病因多为风邪、疮毒、水湿、湿热。发病较急，每成于数日之间，肿多由面目开始，自上而下，继及全身，肿处皮肤绷急光亮，按之凹陷即起，兼有寒热等表证，属表、属实，一般病程较短。阴水病因多为饮食劳倦及先天或后天因素所致的脏腑亏损。发病缓慢，肿多由足踝开始，自下而上，继及全身，肿处皮肤松弛，按之凹陷不易恢复，甚则按之如泥，属里、属虚或虚实夹杂，病程较长。

【辨证论治】

一、辨证要点

水肿病证首先须辨阳水、阴水，区分其病理属性。阳水属实，由风、湿、热、毒诸邪导致水气的潴留；阴水多属本虚标实，因脾肾虚弱，而致气不化水，久则可见瘀阻水停。其次应辨病变之脏腑，在肺、脾、肾之差异。最后，对于虚实夹杂，多脏共病者，应仔细辨清本虚标实之主次。

二、论治要点

水肿的治疗以发汗、利尿、逐水为基本治法，具体应视阴阳虚实不同而异。阳水以祛邪为主，发汗、利水或攻逐，同时配合清热解毒、理气化湿等法；阴水当以扶正为主，健脾温肾，同时配以利水、行气、活血等法。对于虚实夹杂者，则当兼顾，或先攻后补，或攻补兼施。

三、分证论治

（一）阳水

1. 风水相搏证

证候：眼睑浮肿，继则四肢及全身皆肿，来势迅速，多有恶寒、发热、肢节酸楚、小便不利等症。偏于风热者，伴咽喉红肿疼痛，舌质红，脉浮滑数。偏于风寒者，兼恶寒，咳喘，舌苔薄白，脉浮滑或浮紧。

病机：风邪袭表，肺气闭塞，通调失职，风遏水阻。

治法：疏风解表，宣肺行水。

方药：越婢加术汤加减（麻黄、石膏、白术、生姜、大枣、茯苓、泽泻、车前子、炙甘草）。

本方有宣肺清热、祛风利水之功效，主治风水夹热之水肿证。若风热偏盛，可加桑白皮、黄芩清热宣肺，加连翘、桔梗、板蓝根、鲜芦根，以清热利咽、解毒散结；风寒偏盛，去石膏，加苏叶、桂枝、防风、荆芥，以祛风散寒；若咳喘较甚，可加杏仁、前胡，以降气定喘；如见汗出恶风，卫阳已虚，则用防己黄芪汤加减，以益气行水；若表证渐解，身重而水肿不退者，可按水湿浸渍证论治。

2. 湿毒浸淫证

证候：身发疮痍，或咽喉肿痛溃烂，眼睑浮肿，延及全身，皮肤光亮，尿少色赤，或伴恶风发热，舌质红，苔薄黄，脉浮数或滑数。

病机：疮毒内归脾肺，肺失通调，脾失转输，三焦气化不利，水湿内停。

治法：宣肺解毒，利湿消肿。

方药：麻黄连翘赤小豆汤合五味消毒饮加减（麻黄、杏仁、桑白皮、连翘、赤小豆、甘草、生姜、大枣、金银花、野菊花、蒲公英、紫花地丁、紫背天葵）。

前方宣肺利尿，治风水在表之水肿；后方清解热毒，治疮毒内归之水肿。两方合用，共奏宣肺利水、清热解毒之功，主治痈疡疮毒或乳蛾红肿而诱发的水肿。脓毒甚者，当重用蒲公英、紫花地丁清热解毒；湿盛糜烂者，加苦参、土茯苓；风盛者，加白鲜皮、地肤子、蝉蜕；血热而红肿，加牡丹皮、赤芍；大便不通者，加大黄；症见尿痛、尿血，乃湿热之邪下注膀胱，伤及血络，可酌加凉血止血之品，如石韦、大蓟、白茅根等。

3. 水湿浸渍证

证候：起病缓慢，病程较长，全身水肿，下肢明显，按之没指，小便短少，身体困重，胸闷，纳呆，泛恶，苔白腻，脉沉缓。

病机：水湿浸渍，困阻脾阳，脾失转输，水泛肌肤。

治法：运脾化湿，通阳利水。

方药：五皮饮合胃苓汤加减（桑白皮、陈皮、大腹皮、茯苓皮、生姜皮，苍术、厚朴、白术、茯苓、猪苓、泽泻、桂枝、冬瓜皮、生姜、大枣）。

前方理气化湿利水；后方通阳利水，燥湿运脾。两方合用，共奏运脾化湿、通阳利水之功，主治水湿困遏脾阳，阳气尚未虚损，阳不化湿所致的水肿。外感风邪，肿甚而喘者，可加麻黄、杏仁、葶苈子宣肺平喘；面肿、胸满不得卧，加苏子、葶苈子降气行水；若湿困中焦，脘腹胀满者，可加椒目、干姜温脾化湿。

4. 湿热壅盛证

证候：遍体浮肿，皮肤绷急光亮，胸脘痞闷，烦热口渴，小便短赤，或大便干结，舌红，苔黄腻，脉沉数或濡数。

病机：湿热内盛，三焦壅滞，气滞水停。

治法：分利湿热。

方药：疏凿饮子加减（羌活、秦艽、生姜皮、大腹皮、茯苓、泽泻、木通、椒目、赤小豆、商陆、槟榔、白豆蔻、佩兰、薏苡仁）。

本方功用泻下逐水、疏风发表，主治水湿壅盛，表里俱病的阳水实证。腹满不减、大便不通者，可加生大黄，或合己椒苈黄丸泄热通便、利水逐饮；若肿势严重，兼见喘促不得平卧者，加葶苈子、桑白皮泻肺利水；若湿热久羁，化燥伤阴，症见口燥咽干，可加白茅根、芦根，不宜过用苦温燥湿、攻逐伤阴之品。

（二）阴水

1. 脾阳虚衰证

证候：身肿日久，腰以下为甚，按之凹陷不易恢复，脘腹胀闷，纳减便溏，面色不华，手足不温，神疲乏力，四肢倦怠，小便短少，舌质淡，苔白腻或白滑，脉沉缓或沉弱。

病机：脾阳不振，运化无权，土不制水。

治法：温运脾阳，利水消肿。

方药：实脾饮加减（附子、干姜、草果、白术、茯苓、木瓜、木香、厚朴、大腹皮、冬瓜皮、茯苓皮、炙甘草）。

本方健运脾阳，以利水湿，适用于脾阳不足伴有湿困脾胃的水肿。气虚甚，症见气短声弱者，可加人参、黄芪，以健脾益气；若小便短少，可加桂枝、泽泻，以助膀胱气化而行水。

又有水肿一证，因长期饮食失调，脾胃虚弱，精微不化，而见遍体浮肿、面色萎黄、晨起头面较甚、动则下肢肿胀、能食而疲倦乏力、大便如常或溏、小便反多、舌苔薄腻、脉软弱，与上述水肿不同。此由脾气虚弱，气失舒展，不能运化水湿所致，治宜益气健脾、行气化湿，不宜分利伤正，可用参苓白术散或防己黄芪汤加减。

2. 肾阳衰微证

证候：水肿反复消长不已，面浮身肿，腰以下甚，按之凹陷不起，尿量减少或反多，腰酸冷痛，四肢厥冷，怯寒神疲，面色灰滞，甚者心悸胸闷，喘促难卧，腹大胀满，舌质淡胖，苔白，脉沉细或沉迟无力。

病机：肾阳虚衰，阳不化气，水寒内聚，泛溢肌肤。

治法：温肾助阳，化气行水。

方药：济生肾气丸合真武汤加减（制附子、桂枝、熟地黄、山萸肉、山药、茯苓、泽泻、车前子、牛膝、白术、白芍、冬瓜皮、茯苓皮、大腹皮、生姜）。

济生肾气丸温补肾阳，真武汤温阳利水，两方合用，适用于肾阳虚损，水气不化而致水肿。小便清长量多，去泽泻、车前子，加菟丝子、补骨脂以温固下元。若症见面部浮肿为主、表情淡漠、动作迟缓、形寒肢冷，治以温补肾阳为主，方用右归丸加减。病至后期，肾阳久衰，阳损及阴，可导致肾阴亏虚，症见水肿反复发作、精神疲惫、腰酸遗精、口渴干燥、五心烦热、舌红、脉细弱等，治当滋补肾阴为主，兼利水湿，但养阴不宜过于滋腻，以防伤害阳气，反助水邪，方用左归丸加泽泻、茯苓、冬葵子等。肾虚肝旺，头昏头痛、心慌腿软、肢体微颤者，加鳖甲、牡蛎、杜仲、桑寄生、夏枯草。若肾气虚极，中阳衰败，浊阴不降而见神倦欲睡、泛恶，甚至口有尿味，病情严重，宜附子合制大黄、黄连、半夏，以解毒降浊。

3. 瘀水互结证

证候：水肿延久不退，肿势轻重不一，四肢或全身浮肿，以下肢为主，腰部刺痛，肌肤甲错或有瘀斑，妇女月经不调或经闭，或伴血尿，舌紫暗，有瘀点、瘀斑，脉沉细涩。

病机：水停瘀阻，互为因果，三焦气化不利。

治法：活血祛瘀，化气行水。

方药：桃红四物汤合五苓散（桃仁、红花、熟地黄、当归、白芍、川芎、茯苓、泽泻、猪苓、白术、桂枝）。

前方活血化瘀，后方通阳行水，适用于水肿兼夹瘀血者或水肿久病之患者。全身肿甚、气喘烦闷、小便不利，此为血瘀水盛，肺气上逆，可加葶苈子、椒目、泽兰以逐瘀泻肺；如见腰膝酸软、神疲乏力，乃为脾肾亏虚之象，可合用济生肾气丸以温补脾肾、利水肿；阳气虚者，可配黄芪、附子益气温阳，以助化瘀行水之功。

对于久病水肿者，虽无明显瘀阻之象，临床上亦常合用益母草、泽兰、桃仁、红花等药，以加强活血利尿消肿的效果。

课堂互动

李某，男，57岁。患者起病至今已有两年余，始以眼睛浮肿，以后全身皆肿，腰以下为甚，曾住院治疗两次，水肿仍反复发作。近半年来，腰以下肿甚，按之凹陷，心悸，气促，面色发白，四肢不温，畏寒，腰背酸痛，嗜睡懒动，胃纳不佳，脘闷腹胀，食后腹胀，大便稀溏，小便不利而量少，舌质淡胖，苔白滑，脉沉细而弱。

要求：诊断，病机，治法，方药。

【专方验方】

1. 补气活血行水汤 黄芪30g，党参、白术各15g，当归、桃仁、红花、赤芍各

12g，茯苓、车前子各 10g。每日 1 剂，水煎服。本方补气健脾、化瘀利水，用于肾源性水肿。（《实用中医内科杂志》2013 年第 3 期）

2. 自拟黄芪五苓散 黄芪 30g，茯苓 30g，泽泻 15g，猪苓 15g，白术 10g，桂枝 20g，益母草 15g，金樱子 30g，芡实 30g。每日 1 剂，水煎服。本方健脾利水、温阳化气，适用于脾阳不振，土不制水，水湿浸渍型肾性水肿。（《陕西中医》2014 年第 8 期）

【中成药】

肾虚水肿，症见腰膝酸重、小便不利、痰饮喘咳者，可选用济生肾气丸；阳不化气、水湿内停所致的水肿，症见小便不利、水肿腹胀、呕逆泄泻、渴不思饮者，可选五苓散。气阴两虚，脾肾不足，水湿内停所致的水肿，症见神疲乏力，腰膝酸软，面目、四肢浮肿，以及慢性肾炎、蛋白尿、血尿见上述证候者，可选肾炎康复片。

【简便疗法】

1. 茶饮方 玉米须 30~60g 煎汤，代茶饮，早晚各 1 次。用于肾炎水肿。（《中国民间疗法》2009 年第 11 期）

2. 沐足疗法 疏凿饮子加减：羌活、槟榔、大腹皮、茯苓皮、通草、泽泻、赤小豆各 30g。方法：上药水煎至 250mL，倒入足浴桶中，水温控制在 38℃~40℃，加水以药液泡过双侧小腿中段为度，在浸泡过程中可适当配合足部按摩。每天 1 次，每次 20 分钟，5 天为 1 个疗程。（《新中医》2013 年第 6 期）

【预防调护】

避免风邪外袭，患者应注意保暖；感冒流行季节，外出戴口罩，避免去公共场所；居室宜通风；平时应避免冒雨涉水或湿衣久穿不脱，以免湿邪外侵。注意调摄饮食。肿势重者应予无盐饮食，轻者予低盐饮食，若因营养障碍而致水肿者，不必过于忌盐，饮食应富含蛋白质，清淡易消化。劳逸结合，调畅情志，树立战胜疾病的信心。

水肿患者长服肾上腺糖皮质激素者，皮肤容易生痤疮，应避免抓搔肌肤，以免皮肤感染。对长期卧床者，皮肤外涂滑石粉，经常保持干燥，并定时翻身，以免发生褥疮，加重水肿的病情。每日记录水液的出入量，若每日尿量少于 500mL 时，要警惕癃闭的发生。

【小结】

水肿是体内水液潴留，泛溢肌肤，临床以眼睑、头面、四肢、腹背，甚至全身浮肿为特征的一类病证。病因有风邪袭表、疮毒内犯、水湿浸渍、饮食所伤及禀赋不足、久病劳倦等，形成本病的基本病机为肺失通调、脾失转输、肾失开阖、三焦气化不利。临床辨证以阴阳为纲，分清病因、病位，还须注意寒热、虚实的错杂与转化。水肿的治疗以发汗、利尿、逐水为基本治法，具体应用视阴阳虚实不同而异。一般而言，阳水易消，阴水难治。若水肿日久，导致正气大亏，肺、脾、肾三脏功能严重受损，则难向愈，且常易转变为关格、癃闭、胸痹、心悸、眩晕等证。

【证治汇补】

1. 攻下逐水法的使用　此法是治疗阳水的一种方法，即《内经》"去菀陈莝"之意，只适用于病初体实肿甚，正气尚旺又确有当下之脉症时，见全身高度浮肿、气喘、心悸、腹水、小便不利、脉沉而有力，用发汗、利水法无效者。使用该法宜抓住时机，以逐水为急，使水邪从大小便而去，可用十枣汤治疗，但应中病即止，以免过用伤正。水退后，即行调补脾胃，以善其后。

2. 化瘀利水法的使用　水肿日久，水湿停积，一则久病入络，气机不利，血流不畅，成为瘀血；二则脏腑阳气受损，血失温运而水液滞留。此类水肿单纯采用发汗、利水、行气、温阳等法难以祛除，如化瘀得当则水肿自消。临证选方，对湿热瘀积之水肿，可选用三妙丸合血府逐瘀汤；对寒湿瘀结之水肿，可用麻黄附子细辛汤合桃红四物汤；气虚阳微，瘀水交阻之水肿，用附桂八味丸合桃红四物汤加黄芪，以温阳益气、通瘀利水；肝肾阴虚之水肿，方用六味地黄丸合桃红四物汤，以滋阴养血、化瘀行水。

3. 谨防药毒伤肾　水肿病久，脾肾多虚损，分清泌浊功能失司，湿浊、水毒、瘀血内停，西医检查大多伴有肾功能下降。对于此类患者，谨慎使用抗生素、抗炎镇痛等药物。此外，近年研究发现，含有马兜铃酸的中药如马兜铃、关木通、木防己、青木香、益母草等亦有一定肾毒性，对水肿患者应避免大剂量、长时间使用。

【医案选读】

刘某，男，9岁，学生。

主因面部浮肿、尿血就诊。患者3周前外感，发热、咽痛，服用伤风胶囊后好转，1周前出现眼睑浮肿，小便色红，就诊于门诊，尿常规检查潜血（+++）、蛋白（+），镜检红细胞10~15/HP，血压140/90mmHg，诊为急性肾炎，给抗生素静脉点滴、低盐饮食、休息等治疗，1周后稍有好转，现仍有眼睑和下肢浮肿、小便赤、乏力倦怠、口干、舌尖红、苔薄黄、脉浮。诊为风水，治以宣肺行水，予《伤寒论》越婢加术汤加减：炙麻黄6g，生石膏20g，杏仁10g，生白术10g，茯苓10g，白茅根15g，桑白皮10g，蝉衣10g，益母草15g，冬瓜皮12g，赤小豆10g。水煎服，日1剂。以上方为主根据症状加减治疗2个月，浮肿消失，尿常规正常。

按：此为风水相搏证，临床表现为发病急骤，眼睑浮肿，继则四肢及全身皆肿，来势迅速，兼见恶寒、发热、肢节酸楚、小便不利、脉浮等症。肺主一身之气，有主治节、通调水道、下输膀胱的作用。风邪犯肺，肺气失于宣畅，不能通调水道，风水相搏，发为水肿。治疗用越婢加术汤加减。越婢加术汤有宣肺清热、祛风利水之功效，主治风水夹热之水肿证。方中麻黄辛温，能宣降肺气、通调水道；生石膏辛寒，解肌清热，制约麻黄之发汗；白术健脾燥湿利水；生姜辛温走表散水；大枣、甘草甘缓护中和胃。此方是治疗风水的代表方剂，无论兼寒兼热，均可加减应用，但要注意麻黄与生石膏的剂量配伍。若生石膏与麻黄等量或倍于麻黄，仍以辛凉发汗为主；生石膏的剂量3

倍于麻黄或以上时，麻黄的发汗作用不明显，而以利水功效显著。

(《中医现代百名中医临床家丛书·赵玉庸》)

复习思考题

一、问答题

1. 何谓水肿？简述其主要病因、基本病机。

2. 如何鉴别阳水与阴水？

3. 简述水肿的论治要点。

4. 试述水肿各证型的证候特点、治法与代表方剂。

二、选择题

[A1 型题]

水肿的发病部位，根本是在（　　）

　　A. 肺　　　　　B. 脾　　　　　C. 肾　　　　　D. 三焦　　　　　E. 膀胱

[A2 型题]

李某，双下肢浮肿 5 年，按之凹陷不易恢复，面色不华，神疲乏力，纳差、便溏，小便短少，舌质淡，苔白腻，脉沉缓。其治疗应首选的方剂是（　　）

　　A. 桃红四物汤合五苓散　　　　　B. 实脾饮

　　C. 济生肾气丸合真武汤　　　　　D. 五皮饮合胃苓汤

　　E. 疏凿饮子

[B1 型题]

　　A. 疏风解表，宣肺行水　　　　　B. 宣肺解毒，利湿消肿

　　C. 运脾化湿，通阳利水　　　　　D. 分利湿热

　　E. 温运脾阳，利水消肿

1. 治疗阳水湿毒浸渍型时，治法应选（　　）

2. 治疗阴水型脾阳虚衰时，治法应选（　　）

第二节　淋　证

学习要点

1. 淋证的概念。

2. 淋证的病因病机要点与转归预后。

3. 淋证的诊断与病证鉴别。

4. 淋证的辨证论治及预防调护。

淋证是指以小便频数短涩、淋沥刺痛、小腹拘急或痛引腰腹为主症的病证。

淋之名称，始见于《内经》。《素问·六元正纪大论》称本病为"淋""淋闭"。汉

代张仲景在《金匮要略·五脏风寒积聚病脉证并治》中称其为"淋秘",将其病机归为"热在下焦",并在《金匮要略·消渴小便不利淋病脉证并治》中对本病的症状作了描述:"淋之为病,小便如粟状,小腹弦急,痛引脐中。"《中藏经》根据淋证临床表现的不同,提出了淋有冷、热、气、劳、膏、砂、虚、实8种,为淋证临床分类的雏形。隋代巢元方在《诸病源候论·诸淋病候》中对淋证的病机进行了高度概括,指出:"诸淋者,由肾虚而膀胱热故也。"唐代《千金要方》《外台秘要》将淋证归纳为石、气、膏、劳、热五淋,宋代严用和《严氏济生方》又分为气、石、血、膏、劳淋5种。明代张景岳在《景岳全书·杂证谟·淋浊》中提出:淋证初起,虽多因于热,但由于治疗及病情变化各异,又可转为寒、热、虚等不同证型,从而倡导"凡热者宜清,涩者宜利,下陷者宜升提,虚者宜补,阳气不固者宜温补命门"的治疗原则。清代尤在泾在《金匮翼·诸淋》中说:"初则热淋、血淋,久则煎熬水液,稠浊如膏、如砂、如石也。"说明各种淋证可相互转化,或同时存在,并且强调治疗石淋、膏淋要"开郁行气,破血滋阴",对临床确有指导意义。

本节讨论的淋证主要涉及西医学的急、慢性尿路感染,泌尿系结核,尿路结石,急、慢性前列腺炎,乳糜尿,以及尿道综合征等病,其均可参照本书辨证论治。

【病因病机】

淋证发生的病因可归结为外感湿热、饮食不节、情志失调、禀赋不足或劳伤久病4个方面。基本病机为湿热蕴结下焦,肾与膀胱气化不利。

1. 外感湿热 下阴不洁,湿热秽浊之邪从下入侵,上犯膀胱;或外感风寒湿邪入里化热,下注膀胱;或由小肠邪热、心经火热、下肢丹毒等他脏之热邪传入膀胱,肾与膀胱气化不利,发为淋证。

2. 饮食不节 多食辛热肥甘之品,或嗜酒太过,脾胃运化失常,积湿生热,下注膀胱,乃成淋证。《严氏济生方·淋闭论治》云:"此由饮酒房劳,或动役冒热,或饮冷逐热,或散石发动,热结下焦,遂成淋闭。"说明了淋证的发病多由湿热而致,其湿热可来源于外感,亦可由饮食不当而内生。

3. 情志失调 情志不遂,肝气郁结,膀胱气滞,或气郁化火,气火郁于膀胱,导致淋证。《医宗必读·淋证》言:"妇女多郁,常可发为气淋和石淋。"《冯氏锦囊秘录·杂证大小合参》说:"《内经》言淋,无非湿与热而已;然有因忿怒,气动生火者。"说明情志不节亦是淋证的病因之一。

4. 禀赋不足或劳伤久病 禀赋不足,肾与膀胱先天畸形,或劳伤过度,房事不节,年老体虚,久病缠身,或久淋不愈,耗伤正气,或妊娠、产后脾肾亏虚,膀胱容易感受外邪,而致本病。

淋证的基本病机为湿热蕴结下焦,肾与膀胱气化不利。病位主要在膀胱与肾,与肝脾相关。病理因素主要为湿热,当湿热等邪蕴结膀胱,或久病脏腑功能失调,均可引起肾与膀胱气化不利,而致淋证。由于湿热导致病理变化的不同,累及脏腑器官之差异,临床上有六淋之分。若湿热客于下焦,膀胱气化不利,小便灼热刺痛,则为热淋;若膀胱湿热，灼伤血络，迫血妄行，血随尿出，以致小便涩痛有血，乃成血淋；若湿热久蕴，熬尿成石，遂致石淋；若湿热蕴久，阻滞经脉，脂液不循常道，小便混浊不清，而为膏淋；若肝气失于疏泄，气火郁于膀胱，则为气淋；若久淋不愈，湿热留恋膀胱，由腑及脏，继则由肾及脾，脾肾亏虚，正虚邪恋，遂成劳淋；若肾阴不足，虚火扰动阴血，亦为血淋；若肾虚下元不固，不能摄纳精微脂液，亦为膏淋；若中气不足，气虚下陷，膀胱气化无权，亦成气淋。

淋证的病理性质有虚实之分，且多见虚实夹杂。初起多因湿热为患，属实证。淋久湿热伤正，由肾及脾，致脾肾亏虚，由实转虚。如邪气未尽，正气渐伤，或虚体受邪，则成虚实夹杂之证，常见阴虚夹湿热、气虚夹水湿等证。因此，淋证多以肾虚为本、膀胱湿热为标。

淋证虽有六淋之分，但各种淋证间存在着一定的联系。表现在转归上，首先是虚实之间的转化。如实证的热淋、血淋、气淋可转化为虚证的劳淋。反之，虚证的劳淋，亦可能兼夹实证的热淋、血淋、气淋。而当湿热未尽，正气已伤，处于实证向虚证移行的阶段，则表现为虚实夹杂的证候。其次是某些淋证间的相互转换或同时并见。如热淋可转为血淋，热淋也可诱发石淋。在石淋的基础上，再发生热淋、血淋，或膏淋并发热淋、血淋等。在虚证淋证的各种证型之间，则可表现为彼此互见，损及多脏的现象。

淋证的预后往往与其类型及病情轻重有关。初起者，病情尚轻，治疗得当，多易治愈。但热淋、血淋有时可发生热毒入血，出现高热神昏等重笃证候。若病久不愈，或反复发作，不仅可转为劳淋，甚则转变成水肿、癃闭、关格等证，或肾虚肝旺，出现头痛、眩晕。石淋若阻塞水道亦可成水肿、癃闭、关格。膏淋日久，精微外泄，可致消瘦乏力，气血大亏，终成虚劳病证。

【诊断】

一、诊断要点

1. **临床特征** 小便频数短涩、淋沥刺痛、小腹拘急或痛引腰腹为淋证的主要依据。还需根据各种淋证的不同临床特征，确定淋证类型。病久或反复发作后，常伴有低热、腰痛、小腹坠胀、疲劳等。

2. **病史** 多见于已婚及老年人，每因疲劳、情志变化、不洁房事而诱发。

3. **相关检查** 尿常规、尿细菌培养、前列腺液检查、X线腹部摄片及泌尿系B超检查等有助于诊断。静脉肾盂造影、逆行肾盂造影、膀胱镜检查，能进一步明确病变部位、性质。

二、病证鉴别

1. **淋证与癃闭** 二者都有小便量少，排尿困难。但淋证有尿频、尿痛，且每日排尿总量多为正常；而癃闭无尿痛，每日排尿总量低于正常，严重时甚至无尿。诚如《医学心悟·小便不通》所说："癃闭与淋证不同，淋则便数而茎痛，癃闭则小便点滴而难出。"但癃闭复感湿热，常可并发淋证；而淋证日久不愈，亦可发展成癃闭。

2. 血淋与尿血　血淋与尿血都有小便出血，尿色红赤，甚至溺出纯血等症状。其鉴别要点是有无尿痛。尿血多无疼痛之感，故一般以痛者为血淋、不痛者为尿血。

3. 膏淋与尿浊　尿浊小便混浊，白如米泔样，与膏淋在症状上相似，但尿浊排尿时无疼痛滞涩感。即如《临证指南医案·淋浊》所言："大凡痛则为淋，不痛为浊。"

【辨证论治】

一、辨证要点

1. 辨淋证类别　热淋起病急，小便灼热刺痛，或伴有发热、腰痛；石淋以小便排出砂石为主症，或腰腹绞痛难忍，或排尿时突然中断，尿道窘迫疼痛；气淋小腹胀满较明显，小便艰涩疼痛，尿后余沥不尽；血淋为溺血而痛；膏淋见小便混浊如米泔或滑腻如脂膏；劳淋小便不甚赤涩，溺痛不甚，但小便淋沥不已，遇劳即发。

2. 辨淋证虚实　一般而言，淋证初起或在急性发作阶段属实证，多因膀胱湿热、砂石结聚、气滞不利所致；淋证反复发作，迁延日久多属虚证，以脾肾亏虚为主；若虚证感邪呈急性发作，或实证日久湿热未尽，正气已伤，致正虚邪恋，均可表现为虚实夹杂之证。

二、论治要点

实则清利，虚则补益，是治疗淋证的基本原则。实证以膀胱湿热为主者，治宜清热利湿；以热灼血络为主者，治以凉血止血；以砂石结聚为主者，治以通淋排石；以气滞不利为主者，治以利气疏导。虚证以脾虚为主者，治宜健脾益气；以肾虚为主者，治宜补虚益肾；虚实夹杂者，宜分清标本缓急，先标后本或标本兼顾。

三、分证论治

1. 热淋
证候：小便频数短涩，灼热刺痛，尿色黄赤，少腹拘急胀痛，或有寒热，口苦，呕恶，或有腰痛拒按，或有大便秘结，苔黄腻，脉滑数。
病机：湿热蕴结下焦，膀胱气化失司。
治法：清热利湿通淋。
方药：八正散加减（瞿麦、萹蓄、车前子、滑石、大黄、栀子、木通、金钱草、灯心草、甘草梢）。
本方有清热解毒、利湿通淋功能，适用于湿热下注膀胱之热淋。热甚者，加金银花、连翘、蒲公英、苦参、白花蛇舌草清热解毒；伴寒热、口苦、呕恶者，可加柴胡、黄芩和解少阳；若大便秘结者，可重用生大黄，加枳实通腑泄热；若阳明热证，加石膏、知母清气分之热；若热毒弥漫三焦，用黄连解毒汤合五味消毒饮清热泻火解毒；若气滞者，加青皮、乌药行气导滞；若湿热伤阴者去大黄，加生地黄、知母、白茅根养阴清热。

2. 石淋

证候：尿中夹砂石，排尿涩痛，或排尿时突然中断，尿道窘迫疼痛，少腹拘急，往往突发，一侧腰腹绞痛难忍，甚则牵及外阴，尿中带血，舌质红，苔薄黄，脉弦或带数。

病机：湿热蕴结下焦，尿液煎熬成石，膀胱气化失司。

治法：清热利湿，排石通淋。

方药：石韦散加减（石韦、冬葵子、瞿麦、萹蓄、滑石、车前子、金钱草、海金沙、鸡内金）。

本方清热利湿、排石通淋，适用于石淋。若腰腹绞痛者，加白芍、炙甘草以缓急止痛；若尿中带血，加小蓟、生地黄、藕节以凉血止血；小腹胀痛，加木香、乌药以行气通淋；伴有瘀滞，舌质紫者，加桃仁、红花、炮山甲、皂角刺，加强破气活血、化瘀散结作用。石淋日久，症见神疲乏力、少腹坠胀者，为虚实夹杂，当以补中益气汤加金钱草、海金沙、冬葵子益气通淋；腰膝酸软、腰部隐痛者，加杜仲、续断、补骨脂补肾益气；形寒肢冷、夜尿清长，加巴戟天、肉苁蓉、肉桂、桑螵蛸、金樱子温肾化气、固涩小便；舌质红、口干，肾阴亏耗者，配生地黄、熟地黄、麦冬、鳖甲滋养肾阴。

伴有湿热见症时，参照热淋治疗。绞痛缓解，多无明显自觉症状，可常用金钱草煎汤代茶。若结石过大，阻塞尿路，肾盂严重积水者，宜手术治疗。

3. 血淋

证候：小便热涩刺痛，尿色深红，或夹有血块，疼痛满急加剧，或见心烦，舌尖红，苔黄，脉滑数。

病机：湿热下注膀胱，热甚灼络，迫血妄行。

治法：清热通淋，凉血止血。

方药：小蓟饮子加减（小蓟、生地黄、通草、蒲黄、炒栀子、滑石、当归、藕节、竹叶、白茅根、旱莲草、生甘草）。

本方清热通淋、凉血止血，适用于湿热炽盛，损伤血络而致的血淋。有瘀血征象者，加三七粉、牛膝、桃仁以化瘀止血；若出血不止，可加仙鹤草、琥珀粉以收敛止血。

若久病肾阴不足，虚火扰动阴血，症见尿色淡红、尿痛涩滞不显著、腰膝酸软、神疲乏力者，此为血淋虚证，宜滋阴清热、凉血止血，用知柏地黄丸加旱莲草、女贞子、白茅根、藕节；若久病脾虚气不摄血，症见神疲乏力、面色少华者，用归脾汤加仙鹤草、乌贼骨、藕节、茜草炭益气养血、收敛止血。

4. 气淋

证候：小便涩滞，淋沥不畅，少腹胀满疼痛，常因郁怒诱发或加重，舌苔薄白，脉弦。

病机：肝气郁结，膀胱气化不利。

治法：疏肝理气，利尿通淋。

方药：沉香散加减（沉香、陈皮、石韦、滑石、冬葵子、当归、白芍、王不留行、甘草）。

本方用于肝郁气滞的气淋。若少腹胀满、上及于胁肋者，加炒川楝子、郁金、香附等疏肝理气；兼有瘀血者，加红花、赤芍、益母草活血化瘀行水；若兼见小便涩痛、苔腻，为兼湿热，可加车前草、土茯苓、白花蛇舌草等清热利湿。

若久病不愈，脾虚气陷，膀胱气化无权，出现少腹坠胀、尿有余沥者，此为气淋虚证，可用补中益气汤加枳壳、乌药、金樱子、桑螵蛸。若兼肾亏者，加杜仲、狗脊、菟丝子以脾肾双补。

5. 膏淋

证候：小便混浊如米泔，上有浮油，置之沉淀如絮，或混有血液、血块，尿道热涩疼痛，舌质红，苔黄腻，脉濡数。

病机：湿热下注，阻滞络脉，脂液外溢。

治法：清热利湿，分清别浊。

方药：程氏萆薢分清饮加减（萆薢、车前子、茯苓、石菖蒲、黄柏、莲子心、丹参、白术）。

本方清利湿热、分清泄浊，用于湿热下注的膏淋。小便黄赤，热痛明显，加甘草梢、竹叶、通草清心导火；伴有血尿，加小蓟、藕节、白茅根凉血止血；小腹胀、尿涩不畅，加乌药、青皮疏利肝气；病久湿热伤阴，加生地黄、麦冬、知母滋养肾阴。

膏淋病久不已，反复发作，淋出如脂，涩痛不甚，形体日见消瘦，头昏无力，腰膝酸软，舌淡，苔腻，脉细无力，此为脾肾两虚，气不固摄，用膏淋汤补脾益肾固涩；伴有血尿者，加仙鹤草、阿胶补气摄血；夹瘀者，加参三七、当归活血通络。

6. 劳淋

证候：小便不甚赤涩，尿痛不甚，但淋沥不已，时作时止，遇劳即发，腰膝酸软，神疲乏力，病程缠绵，舌质淡，脉细弱。

病机：湿热留恋，脾肾两虚，膀胱气化无权。

治法：补脾益肾。

方药：无比山药丸加减（山药、肉苁蓉、熟地黄、茯苓、泽泻、山茱萸、菟丝子、巴戟天、赤石脂、杜仲、牛膝）。

本方健脾益肾，用于久淋造成脾肾两虚的劳淋。中气下陷，症见少腹坠胀、尿频涩滞、余沥难尽、不耐劳累、面色无华、少气懒言、舌淡、脉细无力，可用补中益气汤加减。若肾阴虚，舌红苔少，加生地黄、龟板滋养肾阴；阴虚火旺，面红烦热、尿黄赤伴有灼热不适者，可用知柏地黄丸滋阴降火；低热者，加青蒿、鳖甲清虚热、养肾阴；肾阳虚，用金匮肾气丸或右归丸温补肾阳。

■ 课堂互动

　　杨某，男，58 岁。身体素壮，嗜酒。一日突然尿路涩痛，点滴而出，余沥不尽，少腹拘急，半年余不愈，时轻时重，遇劳更重。面色苍白，手足不温，精神疲惫，下肢乏力，呼吸微弱。舌苔淡白，脉虚弱。

　　要求：诊断，病机，治法，方药。

【专方验方】

　　1. 柏凤汤　黄柏、凤尾草、滑石、车前子、白茅根、生地黄、黄芩、甘草。每日 1 剂，水煎服。本方清热利湿通淋，用于下焦湿热引起的淋证。（《中国中医药现代远程教育》2014 年第 11 期）

　　2. 石淋清化汤　金钱草 30g，鸡内金 30g，白芍 30g，滑石 30g，威灵仙 30g，茯苓 30g，王不留行 15g，车前草 15g，萹蓄 15g，瞿麦 15g，琥珀末（冲服）7g，甘草 6g。每日 1 剂，水煎服。本方清热利尿、通淋排石、化瘀止痛，用于尿路结石中医辨证分型属下焦湿热或气滞血瘀者。（《广州中医药大学学报》2010 年第 1 期）

【中成药】

　　膀胱湿热所致的淋证，症见尿频、尿急、尿痛、血尿者，可选用三金片、清淋片、热淋清颗粒等。尿路结石症见尿频、尿急、尿痛，或尿有砂石、血尿者，可选石淋通片、排石颗粒。慢性前列腺炎，症见腰膝酸软、尿后余沥或失禁者，可选用前列康。

【简便疗法】

　　1. 坐浴疗法　朴硝、大黄、野菊花、血竭、苏木、马齿苋、紫草、白花蛇舌草、鱼腥草等，水煎坐浴，每晚 1 次，每次 15 分钟左右。用于慢性前列腺炎。（《中国社区医生》2009 年第 7 期）

　　2. 药茶疗法一　萹蓄 15g，泡茶饮，用于膀胱湿热导致的尿路感染。（《家庭中医药》2014 年第 6 期）

　　3. 药茶疗法二　鲜马齿苋 200g，鲜车前草 100g。马齿苋及车前草均切细，加水煎沸，代茶频饮。用于尿路感染伴有血尿者。（《家庭中医药》2006 年第 2 期）

【预防调护】

　　1. 注意外阴清洁，多饮水，不憋尿，房事后即行排尿，防止秽浊之邪从下阴上犯膀胱。妇女在月经期、妊娠期、产后更应注意外阴卫生，以免体虚受邪。

　　2. 养成良好的饮食起居习惯，饮食宜清淡，忌肥甘香燥、辛辣之品。

　　3. 避免纵欲过劳，保持心情舒畅，以提高机体抗病能力。

　　4. 积极治疗消渴、肺痨等疾病，以减少淋证的发生。

【小结】

　　淋证是以小便频数短涩、淋沥刺痛、小腹拘急或痛引腰腹为主症的一类病证。根据病因和症状特点不同，可分为热淋、血淋、石淋、气淋、膏淋、劳淋六证。淋证的基本病机为湿热蕴结下焦，肾与膀胱气化不利。病理因素为湿热。病位在膀胱与肾。病理性质初病多实，久则转虚，或虚实夹杂。辨证时首辨淋证类别，再审证候虚实。初起湿热蕴结，膀胱气化失司者属实，治以清热利湿通淋；病久脾肾两亏，膀胱气化无权者属虚，治宜培补脾肾；虚实夹杂者，宜标本兼治。

【证治汇补】

　　1. 正确认识淋证"忌汗""忌补"之说　淋证的治法，古有忌汗、忌补之说，如《金匮要略·消渴小便不利淋病脉证并治》说："淋家不可发汗。"《丹溪心法·淋》说："最不可用补气之药，气得补而愈胀，血得补而愈涩，热得补而愈盛。"而临床实际未必都是如此。淋证往往有畏寒发热，此并非外邪袭表，而是湿热熏蒸，邪正相搏，或因湿热郁于少阳所致，发汗解表，自非所宜。因淋证多属膀胱有热，阴液常感不足，而辛散发表，用之不当，不仅不能退热，反有劫伤营阴之弊。若淋证确由外感诱发，或淋家新感外邪，症见恶寒发热、鼻塞流涕、咳嗽、咽痛者，仍可适当配合运用辛凉解表之剂。因淋证膀胱有热，阴液不足，即使感受寒邪，亦容易化热，宜避免辛温之品。至于淋家忌补之说，是指实热之证而言，诸如脾虚中气下陷、肾虚下元不固，自当运用健脾益气、补肾固涩等法治之，不必有所禁忌。

　　2. 辨病用药　淋证主要病理因素是湿热，在辨证治疗的基础上可加入经现代药理药效证实有抗菌作用的中药，如黄芩、黄柏、蒲公英、忍冬藤、石韦、败酱草、红藤、白花蛇舌草、土茯苓等。对石淋的治疗，除使用利水通淋、排石消坚的中药外，加用行气活血、化瘀软坚中药，疗效更佳。实验研究表明：穿山甲片、王不留行、桃仁、石韦、鸡内金等中药具有溶石的药理作用；大黄、川芎、牛膝、金钱草、海金沙等可增强输尿管蠕动，促进结石排出。

【医案选读】

　　患者，男，48 岁，2009 年 3 月 28 日初诊。

　　两个月来，患者尿频、灼痛、尿不尽、有分叉、口干，遇凉则欲排便，但排不出，纳眠均可，舌红，苔黄腻，脉沉滑。辨证：膀胱湿热。治以清热利湿通淋。

　　处方：炒黄柏 10g，车前子 15g（包煎），车前草 30g，鱼腥草 30g（后下），白茅根 30g，瞿麦 12g，萆薢 15g，滑石 15g，甘草 6g，王不留行 12g，蒲公英 12g，赤芍 15g，牡丹皮 10g，丹参 15g，泽泻 15g，海金沙 15g（包煎）。14 剂，水煎服，每日 1 剂。

　　2009 年 4 月 18 日二诊：尿频、尿急、尿不尽渐愈，现头痛、颈项痛，小便略黄，纳眠可，夜间干咳，舌红，苔黄腻，脉沉滑。

　　处方：白菊花 10g，白蒺藜 12g，葛根 20g，炒黄柏 10g，车前子 15g，车前草 30g，鱼腥草 30g（后下），白茅根 30g，赤芍 15g，牡丹皮 10g，丹参 15g，当归 6g，甘草 5g，全瓜蒌 15g，瞿麦 12g。继服 14 剂后诸症均释。

按：本案尿频、灼痛、尿不尽有分叉及舌红、苔黄腻、脉沉滑，为膀胱湿热，气化不利而致的湿热淋证。治以清热利湿通淋为主。方中集炒黄柏、车前子、车前草、鱼腥草、白茅根、瞿麦、萆薢、滑石、蒲公英、王不留行、泽泻、海金沙诸清热利湿通淋之品。治疗淋证，加赤芍、牡丹皮、丹参凉血活血，可促进血液循环，以助利尿；再辅以甘草和药缓急。二诊尿频、尿急、尿不尽已愈，但又出现头痛、颈项痛、夜间干咳。故在保留部分清热利湿通淋之品的同时，加白蒺藜、白菊花、葛根散风平肝止痛，解除痛苦；加全瓜蒌清热化痰止咳，另加当归治夜咳效佳。全方合用，使热清湿除，诸症向愈。

（《中国中医药信息杂志》2013 年第 1 期）

附：尿浊

尿浊是以小便混浊、白如泔浆，排尿时无涩痛不利感为主症的病证。西医学中的乳糜尿，多属本病范围。

本病的病机主要为湿热下注，脾肾亏虚。过食肥甘油腻食物，脾失健运，酿湿生热，或某些疾病（如血丝虫病）病后，湿热余邪未清，蕴结下焦，清浊相混，而成尿浊；或热盛灼络，络损血溢，则尿浊伴血；如久延不愈，或屡经反复，湿热邪势虽衰，但精微下泄过多，导致脾肾两伤，脾虚中气下陷，肾虚固摄无权，封藏失职，病情更为缠绵。此外，脾肾气虚阳衰，气不摄血，或阴虚火旺，伤络血溢，还可引起尿浊夹血。多食肥腻（动植物脂肪、蛋白类）食物，或劳累过度，可使本病加重或复发。

本病初起以湿热为多，属实证，治宜清热利湿。病久则脾肾亏虚，治宜培补脾肾、固摄下元。虚实夹杂者，应标本兼顾。

1. 湿热下注证

证候：小便混浊或夹凝块、色白或黄或红，上有浮油，或伴血块，或尿道有灼热感，口苦，口干，舌质红，苔黄腻，脉濡数。

治法：清热利湿，分清泄浊。

方药：程氏萆薢分清饮加减。

2. 脾虚气陷证

证候：尿浊反复发作，日久不愈，状如白浆，小腹坠胀，神倦无力，面色无华，劳累或进食油腻则发作加重，舌淡苔白，脉虚弱无力。

治法：健脾益气，升清固摄。

方药：补中益气汤加减。

3. 肾虚不固证

证候：尿浊日久不愈，小便乳白如脂膏，精神萎靡，消瘦无力，腰膝酸软，头晕耳鸣。偏于阴虚者，烦热，口干，舌质红，脉细数；偏肾阳虚者，面白无华，形寒肢冷，舌质淡红，脉沉细。

治法：偏肾阴虚者，宜滋阴益肾；偏肾阳虚者，宜温肾固摄。

方药：偏肾阴虚者，用知柏地黄丸加减；偏肾阳虚者，用鹿茸固涩丸加减。

上述诸证型的治疗，不论虚实，均可加用玉米须、马鞭草以增强疗效。

复习思考题

一、问答题

1. 何谓淋证？简述其主要病因、基本病机。

2. 如何鉴别淋证与癃闭？

3. 简述淋证的治疗原则。

4. 试述淋证各证型的证候特点、治法与代表方剂。

二、选择题

[A1 型题]

淋证的发病部位，主要在（　　）

　　A. 肺与肾　　　　　　　　B. 脾与肾

　　C. 肝脾肾　　　　　　　　D. 肾与三焦

　　E. 肾与膀胱

[A2 型题]

李某，尿痛、尿频、尿热 3 天，尿色深红，有时夹有血块，小腹疼痛胀满，舌尖红，苔黄，脉滑数。其治疗应首选的方剂是（　　）

　　A. 八正散　　　　　　　　B. 小蓟饮子

　　C. 石韦散　　　　　　　　D. 沉香散

　　E. 知柏地黄丸

[B1 型题]

　　A. 清热利湿，分清泄浊　　B. 理气疏导，利尿通淋

　　C. 清热通淋，凉血止血　　D. 清热利湿，排石通淋

　　E. 清热利湿通淋

1. 治疗气淋，治法应选（　　）

2. 治疗热淋，治法应选（　　）

第三节　癃　闭

学习要点

1. 癃闭的概念。

2. 癃闭的病因病机要点与转归预后。

3. 癃闭的诊断。

4. 癃闭的辨证论治及预防调护。

5. 癃闭的常用外治法。

癃闭是以小便量少、排尿困难、点滴而出，甚则小便闭塞不通为主症的病证。其中小便不畅，点滴而短少，病势较缓者称为癃；小便闭塞，点滴不通，病势较急者称为闭。癃与闭都是指排尿困难，二者只是在程度上有差别，故多合称为癃闭。

癃闭之名，首见于《内经》，称其为"癃闭"或"闭癃"。《素问·宣明五气》曰："膀胱不利为癃，不约为遗溺。"《素问·标本病传论》曰："膀胱病，小便闭。"《灵枢·本输》曰："三焦……实则癃闭，虚则遗溺。"认为本病的病机为膀胱及三焦气化不利，病位在膀胱。汉代张仲景的《伤寒论》与《金匮要略》有关淋病和小便不利的记载中包含癃闭的内容，为癃闭的辨证论治奠定了基础。在小便不利的论述中，提出其病因病机主要有膀胱气化不利、水湿互结、瘀血夹热及脾肾两虚等。对其治疗，因气机不利者，用五苓散；因水热互结者，用猪苓汤；因瘀血夹热者，用蒲灰散或滑石白鱼散；因脾肾两虚而夹湿者，用茯苓戎盐汤。隋代巢元方在《诸病源候论》中认为小便不通和小便难因于肾与膀胱有热。唐代孙思邈在《千金要方》中载有治小便不通方剂13首，该书中载有用导尿术治小便不通的方法，这是世界上最早关于导尿术的记载。唐代王焘在《外台秘要》中载有用盐及艾灸等外治法治疗癃闭的论述。金元时期朱丹溪在辨证施治的基础上，运用探吐法来治疗小便不通。明代张景岳开始将癃闭与淋证分开论治，并将癃闭的病因病机归为4个方面，即：热结膀胱，热闭气化，热居肝肾；败精槁血，阻塞水道；真阳下竭，气虚不化；肝强气逆，气实而闭。其对气虚不化及阴虚不能化阳所致癃闭的治法有独到见解。清代李用粹在《证治汇补·癃闭》中指出："一身之气关于肺，肺清则气行，肺浊则气壅，故小便不通，由肺气不能宣布者居多，宜清金降气为主，并参他症治之。若肺燥不能生水，当滋肾涤热。夫滋肾涤热，名为正治；清金润燥，名为隔二之治；燥脾健胃，名为隔三之治。又有水液只渗大肠，小肠因而燥竭者，分利而已；有气滞不通，水道因而闭塞者，顺气为急。实热者，非咸寒则阴无以化；虚寒者，非温补则阳无以生；痰闭者，吐提可法；瘀血者，疏导兼行；脾虚气陷者，升提中气；下焦阳虚者，温补命门。"此论理法精当，殊堪效法。

本节讨论的癃闭主要涉及西医学中各种原因引起的尿潴留及无尿症，如神经性尿闭、膀胱括约肌痉挛、尿道结石、尿路肿瘤、尿道损伤、尿道狭窄、前列腺增生症、脊髓炎等病所出现的尿潴留，以及急慢性肾衰竭引起的少尿、无尿症，有癃闭表现特征者，可参照本节辨证论治。

【病因病机】

癃闭的病因有外邪侵袭、饮食不节、情志内伤、尿路阻塞、禀赋不足或劳伤久病等，基本病机为膀胱气化功能失调。

1. 外邪侵袭　下阴不洁，湿热秽浊之邪从下入侵，上犯膀胱；或外感风寒湿邪入里化热，下注膀胱；或由小肠邪热、心经火热、下肢丹毒等他脏之热邪传入膀胱，膀胱气化不利，发为癃闭。温热毒邪犯肺，肺热壅滞，肺气闭塞，津液输布失常，水道通调不利，不能下输膀胱而成癃闭。

2. 饮食不节　过食辛辣肥甘之品，嗜酒太过，脾胃运化失常，积湿生热，下注膀胱，气化不利，乃成癃闭。或饥饱失常，饮食不足，脾胃气虚，中气下陷，清气不升，浊阴不降，气化无力，发为癃闭。

3. 情志内伤　情志不遂，肝气郁结，疏泄不及，三焦水液的运化及气化功能失常，致使水道通调受阻，形成癃闭。从经脉的分布来看，肝经绕阴器，抵少腹，这也是肝经有病易发癃闭的原因，故《灵枢·经脉》云："肝足厥阴之脉……是主肝所生病者……遗溺，癃闭。"

4. 尿路阻塞　瘀血败精，或肿块结石，阻塞尿路，小便难以排出，形成癃闭。如《景岳全书·杂证谟·癃闭》所云："或以败精，或以槁血，阻塞水道而不通也。"

5. 禀赋不足或劳伤久病　禀赋不足，肾与膀胱先天畸形，或劳伤过度，房事不节，年老体虚，久病缠身，或妊娠、产后等因素导致脾肾亏虚。若脾虚清气不升，则浊气不降，发为癃闭；肾阳不足，命门火衰，气不化水，是以"无阳则阴无以化"，膀胱气化无权，致尿不得出；或因于下焦积热，日久不愈，耗损津液，以致肾阴亏耗，水府枯竭而无尿，即所谓"无阴则阳无以化"。

癃闭的基本病机为膀胱气化功能失调，病位主要在膀胱，与三焦、肾、肺、脾、肝密切相关。其病理因素有湿热、热毒、气滞及浊瘀。《素问·灵兰秘典论》说："膀胱者，州都之官，津液藏焉，气化则能出矣。"指出膀胱的生理功能为贮藏尿液，排尿则依靠其气化功能。故《素问·宣明五气》又说："膀胱不利为癃。"阐明了膀胱气化失调是癃闭的基本病机。但人体小便的通畅，有赖于三焦气化的正常，而三焦气化主要依靠肺的通调、脾的转输、肾的气化来维持，又需要肝的疏泄来协调。故肺、脾、肾、肝功能失调，亦可致癃闭。肾主水，与膀胱相表里，共司小便，体内水液的分布与排泄，主要依赖肾的气化。膀胱的气化，亦受肾气所主，肾与膀胱气化正常，则膀胱开阖有度，小便藏泄有序。若肾阳不足，命门火衰，气化不及州都，则膀胱气化无权，亦可发生癃闭。此外，肺居上焦，为水之上源；脾居中焦，为水液升降之枢纽；肝主疏泄，协调三焦气机之通畅。如肺热壅盛，气不布津，通调失职，或热伤肺津，肾失滋源；又如湿热壅阻，下注膀胱，或中气不足，升降失度；再若肝气郁结，疏泄不及；以及砂石、痰浊、瘀血阻塞尿路，均可导致膀胱气化失常，而成本病。

癃闭的病理性质有虚实之分。膀胱湿热，肺热气壅，肝郁气滞，尿路阻塞，以致膀胱气化不利者为实证。脾气不升，肾阳衰惫，导致膀胱气化无权者为虚证。但各种原因引起的癃闭，常互相关联，或彼此兼夹。如肝郁气滞，可以化火伤阴；湿热久恋，又易灼伤肾阴；肺热壅盛，损津耗液严重，则水液无以下注膀胱；脾肾虚损日久，可致气虚无力运化而兼夹气滞血瘀，均可表现为虚实夹杂之证。

癃闭的转归及预后，取决于病情的轻重和治疗是否及时有效。若病情轻浅，病邪不盛，正气尚无大伤，救治及时者，则可见尿量逐渐增多，可能获得痊愈。若病情深重，正气衰惫，邪气壅盛者，则可由"癃"至"闭"，变证迭生。尿闭不通，水气内停，上凌心肺，并发喘证、心悸。水液潴留体内，溢于肌肤则伴发水肿。湿浊上逆犯胃，则成呕吐。脾肾衰败，气化不利，湿浊内壅，则可导致关格，其预后多差。

【诊断】

一、诊断要点

1. 临床特征　起病急骤或逐渐加重，主症为小便不利，点滴不畅，甚或小便闭塞，点滴全无，每日尿量明显减少。

2. 病史　多见于老年男性，或产后妇女及手术后的患者，或患有水肿、淋证、消渴等病。

3. 相关检查　泌尿系及前列腺 B 超、尿道及膀胱造影 X 线摄片、尿血流动力学、血尿常规、肾功能及电解质等检查有助于本病的诊断。

二、病证鉴别

1. 癃闭与淋证　参见"淋证"章节。

2. 癃闭与关格　二者主症都有小便量少或闭塞不通，但关格常由水肿、淋证、癃闭等经久不愈发展而来，是小便不通与呕吐并见的病证，常伴有皮肤瘙痒、口中尿味、四肢搐搦，甚或昏迷等症状。而癃闭不伴有呕吐，部分患者有水蓄膀胱之证候，以此可资鉴别。但癃闭进一步恶化，可转变为关格。

【辨证论治】

一、辨证要点

1. 辨虚实　起病较急，病程短，体质较好，尿意窘迫，小便短少涩滞不畅，苔黄腻，脉滑数者，多属实证；起病缓，病程长，体质较弱，排尿无力，神疲乏力，舌质淡，脉沉细者，多属虚证。实证当辨湿热、浊瘀、肺热、肝郁之偏胜；虚证当辨脾、肾虚衰之不同，阴阳亏虚之差别。

2. 权衡轻重缓急　水蓄膀胱，小便闭塞不通为急病；小便量少，但点滴能出，无水蓄膀胱者为缓证。由"癃"转"闭"为病势加重，由"闭"转"癃"为病势减轻。

二、论治要点

本病以"腑以通为用"为原则，着眼于通。但通利之法，又因证候虚实之不同而异。实证者宜清湿热，利气机，散瘀结；虚证者宜补脾肾，助气化，使小便自通。同时，还要根据病变在肺、在脾、在肾的不同，进行辨证施治，不可滥用通利小便之品。此外，根据"上窍开则下窍自通"的理论，尚可应用开提肺气的治法，开上以通下，即所谓"提壶揭盖"之法治疗。对于水蓄膀胱之急症，应配合针灸、取嚏、探吐、导尿等法急通小便。

三、分证论治

1. 膀胱湿热证

证候：小便点滴不通，或量极少而短赤灼热，小腹胀满，口苦口黏，或口渴不欲饮，或大便不爽，舌质红，苔黄腻，脉数。

病机：湿热壅结下焦，膀胱气化不利。

治法：清利湿热，通利小便。

方药：八正散加减（瞿麦、萹蓄、车前子、滑石、大黄、栀子、木通、灯心草、甘草梢）。

本方具有清热利湿、通利小便之功，适用于湿热蕴结膀胱之排尿不畅、小便黄赤灼热等症。舌苔厚腻者，可加苍术、黄柏以加强清化湿热；若兼心烦、口舌生疮糜烂者，可合导赤散以清心火、利湿热；若湿热久恋下焦，导致肾阴灼伤而出现口干咽燥、潮热盗汗、手足心热、舌光红，可改用滋肾通关丸加生地黄、车前子、牛膝等，以滋肾阴、清湿热，而助气化；若因湿热蕴结三焦，气化不利，小便量极少或无尿、面色晦滞、胸闷烦躁、恶心呕吐、口中有尿臭，甚则神昏谵语，宜用黄连温胆汤加车前子、通草、制大黄等，以降浊和胃、清热利湿。

2. 肺热壅盛证

证候：小便不畅，或点滴不通，咽干，烦渴欲饮，呼吸急促，或有咳嗽，舌质红，苔薄黄，脉数。

病机：肺热壅盛，肺失宣肃，水道通调不利，不能下输膀胱。

治法：清泄肺热，通利水道。

方药：清肺饮加减（茯苓、黄芩、桑白皮、麦冬、车前子、栀子、木通）。

本方清肺泄热利水，适用于热壅肺气，气不布津之癃闭。有鼻塞、头痛、脉浮等表证者，加薄荷、桔梗宣肺解表；肺阴不足者，加沙参、黄精、石斛滋养肺阴；大便不通者，加大黄、杏仁以宣肺泄热通腑；心烦、舌尖红者，加黄连、竹叶清心火；兼尿赤灼热、小腹胀满者，合八正散上下并治。

3. 肝郁气滞证

证候：小便不通或通而不爽，情志抑郁，或多烦善怒，胁腹胀满，舌红，苔薄黄，脉弦。

病机：肝气失于疏泄，三焦气化失宣，膀胱气化不利。

治法：疏肝理气，通利小便。

方药：沉香散加减（沉香、石韦、滑石、当归、橘皮、王不留行、白芍、冬葵子、甘草）。

本方疏达肝气、活血行水，适用于气机郁滞所致的癃闭。若肝郁气滞症状严重者，可合六磨汤以增强其疏肝理气的作用；若气郁化火，而见舌红、苔薄黄，可加牡丹皮、山栀子以清肝泻火。

4. 浊瘀阻塞证

证候：小便点滴而下，或尿如细线，甚则阻塞不通，小腹胀满疼痛，舌质紫黯，或有瘀点，脉涩。

病机：瘀血败精，阻塞尿路，水道不通。

治法：行瘀散结，通利水道。

方药：代抵当丸加减（当归尾、大黄、穿山甲、生地黄、桃仁、芒硝、肉桂）。

本方活血化瘀散结，适用于瘀血败精阻塞尿道所致的癃闭。瘀血现象较重，可加红花、川牛膝以增强其活血化瘀作用；若病久气血两虚，面色不华，宜益气养血行瘀，可加黄芪、当归等；若尿路有结石，可加金钱草、海金沙、冬葵子、瞿麦、石韦以通淋排石利尿。

5. 脾气不升证

证候：时欲小便而不得出，或量少而不畅，伴小腹坠胀，神疲乏力，食欲不振，气短而语声低微，舌质淡，苔薄，脉细。

病机：脾虚运化无力，升清降浊失职，膀胱气化无权。

治法：升清降浊，化气行水。

方药：补中益气汤合春泽汤加减（人参、黄芪、白术、当归、升麻、柴胡、陈皮、枳壳、茯苓、猪苓、泽泻、桂枝、炙甘草）。

前方益气升清，适用于中气下陷所致诸症；后方益气通阳利水，适用于气阳虚损，不能化水，口渴而小便不利之症。两方合用，益气升清、通阳利水，适用于中气下陷之癃闭。气虚及阴，气阴两虚者可改用参苓白术散；若脾虚及肾，可合济生肾气丸以温补脾肾、化气利水。

6. 肾阳衰惫证

证候：小便不通或点滴不爽，排出无力，面色苍白，神气怯弱，畏寒肢冷，腰膝冷而酸软无力，舌质淡，舌体胖，苔薄白，脉沉细或弱。

病机：肾阳虚衰，膀胱气化无权。

治法：温补肾阳，化气利水。

方药：济生肾气丸加减（制附子、肉桂、熟地黄、山药、山茱萸、车前子、茯苓、泽泻、牡丹皮、冬瓜皮、大腹皮、茯苓皮）。

本方温肾通阳、化气行水，适用于肾阳不足，气化无权之癃闭。形神委顿、腰脊酸痛，为精血俱亏，病及督脉，多见于老人，治宜香茸丸，以补养精血、助阳通窍；若因肾阳衰惫，命火式微，致三焦气化无权，浊阴内蕴，小便量少甚至无尿、呕吐、烦躁、神昏者，治宜温脾汤合吴茱萸汤，以温补脾肾、和胃降逆。若肾阴亏耗，症见小便量少或全无、口咽干燥、潮热盗汗、头晕耳鸣者，可选六味地黄丸合猪苓汤，以滋补肾阴、育阴利水。

📚 **课堂互动**

患者小便排出无力，有时点滴而下，甚则不通，伴面色苍白，神疲乏力，畏寒肢冷，腰膝酸软，舌质淡，舌体胖，苔薄白，脉沉细无力。

要求：诊断，病机，治法，方药。

【专方验方】

1. 叶景华通淋方 肉桂 6g，水蛭、土鳖虫各 10g，王不留行 30g。每日 1 剂，水煎服。本方有温通小便、软坚散结、活血化瘀之功效，用于肾虚血瘀型前列腺增生症。（《新中医》2013 年第 5 期）

2. 宣白通闭汤 炙麻黄 5g，苦杏仁 10g，紫菀 10g，款冬花 10g，桔梗 15g，蛤蚧 10g，补骨脂 10g，川牛膝 10g。每日 1 剂，水煎服。本方宣肺补肾以助气化，适用于肺失宣降，肺气闭塞所致癃闭。（《环球中医药》2013 年第 11 期）

【中成药】

肾气不足、湿热瘀阻所致的癃闭，症见腰膝酸软、尿频、尿急、尿痛、尿线细，伴小腹拘急疼痛，以及前列腺增生见上述证候者，可选用癃闭舒胶囊；水湿内停所致的癃闭，症见时欲小便而不得出或量少不爽、胸闷、纳呆、泛恶、身体困重、小腹坠胀者，可选五苓散（片）。

【简便疗法】

1. 艾灸疗法 神阙穴隔姜隔盐灸：取食盐填平脐窝，新鲜生姜切成薄片，置于神阙穴上，艾炷放在姜片上施灸，灸处皮肤红润不起泡为度。1 次治疗时间 10～20 分钟，隔日 1 次。用于尿潴留患者。（《中国中医急症》2013 年第 10 期）

2. 熏蒸疗法 80℃左右通尿方（皂角、细辛、白芷、肉桂等），利用其热气对下身进行熏蒸，用于产后尿潴留患者。（《中国中医基础医学杂志》2014 年第 3 期）

【预防调护】

1. 锻炼身体，增强抵抗力，起居生活规律，避免久坐少动。
2. 保持心情舒畅，忌忧思恼怒。
3. 消除外邪入侵和湿热内生的有关因素，如过食肥甘、辛辣、醇酒，或忍尿、纵欲过度等。
4. 积极治疗淋证、水肿、尿路肿块、结石等疾患。

【小结】

癃闭是指以小便量少，排尿困难，甚则小便闭塞不通为主症的病证。基本病机为膀胱气化功能失调。病位主要在膀胱，与三焦、肾、肺、脾、肝密切相关。病理因素有湿热、热毒、气滞及浊瘀。辨证首要区分虚实，其次权衡轻重缓急。治疗原则应以通利为法。实证者宜清湿热，利气机，散瘀结；虚证者宜补脾肾，助气化；尚可应用开提肺气的治法，开上以通下。对于水蓄膀胱之急症，应配合针灸、取嚏、探吐、导尿等法急通小便。

【证治汇补】

1. 水蓄膀胱急症处理　对于水蓄膀胱之急症，为图速效，以防水毒上泛之各种变证的出现，可用以下诸法速通小便。

（1）取嚏或探吐法　打喷嚏或呕吐，能开肺气，举中气，通下焦之气，是一种简单而有效的通利小便的方法。其方法是用消毒棉签向鼻中取嚏或喉中探吐；也可用皂角末 0.3 ~ 0.6g，吹鼻取嚏。

（2）外敷法　①独头蒜头 1 个，栀子 3 枚，盐少许，捣烂，摊纸上贴脐部，良久可通。②食盐 250g，炒热，布包熨脐腹，冷后再炒热敷之。

（3）流水诱导法　使患者听水声，即可有尿意，而随之排出小便。此法适用于肝郁气滞引起的尿闭。

（4）导尿法　若经上述治疗无效，而小腹胀满特甚，叩触小腹膀胱区呈浊音，当用导尿法，以缓其急。

2. 下病上治，欲降先升　中医学认为，小便的排泄，除与肾的气化有关外，尚需依赖肺的通调、脾的转输。当急性尿潴留，小便涓滴不下时，常可在原方基础上稍加开宣肺气、升提中气之桔梗、杏仁、紫菀、升麻、柴胡等，此为下病上治，提壶揭盖，升清降浊之法。除了内服药外，应用取嚏法、探吐法均是取其旨意。

【医案选读】

葛某，男，39 岁。2013 年 3 月 9 日首诊。

诉 2 年前因长时间憋尿而出现排尿不畅。双肾 B 超示肾积水，经膀胱镜诊为腺性膀胱炎。现排尿不畅，房事后尤甚，尿量少、色深，纳可，食后易腹胀，夜寐可，大便日一行，舌红苔白腻，脉沉细涩。中医诊断为癃闭。证属瘀血败精，阻塞尿路，水道不通。治以活血通络，清热祛湿。方拟代抵当丸加减。

桃仁 10g，肉桂 6g，酒大黄 6g，牡丹皮 10g，茯苓 10g，萹蓄 15g，半枝莲 15g，白花蛇舌草 30g，山慈菇 15g，穿山甲 5g，牛膝 10g，甘草 6g。7 剂，水煎服，日 1 剂。

3 月 16 日二诊：排尿稍畅，小便色清，纳、寐可，大便日一行，舌红苔薄白，脉沉细。前方基础上加冬葵子 15g，王不留行 15g。7 剂。

3 月 23 日三诊：排尿渐畅，色正常，时腹胀，未有其他不适，舌红苔薄，脉沉细。继守前方，加川柏 10g，砂仁 10g。7 剂。

4 月 2 日四诊：排尿正常，尿色清澈，未有余不适，舌红苔薄，脉沉。继守前方，加鸡内金 15g。7 剂，水煎服，日 1 剂。

按： 本病类似于西医学的男子前列腺肥大、妇女产后及外科术后等引起的尿潴留。癃闭的病位在膀胱，涉及三焦、脾、肾、肝。膀胱气化不利，小便不通为基本病机。治疗应根据"腑以通为用"的原则，实证治宜清湿热、散瘀结，利气机而通水道，虚证治宜补脾肾、助气化，使气化得行，小便自通。此患者结合舌脉表现，辨证为"湿热瘀血阻滞下焦"，如《景岳全书·杂证谟·癃闭》言："或以败精，或以槁血，阻塞水道而不通也。"治以化瘀通络、清热祛湿，方拟代抵当丸加减。方中桃仁、肉桂、牡丹皮、穿山甲、土鳖虫等药以活血散结、祛瘀通络；酒大黄、白花蛇舌草、山慈菇、川柏等药以清热祛湿；茯苓、萹蓄、半枝莲、冬葵子、王不留行等药以行水、利尿；牛膝补肝肾、强筋骨、利尿，瘀血较重时，可以活血化瘀，引血下行；砂仁、鸡内金等药顾护胃气，消食健胃助消化。

（《四川中医》2014 年第 32 期）

复习思考题

一、问答题

1. 何谓癃闭？简述其主要病因、基本病机。

2. 如何鉴别癃闭与关格？

3. 简述癃闭的论治要点。

4. 试述癃闭各证型的证候特点、治法与代表方剂。

二、选择题

[**A1** 型题]

癃闭的发病部位，主要在（　）

A. 肺肾　　　　　　　　　　B. 脾肾

C. 膀胱　　　　　　　　　　D. 肾与三焦

E. 肾与膀胱

[**A2** 型题]

孙某，小便点滴不通，尿短赤灼热，小腹部胀满，口苦，大便溏垢不爽，舌质红，苔黄腻，脉数。其治疗应首选的方剂是（　）

A. 八正散　　　　　　　　　B. 清肺饮

C. 石韦散　　　　　　　　　D. 沉香散

E. 代抵当丸

[**B1** 型题]

A. 清利湿热，通利小便　　　B. 清泄肺热，通利水道

C. 行瘀散结，通利水道　　　D. 升清降浊，化气行水

E. 温补肾阳，化气利水

1. 治疗癃闭肺热壅盛证，治法应选（　）

2. 治疗癃闭肾阳衰惫证，治法应选（　）

第四节 关　格

1. 关格的概念。
2. 关格的病因病机要点与转归预后。
3. 关格的诊断。
4. 关格的辨证论治及预防调护。

　　关格是由于脾肾虚衰，气化不利，湿浊毒邪壅塞三焦，气机逆乱，导致的以小便不通与恶心呕吐并见为主要临床特征的危重病证。分而言之，小便不通谓之关，呕吐时作谓之格。多见于水肿、淋证、癃闭的严重阶段。

　　关格一词，最早见于《内经》，但其所论述者，一是指脉象，一是指病机，均非指关格病。汉代张仲景《伤寒论》正式提出了关格病名，认为"关则不得小便，格则吐逆"。隋代巢元方则认为"二便俱不通为关格"，此观点一直沿用到北宋。南宋张锐《鸡峰普济方·关格》提出了关格上有吐逆、下有大小便不通。关格虽有多种含义，但推崇仲景学说者为多。唐代孙思邈《千金要方》提出了通便利窍开关的方法，倡导应用大黄、芒硝、乌梅、桑白皮、芍药、杏仁、麻仁等治疗关格。宋代王怀隐《太平圣惠方》提出关格应温补与泻下法同用，并创立了吴茱萸丸。金代李杲《兰室秘藏·小便淋闭门》指出关格的病机为邪热所致，并以渴与不渴来辨识病之在气、在血。明代王肯堂《证治准绳》提出"治主当缓，治客当急"的治疗原则，具有现实指导意义。明代徐彦纯《玉机微义》提出关格"但治下焦可愈"，并用滋肾通关丸进行治疗。明代李梴《医学入门·关格证治》提出了关格的一些具体治法，如"中虚者，补中益气汤加槟榔以升降之。中虚痰盛者，六君子汤去术，加柏子仁及麝少许。虚甚吐利不得者，既济丸"。清代李用粹《证治汇补·癃闭》提出关格病机为"浊邪壅塞三焦，正气不得升降……阴阳闭绝"。清代喻嘉言《医门法律·关格门》提出了治中焦为主的原则，力倡逐毒外出，标本并治，攻补兼施。他指出"凡治关格病，不知批郤导窍，但冀止呕利溲，亟治其标，伎穷力竭，无益反损，医之罪也"，对指导临床辨证治疗有重要价值。清代何廉臣《重订广温热论·第二卷温热验方》首次提出关格"溺毒入血，血毒上脑"，"急宜通窍开闭，利溺逐毒"的原则，对现代关格的治疗具有指导意义。

　　本节讨论的关格主要涉及西医学中各种原因所致的急、慢性肾衰竭，有关格表现特征者，可参照辨证论治。肠梗阻表现为大便不通与呕吐并见者，古时虽亦有称关格者，但不属本节讨论范围。

【病因病机】

　　关格多是水肿、淋证、癃闭、消渴等病证，在反复感受外邪、饮食不节、劳倦太过等因素作用下，失治误治，反复发作，迁延不愈，导致脾肾虚衰，气化不利，湿浊毒邪内蕴三焦而产生。

1. 久病伤及脾肾　水肿、淋证、癃闭、消渴等病证久治不愈或失治误治，反复发作，伤及脾肾，脾虚健运失司，肾虚气化不利，水湿内停，日久成浊、成毒，湿浊毒邪羁留，壅塞三焦，气机逆乱，以致出现小便不通与恶心呕吐同见，发为关格。

2. 感受外邪　风寒、风热之邪是该病的主要诱发及加重因素。感受外邪，肺卫失和，肺失通调，水道不利，水湿、湿浊壅盛，更易伤败脾肾之气，使正愈虚，邪愈实。

3. 饮食所伤　水肿、淋证、癃闭、消渴病等患者，饮食不洁或不节，脾胃更损，运化失健，进而聚湿成浊，水湿壅盛，或湿蕴化热而成湿热，以致闭塞下焦，气化不利，形成关格。

4. 劳倦过度　烦劳过度可损伤心脾；生育不节、房劳过度，可致肾精亏虚，肾气内伐；脾肾虚衰，则不能化气行水，升清降浊，水液内停，湿浊中阻，而成关格之证。肾精亏虚，肝木失养，阳亢风动，遂致肝风内扰。

本病的基本病机为脾肾虚衰，气化不利，湿浊毒邪内蕴三焦。水肿、淋证、癃闭、消渴等病证久治不愈或失治误治，伤及脾肾，气化不利，水湿内停，日久成浊、成毒、成瘀。脾肾之气衰惫，湿浊毒邪壅塞三焦，气机逆乱，以致出现小便不通与恶心呕吐同见，发为关格。闭阻下焦，则肾失开阖，肾关不开出现小便量少或全无，肾关不阖则精微下泄，动肝则见眩晕、抽搐；闭阻中焦，犯胃则见恶心呕吐，损脾则见腹泻或便秘，气血生化乏源则见面色无华、气短乏力、唇舌爪甲色淡等症；湿浊毒邪外溢肌肤，可致皮肤瘙痒，或有霜样析出；湿浊毒邪上熏，可致口中臭秽，或有尿味，舌苔厚腻；湿浊上蒙清窍，可致昏睡或神识不清。

病位初在脾肾，病至后期可损及多个脏器。若肾阳衰竭，寒水上犯，凌心射肺；若阳损及阴，肾阴亏耗，肝阳化风，则可有眩晕、痉厥；若浊邪内盛，内陷心包，而成昏迷、谵妄；浊毒伤血，血不归经，还可出现衄血、呕血、便血等。

病理因素为湿浊毒邪，由于原发病不同，体质禀赋差异，湿浊毒邪在体内又有寒化和热化的不同，寒化则表现为寒浊上犯的证候，热化则表现为湿热内蕴的证候。病理性质为本虚标实，脾肾虚衰为本，湿浊毒邪为标，本虚与标实之间可相互影响，使病情不断恶化，最终正不胜邪，发生内闭外脱、阴竭阳亡的变化。

本病的转归预后，与感邪的轻重、正气的强弱、病程的长短，以及治疗是否恰当、及时有密切的关系。关格早期及时有效的治疗，预后尚可；若阳损及阴，浊毒弥漫，脾肾衰竭，或肝风内动，或邪陷心包，正衰邪实，病情进入晚期阶段，甚则内闭外脱，则病势险恶，生命垂危，预后极差。

【诊断】

一、诊断要点

1. 临床特征　以小便量少甚或不通、恶心、呕吐为主症，可伴有水肿、面色无华、气短乏力、头晕、头痛、口中臭秽、皮肤瘙痒、抽搐等症。

2. 病史　一般起病缓慢或隐匿，多有水肿、淋证、癃闭、消渴等病史，或有服肾毒性药物史。

3. 相关检查　血常规、尿常规、肾功能、B超、肌酐清除率、肾小球滤过率等检查有助于本病的诊断。

二、病证鉴别

1. 关格与癃闭　参见"癃闭"节。

2. 关格与走哺　走哺主要指呕吐伴有大小便不通利为主症的一类疾病。往往先有大便不通，而后出现呕吐，呕吐物可以是胃内的饮食痰涎，也可带有胆汁和粪便，常伴有腹痛，最后出现小便不通，类似于关格。但走哺属实热证，其病位在肠。关格是先有大小便不通，而后出现恶心呕吐，病机是脾肾虚衰为本，湿浊毒邪内蕴为标，属本虚标实之病证，其中心病位主要在脾肾。《医阶辨证·关格》说："走哺，由于大便不通，浊气上冲，而饮食不得入；关格，由于阴阳之气倒置，上不得入，下不得出。"

【辨证论治】

一、辨证要点

1. 辨标本　关格临床表现多样且复杂，关键要辨清本虚标实的主次。以本虚为主者，应辨是脾肾阳虚还是肝肾阴虚；以湿浊毒邪标实为主者，应区分寒湿与湿热之不同。

2. 辨病位　症见小便短少甚或无尿、腰酸肢肿者，属肾气衰惫，气化无能，其病在肾；症见恶心呕吐、纳呆腹胀者，属脾胃虚衰，升降失常，病在脾胃；症见眩晕头痛、手足搐搦者，属肝肾阴虚，肝风内动，其病在肝；症见心悸烦躁、神识昏蒙者，属肾病及心，邪陷心包，其病在心；症见气短喘促、肢肿尿少者，为阳虚水泛，凌心射肺，其病在心肺。

二、论治要点

关格的治疗宜攻补兼施，标本兼顾，遵循《证治准绳·关格》中"治主当缓，治客当急"的原则。所谓主，是指关格之本，即脾肾虚衰，应长期调理，缓缓补之；客，是指关格之标，即湿浊毒邪，浊毒蕴积为害，可伤阴损阳，上泛外溢，呈现诸多险候，须尽快祛除。治本以温补脾肾或滋养肝肾为主；治标祛浊可采用淡渗利湿，或通腑泻浊，或芳香化浊等不同的方法使浊毒排出体外。治疗应补中有泻，或泻后即补，或长期补泻同用。

三、分证论治

1. 脾肾阳虚，湿浊内蕴证
证候：小便短少、色清，甚则无尿，面色晦滞，形寒肢冷，神疲乏力，浮肿腰以下为主，纳差，恶心呕吐，腹胀，大便溏薄或秘结，舌淡体胖、边有齿印，苔白腻，脉沉细。

病机：脾肾阳虚，湿浊毒邪内蕴，弥漫三焦。

治法：温补脾肾，化湿降浊。

方药：温脾汤合吴茱萸汤加减（制附子、干姜、人参、大黄、吴茱萸、生姜、大枣、炙甘草）。

温脾汤温补肾阳、通腑泄浊，吴茱萸汤温中补虚、降逆止呕，两方合用，共奏温补脾肾、降浊止呕之功效，主治脾肾阳虚、浊毒内蕴之小便短少与呕恶并见之证。若浮肿明显者，加猪苓、车前子、冬瓜皮等淡渗利湿之品；若水气凌心者，应加用己椒苈黄丸和桂枝；尿少或小便不通者，可合用滋肾通关丸滋肾阴以助气化；皮肤瘙痒者，加用土茯苓、地肤子、白鲜皮燥湿止痒。

2. 肝肾阴虚，肝风内动证

证候：小便短少，呕恶频作，头晕头痛，面部烘热，腰膝酸软，手足抽搐，舌质红，苔黄腻，脉弦细。

病机：肝肾阴虚，阴不制阳，肝风内动。

治法：滋补肝肾，平肝息风。

方药：杞菊地黄丸合羚角钩藤汤加减（枸杞、菊花、熟地黄、山药、山茱萸、茯苓、牡丹皮、泽泻、羚羊角、钩藤、贝母、竹茹、茯神、桑叶、生地黄、白芍、甘草）。

前方滋补肝肾，后方凉肝熄风，两方合用，共奏滋阴补肾、平肝息风之效。大便秘结者，可加用生大黄以通腑降浊；舌苔黄腻者，可加六月雪、土茯苓、草薢等清热祛湿泄浊之品；呕吐甚者，加清半夏、藿香、生姜等降逆止呕；若风阳内动，导致中风者，按中风论治。

 课堂互动

患者小便量少，纳差，时有呕恶，伴头晕，头胀痛，面红，腰膝酸软，手足抽搐，舌质红，苔黄腻，脉弦细。

要求：诊断，病机，治法，方药。

3. 肾阳衰微，邪陷心包证

证候：无尿或少尿，全身浮肿，面白唇暗，四肢厥冷，口中尿臭，神识昏蒙，循衣摸床，舌卷缩、淡胖，苔白腻或灰黑，脉沉细欲绝。

病机：肾阳衰惫，湿浊毒邪内盛，邪陷心包，扰乱神明。

治法：温阳固脱，豁痰开窍。

方药：急用参附汤合苏合香丸，继用涤痰汤（人参、制附子、制半夏、胆南星、石菖蒲、竹茹、橘红、枳实、甘草、生姜）。

参附汤大补元气、温补肾阳，苏合香丸开窍醒神，两方合用温阳固脱、芳香开窍，涤痰汤豁痰开窍。若昏迷不醒，可静脉滴注醒脑静注射液开窍醒神；若狂躁痉厥，可服紫雪丹；若心阳欲脱，用参附龙牡汤。此外，关格患者，还可用灌肠法以加强通腑降浊解毒作用。

【专方验方】

1. 王少华自拟四维汤　人参6g，熟地黄20，附子6g，大黄6g（后下）。每日1剂，水煎服。本方益气养血、温阳泄浊，适用于脾肾阳虚、湿浊内蕴、血瘀阻络、升降逆乱、正虚邪实及病程迁延的慢性肾衰。（《中华中医药杂志》2011年第3期）

2. 肾毒清　水牛角丝15g，猪苓10g，茯苓15g，焦白术10g，土茯苓25g，黄芪20g，当归15g，蝉蜕10g，地龙12g，僵蚕10g，熟大黄6～10g。每日1剂，水煎服。本方具有解毒利水、通腑泄浊、益气生血、化瘀通络之功，适用于脾肾亏虚、浊毒内蕴、瘀血阻络型慢性肾衰竭（关格）。（《中国现代百名中医临床家·赵玉庸》）

【中成药】

关格（慢性肾功能衰竭代偿期、失代偿期和尿毒症早期）可选尿毒清颗粒、肾衰宁胶囊、肾康宁颗粒、海昆肾喜胶囊等。

【简便疗法】

1. 灌肠疗法　取大黄15～30g、蒲公英30g、煅牡蛎30g、六月雪30g等药，加水煎为灌肠液，自肛门输入，保留45分钟左右。每日1次，每周3次。用于慢性肾衰竭。（《中国中医药现代远程教育》2011年第9期）

2. 贴敷疗法　将药物（益母草、川芎、红花、透骨草、白芷、丹参等各30g）用水浸湿，置于布袋中，用蒸锅蒸20～30分钟，然后将药袋取出直接热敷于双侧肾俞及关元穴，外加热水袋保温。每日1～2次，3个月为1个疗程，可达和营活血、温阳利水之功。用于慢性肾衰竭。（《中国中医药现代远程教育》2011年第9期）

【预防调护】

1. 积极预防和治疗引起关格的原发病，如肾风、水肿、淋证、消渴病等。
2. 患者应注意休息，防寒保暖，预防感冒。
3. 饮食宜清淡易于消化，忌吃生冷及辛辣等刺激性食物，忌进植物蛋白含量高的食物，尽量选用禽蛋、牛奶、瘦肉等优质蛋白食品。有水肿者应忌盐。

【小结】

关格是由于脾肾虚衰，气化不利，湿浊毒邪壅塞三焦，气机逆乱，导致以小便不通与恶心呕吐并见为主要临床特征的一种危重病证。基本病机为脾肾虚衰，气化不利，湿浊毒邪内蕴三焦，病位初在脾肾，病至后期可损及多个脏器。病理因素为湿浊毒邪。辨证首先要辨标本，其次辨病位。关格的治疗宜攻补兼施，标本兼顾。

【证治汇补】

1. 维护先天以固本 肾为先天之本、生命之根，肾元衰竭，当藏不藏而出现关格各种正虚证候，如脾肾气虚证、脾肾阳虚证、肝肾阴虚证、气阴两虚证、阴阳两虚证，当泄不泄而致浊毒潴留之邪实证。所以在治疗中要处处维护肾元，以求增一分元阳，复一分真阴。常用治法有补肾固摄、补肾填精、健脾补肾、滋养肝肾等，需与祛邪诸法合用。常用的药物有冬虫夏草、仙灵脾、制首乌、山萸肉等。

2. 调理后天以助气血生化 脾胃为后天之本、气血生化之源。脾与肾生理上相互资助，相互充养，病理上相互影响，互为因果，所以关格往往脾肾同衰，易出现纳差、恶心、呕吐、腹泻、便结等脾胃症状。因此，调理脾胃是治疗慢性肾衰的常用治法。通过调理脾胃，可以后天补先天，促进脾肾功能的恢复，可使气血生化有源，贫血得以改善；同时，脾胃健也能够更充分地发挥药物疗效，为关格的治疗提供重要保证。常用治法有健脾益气、芳化升清、辛开苦降、和胃降浊、通腑降浊等，代表方剂有六君子汤、半夏泻心汤、黄连温胆汤等。

3. 泄浊化瘀以防恶化 本病浊毒弥漫，久滞为害，险候诸多，因此"治客当急"，必须注重使用泄浊法，如通腑泄浊、渗利泄浊、化湿泄浊。常用药有大黄、土茯苓、藿香、佩兰、萆薢、六月雪等。其中大黄不仅通腑降浊，且有解毒泄热、活血止血等多种作用，临床与实验研究已充分肯定大黄具有延缓肾功能减退的功效；但对脾胃虚寒者，大黄的败胃作用却不可忽视，否则易致虚虚之变。关格多由他病迁延日久发展而来，故治疗上强调"久病必治络"，应用活血化瘀法尤为重要。常用的活血化瘀药有丹参、川芎、当归、泽兰、赤芍、水蛭等。

【医案选读】

杜某，女，46岁。2009年2月7日初诊。

间断颜面及双下肢浮肿1年余。2008年12月23日因浮肿加重入院，查：BUN 15.9mmol/L，Cr 245μmol/L。肾穿结果示：局灶增生硬化IgA肾病，肾小动脉硬化。B超：左肾10.4cm×4.7cm×4.3cm，右肾10.9cm×5.2cm×4.5cm。24小时尿蛋白定量3.57g/d，血Alb 26.6g/L。诊断为肾病综合征（局灶增生硬化IgA肾病），慢性肾衰竭，予激素、环磷酰胺联合治疗。2月5日复查24小时尿蛋白定量4.29g/d，BUN 20.3mmol/L，Cr 362μmol/L，UA 533.1μmol/L，TC 7.38mmol/L，BP 126/82mmHg。主诉：眼睑及双下肢明显水肿，疲乏无力，活动后下肢疼痛，舌质淡红苔薄黄，脉弦细。诊为慢关格（慢性肾衰竭），证属脾肾亏虚，浊毒内蕴，络脉瘀滞，治以健脾利水，解毒泄浊，化瘀通络。

处方：水牛角丝15g（先煎），茯苓15g，焦术10g，猪苓12g，浮萍10g，椒目10g，土茯苓15g，黄芪15g，当归10g，丹参15g，川芎10g，红花15g，鬼箭羽15g，蝉蜕10g，地龙12g，僵蚕10g，乌梢蛇10g，龟板15g，青风藤15g，积雪草15g，熟大黄10g，红曲30g。水煎服，7剂，日1剂。

二诊 2009 年 2 月 14 日：眼睑及双下肢浮肿减轻，劳累后腰痛，双下肢乏力，纳可，寐欠安，二便调，偶有尿急，舌质淡，苔黄腻，脉弦细。尿常规：蛋白（++），潜血（+），RBC 偶见，WBC 偶见。前方减浮萍、椒目，加石韦 15g，蒲公英 15g。水煎服，日 1 剂。

三诊 2009 年 4 月 17 日：劳累后腰部疲乏，双下肢轻度水肿，小腹胀，纳寐可，二便调，舌淡苔白，脉弦细，BP 144/100mmHg。尿常规蛋白（++），潜血（++），镜检 RBC（+），偶见细颗粒管型，24 小时尿蛋白定量 2.38g/d，血 BUN 19.4mmol/L，Cr 213.6μmol/L，UA 345.4μmol/L，TC 6.24mmol/L。一诊方土茯苓改 30g，减椒目、浮萍、猪苓，加陈皮 10g，生大黄 6g（后下），桑寄生 24g，川断 12g。

四诊 2009 年 9 月 26 日：劳累后腰部疲乏，咽痒干咳，舌淡苔白，脉弦细，BP 120/80mmHg。尿常规蛋白（++），WBC（++）。三诊方加蒲公英 15g，石韦 15g，荆芥 10g，前胡 10g。水煎服，21 剂，日 1 剂。观察随访，病情稳定。

10 月 20 日复查尿常规蛋白（++），潜血（++），镜检 RBC（+），偶见细颗粒管型，24 小时尿蛋白定量 2.12g/d，血 BUN 8.4mmol/L，Cr 131.6μmol/L，UA 376.6μmol/L，TC 5.96mmol/L。

按：本病属虚实夹杂之证，脾肾亏虚、浊毒内蕴、络脉瘀阻为病机之关键。患者以大量蛋白尿、低蛋白血症、肾衰竭为主要表现，急则治其标，应以降低蛋白尿、改善肾功能为要务，所以治疗上以解毒利水、通腑泄浊、化瘀通络为主，辅以健脾补肾。方用水牛角丝、猪苓、茯苓、焦术、椒目、浮萍等解毒利水，使浊毒从小便而去；生、熟大黄通腑泄浊，使浊毒从大便而去；土茯苓、积雪草等清热利湿解毒；丹参、川芎、红花、当归等药活血化瘀，配以鬼箭羽、青风藤、蝉蜕、地龙、僵蚕、乌梢蛇等搜风通络；黄芪、炒山药、桑寄生、川断、龟板等健脾补肾；黄芪配当归，取当归补血汤之意，益气生血行血；红曲健脾化痰、化瘀祛浊，具有降血脂之功。

（《中医杂志》2013 年第 13 期）

复习思考题

一、问答题

1. 何谓关格？简述其主要病因、基本病机。

2. 简述关格的治疗原则。

3. 试述关格各证型的证候特点、治法与代表方剂。

二、选择题

[**A1** 型题]

关格的发病部位，初起主要在（　　）

　　A. 肺肾　　　B. 脾肾　　　C. 肝脾肾　　　D. 肾与三焦　　　E. 肾与膀胱

[**A2** 型题]

刘某，恶心呕吐 3 天，伴小便量少、色清白，面色萎黄而滞，畏寒肢冷，神疲乏

力，双下肢浮肿，舌淡体胖，苔白腻，脉沉细。其治疗应首选的方剂是（　　）

  A. 杞菊地黄丸合羚角钩藤汤

  B. 急用参附汤合苏合香丸，继用涤痰汤

  C. 温脾汤合吴茱萸汤

  D. 六君子汤

  E. 实脾饮

[B1 型题]

  A. 温补脾肾，化湿降浊　　　　B. 滋补肝肾，平肝息风

  C. 温阳固脱，豁痰开窍　　　　D. 升清降浊，化气行水

  E. 温补肾阳，化气利水

1. 治疗关格脾肾阳虚，湿浊内蕴证，治法应选（　　）

2. 治疗关格肾阳衰微，邪陷心包证，治法应选（　　）

第五节　遗　精

学习要点

1. 遗精的概念。

2. 遗精的病因病机要点与转归预后。

3. 遗精的诊断与病证鉴别。

4. 遗精的辨证论治及预防调护要点。

5. 遗精各证型的证治要点。

　　遗精是指不因性生活而精液频繁遗泄为临床特征的病证。其中，有梦而遗精者，称为梦遗；无梦而遗精，甚至清醒时精液自出者，称为滑精。

　　《内经》首先记载本病，称遗精病为"精自下"。《灵枢·本神》云："心怵惕思虑则伤神，神伤则恐惧，流淫而不止，恐惧而不解则伤精，精伤骨酸痿厥，精时自下。"明确指出遗精与情志内伤有密切关系。汉代张仲景在《金匮要略》中称本病为"失精"，认为本病是由虚劳所致，对其证候亦有诸多描述。《金匮要略·血痹虚劳病脉证并治》中记载，"夫失精家，少腹弦急，阴头寒，目眩，发落"，"梦失精，四肢酸痛，手足烦热，咽干口燥"。治疗上以桂枝牡蛎汤调和阴阳、潜镇摄纳，为心肾不交、失精遗泄之证初立楷模。隋唐时期，巢元方和孙思邈分别称遗精为"尿精""梦泄精"及"梦泄"，并进一步认识到本病的病机由肾虚而致，巢氏之说为后世肾虚遗精的理论奠定了基础。宋代以后，随着对遗精认识的日渐深入，明确将遗精从虚劳肾虚门类分离，作为独立的病证。许叔微《普济本事方》正式提出遗精和梦遗的名称，在病机上除将梦遗归为下元虚惫外，还提出经络壅滞，欲动心邪，并分立补肾、清心、利湿诸治法。严用和《严氏济生方》更强调"心肾不交"在本病病机上占绝大多数。《严氏济生方·白浊赤浊遗精论治》论及遗精白浊的病机时指出："心火炎上而不息，肾水散漫而无

归，上下不得交养。"因此在治法上主张："肾病者当禁固之，心病者当安宁之。"金元时期，朱丹溪除了将遗精分为梦遗与滑精外，还倡"相火"导致遗精理论，指出："肝与肾皆有相火，每因心火动则相火亦动。"明代方隅继相火之说后，在《医林绳墨·梦遗精滑》中认为"梦遗精滑，湿热之乘"，进一步充实了遗精的病机理论。在此基础上，后世医家在治疗上提出了滋阴降火、补脾化湿、清利湿热、益气升提等治则，并认识到不同脏器病损所致的遗精需分而治之，诚如《证治准绳·遗精》所说："独肾泄，治其肾；由他脏而致肾之泄者，则两治之。在他脏自泄者治其本脏，必察其四属以求其治。"

根据本病临床表现，西医学中的神经衰弱、神经官能症、前列腺炎、精囊炎，或包皮过长、包茎等疾患出现以遗精为主要症状者，可参照本节辨证论治。

【病因病机】

本病的发生，多由劳心太过、欲念不遂、饮食不节、恣情纵欲诸多因素而致肾失封藏，精关不固而发病。

1. 君相火旺，心肾不交　凡人情志失调，劳神过度，心阴暗耗，心阳独亢，心火久动，汲伤肾水，则心火不能下交于肾，肾水不能上济于心，心肾不交，于是君火动越于上，肝肾相火应之于下，水亏火旺，扰动精室而遗精。少年气盛，情动于中，或心有恋慕，所欲不遂，或壮夫久旷，思慕色欲，皆令心动神摇，君相火旺，扰动精室而遗精。《金匮翼·梦遗滑精》说："动于心者，神摇于上，则精遗于下也。"

2. 湿热痰火下注，扰动精室　饮食不节，醇酒厚味，损伤脾胃，运化失司，酿生湿热，或蕴痰化火，湿热痰火流注于下，扰动精室，亦可发生精液自遗。

3. 劳伤心脾，气不摄精　凡中气不足，心脾气虚之人，每因劳倦太过，气伤更甚，或思虑太过，心脾受伤，致使中气不足，脾虚气陷，气不摄精，而发生遗精。

4. 肾虚滑脱，精关不固　青年早婚，房事过度，或少年无知，频犯手淫，或恣情纵欲，肾精不藏，导致肾虚。肾阴虚者，多阴虚火旺，相火偏盛，扰动精室，使封藏失职；肾气和肾阳虚者，多肾不固摄，精关不固而滑泄。

遗精的基本病机是肾失封藏，精关不固。病位主要在肾，与心、肝、脾三脏密切相关，前人有"有梦为心病，无梦属肾虚"之说。肾为封藏之本，受五脏六腑之精而藏之，正常情况下肾精不会外泄。如肾脏自病，或其他因素影响肾之封藏功能，则精关不固，精液外泄，发生遗精。精之藏制虽在肾，但精之主宰则在心，心为君主之官，主神明，性欲之萌动，精液之蓄泄，无不听命于心，神安才可精固。若劳心太过，心有欲念，以致君火摇于上，心失主宰，则精自遗。肝肾内寄相火，相火因肾精的涵育而守位听命，其系上属于心。若君火妄动，相火随而应之，势必影响肾之封藏。故君相火旺，或心、肝、肾阴虚火旺，皆可扰动精室而成遗泄。脾主运化，为气血生化之源，水谷入胃，脾气散精，下归于肾，则为肾中所藏精髓。若久嗜醇酒厚味，脾胃湿热内生，下扰精室，则迫精外泄；亦或劳倦思虑，脾气下陷，气不摄精而成遗精。由上可知，遗精一病虽为肾病，但与心、肝、脾相关，其病理因素不外乎湿与火。

遗精的病理性质有虚实之分，且多虚实夹杂。因君相火旺，湿热下注，扰动精室，精关不固而遗者多属实；肾脏亏损，封藏失职，精关不固而泄者多属虚。初起多因于火旺、湿热，以实证为主，久病则相火、湿热灼伤肾阴，而致肾阴亏虚，甚或阴损及阳而成阴阳两虚、肾阳衰惫等各种虚证。且在病理演变过程中往往出现阴虚火旺、阴虚湿热等虚实夹杂之证。

遗精的预后，初起大多轻浅，若调理得当，多可痊愈。若是讳疾忌医，久病不治，或调治不当，日久肾精耗伤，阴阳俱虚，或命门火衰，下元衰惫，则会转变成早泄、阳痿、不育或虚劳等。

【诊断】

一、诊断要点

1. 临床特征 已婚男子不因性生活而精液自出，或在睡眠中发生，或在清醒时发生遗精，每周超过 1 次以上；或未婚男子频繁发生精液遗泄，每周超过 2 次以上，伴有耳鸣、头昏、健忘、失眠、神倦乏力、腰酸膝软等症，并持续 1 个月以上者。

2. 病史 常有恣情纵欲、情志内伤、久嗜醇酒厚味等病史。

3. 相关检查 直肠指诊、前列腺 B 超及精液常规等检查，有助于病因诊断。

二、病证鉴别

1. 遗精与精浊 遗精与精浊都是尿道有白色分泌物流出，流出物均来自于精室。但精浊常在大便时或排尿终了时发生，尿道口有米泔样或糊状分泌物溢出，并伴有茎中作痒作痛，而遗精多发生于梦中或情欲萌动时，不伴有疼痛。

2. 遗精与溢精 成年未婚男子，或婚后夫妻分居者，1 个月遗精 1～2 次，次日并无不适感觉或其他症状为溢精，属于生理现象，并非病态。正如《景岳全书·杂证谟·遗精》所说："有壮年气盛，久节房欲而遗者，此满而溢者也。"又说："至若盛满而溢者，则去者自去，生者自生，势出自然，固无足为意也。"

3. 遗精与早泄 遗精是指在没有性交的情况下，精液流出，而早泄是性交时精液过早泄出，影响性生活。诚如《沈氏尊生书》所描述："未交即泄，或乍交即泄。"明确指出了早泄的特征，以此可资与遗精鉴别。

4. 遗精与走阳 走阳是指性交时，精泄不止。如《医宗必读·遗精》所言："有久旷之人，或纵欲之人，与女交合，泄而不止，谓之走阳。"遗精是未同房而精液自出，两者迥然有别。

【辨证论治】

一、辨证要点

1. 辨病位　一般认为，劳心过度或淫念妄想，心阴暗耗，君相火旺所引起遗精多为心病；先天不足，或纵欲无度，肾气亏虚，精关不固所引起的遗精多为肾病。

2. 辨虚实　初期以实证为多，心火、肝郁、湿热居其大半，君相火动，扰动精室，应梦而遗。日久虚证为多，多由梦遗发展或禀赋素虚而成，亦可由房劳、手淫等所致。

3. 辨阴阳　偏于阴虚者，多伴有头晕目眩、腰酸耳鸣、颧红、尿赤、舌质红、少苔、脉细数；偏于阳虚者，多伴有面白少华、畏寒肢冷、小便清长、舌质淡、脉沉细。

二、论治要点

遗精的治疗应分清虚实，实证以清泄为主，依其君火、相火、湿热、痰火，或肝经郁火之不同，或清或泄；虚证以补涩为要，审察阴阳脏腑之不同，以滋阴壮阳、调补心脾、固涩精关为宜；对虚实夹杂者，当虚实兼顾，补肾固涩与清泄相结合；久病入络夹瘀者，佐以活血通络，即叶天士所谓"通涩互施"。前人有"有梦治心肝，无梦治肾关"之说，但须结合辨证而定，不可机械划分。

三、分证论治

1. 君相火旺证

证候：少寐多梦，梦则遗精，阳事易举，头晕目眩，心中烦热，口苦胁痛，小溲短赤，舌红苔薄黄，脉弦数。

病机：君火妄动，相火随之，迫精妄泄。

治法：清心泄肝。

方药：黄连清心饮合三才封髓丹加减（黄连、生地黄、当归、酸枣仁、茯神、远志、人参、莲子肉、天冬、熟地黄、黄柏、砂仁、甘草）。

前方清心泻火为主，兼以养心安神；后方宁心滋肾，承制相火。两方合用，适用于相火妄动，水不济火之遗精。若心肾不交，火灼心阴而火热不明显者，可用天王补心丹加石菖蒲、莲子心以滋阴安神；若久遗伤肾，阴虚火旺均重者，可用知柏地黄丸加减，或用大补阴丸以滋阴泻火；若梦遗日久、烦躁失眠、心神不宁或心悸易惊，可予安神定志丸加减以宁心安神。

2. 湿热下注证

证候：遗精时作，小溲黄赤，热涩不畅，口苦而腻，舌质红，苔黄腻，脉濡数。

病机：湿热下注，扰动精室。

治法：清热利湿。

方药：程氏萆薢分清饮加减（萆薢、黄柏、茯苓、车前子、莲子心、石菖蒲、丹参、白术、苍术、白豆蔻、佩兰、薏苡仁、川牛膝、甘草）。

本方清化湿热，通利湿浊。若湿热下注肝经，症见阴囊湿痒、小溲短赤、口苦胁痛，可用龙胆泻肝汤以清热利湿；若兼见胸腹脘闷、口苦或淡、渴不欲饮、头晕肢困、饮食不馨，可用苍术二陈汤加黄柏、升麻、柴胡以升清化湿。此外，湿热久恋，耗伤肾阴，形成湿热夹阴虚者，应标本同治，用药宜化湿不伤阴、养阴不恋湿。本证治疗禁用收涩之药。

3. 劳伤心脾证

证候：劳则遗精，失眠健忘，心悸不宁，面色萎黄，神疲乏力，纳差便溏，舌质淡，苔薄，脉弱。

病机：心脾两虚，气不摄精。

治法：调补心脾，益气摄精。

方药：妙香散加减（人参、黄芪、山药、茯苓、茯神、远志、木香、桔梗、甘草）。

本方益气生精、养心安神，适用于心脾两虚、气不摄精的遗精。若中气下陷，清气不升，头晕目眩等症状明显者，改用补中益气汤加减，以升提中焦清阳之气；若心脾血虚显著者，可用归脾汤治疗；若脾虚日久损及肾阳者，加菟丝子、山茱萸等脾肾并补。

4. 肾气不固证

证候：多为无梦而遗，甚则滑泄不禁，精液清稀而冷，形寒肢冷，头昏目眩，面色㿠白，腰膝酸软，阳痿早泄，夜尿清长，舌淡胖，苔白滑，脉沉细。

病机：肾元虚衰，封藏失职，精关不固。

治法：补肾固精。

方药：金锁固精丸合水陆二仙丹加减（沙苑子、芡实、莲须、煅龙骨、煅牡蛎、莲肉、金樱子）。

本方有固肾摄精之功效，适用于肾虚不固之遗精、滑精。若肾阳虚为主，症见滑泄久遗、阳痿早泄、阴部有冷感，可加右归丸以增强温壮肾阳之力；若以肾阴虚为主，症见眩晕、耳鸣、五心烦热、形瘦盗汗、舌红少苔、脉细数者，可合用左归丸以滋养肾阴；若阴损及阳，或阳损及阴，肾中阴阳两虚者，可合用右归丸以温润固本。

🎴 **课堂互动**

患者男，43 岁。近 3 个月经常梦遗，甚至滑精，伴腰膝酸软，咽干，心烦，眩晕，耳鸣，健忘，失眠，低热，颧赤，形瘦，舌质红，少苔，脉细数。

要求：诊断，病机，治法，方药。

【专方验方】

1. 湿热、肝郁化火证简易方　属湿热者，薏苡仁30g，萆薢6～10g，粳米100g，冰糖适量。先将萆薢煎取汁，再与薏苡仁、粳米同煮粥，粥熟入冰糖，稍煮片刻即可，随意服食。若属于肝郁化火证，用栀子仁3～5g，莲子心10g，粳米50～100g。将栀子仁

研磨，先煮粳米、莲子心，待粥将成时，调入栀子仁末，稍煮即可，或加白糖适量服。（徐福松《实用中医男科学》）

2. 肾气亏虚证简易方　猪腰 1 对，杜仲 30g，核桃肉 30g。三者同煮熟后蘸细盐食用。或补骨脂 30g，核桃肉 120g，核桃肉先煎取出，再入补骨脂煎服。（徐福松《实用中医男科学》）

【中成药】

金锁固精丸、金樱子膏、秘精丸适用于遗精肾气不固者；三才封髓丹适用于遗精心肾不交者；肾宝、强肾片适用于遗精肾虚偏阳虚者。

【简便疗法】

1. 外洗疗法　每晚临睡时用冷水冲洗外肾 3 ~ 5 分钟；每晚临睡时用热水泡脚 5 ~ 10 分钟。（秦国政《实用中医男科学》）

2. 贴敷疗法　以五倍子粉适量，或以 2∶1 的五倍子粉和白芷粉，用温开水或以醋水各等份将药粉调成糊状，于临卧时置脐上，外用膏药或胶布固定，1 小时换下。（秦国政《实用中医男科学》）

【预防调护】

1. 注意精神调养，排除杂念，不接触黄色书刊、影像，不贪恋女色。
2. 避免过度脑力劳动，做到劳逸结合，丰富文体活动，适当参加体力劳动。
3. 注意生活起居，节制性欲，戒除手淫，夜晚进食不宜过饱，睡前用温水洗脚，被褥不宜过厚、过暖，衬裤不宜过紧，养成侧卧习惯。
4. 少食醇酒厚味及辛辣刺激性食品。

【小结】

遗精是不因性生活而精液遗泄的病证。多因劳心太过，欲念不遂，饮食不节，恣情纵欲等引起，基本病机为肾失封藏，精关不固。病位在肾，与心、肝、脾三脏密切相关。临床辨证应分清虚实或虚实夹杂。始病时以君相火旺，治宜清心泄肝；湿热扰肾，肾气不藏，治宜清热利湿；如属劳伤心脾者，治宜调补心脾，益气摄精；肾气不固者，治宜补肾固精。常用治法是"上则清心安神；中则调其脾胃，升举阳气；下则益肾固精"。

【证治汇补】

1. 王琦经验　国医大师王琦治疗遗精，除了辨证施治外，还应注意辨病用药。临床上加入鸡内金、水蛭、刺猬皮等治疗遗精的针对性专药，往往能提高疗效。（王琦《王琦男科学》）

2. 注重调摄心神　君相火动，心肾不交之遗精，临床比较多见，病由心而起，在治疗的同时亦特别注意调摄心神，排除妄念。用药不宜过于苦泄，以免伤及阴液，可在清泄中酌加养阴之剂。

3. 合理运用固涩 肾虚不固，用补肾固涩，但求阴阳平衡，温阳避免刚燥，需从阴中求阳。脾虚之人，补肾的同时，尤应重视脾之健运，一概滋腻，易于呆滞；湿热下注之遗精，不宜过早固涩，以免恋邪；若精滑致虚，需视虚实，先后酌情施治，不宜专事收敛固涩。用药勿太寒凉和滋腻，以防苦寒伤脾败胃，且火湿互因，早施滋腻，恐碍湿的泄化。

4. 酌情运用化痰祛瘀法 久遗不愈者，常有痰瘀滞留精道、瘀阻精窍的病理改变，可酌情用化痰祛瘀通络之变法治疗，往往可收到奇效。对于这种患者，临床辨证时不一定囿于舌紫脉涩，应抓住有忍精史，手淫过频，少腹、会阴部及睾丸坠胀疼痛，射精不畅，射精痛，精液黏稠或有硬颗粒状物夹杂其中等特点综合分析判断。

【医案选读】

郭某，男，23 岁，农民。

遗精 8 年，在河北省邯郸市某医院诊断为慢性前列腺炎，服用奥复星、阿奇霉素等抗生素未得到控制。

初诊：遗精 5 ~ 6 天 1 次，严重时 1 天 1 次，尿频，后尿道疼痛，小腹胀痛，腰酸不适，睾丸发凉，头痛（两颞部），寐差，舌质淡红，苔薄黄，脉弦滑。前列腺指诊：偏大，质偏硬，压痛。前列腺液常规：pH 6.7，白细胞满视野/HP，卵磷脂小体（＋）。

西医诊断：慢性前列腺炎。

中医诊断：遗精（热毒内蕴，瘀浊阻滞）。

治法：清热解毒，祛瘀排浊。

处方：当归贝母苦参丸加味。当归 10g，浙贝母 10g，苦参 10g，金樱子 10g，乌药 10g，黄柏 10g，虎杖 15g，败酱草 15g，冬瓜仁 15g，鸡内金 10g。

二诊（1997 年 7 月 20 日）：服上方 14 剂，患者遗精 1 次，梦交、尿频、后尿道疼痛明显减轻，小腹不胀，头不痛，腰仍感不适，睾丸发凉，寐可，舌淡红，苔薄黄，脉弦。继以前方。

三诊（1997 年 8 月 4 日）：服上方 14 剂，患者遗精未作，诸症明显缓解，偶有小腹胀及腰不适，舌质淡，苔薄黄，脉弦。前列腺液常规：pH 7.1，白细胞 10 ~ 15/HP，卵磷脂小体（＋）。继用上方，巩固疗效。

（《北京中医药大学学报》1998 年第 4 期）

附：阳痿

阳痿是指成年男子由于虚损、惊恐或湿热等病因，致使宗筋弛纵，引起阴茎痿软不举，或举而不坚，或坚而不久，无法进行正常性生活的病证。部分因发热、过劳、情绪反常等因素造成的一时性勃起障碍，不属本病范畴。

病因主要有劳伤久病，饮食不节，七情所伤，外邪侵袭。基本病机为肝、肾、心、脾受损，气血阴阳亏虚，经脉空虚，或经络阻滞，导致宗筋失养而发为阳痿。房事太过，或先天不足，或手淫、早婚，造成精气虚损，命门火衰而致阳事不举；饮食不节，损伤脾胃，或忧思伤脾，脾失健运，气血化生不足，宗筋失养而致阳痿；恐则伤肾，恐则气下，胆虚惊怯，肾不主作强，渐致阳事不举；肝主筋，阴器为宗筋之汇，若肝气郁结，肝失疏泄条达，则宗筋所聚无能，导致阳痿；久居湿地或湿热外侵，湿热下注，宗筋弛纵，或寒湿伤阳，阳为阴遏，发为阳痿。

病位在宗筋，病变脏腑主要在肝、肾、心、脾。病理性质有虚实之分，且多虚实相兼。标实者需区别气滞、湿热；本虚者应辨气血阴阳虚损之差别，病变脏腑之不同；虚实夹杂者，先别虚损之脏器，后辨夹杂之病邪。实证者，肝郁宜疏通，湿热宜清利。虚证者，命门火衰宜温补，结合补养肾精之法；心脾血虚当调养气血，佐以温补开郁。虚实夹杂者需标本兼顾。

1. 命门火衰证

证候：阳事不举，或举而不坚，精薄清冷，神疲倦怠，畏寒肢冷，精神萎靡，面色㿠白，头晕耳鸣，腰膝酸软，夜尿清长，甚至阴器冷缩，舌质淡，舌体胖，苔薄白，脉沉细。

治法：温肾壮阳。

方药：赞育丹加减。

2. 心脾亏虚证

证候：阳痿不举，心悸，失眠多梦，力不从心，遇劳加重，神疲乏力，面色萎黄，食少纳呆，腹胀便溏，舌淡，苔薄白，脉细弱。

治法：补益心脾。

方药：归脾汤加减。

3. 肝郁气滞证

证候：临房不举，或举而不坚，心情抑郁，胸胁胀痛，脘闷不适，苔薄白，脉弦。

治法：疏肝解郁。

方药：逍遥散或柴胡疏肝散加减。

4. 惊恐伤肾

证候：阴茎痿软不举，心悸易惊，心虚胆怯，夜寐噩梦，常有被惊吓史，舌苔薄白，脉弦细。

治法：益肾宁神。

方药：启阳娱心丹加减。

5. 湿热下注

证候：阴茎痿软不举，阴囊潮湿，瘙痒腥臭，睾丸坠胀作痛，小便赤涩灼痛，胁胀脘闷，肢体困倦，泛恶口苦，舌质红，苔黄腻，脉滑数。

治法：清利湿热。

方药：龙胆泻肝汤加减。

复习思考题

一、问答题

1. 何谓遗精？简述其主要病因、基本病机。

2. 遗精各证型的证候特点与代表方药是什么？

3. 如何预防和调护遗精？

二、选择题

[A1 型题]

湿热下注型遗精的代表方剂是（　　）

    A. 小蓟饮子   B. 三仁汤

    C. 加味二妙散   D. 程氏萆薢分清饮

    E. 八正散

[A2 型题]

患者张某，男，40 岁。平素工作繁忙，失眠纳差，近 4 个月遗精频繁，劳则加重，兼心悸怔忡，健忘，面色萎黄，肢倦便溏，舌质淡，苔薄，脉细弱。其治疗方法是（　　）

    A. 补肾固精   B. 调补心脾，益气摄精

    C. 清心泄肝   D. 清热利湿

    E. 活血化瘀

[B1 型题]

    A. 心   B. 肝   C. 脾   D. 肺   E. 肾

1. 遗精属淫念妄想、心阴暗耗、君相火旺所引起，治疗与辨证主要从哪一脏腑考虑（　　）

2. 遗精属纵欲无度、肾气亏虚、精关不固所引起，治疗与辨证主要从哪一脏腑考虑（　　）

第十一章　气血津液病证

　　气血津液病证是指因气、血、津液的运行失常，输布失度，或生成不足，亏损过度而导致的一类病证。临床以气虚、气郁、气滞、气逆、血虚、血瘀、津液亏耗、津液外泄失度、津凝成痰等证候为主要特征。中医内科的多种病证均不同程度地与气血津液有关，本章着重讨论以气、血、津液失常为主要病机的病证。包括气机郁滞引起的郁证；血溢脉外引起的血证；水饮停聚引起的痰饮；阴津亏耗引起的消渴；气血阴阳亏虚或气血水湿郁遏引起的内伤发热；气血阴阳亏损，日久不复引起的虚劳；津液外泄过度引起的自汗、盗汗，以及正虚邪结，气、血、痰、湿、毒蕴结引起的癌病等。水肿虽系水液泛溢肢体所致，但因其病位主要在肾，故将其列入肾系病证一章。

　　气、血、津液是脏腑、经络等组织器官生理活动的物质基础，其生成和代谢又依赖于脏腑、经络等组织器官的正常生理活动。因此，无论在生理方面还是病理方面，气、血、津液和脏腑、经络等组织器官之间始终存在着互为因果的密切关系。如津液代谢失常多继发于脏腑病变，而又可影响脏腑的功能，使病情进一步加重。气、血、津液的运行失常或生成不足是气血津液病证的基本病机。

　　气血津液病证的治疗应补其不足，损其有余。如气虚宜补气益气，气郁宜理气解郁，气滞宜理气行气，气逆宜顺气降逆，血虚宜补血养血，血瘀宜活血化瘀，津伤化燥宜滋阴润燥等。补益气血应充分重视补益脾胃，以助生化之源。

第一节　郁　证

　学习要点

1. 郁证的概念。
2. 郁证的病因病机。
3. 郁证的诊断与病证鉴别。
4. 郁证的辨证论治及预防调护。

　　郁证是情志不畅，气机郁滞引起的以情绪低沉为主要特点的病证。"梅核气""脏躁"属于本病范畴。

　　《内经》关于情志致郁论述较多。如《素问·举痛论》曰："思则心有所存，神有所归，正气留而不行，故气结矣。"在治疗方面，《素问·六元正纪大论》提出郁证的治疗原则为"木郁达之"。汉代张仲景《金匮要略·妇人杂病脉证并治》提到用甘麦大枣汤治疗"喜悲伤欲哭，像如神灵所作"之脏躁，用半夏厚朴汤治疗"妇人咽中如有炙脔"之梅核气，因疗效确切，被广泛应用于临床。金元时代朱丹溪《丹溪心法·六郁》阐明了情志不舒，气机郁滞在疾病发生、发展过程中的重要性，如谓："气血冲和，万病不生。一有怫郁，诸病生焉。故人生诸病，多生于郁。"其所创立的越鞠丸以治六郁，确有奇效，临床应用广泛。郁证病名首见于明代虞抟《医学正传》。明代赵献可《医贯》提出使用逍遥散以治木郁。清代叶天士《临证指南医案》指出，"郁证全在病者能移情易性"，充分认识到精神治疗对于郁证的重要意义。

西医学的神经官能症、神经衰弱、癔症、更年期综合征等疾病，均属本节的讨论范围。

【病因病机】

郁证是在体质因素基础上，多由于情志失调，肝失疏泄，气机郁滞，进而血郁、湿郁、痰郁、食郁、火郁，以致心神不宁，发为本病。

1. 体质因素　多见于少阳气郁体质、厥阴肝旺体质、少阴肾虚体质。少阳气郁体质之人性格多内向，不善言谈，易悲观，复加情志不遂，致使肝失条达，气机郁滞；厥阴肝旺体质之人喜胜好强，急躁易怒，情绪易于波动，气机失调，而致气血郁滞；少阴肾虚偏于阴虚体质之人多善思，有失眠倾向，复加劳累、思虑过度，耗伤阴精，阴不涵阳而致郁证。

2. 情志失调　七情致郁以怒、思、悲、忧最为多见。恼怒伤肝，肝失疏泄，气机郁滞而成气郁；气郁日久化火而成火郁，并可耗伤阴液；肝气横逆，克伐脾胃，脾胃运化失司，痰湿内生而成痰郁，食积不化而成食郁。

本病的发生，气机郁滞为先，气滞日久可化火伤阴，扰动心神；气郁及脾，津液失布，则水湿不化，痰湿内生而成痰、气郁；气病及血，血行不畅而致血瘀。郁证的主要病机为肝失疏泄，脾失健运，心失所养，脏腑阴阳气血失调。病理性质有实有虚，病初以邪实为主，病久邪恋伤正可致虚实夹杂。

本病的转归预后，与患者体质之别、所处环境，以及治疗是否得当等因素密切相关。一般新病易愈，久病难治，如情志失调、诱因不除，容易反复发作。郁证的各证候之间可相互转化，或相互夹杂。

【诊断】

一、诊断要点

1. 临床特征　情绪低落，胸部满闷，胁肋胀痛，善太息，或喜悲伤欲哭，像如神灵所作，或咽中如有炙脔，吐之不出，咽之不下。

2. 病史　以女性为多见，少阳气郁体质、厥阴肝旺体质、少阴阴虚体质容易发病。

常有郁怒、多虑、悲哀、忧愁等情志所伤病史。

3. 相关检查 除外器质性病变。咽部不适可行内窥镜检查，除外咽部肿物等；女性做乳腺B超、子宫B超、甲状腺B超等检查，以除外乳腺增生、子宫肌瘤、甲状腺结节等疾病；实验室检查可查甲状腺功能、体内激素水平等。

二、病证鉴别

1. 郁证与痴呆 痴呆轻者表现为神志淡漠，寡言少语，易与郁证相混淆。郁证以情绪低沉为特征，属心境异常，缘于情志失调，肝气郁结；痴呆以智力减退、认知障碍为特征，属老年脑病，由肾虚髓海失养，或痰瘀痹阻脑络所致。

2. 郁证与癫证 郁证、癫证均可出现情绪不宁、悲忧善哭等症，但二者有本质的区别。癫证是严重精神错乱，因痰气郁闭，心神失用，以不辨亲疏、不能自知为特征，无主动就医意识；郁证是情志不畅，肝气郁滞所致，以情绪低落为特征，能自知，一般无不辨亲疏症状，有积极治疗疾病的愿望。

3. 郁证之梅核气与虚火喉痹、噎膈 梅核气以咽中如有炙脔，吐之不出，咽之不下，咽部检查无异常为特征，与情绪波动相关，女性多见；虚火喉痹以咽痒、咽干、咽痛为特征，与感冒、过食辛辣、久嗜烟酒等因素相关。郁证之梅核气还需与噎膈相鉴别，梅核气咽部虽有异物感，但进食无碍；噎膈以吞咽、进食困难为主，梗塞感觉主要在胸骨后部位，做X线钡餐、胃镜等检查可资鉴别。

【辨证论治】

一、辨证要点

1. 辨六郁 气、血、痰、火、湿、食是郁证常见的6种病理类型，临床常兼夹出现，但始终以气郁为主要病变。气郁特征为善太息，胁肋胀痛，脉弦；血郁特征为痛有定处，肌肤甲错，舌质黯，有瘀斑；痰郁特征为体胖痰多，咽中如有炙脔，舌苔腻，脉滑；火郁特征为时有口疮，口干，口苦，大便干，舌质红，苔黄，脉弦数；湿郁特征为身重，胸脘痞满，舌质淡，苔白腻；食郁特征为嗳腐吞酸，口臭，食少腹满。

2. 辨脏腑 一般来说，气郁、血郁、火郁主要关系于肝；痰郁、湿郁、食郁主要关系于脾；久病多虚，与心、肾关系最为密切。

3. 辨虚实 新病多实，久病多虚。气、血、痰、火、湿、食等郁属实；病久耗伤正气，心脾两伤、心神失养属虚。另外，病久虚实夹杂者也不少见，临床需辨别虚实之主次。

二、论治要点

理气开郁、调畅气机、移情易性是治疗郁证的基本原则。正如朱丹溪所说："凡郁病必先气病，气得疏通，郁之何有？"对于实证，首当理气开郁，再根据其是否兼有血瘀、痰结、火郁、湿滞、食积等证，分别采用活血、祛痰、清火、化湿、消食等法。虚证应根据所损及的脏腑及气血阴精亏损的不同而补之，或养心安神，或补益心脾，或滋养肝肾。虚实夹杂者，又当虚实兼顾。

郁证病程较长者，用药不宜峻猛，应祛邪而不伤正，扶正而不恋邪。情志调理应贯穿郁证治疗的全过程。可配合针灸、气功等疗法，以提高疗效。

三、分证论治

1. 肝气郁结证

证候：情绪低沉，善太息，胁肋胀痛，不欲饮食，胸脘痞满，大便干稀不调，女子经前乳房胀痛，舌质淡，苔白，脉弦。

病机：肝郁气滞，克伐脾胃。

治法：疏肝解郁，抑肝扶脾。

方药：柴胡疏肝散加减（柴胡、炒枳壳、白芍、炙甘草、郁金、炙香附、苏梗、香橼、佛手、玫瑰花、川芎）。

本方为四逆散加减而成，为疏肝行气之代表方。若胃脘痞满、食少嗳气甚者，加苏梗、清半夏、旋覆花、代赭石，以和胃通降；若气病及血，症见唇黯、面有瘀斑、舌质黯有瘀点，加丹参、桃仁、红花，以活血化瘀；若气郁化火，症见口干、口苦、腹胀、大便干者，加黄芩、熟大黄、炒莱菔子，以清解郁热通便；若兼嗳腐吞酸者，加焦山楂、焦神曲、鸡内金，以消食化滞。

2. 气郁化火证

证候：急躁易怒，胸胁胀痛，口干，口苦，目赤，嘈杂吞酸，失眠多梦，大便干，小便黄赤，舌质红，苔黄，脉弦数。

病机：肝郁化火，横逆犯胃。

治法：疏肝清热，解郁和胃。

方药：丹栀逍遥散加减（牡丹皮、栀子、柴胡、白芍、枳壳、香橼、佛手、薄荷、炙甘草、当归、茯神、生白术）。

本方重在疏肝清热，适用于气郁日久化火者。热势较甚，症见口苦、耳鸣、大便难者，加龙胆草、熟大黄，以泻火通便；胁痛、吞酸较重者，加黄连、吴茱萸、煅瓦楞、乌贼骨，以清肝泻火、制酸止痛；头痛、目赤者，加夏枯草、桑叶、菊花、白蒺藜，以清热平肝；热盛伤阴，症见舌红少苔、脉细数者，加生地黄、玄参、麦冬，以养阴增液，或改用滋水清肝饮滋阴清肝。

 课堂互动

患者，男，17 岁，学生。于 2001 年 11 月 5 日就诊。刻下消瘦，面色萎黄，倦怠乏力，神志淡漠，低头不欲言语，失眠，多梦，食欲不振，日进食量最多 100g，大便溏，不愿与同学在一起。舌质淡，苔白，脉沉弦。腹部 B 超、心电图、大便常规均未见异常，血红蛋白 90g/L。口服镇静、抗抑郁药 2 个月无明显改善。

要求：诊断，病机，治法，方药。

3. 痰气郁结证

证候：精神抑郁，咽中如有物梗塞，吞之不下，吐之不出，善太息，胸部满闷，舌苔白腻，脉弦滑。

病机：气郁痰凝，阻滞胸咽。

治法：行气开郁，化痰散结。

方药：半夏厚朴汤加减（姜半夏、厚朴、苏叶、茯苓、陈皮、玫瑰花、制香附、石菖蒲、郁金）。

本方行气开郁、降逆化痰，为治疗梅核气之主方。气滞甚者，症见胸胁满闷、胁肋胀痛，加四逆散，以行气解郁；痰郁化热者，症见失眠多梦、心烦易怒、舌苔黄腻，改用黄连温胆汤，以清热化痰；气病及血者，症见胸胁不适，常欲手捶其胸即舒者，加旋覆花、茜草、葱管、丝瓜络，以理气活络。

4. 心神失养证

证候：精神恍惚，悲忧善哭，心神不宁，时时欠伸，舌淡，苔白，脉弦细。

病机：营阴暗耗，心神失养。

治法：甘润缓急，养心安神。

方药：甘麦大枣汤加减（炙甘草、小麦、大枣、石菖蒲、远志、合欢花、炙百合、生地黄、生龙骨、生牡蛎）。

本方养心安神、和中缓急，为治疗"脏躁"之主方。若心神不能内守，症见失眠多梦者，加炒枣仁、柏子仁、夜交藤、珍珠母；血虚生风而见手足蠕动或抽搐者，加白芍、钩藤，以养血息风。

5. 心脾两虚证

证候：多疑善虑，心悸胆怯，头晕神疲，失眠健忘，纳差，面色不华，舌质淡，苔薄白，脉弦细。

病机：脾虚血亏，心神失养。

治法：健脾养心，补益气血。

方药：归脾汤加减（白术、人参、黄芪、当归、甘草、茯苓、远志、酸枣仁、木香、龙眼肉、生姜、大枣）。

本方以补脾气为主，气足则血易生，为气血双补之良剂。若心胸郁闷，情志不舒者，加香橼、佛手、玫瑰花，以理气开郁；头痛项强者，加葛根、丹参、川芎，以活血通络止痛。

6. 心肾阴虚证

证候：情绪不宁，心烦而悸，失眠多梦，口咽干燥，腰膝酸软，潮热汗出，盗汗，舌质红少津，脉细数。

病机：阴精亏虚，阴不涵阳。

治法：滋补心肾，养心安神。

方药：天王补心丹加减（炒枣仁、柏子仁、生地黄、茯神、山药、山茱萸、天冬、麦冬、五味子、太子参、玄参、沙参、远志）。

本方滋阴降火、养心安神，适用于心肾两虚之证。若心烦失眠、多梦遗精者，加交泰丸，以交通心肾；若心中烦、不得卧、舌红少苔、脉细数者，可用黄连阿胶汤，泻南方补北方，以滋阴降火。

【专方验方】

1. 理气消梅汤（李振华方）　紫苏子、射干、木香、桔梗、胆南星、法半夏、白术、厚朴、陈皮、橘红各 10g，云苓、甘草、蝉蜕各 5g。水煎服，日 1 剂。(《中医研究》2006 年第 19 期)

2. 舒郁宁神汤　柴胡 12g，当归 12g，合欢皮 30g，夜交藤 30g，郁金 12g，香附 15g，炒枣仁 30g，琥珀 3g（冲），生甘草 6g。每日 1 剂，水煎分服。本方疏肝解郁、养血安神，用于神经官能症、神经衰弱、癔病等疾病。(《国医论坛》2009 年第 24 期)

2. 疏肝解郁汤　郁金 20g，香附、佛手、柴胡各 15g，苍术、白芍各 12g，茯苓 20g，生姜 10g，薄荷 8g，当归 12g，川芎、神曲各 15g，甘草 6g。冷水浸泡 30 分钟后，煮沸 15 分钟，取汁 600mL，早中晚 3 次分服，2 日 1 剂。连续服用 3 剂为 1 个疗程。本方疏肝解郁、行气止痛，用于神经官能症、神经衰弱、癔病等疾病。(《实用中医内科杂志》2012 年第 11 期)

【中成药】

肝气郁结证可用逍遥丸、舒肝丸；气郁化火证可用加味逍遥丸、大柴胡颗粒；痰气郁结证可用逍遥散合六君子丸、开郁顺气丸、解郁安神颗粒；心神失养证可用养心安神丸、枣仁安神颗粒；心脾两虚证可用归脾丸、益气维血颗粒；心肾阴虚证可用乌灵胶囊、天王补心丹、知柏地黄丸；心胆虚怯证可用柏子养心丸、安神补心丸、朱砂安神丸。

【简便疗法】

1. 针刺疗法　梅核气穴在手掌劳宫穴稍下，掌面食指中指指缝后 1 寸。主疏肝理气、利咽、镇静安神，为治疗梅核气经验穴，多数患者针 1 次即愈，取穴宜男左女右。(韦绪性、孙世山《中医内科学》)

2. 饮食疗法　芹菜蜂蜜膏：芹菜 500g，蜂蜜适量，芹菜洗净榨汁，加适量蜂蜜，文火熬成膏，每天半匙，开水冲服，连用 30 天。适用于有梅核气表现的慢性咽炎者。(韦绪性、孙世山《中医内科学》)

3. 药茶疗法　三花茶（玫瑰花、月季花、绿梅花）泡水喝。本茶有疏肝解郁之功，适用于少阳气郁体质之人，症见多愁善感、容易悲观、爱生气。(赵进喜《糖尿病防治与调养》)

【预防调护】

1. 避免忧思郁怒，正确对待各种事物，防止情志内伤；积极参加文体活动，陶冶情操，增强体质。

2. 医务人员要关心爱护患者，深入了解病史，详细检查，细致解释病情，使患者能正确认识和对待疾病，增强治愈疾病和乐观生活的信心。

【小结】

郁证的发生以气机郁滞为先。其主要病机为肝失疏泄，脾失健运，心失所养，脏腑阴阳气血失调。病理性质有实有虚，病初以邪实为主，病久邪恋伤正可致虚实夹杂。理气开郁、调畅气机、移情易性是治疗郁证的基本原则。对于实证，首当理气开郁，再根据其是否兼有血瘀、痰结、火郁、湿滞、食积等证，分别采用活血、祛痰、清火、化湿、消食等法。虚证应根据所损及的脏腑及气血阴精亏损的不同情况而补之，或养心安神，或补益心脾，或滋养肝肾。虚实夹杂者，虚实兼顾。

【证治汇补】

1. 郁证一般病程较长，用药不宜峻猛 在实证的治疗中，应注意理气而不耗气、活血而不破血、清热而不伤胃、祛痰而不伤正；在虚证的治疗中，应注意补益心脾而不过燥、滋养肝肾而不过腻。《临证指南医案·郁》治疗郁证，主张"不重在攻补，而在乎用苦泄热而不损胃，用辛理气而不破气，用滑润濡燥涩而不滋腻气机，用宣通而不揠苗助长"，可谓经验之谈，足资临证借鉴。

2. 重视情志调理 由于本证主要由情志因素所引起，情志调理对于本证具有重要意义。如《临证指南医案·郁》所说："郁证全在病者能移情易性。"努力解除致病原因，使患者正确认识和对待自己的疾病，增强治愈疾病的信心，保持心情舒畅，避免不良的精神刺激，对促进疾病的好转乃至痊愈都甚有裨益，所以临床对于郁证的治疗可以采用心理疗法。常用的心理疗法有移情疗法、以情胜情法、情境疗法等。

3. 配合针刺治疗，有助提高疗效 郁证发作时，可根据具体病情选用适当穴位进行针刺治疗，同时结合语言暗示、诱导，对控制发作、解除症状，多能收到较佳疗效。一般病例可针刺内关、神门、后溪、三阴交等穴位。伴上肢抽动者，配曲池、合谷；伴下肢抽动者，配阳陵泉、昆仑；伴喘促气急者，配膻中等。

【医案选读】

饶某，女，43岁，农民，1994年8月12号就诊，门诊号1038。

主诉：1年来咽喉部不适。如物梗塞，吐之不出，咽之不下，每遇气恼则加重，伴见胸胁苦满，嗳气不舒，不思饮食，舌淡苔白，脉弦滑。证属肝郁气滞，痰气结聚咽喉。

处方：白术10g，云苓10g，白芍10g，当归10g，紫苏10g，柴胡10g，半夏9g，厚朴9g。上方服9剂症状消失。

按：津液的输布赖于气的正常运行，即"气行则血行"。若情志不畅，肝气郁结，气郁痰凝，与气相搏，结于咽喉，致使咽中如有物梗阻，吐之不出，咽之不下。痰气互结于咽喉，肺失宣降，可见胸胁满闷，或为咳嗽喘急，甚则胃气上逆，又见恶心呕吐。

本法以逍遥散散郁，加半夏化痰散结、降逆和胃，厚朴下气除满，助半夏散结降逆，生姜辛温散结、和胃止呕，紫苏叶芳香行气、理肺疏肝，共奏解郁散结、降逆化痰之功。使郁气宣通，气郁痰去，病自愈也。

（赵国祥《赵清理郁证调治与医案医话》）

复习思考题

一、问答题

1. 何为郁证？简述其主要病因、基本病机与转归预后。

2. 试述郁证的辨证和治疗要点。

3. 试述郁证的分证论治。

二、选择题

[A1 型题]

在郁证的治疗中强调精神治疗的重要性，认为"郁证全在病者能移情易性"，此说见于（　）

　　A.《金匮要略·妇人杂病脉证并治》

　　B.《丹溪心法·六郁》

　　C.《古今医统大全·郁证门》

　　D.《景岳全书·杂证谟·郁证》

　　E.《临证指南医案·郁》

[A2 型题]

贺某，女，39 岁。长期精神抑郁，刻下见多思善虑，心悸胆怯，少寐健忘，面色不华，头晕神疲，食欲不振，舌质淡，脉细弱。此时辨证应该是（　）

　　A. 肝气郁结　　　　　　　　B. 气郁化火

　　C. 阴虚火旺　　　　　　　　D. 心脾两虚

　　E. 心神失养

[B1 型题]

　　A. 归脾汤　　　　　　　　　B. 安神定志丸

　　C. 加味逍遥散　　　　　　　D. 龙胆泻肝汤

1. 郁证心脾两虚证所选用主方是（　）

2. 郁证气郁化火证所选用主方是（　）

第二节 血 证

学习要点

1. 血证的概念。
2. 血证的病因病机要点与转归预后。
3. 血证的诊断与病证鉴别。
4. 血证的辨证论治及预防调护要点。
5. 血证不同类型及其常见证候辨证治疗要点。

凡血液不循常道，或上溢于口鼻诸窍，或下泄于前后二阴，或渗出于肌肤的内科病证，统称为血证。在古代医籍中，亦称为"血病"或"失血"。

《内经》论出血为脉络受伤，病因包括情志因素、饮食失宜、起居不节、用力过度等。汉代张仲景《金匮要略·惊悸吐衄下血胸满瘀血病脉证治》专门论述吐衄下血，所载泻心汤、柏叶汤、黄土汤等治疗吐血、便血的方剂，卓有疗效。唐代孙思邈《千金要方》收载了犀角地黄汤，至今仍在沿用。明代虞抟《医学正传·血证》率先将各种出血病证，统称为"血证"。《景岳全书·杂证谟·血证》则归纳血证病因病机为"火"与"气"，所谓"血动之由，唯火唯气耳"，可谓要言不烦。清代唐容川《血证论》作为血证专著，提出"止血""消瘀""宁血""补血"，即"治血四法"，影响深远。

内科血证的范围较为广泛，凡以出血为主要临床表现，均属该证范围。本节主要讨论鼻衄、齿衄、咳血、吐血、便血、尿血、紫斑等。

【病因病机】

血证的病因，与体质因素、感受外邪、情志失调、饮食不节、劳倦或用力过度有关，也常由肺痨、胃痛、积聚、鼓胀等病情迁延日久而成，或继发于热病之后。

1. 体质因素 肺热素盛者，容易感受风热、燥热诸邪，而发生鼻衄、咳血、斑毒等；阳明胃热体质，嗜食辛辣醇酒等，容易发生齿衄、吐血、便血；少阳气郁，或厥阴肝旺体质者，情志抑郁或暴怒，容易发生鼻衄、咳血、吐血、便血等；素体少阴阴虚者，容易发生齿衄、肺痨咳血及尿血；而素体太阴脾虚者，脾不统血，更容易发生紫斑等多种血证。

2. 感受外邪 外感风热、温热、湿热、燥热之邪，邪热灼伤脉络，可引起出血。其中，风热、温热、燥热之邪，容易"伤于上"，常见鼻衄、咳血等；湿热之邪，容易"伤于下"，引起便血、尿血等。

3. 情志失调 忧思过度，情志抑郁，或暴怒，容易导致肝气郁结，气郁化火，肝气上逆，肝火上炎。木火刑金，肝火犯肺，可引起鼻衄、咳血；肝火横逆犯胃，可引起吐血、便血等。

4. 饮食不节 过食辛辣煎炸烧烤、醇酒厚味，可导致胃肠结热，或导致湿热内生，热伤脉络，可引起齿衄、吐血、便血；长期饮食不节，或过食生冷，可损伤脾胃，脾气亏虚，气不摄血，可引起吐血、便血，或鼻衄、肌衄等。

5. 劳倦过度　劳倦伤脾，劳房伤肾、伤精，劳心伤阴、伤血。而烦劳之下，"气有余便是火"，又可引起心火内扰。劳倦过度，则心、脾、肾气阴受伤，气虚不能摄血，血液外溢，可引起鼻衄、吐血、便血、肌衄；阴虚火旺，迫血妄行，可引起齿衄、咳血、尿血、紫斑等。

6. 其他　肺痨、胃痛、积聚、鼓胀等久病不愈，或热病之后，亦常有咳血、吐血、便血之变。久病阴虚，或热病之后，阴虚火旺，迫血妄行，而致出血；久病气虚，或热病伤气，气虚不能摄血，血溢脉外，而致出血；久病血瘀，脉络瘀阻，或瘀热互结，血不循经，而致出血。另外，药毒所伤，亦可导致血证的发生。

血证病因复杂，外感、内伤均可致病。但血证的核心病机为火热灼伤血络、迫血妄行与气不摄血、血溢脉外两个方面。《景岳全书·杂证谟·血证》指出："血本阴精，不宜动也，而动则为病。血主荣气，不宜损也，而损则为病。盖动者多由于火，火盛则逼血妄行；损者多由于气，气伤则血无以存……而血动之由，唯火唯气耳。"此"火"，有实火、虚火之分。风热、温热、燥热、湿热及肺火、心火、胃火、肝火等，均属实火；而阴虚火旺之火，则为虚火。此"气"，有气虚、气逆之别。气逆之中，可表现为肺气逆、肝气逆、胃气逆等；而气虚，主要表现为脾气虚、肺气虚，也可表现为气损及阳而阳气虚证。轻症出血，经积极治疗，可以向愈；而出血重症，可见气随血脱、阳随阴脱危候，若救治不力，常可危及患者生命。

"火"与"气"二者密切相关，而"虚"与"实"在一定条件下可以互相转化。如发病之初，火盛气逆，迫血妄行，为实火，但反复出血之后，阴血亏损，亦可内生虚火；而出血过多，气随之受伤，进一步亦可以导致气虚，甚至阳气虚证。而且，气虚与血热，常可以同时存在。阴虚火旺与气不摄血，既可以是引起出血的原因，亦可能是出血所导致的结果。此外，瘀血内阻，血不循经，有时也可导致出血。而出血之后，离经之血，便是瘀血，又会妨碍生化新血与气血的正常运行。

【诊断】

一、诊断要点

1. 临床特征　不同部位的出血各有其不同临床特征。

（1）鼻衄　血自鼻道外溢，即鼻腔出血，应排除外伤与妇女倒经。出血量大者谓之"鼻洪"。

（2）齿衄　血自齿龈或齿缝外溢，应排除外伤所致者。

（3）咳血　血来自于肺、气道，随咳嗽而出，或始觉喉痒胸闷，一咳即出，血色鲜红，常痰血相兼，多有咳喘、肺痨病史。

（4）吐血　血来自于食道、胃，血随呕吐而出，常夹有食物残渣，或先嘈杂、恶心、胃脘不适，而后发生吐血，呕出物多呈紫黯色或咖啡色，多有胃痛、鼓胀病史。

（5）便血　血来自于胃、肠，大便色鲜红或黯红，甚至色如柏油，常有胃肠道宿疾。

（6）尿血　血来自于肾与膀胱，多为小便红赤，或如洗肉水样，或小便中混有血液或夹有血丝，排尿时无疼痛。

（7）紫斑　肌肤出现紫红色斑点，小如针尖，大可融合成片，压之不退色。紫斑好发于四肢，尤以下肢为甚，常反复发作。重者可伴有鼻衄、齿衄、尿血、便血及崩漏。小儿及成人皆可患此病，但以女性为多见。

2. 病史　血证虽可急性发病，但以慢性发病为多见，可有肺痨、胃痛、积聚、鼓胀等病史，常因外感、情志或饮食内伤等，引起反复发作。

3. 相关检查　血常规、血小板及凝血功能检查，尿常规与尿红细胞相位差镜检，胸部 X 线、CT、胃镜、肠镜检查，肝胆脾与腹部泌尿系统 B 超、膀胱镜检查，甚至骨穿刺检查等，有利于诊断和鉴别诊断。

二、病证鉴别

1. 鼻衄与倒经　两者均表现为鼻腔出血，但倒经仅见于妇女月经期，月经期过后，鼻衄自止。

2. 齿衄与舌衄　齿衄为血自齿缝、牙龈溢出；舌衄为血出自舌质，舌面上常有如针样出血点。

3. 咳血与吐血　两者鉴别要点有五：①病位不同：咳血来自气道、肺；吐血来自食道、胃。②病史不同：咳血常有咳喘、肺痨等宿疾；吐血多有胃痛、痞满、黄疸、积聚、鼓胀等宿疾。③咳出或呕出物不同：咳血色常鲜红，常夹有痰液；吐血多为紫黯红色，常夹有食物残渣。④出血前表现不同：咳血前多有咽痒、胸闷症状，之后血随咳嗽而出；吐血前多有嘈杂、恶心、胃脘不舒症状，之后血随呕吐而出。⑤出血后表现不同：咳血后常持续多日痰中带血，一般无黑便；吐血后无痰中带血，但大便常呈黑色柏油便。

4. 便血与痢疾　两者鉴别要点有三：①病史不同：便血常有胃肠道宿疾；痢疾发病多有饮食不洁史，多发于夏秋。②大便排出物不同：便血可表现为排出鲜红色血便，或黑色柏油便；痢疾表现为排出脓血便，脓血相兼。③伴见症不同：便血常伴见嘈杂、胃脘不适或有腹痛，或大便干结等；痢疾表现为便脓血，伴见腹痛、里急后重、大便次数多，或伴有恶寒、发热等症状。

5. 近血与远血　近血为先血后便，或大便带血，病位近于肛肠；远血多表现为黑便，或先便后血，病位在胃与小肠。

6. 肠风与脏毒　肠风便血，色泽鲜红，多为风热客于胃肠所致；脏毒便血，血色污浊、紫黯，多为湿热留恋肠中，迫血妄行所致。

7. 尿血与血淋、石淋　尿血典型表现为小便红赤，或如咖啡色，或如洗肉水样，一般排尿时无热涩疼痛；血淋症见小便红赤，或夹有血块，常伴有排尿困难、热涩疼痛等症状；石淋常可伴有血尿，常有排尿困难，小便突然中断，腰痛牵掣少腹疼痛，或时有砂石排出等症状。

8. 发斑与发疹　斑相连成片，虽也有点状斑，但一般常隐于皮内，压之不退色，触之不碍手；疹呈点状，一般高于皮面，压之退色，触之碍手。

9. 紫斑与温病发斑　紫斑可慢性起病，或反复发作，虽可因外感、发物与药毒所伤诱发，而表现为发热、恶寒、咳嗽、咽痛等，但一般无高热、神昏、惊厥，总体预后尚好；温病发斑，起病急骤，变化迅速，常表现为高热、神昏、惊厥、抽搐等，皮肤发斑的同时，可伴见鼻衄、便血、尿血等，常见舌质红绛，不及时救治，可危及患者生命。

【辨证论治】

一、辨证要点

1. 辨脏腑病位　鼻衄，病变脏腑有肺、胃、肝之异；齿衄有在胃、在肾之分；咳血有在肺、在肝之别；吐血有在胃、在肝之异；便血有在胃、在肠之分；尿血有在膀胱、在肾、在脾之不同。各有其证候特点，应予详解。

2. 辨在气在火之虚实　血证发病，或因于火，或因于气。但火有实火、虚火之分，气有气虚、气逆之别。一般血证初病多实，久病多虚；实证主要表现为实火，或存在气逆；虚证主要表现为阴虚火旺、气不摄血，甚至阳气虚衰。

二、论治要点

治疗血证，应针对各种血证的病因病机、脏腑病位的不同，结合证候虚实、病情轻重辨证论治。《景岳全书·杂证谟·血证》指出："凡治血证，须知其要，而血动之由，唯火唯气耳。故察火者但察其有火无火，察气者但察其气虚气实。知此四者而得其所以，则治血之法无余义矣。"据此，归纳为"治火、治气、治血"三原则。

1. 治火　火热灼伤脉络，迫血妄行，是血证最重要的病机。临床应根据证候虚实的不同，并结合脏腑病位，辨证选方用药。实火，治以清热泻火；虚火，治以滋阴降火。

2. 治气　气为血帅，气又能摄血，血证发病与气逆、气虚密切相关。气逆，属实证，治当清气降气；气虚，属虚证，治当补气益气。气阴两虚者，治当益气养阴；阳气虚者，治当益气温阳；更有气脱阳亡急症，则回阳救逆、益气固脱。

3. 治血　《血证论·吐血》指出："存得一分血，便保得一分命。"血证的治疗，应首先止血。根据血证的病因病机与证候特点，选用凉血止血、收敛止血、祛瘀止血等治法。

三、分证论治

（一）鼻衄

鼻衄，即鼻腔出血，多由火热迫血妄行所致，其中，肺热、胃热、肝火为常见，也有气不摄血所致者。内科范围的鼻衄，包括西医学的某些传染病、发热性疾病、血液病、高血压病、维生素 C 缺乏症、化学药品及药物中毒所致的鼻出血等。鼻腔局部疾病导致的鼻衄，一般属于五官科之范畴。

1. 燥热犯肺证

证候：鼻燥衄血，或见血丝涕，口干咽燥，或兼有身热、恶风、头痛，咳嗽痰少，舌质红，舌苔薄，脉数。

病机：肺热素盛，燥热犯肺，热灼血络，血溢鼻窍。

治法：疏风清热，凉血止血。

方药：桑菊饮加减（桑叶、菊花、金银花、连翘、栀子、薄荷、芦根、杏仁、桔梗、甘草）。

本方功擅疏风清热，临床常需加用侧柏叶、藕节、白茅根等以凉血止血。若肺热盛，症见烦热、咳嗽痰黄者，可加用黄芩、桑白皮等以清泄肺热；肺热伤阴，口干鼻燥、咽干口渴者，加用生地黄、沙参、麦冬等，以养阴润肺。

2. 胃热炽盛证

证候：鼻衄，或兼齿衄，血色鲜红，口渴欲饮，鼻干，口干臭秽，烦躁，便秘，舌质红，苔黄，脉数。

病机：胃热炽盛，热灼血络，络破血溢。

治法：清胃泻火，凉血止血。

方药：玉女煎加减（石膏、知母、生地黄、麦冬、牛膝）。

本方功擅清胃泻火、养阴清热，临床常需加用栀子、黄芩、黄连、侧柏叶、藕节、白茅根等，以清热泻火、凉血止血。胃肠热结，大便秘结者，可加用生大黄等，以通腑泄热；胃热伤阴，咽干口渴、舌红苔少者，加用玄参、天花粉、石斛等，以养阴生津。

3. 肝火上炎证

证候：鼻衄，头痛，眩晕，耳鸣，烦躁易怒，面目红赤，口苦，舌红，脉弦数。

病机：肝火上炎，灼伤血络，络破血溢。

治法：清肝泻火，凉血止血。

方药：龙胆泻肝汤加减（龙胆草、柴胡、栀子、黄芩、车前子、白芍、生地黄、当归、甘草）。

本方清肝泻火、清利湿热，兼滋阴养血、凉血止血之功。可重用生白芍，加藕节、白茅根等，以柔肝凉血止血。若热盛伤阴，口鼻干燥、咽干口渴、舌红少津者，加用玄参、麦冬、女贞子、旱莲草等，以养阴生津。

4. 气不摄血证

证候：鼻衄，或兼齿衄、肌衄，神疲乏力，面色苍白，眩晕，心悸，夜寐不宁，舌质淡，脉细无力。

病机：脾胃气虚，气不摄血。

治法：补气摄血。

方药：归脾汤加减（黄芪、人参、白术、茯神、当归、炒枣仁、龙眼肉、远志、木香、生姜、大枣、炙甘草)。

本方功擅养心健脾、益气摄血。可加仙鹤草、阿胶、茜草等，以养血收敛止血。若兼血热，鼻干心烦、舌尖有红点者，可加用黄芩、侧柏叶、白茅根等，以清热凉血止血。日久不愈，气阴两虚，乏力、鼻干、咽干、五心烦热、舌苔少，脉细数者，可加用生地黄、女贞子、旱莲草等，以养阴凉血止血。

外治法：及时进行局部止血也很必要。如局部外用云南白药止血，或用棉球蘸青黛粉塞入鼻腔止血，或用湿棉条蘸塞鼻散（百草霜 15g，龙骨 15g，枯矾 60g，共研极细末）塞鼻等。

课堂互动

患者平素性格急躁易怒，近因情绪波动诱发鼻衄，血色鲜红，伴见面红目赤，头晕头痛，心烦失眠，口苦咽干，腰膝酸软，舌红苔薄黄，脉细弦。
要求：诊断，病机，治法，方药。

(二) 齿衄

齿衄，即牙龈出血，又称为牙衄。阳明经脉入于齿龈，而肾主骨，齿为骨之余，所以齿衄发病主要与胃和肾有关。常可由口腔局部疾病与全身疾病如血液病、维生素缺乏症、肝硬化等疾病引发。

1. 胃火炽盛证

证候：齿衄血色鲜红，齿龈红肿疼痛，头痛，口臭，舌质红，苔黄，脉滑数。

病机：胃火炽盛，热灼血络，络破血溢。

治法：清胃泻火，凉血止血。

方药：加味清胃散合泻心汤加减（生地黄、牡丹皮、水牛角、连翘、当归、甘草、黄连、黄芩、大黄）。

两方相合，清胃泻火，清热凉血。可酌加白茅根、大蓟、小蓟、藕节等以凉血止血。兼烦热口渴、小便黄赤者，加石膏、知母、栀子，以清热除烦；胃热伤阴，咽干口渴、大便干、舌苔薄、脉细数者，可加用玄参、麦冬、石斛等养阴增液。

2. 阴虚火旺证

证候：齿衄，血色淡红，起病较缓，常因受热及烦劳而诱发，齿摇不坚，舌质红，苔少，脉细数。

病机：阴虚火旺，热灼血络，络破血溢。

治法：滋阴降火，凉血止血。

方药：六味地黄丸合茜根散加减〔生地黄、山茱萸、山药、牡丹皮、茯苓、泽泻、茜草根、阿胶（蛤粉炒）、栀子、黄芩、侧柏叶、炙甘草〕。

两方相合，养阴补肾，滋阴降火，凉血止血。可酌加藕节、白茅根、仙鹤草等，以凉血止血。虚火内盛，症见低热、手足心热者，可加用地骨皮、白薇、知母等，以退虚热。

（三）咳血

血由肺及气管外溢，经口咳出，表现为痰中带血，或痰血相兼，或纯血鲜红，间夹泡沫，又称为嗽血或咯血。可见于多种杂病及温热病。内科范围的咳血，主要见于呼吸系统的疾病，如支气管扩张症、急性气管支气管炎、慢性支气管炎、肺炎、肺结核、肺癌等。

1. 燥热伤肺证

证候：喉痒咳嗽，痰中带血，口干鼻燥，或有身热，舌质红，少津，苔薄黄，脉数。

病机：燥热伤肺，热灼血络，络破血溢。

治法：清热润肺，宁络止血。

方药：桑杏汤加减（桑叶、栀子、淡豆豉、沙参、贝母、杏仁、梨皮）。

本方能清热宣肺、润燥止咳。可加芦根、白茅根、藕节、茜草、侧柏叶等以凉血止血。出血较多者，可加用云南白药，或用三七粉冲服，止血为先。燥热伤津，表现为干咳无痰或痰黏不易咳出、苔少舌红乏津者，加麦冬、天花粉、天冬、玄参等，以养阴润肺。

2. 肝火犯肺证

证候：咳嗽阵作，痰中带血或纯血鲜红，胸胁胀痛，烦躁易怒，口苦，舌质红，苔薄黄，脉弦数。

病机：肝火犯肺，热灼血络，络破血溢。

治法：清肝泻火，凉血止血。

方药：泻白散合黛蛤散加减（桑白皮、地骨皮、粳米、甘草、海蛤壳、青黛）。

两方相合，清肺泄热、清肝凉血。可酌加生地黄、生白芍、藕节、侧柏叶、白茅根、大小蓟等，以凉血止血。肝火较甚，头晕目赤、心烦易怒者，加牡丹皮、栀子、黄芩等，以清肝泻火；若咳血量较多，纯血鲜红，可用犀角地黄汤加三七粉冲服，以清热凉血止血。

3. 阴虚肺热证

证候：咳嗽痰少，痰中带血或反复咳血，血色鲜红，口干咽燥，颧红，潮热盗汗，舌质红，苔少，脉细数。

病机：阴虚肺热，热灼血络，络破血溢。

治法：滋阴润肺，宁络止血。

方药：百合固金汤加减（百合、生地黄、熟地黄、玄参、麦冬、当归、白芍、川贝母、黄芩、甘草）。

本方功擅滋阴清热、润肺止咳。可酌加藕节、白及、白茅根、茜草等，或合十灰散凉血止血。反复咳血及咳血量较多者，可加阿胶、功劳叶、仙鹤草等，或配合三七粉冲服，以止血为要。阴虚火旺，潮热、颧红者，加地骨皮、牡丹皮、青蒿、鳖甲等，以退虚热；肝火内盛，心烦口苦、目赤者，可加用栀子、黄芩、夏枯草、龙胆草等，以清肝泻火。

（四）吐血

血由胃来，经呕吐而出，血色红或紫黯，常夹有食物残渣，称为吐血，亦称呕血。主要见于上消化道出血，包括消化性溃疡出血，肝硬化食管、胃底静脉曲张破裂出血，以及食管炎、急慢性胃炎、胃黏膜脱垂症出血等，亦可见于某些全身性疾病，如血液病、尿毒症、应激性溃疡等。

《先醒斋医学广笔记·吐血》提出治吐血三要诀，"宜行血不宜止血""宜补肝不宜伐肝""宜降气不宜降火"，强调了"行血"与"止血"、"补肝"与"伐肝"、"降气"与"降火"治法的辩证关系，寓有深意，临床当予重视，灵活运用。

1. 胃热炽盛证

证候：吐血色红或紫黯，常夹有食物残渣，脘腹胀闷，甚则作痛，口臭，便秘，大便色黑，舌质红，苔黄，脉滑数。

病机：胃热炽盛，热灼血络，络破血溢。

治法：清胃泻火，凉血止血。

方药：泻心汤合十灰散加减（黄连、黄芩、大黄、大蓟、小蓟、侧柏叶、荷叶、茜草根、白茅根、栀子、牡丹皮、棕榈炭）。

两方相合能清泻胃火、凉血止血，有止血不留瘀的特点。其中生大黄粉，若与白及粉、三七粉同用，治疗吐血多有良效。若嘈杂、恶心呕吐者，加代赭石、旋覆花、白芍等，以敛肝和胃降逆；热伤胃阴，口渴、舌红而干、脉象细数者，加百合、沙参、麦冬、石斛等，以养胃生津。

2. 肝火犯胃证

证候：吐血色红或紫黯，口苦胁痛，心烦易怒，寐少梦多，舌质红绛，脉弦数。

病机：肝火犯胃，热灼血络，络破血溢。

治法：泻肝清胃，凉血止血。

方药：龙胆泻肝汤加减（龙胆草、柴胡、黄芩、栀子、车前子、生地黄、当归、白芍、甘草）。

本方能清肝泻火，常酌情加代赭石、白及、茜草、仙鹤草等，或合用十灰散，以加强止血之力，或配合三七粉冲服，以活血止血。胁痛甚者，加郁金、三七粉等，以柔肝止血、缓急止痛。

3. 气不摄血证

证候：吐血缠绵不止，时轻时重，血色黯淡，神疲乏力，心悸气短，面色苍白，舌质淡，脉细弱。

病机：脾气不足，气不摄血。

治法：健脾养心，益气摄血。

方药：归脾汤加减（黄芪、人参、当归、白术、茯神、龙眼肉、炒枣仁、木香、远志、生姜、大枣、炙甘草）。

本方功擅益气摄血，可酌加白及、乌贼骨、仙鹤草等，以固摄止血。若脾胃虚寒，表现为畏寒肢冷、便溏者，治当温经摄血，方用柏叶汤，或加用艾叶、炮姜炭等，以温经止血；若出血过多，气随血脱，面色苍白、四肢厥冷、汗出、脉微者，则急当益气固脱，可用独参汤等，并中西医结合救治。

（五）便血

便血是胃肠脉络受损，血随大便而下，以粪便带血，血色鲜红或黯红，或大便呈柏油样为主要临床表现的病证。内科杂病的便血主要见于胃肠道的炎症、溃疡、肿瘤、息肉、憩室炎等。

1. 肠风客热证

证候：便血如箭，色泽鲜红，或继发于外感之后，伴见大便偏干，咽干口渴，舌质红，苔薄黄，脉数。

病机：风热客肠，热灼血络，络破血溢。

治法：疏风清热，凉血止血。

方药：槐花散加减（槐花、侧柏叶、荆芥穗、枳壳）。

本方能凉血止血、清热疏风、行气宽肠。可加地榆炭、当归、生地黄、三七粉等，以增强凉血止血之力。阴虚血不循经，咽干口渴、脉细者，方用四物汤加防风、荆芥炭、槐角、地榆炭等，以滋阴养血、疏风清热、凉血止血。

2. 湿热脏毒证

证候：便血，血色污浊、晦黯，排便不爽，或大便稀溏，或腹痛，口中黏腻，舌质红，苔黄腻，脉濡数。

治法：清化湿热，凉血止血。

方药：地榆散加减（地榆、茜草、栀子、黄芩、黄连、茯苓）。

本方能清热除湿、凉血止血，可加槐花、槐角、侧柏叶等，以凉血止血。大便稀溏者，加炒苍术、炒白术、炒薏苡仁、苦参、马齿苋等，以健脾祛湿、清热止泻；腹痛明显者，可配合芍药甘草汤、木香、焦槟榔等，以行气和血、缓急止痛；便血日久，湿热伤阴者，可选用清脏汤或脏连丸，以滋阴养血、凉血止血，兼清湿热之邪。

3. 气不摄血证

证候：便血色红或紫黯，食少，体倦，面色萎黄，心悸，少寐，舌质淡，脉细。

病机：脾气亏虚，脾不统血，血溢胃肠。

治法：益气摄血。

方药：归脾汤加减（黄芪、人参、当归、白术、茯神、龙眼肉、炒枣仁、木香、远志、炙甘草）。

用本方治疗气不摄血之便血，可酌加地榆炭、槐花、白及、乌贼骨、仙鹤草等，以加强止血之力。若中气下陷，神疲气短、肛坠者，加柴胡、升麻、黄芪，以升提中气；若心悸、失眠者，重用茯神、龙眼肉、炒枣仁，以养心安神。

4. 脾胃虚寒证

证候：便血紫黯，或大便色黑如柏汁，腹部隐痛，喜热饮，面色不华，神倦懒言，便溏，舌质淡，脉细。

病机：脾胃虚寒，气不摄血。

治法：健脾温中，养血止血。

方药：黄土汤加减（灶心土、白术、附子、白芍、半夏、阿胶、炒黄芩、炙甘草）。

本方功擅温中健脾、养血止血，用黄芩是制性存用，取其凉血止血之用。可酌加白及、乌贼骨、炮姜炭、艾叶等，以增强止血之力。久病多瘀，舌质黯者，可加用花蕊石、三七粉等，以活血止血。

便血轻症，注意休息，积极治疗，可以向愈；重症者则应卧床，并根据病情进食流质、半流质饮食。注意观察便血的颜色、性状及次数，若出现头晕、心慌、烦躁不安、面色苍白、脉细数等，则常提示有大出血的可能，应积极救治。

（六）尿血

尿血是指小便混有血液，甚或伴有血块的病证。随出血量多少的不同，小便可呈淡红色、鲜红色，或茶褐色，或如洗肉水样。尿血可见于急性肾炎、慢性肾炎、泌尿系肿瘤等泌尿系疾病，亦可见于全身性疾病，如血液病、结缔组织疾病等。

1. 下焦湿热证

证候：小便黄赤灼热，尿血鲜红，心烦口渴，面赤口疮，夜寐不安，舌质红，苔黄腻，脉滑数。

病机：湿热下注，灼伤血络，血溢膀胱。

治法：清热利湿，凉血止血。

方药：小蓟饮子加减（小蓟、生地黄、当归、藕节、蒲黄、栀子、白木通、竹叶、滑石、甘草）。

本方功擅清热泻火、凉血止血，利湿之力尚嫌不足，可加车前子、白茅根、仙鹤草等，以加强清热利湿止血之功；久病尿血夹瘀，或见排尿夹有血块者，加紫草、茜草、三七粉、琥珀等，以活血止血。

2. 阴虚火旺证

证候：小便短赤带血，头晕耳鸣，颧红潮热，腰膝酸软，舌质红，少苔，脉细数。

病机：肾阴虚火旺，灼伤血络，络破血溢。

治法：滋阴降火，凉血止血。

方药：知柏地黄丸合二至丸加减（知母、黄柏、熟地黄、山茱萸、山药、茯苓、泽泻、牡丹皮、女贞子、旱莲草）。

两方相合，可滋补肾阴、凉血止血。可加大蓟、小蓟、茜草、白茅根、仙鹤草等，以凉血止血。若兼颧红、潮热者，加地骨皮、秦艽等，以退虚热。久病多瘀，或排尿夹有血块者，加紫草、炒蒲黄、三七粉等，以活血止血。

3. 脾不统血证

证候：久病尿血，甚或兼见齿衄、肌衄，食少，体倦乏力，气短声低，面色不华，舌质淡，脉细弱。

病机：脾胃气虚，气不摄血，血渗膀胱。

治法：健脾益气，固摄止血。

方药：归脾汤加减（黄芪、人参、白术、当归、茯神、酸枣仁、龙眼肉、远志、木香、炙甘草）。

本方健脾益气摄血，可加阿胶、白茅根、仙鹤草等，以养血止血。脾虚气陷，表现为气短、少腹坠胀者，可加用升麻、柴胡、荆芥炭等升阳举陷，或用补中益气汤加减。

4. 肾气不固证

证候：久病尿血，血色淡红，头晕耳鸣，精神疲惫，腰脊酸软，舌质淡，脉沉弱。

病机：肾气不固，血失藏摄。

治法：补益肾气，固摄止血。

方药：无比山药丸加减（熟地黄、山药、山茱萸、怀牛膝、肉苁蓉、菟丝子、杜仲、巴戟天、茯苓、泽泻、五味子、赤石脂）。

本方功擅补肾固肾，但止血之力不足，可加鹿角胶、炒地榆、仙鹤草等，以增强其止血作用。久病血瘀，或排尿夹有血块者，可加炒蒲黄、丹参、茜草、三七粉等，以活血止血；如气阴两虚，乏力、咽干、心烦、腰膝酸软、小便黄赤或尿血色红者，可用清心莲子饮合二至丸加减。

（七）紫斑

紫斑是指血液溢出于肌肤之间，表现为皮肤青紫斑点或斑块的病证，亦称肌衄。外感温毒所致者称为葡萄疫。本病可见于西医学的原发性血小板减少性紫癜及过敏性紫癜，以及药物、化学和物理因素等引起的继发性血小板减少性紫癜等。外感温热病热入营血所出现的发斑，可参阅《温病学》有关内容。

1. 血热妄行证

证候：皮肤出现紫红斑点，或累累成片，或伴有鼻衄、齿衄、便血、尿血，或有发热，口渴，便秘，舌质红，苔黄，脉弦数。

病机：热壅经络，迫血妄行，血溢肌肤。

治法：清热解毒，凉血止血。

方药：犀角地黄汤合十灰散加减［犀角（水牛角代）、生地黄、赤芍、牡丹皮、栀子、大蓟、小蓟、侧柏叶、茜草根、白茅根、棕榈皮、大黄］。

两方合用，清热凉血止血，功专力宏。若热毒炽盛，发热、出血广泛者，加生石膏、知母、玄参、紫草等，冲服紫雪丹；若为湿热壅滞胃肠，气血郁滞，腹痛、便血者，加白芍、甘草、当归、地榆、槐花，以缓急止痛、凉血止血；若为风湿热邪阻滞经络，兼见关节肿痛者，可酌加青风藤、忍冬藤、秦艽、桑枝等，以祛风通痹、舒筋活络。

2. 阴虚火旺证

证候：皮肤出现青紫斑点或斑块，时发时止，常伴鼻衄、齿衄或月经过多，颧红，心烦，口渴，手足心热，或有潮热，盗汗，舌质红，苔少，脉细数。

病机：阴虚火旺，热灼血络，络破血溢。

治法：滋阴降火，宁络止血。

方药；茜根散合二至丸加减（茜草根、黄芩、侧柏叶、生地黄、阿胶、甘草、女贞子、旱莲草）。

两方相合，可滋阴降火、凉血止血。可加用大蓟、小蓟、紫草、仙鹤草等，以凉血止血。久病夹瘀者，加紫草、炒蒲黄、三七粉等，以活血止血；若肾阴亏虚，腰膝酸软、头晕乏力、手足心热、舌红少苔、脉细数者，可用六味地黄丸加茜草根、大蓟、槐花、紫草等，以凉血止血、化瘀消斑；若气阴两虚，乏力体倦、咽干、五心烦热、腰膝酸软者，可用参芪地黄汤加女贞子、旱莲草、黄芩、侧柏叶、白茅根、仙鹤草等，以益气养阴、凉血止血。

3. 气不摄血证

证候：反复肌衄，久病不愈，神疲乏力，头晕目眩，面色苍白或萎黄，食欲不振，舌质淡，脉细弱。

病机：脾胃气虚，气不摄血。

治法：补气摄血。

方药：归脾汤加减（黄芪、人参、白术、茯神、当归、龙眼肉、酸枣仁、木香、远志、炙甘草）。

本方益气养血摄血，可酌加仙鹤草、棕榈炭、炒蒲黄、茜草根、紫草等，以增强止血及化斑消瘀作用。若脾肾两虚，腰膝酸软、乏力者，加鹿角胶、山茱萸、女贞子、旱莲草等，以补肾固摄、止血。

【专方验方】

1. 秘红丹　大黄末、肉桂末各一钱，生代赭石六钱。治肝郁多怒，胃郁气逆，致吐血、衄血及吐衄之证屡服他药不效者，无论因凉因热，服之皆有捷效。（《医学衷中参西录》）

2. 黄及散　生大黄、白及，研极细面，1∶2 比例相合，每服 3～4.5 g，每日 3～4 次，温开水调服。出血量多势急者，每 2 小时服药 1 次。主治消化道出血。（单书健、陈子华《古今名医临证金鉴》）

3. 独参汤　人参浓煎，可以参汤调止血散（三七粉、白及粉等），拌成糊状，分多次少量缓缓服下。上消化道出血较多者，人参 1 日量可用至 30g。（单书健、陈子华《古今名医临证金鉴》）

【中成药】

鼻衄、咳血、吐血，肝火炽盛证，可用龙胆泻肝丸；咳血，阴虚肺热证，可用百合固金丸；吐血、便血，胃中积热证，可用紫地宁血散；齿衄、尿血，阴虚火旺证，可用知柏地黄丸、大补阴丸；鼻衄、咳血、吐血、尿血、便血、紫斑，气不摄血证，可用人参归脾丸；咳血、吐血、衄血、便血、崩漏，以及外伤出血、胸腹刺痛、跌仆肿痛、血瘀证，可用三七片。云南白药，既能活血消肿，又能止血，可广泛用于跌打损伤、瘀血肿痛、吐血、咳血、便血、痔血、崩漏下血、手术出血、疮疡肿毒及软组织挫伤、闭合性骨折、支气管扩张及肺结核咳血、溃疡病出血，以及皮肤感染性疾病。

【简便疗法】

1. 齿衄漱口疗法　生石膏 30g，黄柏 15g，五倍子 15g，儿茶 6g，浓煎含漱。每次 3～5 分钟。本方清热、收敛、止血，可用于齿衄辅助治疗。（张伯臾《中医内科学·教学参考书》）

2. 饮食疗法　藕汁饮：新鲜藕片，不拘量，绞汁频饮。主治肺痨咳血不止者。（赵进喜《内分泌代谢病中西医诊治》）

3. 药茶疗法　白茅根饮：白茅根 30～60g，水煎当茶饮。主治肾炎尿血。（赵进喜《肾炎病防治与自我调养》）

【预防调护】

1. 增强体质，防治外感　重视调理体质，提高抵抗力，注意顺应四时气候变化，避免受风等诱因，积极防治外感病。

2. 均衡营养，清淡饮食　平素应该进食易于消化、富有营养的食物，如新鲜蔬菜、水果、瘦肉、蛋等，饮食宜清淡，忌食辛辣、油腻、烧烤等，注意戒除烟酒。吐血量大，或频频吐血者，则应暂予禁食。

3. 调节情志，稳定情绪　平素应保持心情舒畅，情绪稳定，避免郁怒等情志刺激，并应该注意消除紧张、恐惧、忧虑等不良情绪。

4. 适当休息，密切观察病情变化　平素应注意休息，重症患者应该卧床休息，并细心关注病情变化。如出现头昏、心慌、汗出、面色苍白、四肢湿冷等症，脉象弦大或芤，或脉细数疾无力等，则应及时救治，以防厥脱之变。

【小结】

血证临床常见，为血液不循常道，溢于脉外所致，外感风热、温热、燥热、湿热等，或内伤七情、饮食，以及久病不愈等，皆可引发。随出血部位的不同，可分为鼻衄、齿衄、咳血、吐血、便血、尿血、紫斑等证。基本病机可归纳为火热灼伤血络、络破血溢与气虚不能摄血两类。火有实火、虚火之分；气有气逆、气虚之别。火热伤阴耗气，或气虚进一步气损及阳，还可表现为气阴两虚、阳虚，甚或阴阳俱虚。所以治疗血证，应掌握治火、治气、治血三原则。实火当清热泻火，虚火当滋阴降火；实证当清气降气，虚证当补气，或益气养阴，或益气温阳。同时，酌情选用凉血止血、收敛止血，或活血止血、温经止血的药物。

【证治汇补】

1. 大出血多可致危，首当明辨　突发出血，伴见烦渴，甚或神识异常，躁扰不宁，或心悸，或面色苍白，四肢厥冷，冷汗淋漓，脉象弦大或芤，或脉数急，甚或脉微欲绝者，提示大量出血，病情急重，多有厥脱之险，应及时救治。

2. 大失血厥脱，急当峻补元气　《医学心悟·医门八法》谓："盖有形之血，不能速生，无形之气，所当急固。"当视为大失血急救的重要指导原则。"血为气之母"，大失血患者，往往气亦随血而脱，出现晕厥、虚脱的证候。失血补血，本为常理，但由于补血的效果缓慢，有形之血，难以速生，值此生死存亡之际，而投补血药物，非但难解燃眉之急，反会贻误病机，危及生命。气为无形之质，易补易固，故当投峻补元气之药，如人参等，速培其元气。只要元气尚存，就不至于危及生命。且气能摄血，补气适可止血；气能生血，补气亦可补血。故临床遇有大失血元气将脱之时，用人参固摄欲脱之气，最为当务之急，亦为临床急救之重要方法。亦可用人参注射液、生脉注射液静脉推注或滴注。同时对急性失血过多者，应及时止血并采取输血措施。缓解后继用人参养荣汤补养气血。人参功用虽多，却尤以补气二字为要，故被临床视为"大补元气"之第一品，治疗气虚证之首选，补气之力在其他补气诸药之上。一般入药以生晒参和红参最为常用。其中，生晒参微温而不燥，补气之力缓于红参，但副作用小；红参性温而燥，补气之力较为峻猛，非气虚重症不选，用之不当有升阳助火、燥伤阴血之弊。

3. 重视止血药的运用　止血应注意根据具体出血部位与病因病机，酌情选用药性与作用特点针对性较强的止血药。如咳血，可用炒黄芩、侧柏叶、藕节、白芍、三七粉等；吐血，可用大黄、白及、三七粉、白芍等；便血，可用地榆、槐花、当归、白芍、灶心土、赤石脂等；尿血，可用小蓟、大蓟、地榆、蒲黄、血余炭、白茅根等；紫斑，可用水牛角、生地黄、白芍、紫草、茜草、仙鹤草等。收敛止血，可用棕榈炭、白及、地榆炭、赤石脂、仙鹤草等；凉血止血，可用生地黄、牡丹皮、水牛角、赤芍、黄芩、藕节、侧柏叶、大蓟、小蓟、白茅根等；活血止血，可用三七、蒲黄、茜草、紫草、血余炭等；温经止血，可用艾叶、炮姜等。

【医案选读】

杜某，女，37 岁，内蒙古赤峰市人。初诊：2002 年 4 月 12 日。

主诉：肺结核间断咳血 1 年余。患者有糖尿病，长期应用胰岛素降糖和多种抗结核药，疗效不好。刻下：胸闷，咳嗽，时有咳血，痰中带血丝，咽干，疲乏无力，腰膝酸软，小便尚调，大便偏干。诊见体形消瘦，面色黧黑，舌质黯红而瘦，苔薄黄，脉象弦细而略数。X 线摄片示空洞性肺结核。辨证为肺肾阴虚，热灼肺络，络破血溢。治拟滋阴润肺，凉血活血止血。

处方：生地黄 25g，玄参 15g，百合 25g，沙参 15g，麦冬 12g，知母 15g，川贝 9g，黄芩 9g，生白芍 25g，藕节 15g，侧柏叶 12g，芦根 12g，白茅根 30g，地骨皮 25g，桑白皮 25g，丹参 12g，三七粉 6g（冲服），夏枯草 15g，百部 12g，仙鹤草 30g。30 剂。嘱其频饮鲜藕汁至血止。

二诊：2002 年 4 月 22 日。患者电话述服药后胸闷、咳嗽已减，咳血已止，体力和精神均有明显好转，嘱进一步治疗，原方去藕节、川贝，30 剂。滋阴润肺，缓缓收功。

三诊：2002 年 5 月 15 日。服药 30 剂，胸闷、咳嗽、咳血症状消失，精神状态良好，已经能正常上班。复查 X 线摄片示空洞已明显好转，病灶缩小。仍用原剂量胰岛素，血糖控制较以前为好。嘱其原方继续服用。1 年后来京复诊，见患者面色有光泽，舌淡红，脉细和缓。

按：咳血常继发于肺痨，多为阴虚火旺，热灼肺络，络破血溢。故治当滋阴润肺、凉血活血止血，以标本同治。选方以百合固金汤为基础，同时参考了民间咳血验方，可滋阴补肾、润肺止嗽、凉血止血，最妙在应用黄芩、生白芍，一可清肺，兼以凉血，一可柔肝，其性收敛，乃肝肺同治之旨。更加用地骨皮、桑白皮者，旨在清肺热、降肺气，即泻白散之意。加用丹参、三七则旨在活血止血，并可防其留瘀之弊。而夏枯草、百部可以抗痨止咳，为治疗肺痨咳嗽之效药。配合鲜藕汁频饮，源于民间治疗肺痨咳血经验。方证相应，所以应手取效。其后，继续投以滋阴补肾、润肺抗痨之方，扶正培本为主，终获佳效。

（赵进喜《内分泌代谢病中西医诊治》）

复习思考题

一、问答题

1. 何为血证？简述其病因、基本病机与转归预后。
2. 如何理解血证之因"唯火唯气"？
3. 咳血与吐血如何鉴别？
4. 如何理解吐血、鼻衄、尿血、便血、紫斑等多种血证，均可应用归脾汤治疗？
5. 血证如何"治火""治气""治血"？

二、选择题

[A1 型题]

血证久治不愈，齿衄，肌肤紫斑，疲乏无力，舌质淡，脉细弱，其病机是（　　）

  A. 脾肾气虚　　　　　　　　B. 心肝血虚

  C. 气不摄血　　　　　　　　D. 血竭气脱

  E. 肝肾阴虚

[A2 型题]

王某，男性，65 岁。出现大便色黑 5 天，伴有乏力，胃脘不舒，畏寒肢冷，舌质淡，舌苔白，脉沉细。其治疗应首选的方剂是（　　）

  A. 归脾汤　　　　　　　　　B. 黄土汤

  C. 地榆散　　　　　　　　　D. 大建中汤

  E. 小建中汤

[B1 型题]

A. 龙胆泻肝汤　　　　　　B. 泻白散合黛蛤散

C. 镇肝熄风汤　　　　　　D. 丹栀逍遥散

E. 柴胡疏肝散

1. 治疗咳血肝火犯肺时，可用（　　）

2. 治疗吐血肝火犯胃时，可用（　　）

第三节　痰　饮

学习要点

1. 痰饮的概念。

2. 痰饮的病因病机。

3. 痰饮的诊断与病证鉴别、治则治法。

4. 痰饮的辨证论治及预防调护。

5. 痰饮各证型的证治要点。

痰饮是指体内水液输布失常，停积于某些局部的一类病证。秦汉以前无"痰"字，"痰"通"淡""澹"。《说文解字》曰："澹，水摇也。"用以说明水液动荡之貌。诚如程门雪《金匮篇解》所说："《金匮》虽以痰、饮并称，而篇中所论，每每偏重于饮……饮者水也，故其论饮也，不离乎水，曰'水走肠间'，曰'水流四肢'，曰'水流胁下'，曰'水在心''水在肺''水在肝''水在脾''水在肾'，无一不从水言，是饮病皆由于水。"

《内经》虽无"痰饮"之名，但有"饮""积饮"之说。如《素问·至真要大论》曰："太阴之胜饮发于中。"《素问·气交变大论》曰："岁土太过，雨湿流行，肾水受邪……饮发中满。"《素问·六元正纪大论》曰："太阴所至，为积饮痞膈。"指出水湿过盛，脾肾功能失调可发为停饮之病，此论可谓痰饮认识之肇始。"痰饮"病名首见于汉代张仲景《金匮要略·痰饮咳嗽病脉证并治》，并将其分为 4 类："问曰：夫饮有四，何谓也？师曰：有痰饮，有悬饮，有溢饮，有支饮。问曰：四饮何以为异？师曰：其人素盛今瘦，水走肠间，沥沥有声，谓之痰饮。饮后水流在胁下，咳唾引痛，谓之悬饮。饮水流行，归于四肢，当汗出而不汗出，身体疼重，谓之溢饮。咳逆倚息，短气不得卧，其形如肿，谓之支饮。"其意痰饮有广义和狭义之分。广义的痰饮包括痰饮、悬饮、溢饮、支饮 4 类，是诸饮的总称。狭义痰饮是指饮停于胃肠之证，是诸饮中的一个类型。该篇还提出"病痰饮者，当以温药和之"的治疗原则，至今仍有效地指导着临床实践。宋代严用和提出"气滞"可以生痰饮，如《严氏济生方·痰饮论治》曰："人之气道，贵乎顺，顺则津液流通，决无痰饮之患，调摄失宜，气道闭塞，水饮停膈。"阐明了气滞津停则生痰饮，为理气化饮治法提供了理论依据。明代张景岳提出"痰"与"饮"的鉴别要点，如《景岳全书·杂证谟·痰饮》曰："痰之于饮，虽曰同类，而实有不同也……饮清澈而痰稠浊，饮停积肠胃而痰则无处不到。"可谓要言不烦。

西医学慢性支气管炎、支气管哮喘、渗出性胸膜炎、心衰、慢性胃炎、肠道易激综合征、肠梗阻、梅尼埃病、血管神经性水肿等疾病，可参照本节辨证论治。

【病因病机】

痰饮是在体质因素基础上，感受寒湿，或饮食不节，劳欲所伤，使肺、脾、肾、三焦气化失调，津液失去正常运化、输布，停积而成。

1. 体质因素 多见于脾虚、肾虚体质。脾虚之人，水湿失于运化，蓄积体内，故易生痰饮；偏于肾阳虚之人，如感受寒湿或劳欲过度，易伤阳气，阳气亏虚，津液不得正常输布，停而为饮。

2. 感受寒湿 寒湿为阴邪，易伤阳气。因气候湿冷，或冒雨涉水，或坐卧湿地，伤及于表，由表及里，内舍于肺脾肾，肺失通调，脾失运化，肾失蒸化，水湿停积而为痰饮。如《素问·宣明五气》曰："久坐湿地伤肾。"《素问·痹论》曰："五脏皆有所合，病久而不去者，内舍于其合也。"

3. 饮食不节 恣食生冷，或暴饮暴食，或暑天贪凉饮冷，均可阻遏脾阳，脾阳失运，水湿内停，积而为痰饮。如《金匮要略》曰："夫患者饮水多，必暴喘满。凡食少饮多，水停心下，甚者则悸，微者短气。"

4. 劳欲所伤 劳倦、纵欲太过，或久病体虚，伤及脾肾之阳，水液失于输化，停而成痰饮。

在生理情况下，水液的输布排泄，主要依靠肺、脾、肾、三焦的气化功能活动。如《素问·经脉别论》曰："饮入于胃，游溢精气，上输于脾，脾气散精，上归于肺，通调水道，下输膀胱。水精四布，五经并行。"若肺气失宣，通调失司，津液失于布散，则聚为痰饮。脾居中州而主运化，有输布水谷精微之功能。若因湿邪困脾，或脾虚不运，均可使水谷精微不归正化，聚而为饮。肾为水脏，位居下焦，主水液的气化。若肾气、肾阳不足，气化失司，水津不布，亦可导致痰饮停聚。三脏之中，脾运失司，首当其冲。因脾阳一虚，水谷精气不能正化，则上不能输精以养肺，下不能助肾以制水，必然导致水液停滞中焦，流溢四末，甚至波及五脏。水液的输布排泄，还与三焦的作用密切相关，三焦主一身之气化，为运行水液之道路。若三焦气化失司，水道不通，则水液停积为饮。本病的病理性质，总属阳虚阴盛。肺、脾、肾、三焦气化失调，阳气不足为痰饮发病的病理基础，尤以脾阳虚为关键。若时邪与内饮相搏，表现为表里同病；或饮邪久郁化热，表现为饮热错杂之证；或寒饮久停，伤及阳气，表现为脾肾两虚、水饮凌心射肺证；或饮郁化热伤阴，表现为阴虚内热证。

水、湿、痰、饮同源而异流，病机相关，均是人体的津液输布和排泄失常，停留于体内而形成的病理产物。就其形质而言，稠浊者为痰，清稀者为饮，更清者为水，而湿乃水液弥散浸渍于人体组织中的状态，其形质不如痰饮和水明显。一般认为湿聚为水，积水成饮，饮凝成痰。由于水、湿、痰、饮均为津液在体内停滞而成，因而许多情况下水、湿、痰、饮并不能截然分开，故常常统称"水湿""水饮""痰湿""痰饮"。

本病若及时就诊，施治得法，一般预后尚佳。若失治误治，饮邪内伏，其病势多缠绵难愈，且易因感受外邪或饮食不当或劳累过度而诱发。《金匮要略》根据脉诊推断痰饮病的预后，认为久病正虚而脉弱，是脉证相符，可治；如脉反实大而数是正衰邪盛，为重危之候；脉弦而数亦为难治之证，因饮为阴邪，脉当弦或沉，如弦而数乃脉证相反之征。

【诊断】

一、诊断要点

1. 临床特征　痰饮的特征是随处停积，因其停积的部位不同而命名各异。《金匮要略·痰饮咳嗽病脉证并治》将痰饮分为以下 4 类，此为诊断痰饮的主要依据。

（1）痰饮　心下满闷，呕吐清水痰涎，胃肠辘辘有声，形体昔肥今瘦，属饮停胃肠。

（2）悬饮　胸胁饱满，咳唾引痛，喘促不能平卧，或有肺痨病史，属饮流胁下。

（3）溢饮　身体疼痛而沉重，甚则肢体浮肿，当汗出而不汗出，或伴咳喘，属饮溢肢体。

（4）支饮　咳逆倚息，短气不得平卧，其形如肿，属饮邪支撑胸肺。

2. 病史　广义的痰饮多有感受寒湿，或嗜食生冷，或冒雨涉水等病史。狭义的痰饮多有相应的反复发作病史，其中悬饮有与肺痨患者长期密切接触史。

3. 相关检查　疑为悬饮，可行血常规、胸部 X 线及 B 超检查，以及痰培养、结核菌素试验等。疑为溢饮，可参照水肿病做常规检查，或进行心功能检查等。疑为痰饮，可行胃镜等消化系统常规检查。疑为支饮，针对心肺进行常规检查。

二、病证鉴别

1. 悬饮与胸痹　两者均有胸痛。但胸痹为胸膺部或心前区闷痛，且可引及左侧肩背或左臂内侧，常于劳累、饱餐、受寒、情绪激动后突然发作，历时较短，休息或用药后得以缓解；而悬饮为胸胁胀痛，持续不解，多伴咳唾、转侧、呼吸时疼痛加重，肋间饱满，并有咳嗽、咳痰等肺系证候。

2. 溢饮与风水证　溢饮属于痰饮范畴，风水属于水肿范围，二者皆属于水液代谢异常。但水饮内停，停于身体某一局部，即为痰饮；而水液内停，泛溢肌肤，即为水肿。饮留局部，而水走全身。溢饮、风水皆可表现为肢体浮肿，甚至均可伴有恶寒、发热等，但溢饮是水液不能正常运化、输布，饮流肢体局部，表现为肢体肿胀，常伴有肢体沉重、疼痛，汗出不畅等。风水是外邪犯肺，或邪毒内陷于肾，肺不能通调水道，肾不能蒸化水液，水液内停，泛溢于全身肌肤，表现为颜面及四肢，甚至全身水肿，常伴有尿多泡沫、尿血等，严重者可出现胸水、腹水，甚至无尿等。

3. 支饮、伏饮与喘证、哮病、肺胀　上述病证均有咳逆上气、喘满、咳痰等表现。但肺胀是肺系多种慢性疾患日久积渐而成；喘证是多种急慢性疾病的重要主症；哮病是呈反复发作的一个独立疾病；支饮是痰饮的一个类型，因饮邪支撑胸肺而致；所谓伏饮，是指伏而时发的饮证。其发生、发展、转归均有不同，但其间亦有一定联系。如肺胀在急性发病阶段，可以表现支饮证候；哮病又属于伏饮范围。

【辨证论治】

一、辨证要点

1. 辨"四饮"　饮走胃肠，则为痰饮；饮流胁下，则为悬饮；饮溢肢体，则为溢饮；饮聚胸肺，则为支饮。

2. 辨虚实　痰饮总属阳虚阴盛，本虚标实证。本虚为阳气亏虚，标实为水饮停聚，或饮郁化热。在疾病发展的不同阶段，或以标实为主，或以本虚为主，或虚实并重，自当明辨。

3. 辨寒热　痰饮以阳虚饮停者为多见，但饮邪郁久化热，可致饮热互结，或其人素体阴虚，或屡用温热药物，耗伤阴液，导致阴虚内热而饮停者亦不可忽视。

二、论治要点

痰饮的治疗以温化为原则。因饮为阴邪，遇寒则聚，得温则化，故其治疗当遵《金匮要略·痰饮咳嗽病脉证并治》"病痰饮者，当以温药和之"之旨。通过"温药"扶助阳气，令阳气通达，从而使肺气通调，脾气转输，肾气开阖，以绝痰饮滋生之源。同时还当根据表里虚实的不同，采取相应的处理。水饮壅盛者，应逐饮以治标；阳微气衰者，宜温阳以治本。在表者，当温散发汗；在里者，应温化利水。正虚者补之；邪实者攻之；如属邪实正虚，则当消补兼施；饮热相杂者，又当温清并用。

三、分证论治

（一）痰饮

1. 脾阳虚弱证

证候：胸胁支撑胀满，心下痞闷，胃脘有振水音，脘腹喜温畏冷，泛吐清水痰涎，口渴不欲饮水或先渴后呕，眩晕，心悸，气短，食少，大便或溏，形体渐瘦，舌苔白滑，脉弦细而滑。

病机：脾阳虚弱，饮停于胃。

治法：温脾化饮。

方药：苓桂术甘汤合小半夏加茯苓汤加减（茯苓、桂枝、炒白术、姜半夏、陈皮、生姜、炙甘草）。

前方温阳化饮，用于胸胁支满、目眩、气短；后方化饮降逆，用于水停心下，先渴后呕或突然呕吐、心下痞满、头晕心悸。两方相合，用治饮停心下之痰饮，功专力宏。若眩晕、小便不利明显者，加泽泻、泽兰、猪苓利水；心下坚满者，加枳实消痞除满；

若泛吐清水甚者，加吴茱萸，重用生姜，以加强温阳化饮、降逆止呕之功。

2. 饮留胃肠证

证候：心下坚满或痛，自利，利后反快，虽利心下续坚满，或水走肠间，辘辘有声，或腹满，或便秘，口舌干燥，舌苔腻，色白或黄，脉沉弦或伏。

病机：饮留胃肠，壅结化热。

治法：泄热逐饮，通利二便。

方药：甘遂半夏汤或己椒苈黄丸加减（甘遂、半夏、白芍、蜂蜜、防己、椒目、葶苈子、大黄、炙甘草）。

前方攻守兼施，因势利导，用于水饮在胃；后方苦辛宣泄，前后分消，用于水饮在肠，饮郁化热之证。饮邪上逆，胸满者加枳实、厚朴以泄满，但不能图一时之快，以防攻逐太过，损伤正气。甘遂半夏汤中炙甘草健脾益气，复加蜂蜜，取其性甘缓，以益气和中，缓和甘遂与甘草之相反，并调和诸药，但甘草仍需慎用。

（二）悬饮

1. 邪犯胸肺证

证候：寒热往来，身热起伏，汗少，或发热不恶寒，有汗热不解，咳嗽，痰少，气急，胸胁刺痛，呼吸、转侧疼痛加重，心下痞硬，干呕，口苦，咽干，舌苔薄白或黄，脉弦数。

病机：邪犯胸肺，枢机不利，肺失宣降。

治法：和解宣利。

方药：柴枳半夏汤加减（柴胡、黄芩、枳壳、法半夏、桔梗、全瓜蒌、苦杏仁、丝瓜络、郁金）。

本方和解清热、宣肺利气、涤饮开结，用于悬饮初期出现寒热往来、胸胁闷痛等。若见咳逆气急，加桑白皮、葶苈子，以泻肺利气；若胁痛甚者，加延胡索，重用丝瓜络以通络止痛；若心下痞硬、口苦、干呕，加黄连，重用瓜蒌，以苦辛开痞散结；若热盛汗出，咳嗽气粗，去柴胡，加炙麻黄、杏仁、石膏、鱼腥草，以清热宣肺化痰。

2. 饮停胸胁证

证候：胸胁疼痛，咳唾引痛，疼痛较病初减轻，而呼吸困难加重，咳逆气喘，息促不能平卧，或仅能偏卧于停饮的一侧，病侧肋间胀满，甚则可见病侧胸廓隆起，舌苔白，脉沉弦或弦。

病机：饮停胸胁，肺气郁滞，脉络不畅。

治法：泻肺逐饮。

方药：椒目瓜蒌汤合十枣汤或控涎丹加减（葶苈子、桑白皮、苏子、瓜蒌皮、杏仁、枳壳、椒目、茯苓、猪苓、冬瓜皮、车前子、甘遂、大戟、芫花、大枣）。

三方均为攻逐水饮之剂。椒目瓜蒌汤重在泻肺降气化饮；十枣汤和控涎丹攻逐水饮，用于形体壮实，积饮量多者。如用十枣汤或控涎丹峻下逐水，应从小剂量递增，一般连服3～5日，必要时停两日再服。必须注意顾护胃气，中病即止。如药后呕吐、腹痛、泄泻过剧，应减量或停服。若胸部满闷、舌苔浊腻，加薤白、瓜蒌实，以宽胸宣肺；若水饮久停难去，胸胁支满、体弱、食少者，加桂枝、白术、甘草等，以通阳健脾化饮，不宜再行峻攻。

3. 络气不和证

证候：胸胁疼痛，如灼如刺，胸闷不舒，呼吸不畅，或有闷咳，甚则迁延，经久不已，阴雨天尤甚，可见病侧胸廓变形，舌苔薄，舌质黯，脉弦。

病机：饮邪久郁，气机不利，络脉痹阻。

治法：蠲饮化痰，理气活血。

方药：香附旋覆花汤加减（香附、旋覆花、炙苏子、杏仁、桔梗、法半夏、茯苓、柴胡、郁金、延胡索、红花、当归、赤芍）。

本方理气化饮和络，用于咳嗽痰少属络脉痹阻者。若胸闷苔腻者，加瓜蒌、枳壳，以豁痰开痹；若久痛入络，痛如针刺者，加桃仁、乳香、没药，以行气活血通络；若饮留不净，胁痛迁延者，加通草、路路通、冬瓜皮，以祛饮通络；便秘者，加大黄、枳实，以通腑宣肺；素体脾虚，或病久伤正者，加黄芪，以健脾益气化饮。

4. 阴虚内热证

证候：咳呛时作，咳吐少量黏痰，口干咽燥，或午后潮热，颧红，伴胸胁闷痛，病久不复，形体消瘦，舌质偏红，少苔，脉细数。

病机：饮郁化热，阴虚肺燥，肺气不宣。

治法：滋阴清热，润肺止咳。

方药：沙参麦冬汤合泻白散加减（沙参、麦冬、玉竹、白芍、天花粉、桑白皮、桑叶、地骨皮、山药、炙甘草）。

前方润肺养胃，用于肺胃阴虚证；后方清肺降火，用于肺热喘咳证。若潮热显著，可加鳖甲、青蒿，以清虚热；若见干咳少痰，可加百部、川贝母，以止咳化痰；若胸胁闷痛，酌加瓜蒌皮、枳壳、郁金、丝瓜络，以宽胸理气、通络止痛；日久积液未尽，加牡蛎、泽泻，以育阴化饮；若气短乏力、自汗、面色无华者，酌加太子参、黄芪、五味子，以补益脾肺。

🎬 课堂互动

李某，男，65岁，农民。咳嗽反复发作6年，加重2天。

6年前冬天因感冒后咳嗽咳痰，经治疗有所好转。此后每年入冬便发生咳嗽咳痰，持续至来年立春方能缓解。两天前又开始咳嗽，遂来就诊。现症：神清，精神尚可，面黄虚浮，无恶寒、发热，无汗，咳嗽，咳大量白痰，胸闷不舒，纳呆食少，口不渴但喜饮（凉热不明显），大便不爽，小便正常，舌质淡红，苔白腻，脉濡滑。T 36.5℃，R 16次/分，P 80次/分，BP 130/85mmHg，两肺可闻及湿性啰音，胸透可见两肺纹理增粗。

要求：诊断，病机，治法，方药。

（三）溢饮

1. 表寒里饮证

证候：身体沉重疼痛，甚则肢体浮肿，恶寒，无汗，或咳喘，痰多白沫，胸闷，干呕，口不渴，苔白，脉弦紧。

病机：肺脾失调，寒饮内留，泛溢肢体。

治法：解表散寒，温肺化饮。

方药：小青龙汤加减（麻黄、桂枝、半夏、干姜、细辛、五味子、白芍、炙甘草）。

本方发表散寒、温肺化饮，适用于表寒里饮所致的恶寒发热、四肢沉重，甚则肢体微肿者。若外寒证轻者，麻黄改用炙麻黄；兼有热象而烦躁者，加生石膏、黄芩，以清郁热；兼喉中痰鸣，加杏仁、射干、款冬花，以化痰降气平喘；若鼻塞、清涕多者，加辛夷花、苍耳子，以宣通鼻窍；兼水肿者，加茯苓、猪苓，以利水消肿。

2. 表寒阳郁证

证候：身体疼痛沉重，其形如肿，或身不痛，但沉重，时有轻时，或发热恶寒，无汗，身疼痛，口渴，烦躁，苔白而兼黄，脉弦。

病机：表寒里热，饮邪内留，泛溢肢体。

治法：解表清热，佐以化饮。

方药：大青龙汤加减（麻黄、桂枝、杏仁、炙甘草、生石膏、茯苓、猪苓、泽泻、生姜、大枣）。

本方解表清里，发越郁阳，兼有利水化饮之功，用于表寒阳郁之溢饮。其发汗作用较强，体质较好者用之无妨，体质较弱者应当慎用。临床应用当取微汗，否则汗出过多有亡阳、亡阴之弊。

（四）支饮

1. 寒饮伏肺证

证候：咳嗽喘满，不得平卧，咳吐痰涎，清稀量多有白沫，经久不愈，遇冷加重，甚或面浮跗肿，或平素伏而不作，遇寒即发，恶寒发热，无汗，背痛，腰痛，目泣自出，身体振振瞤动。舌苔白滑或白腻，脉弦紧。

病机：外感风寒，寒饮内停，水寒射肺。

治法：解表散寒，温肺化饮。

方药：小青龙汤加减（麻黄、桂枝、干姜、细辛、半夏、厚朴、杏仁、炙甘草、白芍、五味子、茯苓）。

本方有温里发表之功，用于素有水饮，遇寒触发，水寒相搏之支饮证。若无寒热、身痛等表证，而动则喘甚，易汗者，为肺气已虚，可改用苓甘五味姜辛汤，不宜再用麻黄、桂枝散表；若饮多寒少，外无表证，喘咳痰稀或不得息、胸满气逆者，可用葶苈大枣泻肺汤加白芥子、炒莱菔子以泻肺化饮；若饮邪壅实，咳逆喘急、胸痛烦闷者，加甘遂、大戟，峻逐水饮，以缓其急。

邪实正虚，饮郁化热，喘满胸闷，心下痞坚，烦渴，面色黧黑，苔黄而腻，脉沉紧，或经吐下而不愈者，当行水散结、补虚清热，用木防己汤加减。水邪结实者，去石膏加茯苓、芒硝导水破结。若痰饮久郁化为痰热，伤及阴津，咳喘咳痰稠厚，口干咽燥，舌红少津，脉细滑数，用麦门冬汤加瓜蒌、川贝母、海蛤壳，以养肺生津、清化痰热。

2. 脾肾阳虚证

证候：喘促动则为甚，心悸，气短，或咳而气怯，痰多，食少，胸闷，怯寒肢冷，神疲，少腹拘急不仁，脐下动悸，小便不利，足跗浮肿，或吐涎沫而头目昏眩，舌体胖大，舌质淡，苔白润或腻，脉沉细而滑。

病机：支饮日久，脾肾阳虚，饮凌心肺。

治法：温脾补肾，以化水饮。

方药：金匮肾气丸合苓桂术甘汤加减（桂枝、附子、黄芪、山药、熟地黄、牡丹皮、泽泻、白术、炙甘草、干姜、茯苓、山萸肉）。

两方均能温阳化饮，但前方补肾，后方温脾，主治各异。二者合用，温补脾肾，以化水饮，适用于喘促、气短、胸闷、怯寒肢冷、心悸气短者。痰涎壅盛，食少痰多，可加半夏、陈皮化痰和中；水湿偏盛，足肿、小便不利、四肢沉重疼痛，可重用茯苓，加泽泻以利水湿；脐下悸、吐涎沫、头目昏眩，是饮邪上逆，虚中夹实之候，可用五苓散化气行水。

【专方验方】

1. 控涎丹 甘遂、大戟、白芥子等份，炼蜜作小丸如黄豆大，先从 2 粒开始，日服 2 次，开水送下。次日察其大便，如不溏，每次加服 1 粒，再不溏，次日又加服 1 粒，直至大便溏而不泻为度，后即以此为标准量，每日接服下去，定期复查。本方攻逐祛饮，用于胸腔积液。（李克绍《李克绍医学文集》）

2. 泻肺消水汤 瓜蒌 30g，桑白皮 12g，葶苈子 10g，橘红 10g，泽泻 15g，猪苓 15g，车前子 15g，茯苓 15g，杏仁 10g，枳壳 10g，冬瓜皮 30g，桂枝 10g。本方泻肺利水蠲饮，用于渗出性胸膜炎，饮停胸胁证。（《中国现代药物应用》2012 年第 3 期）

【中成药】

脾阳虚弱证可用参苓白术散、理中丸、五苓胶囊；饮留胃肠证可用四磨汤口服液、便通胶囊；邪犯胸肺证可用小柴胡颗粒、麻杏止咳糖浆；饮停胸胁证可用十枣丸、宣肺利水丸；络气不和证可用血府逐瘀颗粒、舒肝理气丸；阴虚内热证可用养阴清肺丸、百合固金丸；表寒里饮证可用小青龙颗粒、通宣理肺丸；寒饮伏肺证可用寒哮丸、消咳喘胶囊；脾肾阳虚证可用济生肾气丸、桂附地黄丸。

【简便疗法】

贴敷疗法

（1）中药悬饮贴膏：甘遂 15g，大戟 15g，葶苈子 20g，半夏 30g，南星 30g，白芷

30g，白芥子 30g，鸦胆子 10g，吴茱萸 30g，延胡索 25g，肉桂 30g，干姜 30g，胡椒 20 粒，五倍子 15g，香油 500g，铅丹 195g。按照传统工艺制作成悬饮贴膏，外敷于患者患侧胸壁，过敏者不适用。10 天更换 1 次，1 个月为 1 个疗程。本疗法温阳、利水、抗癌，辅助治疗恶性胸腔积液。(《河北医药》2011 年第 3 期)

(2) 桂枝、干姜各 10g，肉桂、生川乌、花椒各 6g，生附子 3g，细辛 2g，上述药物共研细粉，然后用羊毛脂调成膏状即成，贴敷后背两侧肺俞穴和前胸正中线的膻中穴，每张膏药连续贴 2 天，休息 1 天，再贴第二次膏药。1 个月为 1 个疗程。选夏季最炎热的 7 月、8 月连续贴 2 个月。本疗法温中健脾、温补肾阳、化痰止咳，适用于支气管哮喘、慢性支气管炎、肺气肿、肺心病。(《陕西中医》2013 年第 12 期)

【预防调护】

1. 凡有痰饮病史者，平时应避免风寒湿冷，注意保暖。
2. 饮食宜清淡，忌甘肥生冷之物，戒烟酒。
3. 注意劳逸适度，以防诱发。

【小结】

痰饮是体内水液不得输化，停聚在某些部位而形成的一类病证。痰饮有广义、狭义之分。广义的痰饮为诸饮之总称，分痰饮、悬饮、溢饮、支饮 4 种；狭义者仅为四饮中的痰饮。本病的病理性质，总属阳虚阴盛。肺、脾、肾、三焦气化失调，阳气不足为痰饮发病的病理基础，尤以脾阳虚为关键。辨证应首先辨别痰饮、悬饮、溢饮、支饮等，然后辨别标本虚实的主次，以及属寒属热。治疗应以温化为原则。因痰饮总属阳虚阴盛，本虚标实，故有治标、治本、善后调理等区别。其中发汗、利水、攻逐为治标之法，只可权宜用之；健脾、温肾为治本之法，亦用作善后调理。

【证治汇补】

1. 治疗痰饮重视温药和之，但不可拘泥　仲景治疗痰饮重视温药和之，如狭义痰饮多用苓桂术甘汤、泽泻汤，溢饮多用小青龙汤、大青龙汤，悬饮多用十枣汤，支饮多用小青龙汤、葶苈大枣泻肺汤、木防己汤，所述诸方虽功效有别，但均体现通阳化饮或温阳化饮这一大法。治疗痰饮以温化为常法，但停饮日久，郁而化热，或兼有阴虚者，又当清热化饮或滋阴化饮。仲景早有明示，心下有水，饮郁化热，症见咳嗽上气、烦躁而喘，方用小青龙加石膏汤治疗，麻黄、桂枝、石膏并用；支饮喘满痞坚、烦渴苔黄，饮郁化热伤阴者，用木防己汤治疗，桂枝、石膏、人参并用。

2. 合理运用逐饮法　逐饮法乃属治标的权宜之法，待水饮渐去，仍当温补脾肾、扶正固本，以绝水饮生成之源。因逐饮方药作用峻猛，除了应中病即止外，还应注意以下 3 点：一是适用于身体强壮者，病性属于实证；二是清晨空腹服用，从小量开始，以免攻逐过猛伤正；三是服药得快利后，宜食糜粥以调补脾胃。

3. 重视痰饮的早期治疗　痰饮久治不愈往往脾病及肺，或脾病及肾、肺病及肾。

若肾虚开阖不利，痰饮还可凌心、射肺、困脾。此外，痰饮多为慢性病，病程日久，常有寒热虚实之间的相互转化。而且饮积可以生痰生瘀，痰瘀互结，病势更加缠绵难愈，故应注意对本病的早期治疗。

【医案选读】

某女，32 岁。

患两手臂肿胀，沉重疼痛，难于抬举，经过询问得知，冬天用冷水洗衣物后，自觉寒气刺骨，从此便发现手臂肿痛，沉重酸楚无力。诊脉时颇觉费力。但其人形体盛壮，脉来浮弦，舌质红绛，苔白。此证属于水寒之邪郁遏阳气，以致津液不得流畅，形成气滞水凝的"溢饮"证。虽然经过多次治疗，但始终没有用发汗之法，所以缠绵而不愈。

麻黄 10g，桂枝 6g，生石膏 6g，杏仁 10g，生姜 10g，大枣 10 枚，炙甘草 6g。服药 1 剂，得汗出而解。

按："溢饮"是水饮病的一种表现形式，临床以身体疼痛沉重、其形如肿为特点。用大青龙汤治溢饮，这在《金匮要略》中已有明确论述。仲景在《伤寒论》中也有关于大青龙汤治疗"溢饮"证的论述。原文第 39 条说："伤寒脉浮缓，身不疼，但重，乍有轻时，无少阴证者，大青龙汤发之。"这一条注家见解不一，有的注家认为，从所描述症状特点来看，也属于溢饮的范畴。但《金匮要略》偏重于内因，指出溢饮病是因于"饮水流行，归于四肢，当汗出而不汗出"所致；而《伤寒论》则偏重于外因，属于寒邪留着于四肢肌肤之间，郁闭卫阳，使气机不行，津液凝涩所致。二者起因不同，但临床表现则基本一致，所以都用大青龙汤发越阳郁，汗出阳气通利，津液流畅则愈。

（刘渡舟《经方临证指南》）

复习思考题

一、问答题

1. 试述痰饮的形成原因及其致病特点。

2. 试述痰饮病的治疗原则。

3. 试述狭义痰饮的辨证论治。

二、选择题

[A1 型题]

痰与饮的主要区别是（　）

　　A. 热者为痰，寒者为饮

　　B. 得阳气煎熬而成者为痰，受阴气凝聚而成者为饮

　　C. 黏稠者为痰，清稀者为饮

　　D. 色黄者为痰，色白者为饮

　　E. 痰量多者为痰，少者为饮

[A2 型题]

患者素有慢性胃炎病史，近日喝酒后受寒，刻下胃脘胀满，自觉有气上冲胸，头晕，口渴不欲饮水，纳差，大便干，小便不利，舌苔白腻，脉弦。宜选用（　　）

A. 参苓白术散　　　　B. 苓桂术甘汤　　　　C. 真武汤　　　　D. 己椒苈黄丸

[B1 型题]

A. 溢饮　　　　B. 支饮　　　　C. 悬饮　　　　D. 痰饮　　　　E. 留饮

1. 饮在肠间，则肠鸣辘辘有声者称为（　　）
2. 水饮停留胸膈，则胸闷、咳喘而不能卧者称为（　　）

第四节　消　渴

学习要点

1. 消渴病的概念。
2. 消渴病的病因病机要点、继发病证与转归预后。
3. 消渴病的诊断与病证鉴别。
4. 消渴病的辨证论治及预防调护要点。
5. 消渴病常见继发病证及其辨证治疗要点。

消渴病是燥热消灼气阴所致的以多饮、多食、多尿或尿有甜味、乏力或体重减轻为典型表现的病证。其发病与体质因素及饮食肥甘、情志失调、劳倦等多种因素有关。久病络脉瘀结，可继发胸痹、中风、麻木、水肿、关格、视瞻昏渺、脱疽等多种病证。

消渴病名，首见于《素问·奇病论》。《内经》论"脾瘅""消渴""消瘅"，重视脾胃，并对消渴病病因病机、预后转归有系统论述。汉代张仲景《金匮要略》设专篇讨论消渴病，在明确"胃中有热，即消谷引饮"的同时，更提出厥阴消渴和肾虚消渴，而且有证有方。晋代陈延之《小品方》明确提出消渴病尿甜，而且认为是水谷精微下流所致。唐代孙思邈《千金要方》、王焘《外台秘要》则收载了大量治疗消渴病的方剂。《千金要方》重视消渴病治禁："其所慎者有三，一饮酒，二房室，三咸食及面。"《外台秘要》更引用隋甄立言《古今录验》云："消渴，病有三：一渴而引水多，小便数，无脂似麸片甜者，此皆消渴病也；二吃食多，不甚渴，小便有油者，此消中病也；三渴而饮水不能多，小便数，阴痿弱，但腿肿，脚先瘦小，此肾消病也。"这一论述有利于认识消渴病及其相关病证鉴别。宋代《太平圣惠方》则首先提出了"三消"的概念。宋代朱瑞章《卫生家宝方》则首先指出消渴病可变生"脱疽"。金元时期刘河间《三消论》明确提出"此三消者，燥热同也"，并指出消渴病"可变为雀目或内障"。张子和《儒门事亲》更主张"三消皆从火断"，指出消渴病"多变聋盲、疮癣、痤痹之类"，"或蒸热虚汗，肺痿劳嗽"。至明代王肯堂《证治准绳》更基于前人论述，提出肺胃肾三消分治的规范，影响明清以至今日。当然，历代医家也有重视脾虚病机者，如金元时期张洁古、李东垣等重视健脾益气，主张采用参苓白术散、七味白术散、甘露饮子等方治疗消渴病。而明清张景岳、赵献可等更重视补肾，主张应用加味肾气丸等方治疗消渴病。历代医家对消渴病的认识，日益深化，不断完善。

消渴病基本上相当于西医学的糖尿病，而中医学广义的"消渴"，则应该包括西医学的尿崩症、甲状腺功能亢进症、糖尿病等。糖尿病及其多种血管、神经并发症与尿崩症等相关病证，均可参照本节辨证论治。

【病因病机】

消渴病为体质因素、饮食失节、情志失调、劳倦、药石所伤及外感邪毒等引起，体质因素是其发病的内在基础。燥热耗伤气阴病机贯穿消渴病病程的始终。

1. 体质因素 先天禀赋不足，后天失养，体质偏颇，如素体阳明胃热、少阴阴虚或厥阴肝旺、少阳气郁体质者所形成的内热、阴虚常是引发消渴病的内在因素。

2. 饮食失节 长期过嗜肥甘醇酒、辛辣香燥、煎炸烧烤，可内生湿热、痰火，或有胃肠结热，热伤气阴，则发为消渴病。

3. 情志失调 长期过度的情志刺激，如郁怒不解，气郁化火，郁热伤阴耗气，或劳心竭虑，营谋强思等，阳气过用，五志化火，热伤气阴，则可发为消渴病。

4. 年老劳倦 年高体虚，劳逸失度，或房劳伤肾，暗耗阴精，虚火内生，发为消渴。

5. 邪毒所伤 外感温热毒邪或药石之燥烈，不仅可直接伤阴劫液，进而也可以伤气，病程日久或反复感邪，或误用药石，则可引发消渴病。

总之，消渴病的病机特点是燥热消灼气阴，以阴虚为本，燥热为标。其病位在于肺、胃、肾，可兼及多脏，尤以肾为关键。肺为水之上源，主敷布津液，燥热伤肺，肺不布津则口渴多饮，津液敷布失常而直趋于下，故小便频数量多；胃主腐熟水谷，脾主运化，为胃行其津液，燥热伤胃，胃火炽盛，脾阴亦不足，则口渴多饮，多食善饥；脾气虚不能运化水谷精微，水谷精微下流，则小便味甘；水谷精微不能化生气血以濡养肌肉，则形体日渐消瘦。肾藏精，内寓元阴元阳，肾阴亏虚则虚火内生，上灼于肺则烦渴多饮，中灼于胃则消谷善饥，肾失固摄，则水谷精微直趋下泄，随小便而排出体外，故多尿而味甘。病变脏腑常相互影响，又有所偏重，故"三多"症状既可并见而又主次有别。

燥热在消渴病发生发展过程中起着重要作用。一方面，热为阳邪，容易伤阴；另一方面，热为壮火，"壮火食气"，也可伤气，所以出现口渴多饮、乏力体倦等症。此"热"包括胃肠结热、肝经郁热、脾胃湿热、痰火中阻等。由于消渴病之燥热易伤气阴，所以临床可见阴虚、气虚、气阴两虚，其中气阴两虚尤为多见。若病程久延，气虚及阳，或阴损及阳，则可表现为阴阳俱虚。若失治误治，病情加重，燥热伤阴，阴竭液脱，浊毒内生，气机逆乱，则可引发神昏厥脱危候。正虚，尤其是阴虚、气阴两虚，容易感受外邪，或内生邪毒，所以可伴发疮疡、痨瘵、淋浊诸病。

消渴病久易兼血瘀，而为络脉病变。这是由于热伤气阴，在气虚、阴虚、气阴两虚甚至阴阳俱虚的基础上，阳虚、气虚则血行迟滞，阴虚则血脉虚涩，终致血行不畅，而渐致血瘀；或因热结、气郁、湿滞、痰阻等诸多病理产物，互相胶结，则易致络脉瘀结，成为多种继发病证发病的基础。如心脉瘀阻，即为胸痹心痛、心悸、怔忡；风痰瘀血，痹阻脑络，即为眩晕、中风；肾络瘀结，肾体受损，肾用失司，可见水肿或致关格危候；肝肾亏虚，目络瘀结，加之肝火上炎，灼伤目络，即可成视瞻昏渺；肢体络脉痹阻，气血不能布达于四肢，即可见血痹、痿、厥，甚至发生脱疽之变。从而提示，对其治疗应在益气、养阴等扶正法的基础上，重视活血通络、化瘀散结。

【诊断】

一、诊断要点

1. 临床特征　消渴病以口渴多饮、多食易饥、尿频量多或尿有甜味、乏力或形体消瘦为典型表现。但临床上也有"三多"症状不典型者，或仅见乏力、咽干、阴痒，病久常并发眩晕、肺痨、胸痹、中风、雀目、疮痈等。严重者可见烦渴、头痛、呕吐、腹痛、呼吸短促，甚或昏迷厥脱危象。

2. 病史　多发于中年以后，以及嗜食膏粱厚味、醇酒炙煿之人。青少年期发病，多病情较重。发病与禀赋偏颇关系密切，家族史有助于诊断。

3. 相关检查　空腹血糖、餐后 2 小时血糖、糖化血红蛋白和尿糖及尿比重、葡萄糖耐量试验等，有助于确定诊断。必要时查尿酮体、血尿素氮、肌酐、二氧化碳结合力及血钾、钠、钙、氯化物等，有助于诊断与鉴别诊断。

二、病证鉴别

消渴病与瘿病　消渴病的典型表现为多饮、多食、多尿或尿有甜味，乏力或消瘦，颈前无瘿肿；瘿病的典型表现为多食、乏力、消瘦，无多饮、多尿、尿甜，颈前常有瘿肿，常伴有烦热、心悸、多汗、性急易怒、突眼、手颤等症。消渴病多发于中年以后、嗜食肥甘或肥胖者，以体质因素加以饮食失节、情志失调等引发，燥热耗伤气阴是基本病机，日久络脉瘀结，多胸痹、中风、水肿、关格、痿痹、脱疽、视瞻昏渺等继发病证；瘿病多发于女性，有地域特点，发病与情志内伤、饮食及水土失宜、体质因素等有关，迁延日久，可伴见心悸怔忡加重，或出现鹘眼凝睛，影响视力。

【辨证论治】

一、辨证要点

1. 辨体质　阳明胃热体质者，多体壮，偏胖，平素食欲亢盛，或多眠，大便干结等；少阴肾虚体质，多体形瘦长，多思虑，易失眠，发病容易表现为咽干口渴、多饮多尿、心烦失眠、腰膝酸软、性功能障碍等；厥阴肝旺者，平素善急易怒，发病容易表现为头晕头痛、面红目赤、烦躁等；少阳气郁者，性喜抑郁，多愁善感，发病容易表现为口苦、咽干、头晕、烦闷、失眠、月经不调等；太阴脾虚体质，体形多虚胖，纳差，发病容易表现为乏力、腹胀、泄泻等症。

2. 辨病位 即根据消渴病"三多"症状的轻重不同,辨脏腑病位。多饮甚者,为上消,以肺燥为主;多食甚者,为中消,以胃热为主;多尿甚者,为下消,以肾虚为主。消渴的主要病位在肾,常累及多脏。

3. 辨标本虚实 消渴病多本虚标实,本虚证常见阴虚、气虚、气阴两虚、阴阳俱虚,标实证有内热、气滞、痰湿、血瘀之分。其中,热证进一步又可分胃肠热结、脾胃湿热、肝经郁热、痰火中阻,而且表现为肝阳上亢者也不少见。本虚与标实两者常互为因果。一般初病多以热证、实证为主,病久则燥热与阴虚、气虚互见,或表现为与气阴两虚,甚至阴阳俱虚互见,并常兼见气滞、痰湿、血瘀诸标实证候。

二、论治要点

消渴病以清热润燥、养阴益气为基本治法。由于消渴病以燥热消灼气阴为主要病机,常见气虚、阴虚、气阴两虚甚或阴阳俱虚,所以临床上应结合脏腑定位,处理好治本与治标的关系,重视运用清热与补虚治法。一般说来,应视标本的主次,或以治标为主,兼以治本;或以治本为主,兼以治标。《医学心悟·三消》主张"治上消者,宜润其肺,兼清其胃","治中消者,宜清其胃,兼滋其肾","治下消者,宜滋其肾,兼补其肺"。这种"清""补"并用,针对三消主次而有所侧重的治法,可谓切合临床实际,足资借鉴。

三、分证论治

(一) 上消

阴虚津亏证

证候:口渴引饮,咽干舌燥,伴见五心烦热,尿黄便干,或有盗汗,舌质红,或舌体瘦,苔少甚至光红,脉象细数。

病机:肺脏燥热,消灼津液。

治法:清热润肺,养阴生津。

方药:消渴方加减(天花粉、葛根、麦冬、生地黄、藕汁、黄连、姜汁、蜂蜜)。

本方为治疗火盛灼金,金不生水之上消证的主方。方中苦寒之药以泻火,甘润之味以生津,俟火退燥除,津生血旺,则渴自止。可将黄连、天花粉为末调服,或加姜汁、蜂蜜为膏噙化,则效果更佳。如咽干口渴甚、干咳者,可重用天花粉、麦冬,加五味子;兼肺热,咳嗽痰黏者,可配合泻白散、黛蛤散;兼心火,心烦失眠、口舌生疮、小便赤涩者,可配合导赤散;兼肝经郁热,口苦咽干、心烦失眠者,可配合大柴胡汤;若烦渴不止、小便频数而脉数乏力者,为肺热津亏,气阴两伤,可选用玉泉丸或二冬汤。

（二）中消

1. 胃热炽盛证

证候：多食易饥，口渴，尿多，形体消瘦，大便干燥，舌苔黄，脉滑实有力。

病机：胃热炽盛，消谷灼津。

治法：清泄胃热，养阴生津。

方药：玉女煎加减（石膏、生地黄、知母、麦冬、牛膝、玄参）。

本方清热与滋阴共进，虚实兼治，以治实为主。若兼胃肠结热，烦热多食、大便干结者，可配合大黄黄连泻心汤，以清胃泻火；多食易饥、口渴甚者，为气分热盛而津气不足，可合白虎加人参汤，既加强清热生津作用，又能益气生津；心肾阴虚，心烦失眠者，可合用天王补心丹，以滋阴补肾、养心安神。

2. 气阴两虚证

证候：神疲乏力，口渴喜饮，口干咽燥，小便频多，可伴见气短懒言，五心烦热，腰膝酸软，大便偏干，舌质淡红或嫩红，苔少，脉细数无力。

病机：脾肾不足，气阴两虚。

治法：益气养阴，生津止渴。

方药：参芪地黄汤合生脉散加减（人参、黄芪、熟地黄、山茱萸、山药、茯苓、牡丹皮、麦冬、五味子）。

两方相合，可益气养阴、补肾摄精。兼胃肠结热，烦热多食、大便干结者，可配合三黄丸等；兼肝经郁热，口苦咽干、心烦失眠者，可配合小柴胡汤加减；兼痰热中阻，心胸烦闷、失眠多梦者，可配合黄连温胆汤或小陷胸汤加减；久病血瘀，肢体麻痛者，可配合补阳还五汤加减。

（三）下消

1. 脾气亏虚证

证候：小便频多，气短懒言，食少腹满，大便偏稀，倦怠乏力，舌体胖，苔薄白，脉沉缓无力。

病机：脾气不足，精微下流。

治法：健脾益气。

方药：参苓白术散加减（人参、白术、茯苓、山药、薏苡仁、莲子、白扁豆、砂仁、桔梗、甘草）。

此方健脾益气，兼可化湿，统摄精微。兼阴虚，咽干口渴者，可加生地黄、玄参、葛根等，或选用玉液汤；兼痰湿，形体肥胖、肢体沉重者，可配合二陈汤、平胃散加减；兼湿热，脘腹胀闷、腰腿酸困、泄泻臭秽，或大便不爽、小便黄赤者，可合用葛根芩连汤、四妙丸加减。

2. 阴阳俱虚证

证候：夜尿频多，口干多饮，五心烦热，畏寒神疲，腰膝酸软，四肢无力，汗多，性欲淡漠，男子阳痿，大便不调，舌体胖大，舌质淡红，舌苔少，或有白苔，脉沉细，或沉细数无力。

病机：阴阳俱虚，肾精不固。

治法：滋阴温阳。

方药：金匮肾气丸加减（附子、肉桂、生地黄、山茱萸、山药、茯苓、泽泻、牡丹皮）。

此方阴阳两补，补肾固精。偏于阴虚者，加龟板、玄参、知母、黄柏等；肾虚性功能障碍，表现为男子阳痿、妇女带下清稀者，可配合五子衍宗丸；若为脾肾阳虚兼寒湿证，脘腹胀满、疼痛，喜温喜按，泄泻，甚至完谷不化者，可合用附子理中丸、四神丸；若为脾肾阳虚停饮证，呕吐痰涎、清水，背寒，眩晕，脘腹痞满，肠鸣辘辘者，可合用苓桂术甘汤。

消渴病的证候特点是本虚标实、虚实夹杂。临床表现除了本虚证，常兼一至数个标实证。如胃肠热结证，常表现为口渴多饮、消谷善饥、大便干结、心胸烦热、舌质红、苔黄干、脉象滑而数，治当清胃泄热，方可用增液承气汤合三黄丸；湿热困脾证，常表现为纳食不香、口干黏腻、头晕沉重、脘腹胀闷、大便不爽、小便黄赤或尿频涩痛、小便浑浊、舌质红、舌苔黄腻、脉象滑数或弦滑而数，治当清化湿热，方可用黄连平胃散合四妙丸；肝经郁热证，常表现为口苦咽干、口渴引饮、胸胁满闷、太息频频、头晕目眩、烦躁易怒、失眠多梦、小便黄赤、舌质红、苔薄黄、脉弦数，治当清解郁热，方可用小柴胡汤、大柴胡汤；痰火中阻证，常表现为头晕沉重、心胸烦闷、失眠多梦、舌红苔黄腻、脉滑数，治当清化痰热，方可用黄连温胆汤、小陷胸汤；肝阳上亢证，常表现为头痛眩晕、口苦咽干、颜面潮红、耳鸣耳聋、躁烦易怒、失眠多梦、小便黄赤、舌边红、苔黄、脉弦，治当平肝潜阳，方可用天麻钩藤饮。

此外，消渴病还可兼见郁证，表现为情志抑郁、太息频频、胸胁苦满、脘腹胀满、少腹不舒或妇女月经不调、脉弦，治当疏肝理气，方可用逍遥散、四逆散、四磨汤等。若形体肥胖者，可兼见口中黏腻、四肢沉重、神疲嗜睡、脘腹胀满、舌苔白腻、脉象滑或濡缓等痰湿阻滞症，治当化痰除湿，方可用二陈汤、白金丸合指迷茯苓丸加减。至于消渴病血脉瘀阻证，临床也很常见，可表现为胸闷心痛、偏身麻木甚至偏瘫、肢体麻痛、肌肤甲错、妇女月经不调、经血色黯有血块、口唇色黯、舌黯或有瘀斑、脉弦或涩，治当灵活运用活血化瘀法，可用桃红四物汤、桃核承气汤等方。

【专方验方】

1. **降糖基本方**　黄芪 30g，生地黄 30g，玄参 30g，苍术 15g，葛根 30g，丹参 30g。功能：益气养阴，健脾滋肾，活血化瘀。适用于 2 型糖尿病气阴两虚血瘀证（吕仁和、赵进喜《糖尿病及其并发症中西医诊治学》第二版）

2. **止消宣痹汤（庞国明方）**　生黄芪 30g，干生地 30g，全当归 10g，川芎片 10g，赤芍、白芍各 30g，川桂枝 6g，水蛭 6g，川牛膝 30g，生甘草 3g，生姜 3g。功效：益气养阴，养血活血，通络宣痹。主治：消渴痹证（糖尿病周围神经病变）不同阶段所致的手足或四肢凉、麻、痛、痿之四大主症。用法：上药首煎加水800mL，浸泡100分钟，武火煮沸后，文火煮30分钟，滤出药汁约250 mL，再加水600mL，煎煮30分钟，滤出药汁约250mL，两煎药汁混匀，分早晚两次，饭后两小时服。药渣加入白芥子30g、干姜30g、川椒30g入搪瓷盆中煎煮30分钟之后，加52°以上白酒100mL，熏洗手足和双下肢，每次30分钟，每日两次，以达内外合治、殊途同归、协同增效之目的。(《中国中医药报》2010年第3期)

3. 黄连丸 黄连一斤，生地黄一斤，绞地黄汁浸黄连，出曝燥，复内汁中，令汁尽干，捣末，蜜丸如梧子，服二十丸，日三。现代临床用治消渴。(《太平圣惠方》)

4. 益气活血汤 黄芪15g，当归10g，生地黄15g，泽兰10g，党参10g，桃仁10g，红花6g，赤芍10g，川芎15g，山萸肉10g，藕节13g，三七3g，旱莲草13g，炒蒲黄10g，阿胶13g（烊化）。水煎服，日1剂。治疗气虚血瘀型糖尿病肾病微量白蛋白尿期。(韦绪性、孙世山《中医内科学》)

【中成药】

消渴肺热津伤证，可用玉泉丸、参精止渴丸、糖尿灵片、玉兰降糖胶囊；胃热炽盛证，可用消渴康颗粒、金芪降糖片、消渴安胶囊；气阴两虚证，可用降糖舒胶囊、十味玉泉胶囊、糖尿乐胶囊、消渴灵片、消渴平片、参芪降糖片（胶囊、颗粒）、渴乐宁胶囊、糖脉康颗粒、愈三消胶囊、养阴降糖片、芪蛭降糖胶囊；肾阴亏虚证，可用六味地黄丸、麦味地黄丸（口服液）、降糖胶囊；肾阴阳两虚证，可用金匮肾气丸、参鹿补片；气虚证，可用参苓白术丸；气虚夹热者，可用金芪降糖片；胃肠结热者，可用功劳去火片、三黄片；肝经郁热者，可用大柴胡汤颗粒；脾胃湿热者，可用四妙丸；肝阳上亢者，可用天麻钩藤饮颗粒；气机郁滞者，可用加味逍遥丸、四磨汤；痰湿阻滞者，可用二陈丸；络脉瘀结者，可用丹七片、大黄䗪虫丸等。

【简便疗法】

1. 熏洗疗法 黄芪30g，当归10g，桂枝10g，红花10g，生地黄10g，丹参30g，茯苓10g，苦参30g，川芎10g，七叶一枝花30g，枯矾30g，蛇床子30g。取一剂中药加水2500mL浸泡30分钟，煎煮，沸后1小时，倒入熏洗盆中，测量药液温度50℃~70℃时进行熏洗。治疗糖尿病周围神经病变。(《光明中医》2012年第27期)

2. 针刺疗法 针刺或点按胰俞。胰俞，又称"胃管下俞""胃脘下俞""胃下俞"，位于足太阳膀胱经上第8胸椎棘突下旁开1.5寸的部位，针刺或点按该穴，或脉冲治疗，常配合脾俞、肾俞、足三里、三阴交等，可用于消渴病辅助治疗。(郑佩仪、段颖华《常见病针灸治疗》)

【预防调护】

1. 饮食有节 饮食宜清淡，而且进食量应有所节制。多饮水，禁烟限酒。不可过食甘肥及咸食，少吃辛辣、油腻、煎炸、烧烤等。

2. 调节情志 应保持心情舒畅，情绪稳定，避免郁怒等精神刺激，并应注意消除紧张、恐惧、忧虑等不良情绪。

3. 劳逸结合 应适当增加运动量，避免久坐。起居应有规律，避免劳心过度。

4. 密切监测 应注意监测相关指标，及早诊断，并积极采取干预措施，以免病情加重，引发气机逆乱，阴竭液脱危症，或进一步发展，导致痹瘵、疮疖等诸多继发病证。

【小结】

消渴病临床多发，多为热伤气阴所致，体质因素、饮食失节、情志失调、劳逸失度、药石所伤等，皆有关其发病。其病机特点是燥热消灼气阴，以阴虚为本，燥热为标。病位在肺、胃、肾，可兼及多脏，尤以肾为关键。病情加重，燥热伤阴，可导致阴竭液脱危症；久病不愈，络脉瘀结，可继发胸痹心痛、中风、水肿、关格、视瞻昏渺、脱疽等诸多病证；正气不足，外邪来犯，或邪毒内生，可发生痹瘵、疮疖、淋浊等。其证候特点是本虚标实，虚实夹杂。本虚可表现为阴虚、气虚、气阴两虚与阴阳俱虚，标实可表现为胃肠结热、脾胃湿热、肝经郁热、痰火中阻及肝阳上亢、气机郁滞、痰湿阻滞、络脉瘀结等。所以治疗消渴病，应处理好治本、治标的关系，重视清热益气养阴治法与活血化瘀治法。并应该注意饮食有节、起居有常、劳逸结合，严密监测相关指标，避免病情加重，或进一步引发诸多继发病证。

【证治汇补】

1. 庞国明经验 庞国明教授将糖尿病周围神经病变确立为"消渴病痹证"。病机特点为消渴日久，耗伤气阴，阴阳气血亏虚，血行瘀滞，脉络痹阻，属本虚标实证。病位在肌肤脉络，内及肝、肾、脾等脏腑，以气血亏虚为本，瘀血阻络为标。将消渴病痹证分为5种证型：气虚血瘀证，方选补阳还五汤加减以补气活血、化瘀通痹；寒凝血瘀证，方选当归四逆汤加减以温经散寒、通络止痛；阴虚血瘀证，方选芍药甘草汤合桃红四物汤加减以滋阴活血、柔筋缓急；痰瘀阻络证，方选指迷茯苓丸合活络效灵丹加减以化痰活血、宣痹通络；肝肾亏虚证，方选壮骨丸加减以滋补肝肾、填髓充肉。（中华中医药学会《糖尿病中医防治指南》）

2. 辨体质与辨标本虚实并重 消渴病阳明胃热体质，常用清泄热结法；少阴阴虚体质，常用滋阴清热法；厥阴肝旺体质，常用平肝潜阳法；少阳气郁体质，常用清解郁热法；太阴脾虚体质者，常用清热化湿、清热益气法。本虚证包括阴虚、气虚、气阴两虚、阴阳俱虚证，标实证包括胃肠结热、脾胃湿热、肝经郁热、痰火中阻、肝阳上亢、气机郁滞、痰湿阻滞、络脉瘀结等。病情稳定期应标本同治，邪正两顾；病情急变期应治标为主，兼以治本，或先治标后治本。

3. 重视运用清热、益气、养阴法 热伤气阴是消渴病的主要病机，而气阴两虚为临床最常见的证候。所以临床在重视益气养阴治法的同时，应该充分重视清热治法。具体而言，胃肠结热者，可用大黄、黄连、黄芩、栀子、石膏、知母、天花粉等；脾胃湿热者，可用苍术、白术、黄连、黄柏、苦参、薏苡仁、马齿苋等；肝经郁热者，可用柴胡、黄芩、薄荷、郁金、赤芍、白芍、牡丹皮、栀子等；痰热中阻者，可用瓜蒌、黄连、陈皮、半夏、茯苓、僵蚕、海蛤壳等。夹肺热者，可用黄芩、桑叶、桑白皮、地骨皮等；夹心火者，可用黄连、栀子、莲子心、生地黄、竹叶等；夹肝火者，可用龙胆草、黄芩、桑叶、菊花、夏枯草等；夹胃火者，可用石膏、知母、大黄、黄连等；阴虚相火妄动者，可用知母、黄柏、生地黄、玄参、地骨皮等。

4. 关于活血化瘀法疗法的运用 由于消渴病日久不愈，常见络脉瘀结证，并易由此导致诸多继发病证。因此，消渴病及其继发病证运用活血化瘀法治疗非常重要。常用丹参、葛根、当归、川芎、桃仁、红花等。久病络脉瘀结者，更应该重视活血通络与化瘀散结治法，常用药如水蛭、土鳖虫、炮山甲、地龙、僵蚕、白花蛇、大黄、鬼箭羽、海藻、昆布、牡蛎等。

【医案选读】

梁某，男，71 岁，住北京市甘家口。初诊：1996 年 11 月 13 日。

主诉：口渴 10 年余，伴双下肢体麻木、疼痛、冷凉 1 年。

患者发现糖尿病 10 年余，有心梗、心肌室壁瘤心脏手术史。长期服用西药磺脲和双胍类降糖药，近期已注射胰岛素，血糖控制一般。近期出现双下肢体麻木、疼痛，不能步履，生活不能自理。西医诊断为糖尿病周围神经病变。嘱服胰激酞原酶片，治疗无效。求中医诊治。刻下：咽干不欲多饮，头晕目花，有时心悸胸闷，疲乏无力，肢体麻木、疼痛、冷凉，夜间痛甚，伴四末冷凉，大便偏干。患者持杖艰于步行，痛苦异常。诊查：形体消瘦，肌肤甲错，爪甲枯萎，舌质黯红，苔薄腻，脉象沉细略弦。辨证为气阴两虚，气虚血瘀，络脉痹阻。治拟益气养阴，活血通络，化瘀开痹。

处方：生黄芪 30g，沙参 15g，玄参 25g，赤芍、白芍各 25g，当归 30g，丹参 15g，葛根 25g，狗脊 15g，木瓜 15g，淫羊藿 15g，桂枝 6g，黄连 6g，金银花 15g，桃仁 12g，红花 9g，鬼箭羽 15g，地龙 3g，水蛭 3g，土鳖虫 3g，僵蚕 3g，三七粉 3g（冲服）。30 剂。

二诊：1996 年 12 月 12 日。服药大便通畅，肢体麻痛症状明显好转，精神状态良好，可持杖步行散步。效不更方，30 剂。

三诊：1997 年 1 月 12 日。诸症均减，体力与精神状态良好，已不须拐杖自行散步。继续守方。30 剂。

四诊：1997 年 2 月 10 日。病情平稳，复查血糖化验正常。基本无症状，精神体力均佳，视力改善。坚持服用汤药半年余，病情持续稳定。多次化验血糖，控制良好，两年后随访，肢体麻木疼痛未进展。

按：消渴病临床多发，根治困难。初病多实，久病多虚，更多虚实夹杂者。消渴病日久不愈，热伤气阴，或阴损及阳，久病入络，更可致络脉瘀结，发生血痹麻木等诸多继发病证。本例即消渴病久病患者，表现为本虚标实，虚实夹杂。本虚证为气阴两虚，有阴损及阳之势；标实证为血瘀，络脉痹阻。所以治疗当标本同治，益气养阴、通阳补肾与活血通络、化瘀开痹相结合，选方补阳还五汤加味。该方生黄芪需重用，一般30～60g，最大可用至120g。加沙参、玄参者，兼以养阴，配大剂量赤芍、白芍、当归，既可养血活血、柔筋缓急止痛，又可通便。丹参、葛根为常用活血"对药"，狗脊、木瓜是经验方脊瓜汤之核心配伍。用淫羊藿、桂枝补肾温经以活血，用黄连、金银花清热坚阴。他如桃仁、红花、鬼箭羽、地龙等辈，总为活血化瘀、通络开痹之意，其中更用虫药最善搜风通络，则使全方通络之力倍增。三七粉为活血药，又有较好的止痛作用，散剂冲服效果较好。

（吕仁和、赵进喜《糖尿病及其并发症中西医诊治学》）。

复习思考题

一、问答题

1. 何为消渴病？简述其病因病机。

2. 消渴病继发病证有哪些？举例说明其形成机制。

3. 消渴病如何与瘿病相鉴别？

4. 消渴病如何分析其本虚标实证候？

5. 试述治疗消渴病本虚证的常用方剂。

二、选择题

［A1 型题］

消渴病的病机特点是（　　）

    A. 肾阴亏虚　　　　　　　　　B. 脾气不足

    C. 气阴两虚　　　　　　　　　D. 热伤气阴

    E. 胃热阴虚

［A2 型题］

张某，男性，55 岁。间断口渴多饮 10 余年，近期乏力神疲，腰膝酸冷，夜尿频多，阳痿，舌体胖，苔薄白，脉沉细。其治疗应首选的方剂是（　　）

    A. 六味地黄丸　　　　　　　　B. 金锁固精丸

    C. 金匮肾气丸　　　　　　　　D. 大补阴丸

    E. 玉泉丸

［B1 型题］

    A. 六味地黄丸　　　　　　　　B. 金匮肾气丸

    C. 附子理中丸　　　　　　　　D. 玉泉丸

    E. 玉液汤

1. 治疗消渴病阴虚证，可用（　　）

2. 治疗消渴病阴阳俱虚证，可用（　　）

第五节　内伤发热

学习要点

1. 内伤发热的概念。
2. 内伤发热的病因病机。
3. 内伤发热的诊断与病证鉴别。
4. 内伤发热的辨证论治。
5. 内伤发热的转归预后。
6. 内伤发热的预防调护。

内伤发热是指以脏腑功能失调，气血阴阳失衡为基本病机，以发热为主要临床表现的病证。一般起病较缓，病程较长，或有反复发热的病史，热势高低不一，但以低热为多，或自觉发热而体温并不升高。

早在《内经》中即有关于内伤发热的记载，其中对阴虚发热的论述较详。如《素问·调经论》说："阴虚则内热。"在治疗上，《素问·至真要大论》提出"诸寒之而热者取之阴"，即"壮水之主，以制阳光"之意。汉代张仲景《金匮要略·血痹虚劳病脉证并治》以小建中汤治疗虚劳"手足烦热"，开后世甘温除热治法的先河。元代李东垣为气虚发热的辨证及治疗做出了重要贡献，其中补中益气汤系治疗气虚发热的主方。李东垣还在《内外伤辨惑论》中提出以当归补血汤治疗血虚发热，并对内伤发热与外感发热的鉴别作了详细的论述。朱丹溪倡"阳有余阴不足"说，创制大补阴丸等方治疗"阴虚火动"之证。明代张景岳《景岳全书》对阳虚发热的认识，补前人之未备，将右归饮、理中汤、大补元煎、六味回阳饮等作为治疗阳虚发热的主要方剂。明代秦景明《症因脉治·内伤发热》首先提出"内伤发热"这一病名。清代王清任《医林改错》及唐容川《血证论》为瘀血发热的辨证论治做出了重要贡献。

西医学的功能性低热，肿瘤、血液病、结缔组织疾病、内分泌疾病及部分慢性感染性疾病所引起的发热，以及某些原因不明的发热，具有内伤发热的特点时，均可参照本节辨证论治。

【病因病机】

内伤发热，主要为劳倦过度、饮食失调、情志内伤、久病失治误治、失血、血瘀、素体虚弱等，以致气、血、阴、阳亏虚，或气、血、水湿等郁结壅遏而发热。

1. 肝气郁结　情志抑郁日久，肝失条达，气郁化火；或恼怒过度，肝火内盛而致发热。即《丹溪心法·火》所谓："凡气有余便是火。"

2. 瘀血阻遏　气滞不行、气虚不运、跌仆损伤、痰湿内阻、血证出血、寒凝经脉、热邪熏灼等均可导致瘀血内结。瘀血内积，壅遏不通，郁而化热，则引起发热。瘀血发热尚与血虚失养有关，如《医门法律·虚劳门》说："血痹则新血不生，并素有之血，亦瘀积不行，血瘀则荣虚，荣虚则发热。"

3. 湿邪阻滞 饮食失调，或忧思气结等，使脾胃受损，运化失职，以致湿邪内生，阻滞气机，郁而化热，导致湿郁发热。

4. 中气不足 劳倦过度，或饮食失调，或久病失于调理，以致脾胃受损，中气不足，阴火内生而引起发热，即气虚发热。其病机特点，或为气虚而虚阳外越，即气虚阳浮；或为气虚而阴火上冲；或为气虚而卫外不固，营卫失和。

5. 阴血亏虚 大病久病之后，致脾胃虚弱，不能生血；或心肝血虚；或长期慢性失血；或外伤、产后、手术失血过多等，致营血亏虚。血本属阴，阴血不足，无以敛阳，阳气偏亢而引起发热。《证治汇补·发热》言："一切吐衄便血，产后崩漏，血虚不能配阳，阳亢发热者，治宜养血。"指出阴血不足，阴不配阳，虚阳偏亢而为血虚发热。

若素体阴虚，或吐泻日久，或汗出过多，或患热病日久，伤阴耗液；或误用、过用温燥药物等，导致阴液亏虚。阴衰则阳盛，水不制火，阳气偏盛而致阴虚内热。正如《景岳全书·杂证谟·火证》云："阴虚者亦能发热，以此真阴亏损，水不制火也。"

6. 阳气衰惫 素体阳虚，或寒证日久，耗伤阳气；或误用、过用寒凉药物，损伤阳气；或久病气虚，气损及阳等，使阳气虚衰，阴寒内盛，以致火不归原，虚阳外浮而引起发热。临床常表现为戴阳或格阳证。如《证治汇补·发热》说："阳虚发热，有肾虚水冷，火不归经，游行于外而发热。"

上述病因引起的内伤发热，其病机大体可归纳为虚、实两类。由肝气郁结、瘀血阻遏及湿邪阻滞所致者属实，其基本病机为气、血、水湿等郁结壅遏化热而引起发热。中气不足、血虚、阴虚及阳气衰惫所致者属虚，其基本病机是气、血、阴、阳亏虚，或为阴血不足，阴不敛阳，阳气亢盛而发热；或为阳气虚衰，阴火内生，虚阳外浮而发热。总属脏腑功能失调，气血阴阳失衡所导致。

本病的病位在气或在血，病变脏腑主要与肝、脾、肾关系密切。其可由一种或多种病因同时引起发热，如气滞血瘀、痰瘀交结、气阴两虚、气血两虚等。久病往往由实转虚，由轻转重，其中以瘀血病久，损及气、血、阴、阳，分别兼见气虚、血虚、阴虚或阳虚，而成为虚实兼夹之证较为多见。其他如气郁发热日久，正气亦虚而成为气郁气虚发热；若热伤阴津，则可转化为阴虚发热；气虚发热日久，气虚及阳，阳气虚衰，则发展为阳虚发热。此类复杂证候是造成本病缠绵的重要原因，临证需详审细辨。

本病的预后，与病因、患者体质的强弱、治疗护理是否合理等有密切关系。一般而言，若胃气尚未衰败者，经过适当的治疗及护理，多可治愈，预后较好。若病情缠绵，且证多兼夹，或正虚邪恋，胃气衰败，甚至格阳或戴阳者，则其疗效及预后均较差。《张氏医通》以脉诊判断预后的经验值得借鉴，如谓："若发热而脉反沉细，或数疾无力者，病脉相反也死；病热有火者生，心脉洪是也；浮而涩，涩而身有热者死；热而脉静者难治，脉盛汗出不解者死，脉虚热不止者死；脉弱四肢厥，不欲见人，食不入，利下不止者死。"

【诊断】

一、诊断要点

1. 病史　一般有气、血、阴、阳亏虚或气郁、血瘀、湿阻的病史，或有反复发热史。无感受外邪所致的头身疼痛、鼻塞、流涕、脉浮等表证。

2. 临床特征　内伤发热起病缓慢，病程较长，多为低热，或自觉发热，或五心烦热，或骨蒸潮热，或面部烘热，而体温多不高。一般不恶寒，或虽感怯冷，但得衣被即减轻或消失。发热持续，或时作时止，或发有定时。常伴有头痛、头晕、神疲、自汗、盗汗、脉弱无力等症。因内伤发热主要由于气、血、水湿的郁滞壅遏，或气、血、阴、阳的亏损所致，故在发热的同时，分别伴有相关症状。

3. 相关检查　有针对性地做血液常规、血液生化、免疫、病原学、病理检查及 X 线、B 超、CT 等检查，有助于对原发病的诊断及鉴别诊断。血、尿、粪 3 项常规检查，血沉测定，心电图及 X 线胸部透视或摄片应作为慢性发热时必须进行的检查。怀疑结缔组织疾病时，做链球菌溶血素"O"效价测定、血中狼疮细胞检查及有关血清免疫学检查。怀疑肝脏疾病时，做常规肝功能检查。怀疑甲状腺疾病时，做基础代谢检查。有未能解释原因的严重贫血时，须做骨髓象检查。

二、病证鉴别

内伤发热与外感发热　内伤发热的特点已如上述。外感发热初期以发热恶寒、脉浮、舌苔薄白为特征。起病较急，病程较短，发热的程度大多较高，初起常兼有头身疼痛、鼻塞、流涕、咳嗽等表证。其由感受外邪，正邪相争所致，属实证者居多。

【辨证论治】

一、辨证要点

1. 辨证候虚实　临证应依据病史、病因、症状、舌象、脉象等辨别证候的虚实。虚证病程较长，而实证相对较短；虚证舌或胖大或瘦小、苔少或无苔，而实证或舌质紫黯或苔黄腻；虚证脉多细弱无力，而实证脉多实、弦、滑、数；由气郁、血瘀、痰湿阻滞所致的内伤发热属实，由气虚、血虚、阴虚、阳虚所致的内伤发热属虚。若邪实伤正及因虚致实，表现虚实夹杂证候者，应分辨其主次。

2. 辨病情轻重　一般病程较长，热势亢盛，持续发热，或反复发作，久治不愈，胃气衰败，正气虚甚，兼夹证多者，则病情较重。反之病情较轻。若内脏无实质性病变，仅属一般体虚所致者，病情亦轻。

二、论治要点

调理气血阴阳、补虚泻实是治疗内伤发热的基本原则。属实者，应视肝郁、瘀血及湿阻之异，分别予以行气、活血、化湿法为主，可适当合用清热法。属虚者，应根据气虚、血虚、阴虚、阳虚的不同，分别予以益气、养血、滋阴、温阳法。虚证中除阴虚发热可适当配伍清虚热药物外，其余均应以补为主。对虚实夹杂者，则须分清主次兼顾之。正如《景岳全书·杂证谟·火证》所说："实火宜泻，虚火宜补，固其法也。然虚中有实者，治宜以补为主，而不得不兼乎清……若实中有虚者，治宜以清为主，而酌兼乎补。"

三、分证论治

1. 阴虚发热证

证候：午后或夜间潮热，不欲近衣，手足心热，烦躁，少寐多梦，盗汗，口干咽燥，大便干结，尿少色黄，舌体瘦小，舌质干红，或有裂纹，苔少或无苔，脉细数。

病机：阴虚阳盛，虚火内炽。

治法：滋阴清热。

方药：清骨散加减（银柴胡、知母、胡黄连、地骨皮、青蒿、秦艽、鳖甲、甘草）。

本方具有清虚热、退骨蒸的功效，为治疗阴虚发热的常用方剂。盗汗明显者，宜去青蒿，加煅牡蛎、浮小麦、糯稻根、五味子，以敛汗；阴虚较甚者，加玄参、生地黄、制首乌，以滋阴；失眠者，加炒枣仁、柏子仁、夜交藤，以养心安神；兼气虚而见头晕气短、体倦乏力者，加太子参、黄精、蔓荆子，以益气；持续低热者，可酌加牡丹皮、白薇，以透达虚热；肝肾阴虚火旺而见低热、五心烦热、头晕目眩、耳鸣、腰膝酸软、遗精等症者，可选用知柏地黄丸，以滋阴清热。

2. 血虚发热证

证候：发热多为低热，头晕眼花，心悸不宁，身倦乏力，面白少华，唇甲色淡，或妇女月经量少而色淡，甚至闭经，舌质淡，苔白，脉细弱。

病机：血虚失养，阴不配阳，阳气偏亢。

治法：益气养血。

方药：归脾汤加减（黄芪、党参、茯苓、白术、当归、龙眼肉、炒枣仁、远志、大枣、炙甘草、熟地黄、白芍）。

本方具有补气生血、养心安神的功效，适用于心脾气血不足之发热。偏于血虚者，加枸杞子、制首乌，以补血；偏于脾气虚，纳差腹胀者，去龙眼肉、熟地黄碍脾之药，重用黄芪、党参，加陈皮、神曲、谷芽、麦芽等，以健脾助运；若慢性失血所致，仍有少许出血者，可酌加三七粉、仙鹤草、茜草、棕榈炭等以止血；兼阴虚者，酌加麦冬、生地黄、鳖甲等，以滋阴养血；血虚冲任不足，妇女月经量少色淡或闭经者，可重用熟地黄、当归，加川芎、益母草，以养血行血。

3. 气虚发热证

证候：发热，热势或低或高，常在劳累后发作或加重，头晕，倦怠乏力，气短懒言，食少便溏，自汗，易于感冒，舌质淡，苔薄白，脉细弱或细数。

病机：中气不足，阴火内生。

治法：益气健脾，甘温除热。

方药：补中益气汤加减（黄芪、人参、白术、当归、陈皮、升麻、柴胡、炙甘草）。

本方以益气升阳、调补脾胃为基础，具有甘温除热之功效，为甘温除热的代表方剂。若营卫不调，时冷时热、汗出恶风者，加桂枝、白芍，以调和营卫；脾虚夹湿，而见胸闷脘痞、大便溏薄、舌苔白腻者，加苍术、厚朴、藿香，以健脾燥湿；易患感冒者，可合用玉屏风散，以益气固表；自汗较多者，加煅牡蛎、浮小麦、糯稻根，以固表敛汗。

4. 阳虚发热证

证候：发热而欲近衣被，形寒怯冷，四肢不温，少气懒言，头晕嗜卧，腰膝酸软，纳少便溏，面色㿠白，舌体胖或有齿痕，舌质淡，苔白润，脉沉细无力。

病机：肾阳亏虚，火不归原，虚阳外浮。

治法：温补阳肾，引火归原。

方药：金匮肾气丸加减（附子、桂枝、山茱萸、熟地黄、山药、茯苓、牡丹皮、泽泻）。

本方温补肾阳，乃"肾气丸纳桂附于滋阴剂中十倍之一，意不在补火，而在微微生火，即生肾气也"（《医宗金鉴》），即"阴中求阳"之意。阳虚而气短乏力者，加人参、黄芪，以补气助阳；阳虚较甚者，加仙茅、仙灵脾，以温肾助阳；火不生土，便溏者，加白术、干姜、薏苡仁，以温中健脾化湿。

5. 气郁发热证

证候：发热多为低热或潮热，热势常随情绪波动而起伏，精神抑郁，胁肋胀满，烦躁易怒，喜叹息，妇女常兼月经不调，经来腹痛，或乳房发胀，口干而苦，纳食减少，舌质红，苔黄，脉弦数。

病机：肝郁日久，化火生热。

治法：疏肝理气，解郁泄热。

方药：丹栀逍遥散加减（牡丹皮、栀子、柴胡、薄荷、当归、白芍、白术、茯苓、炙甘草）。

本方由逍遥散加牡丹皮、栀子而成，功擅疏肝理气、清解郁热。气郁较甚者，加理气而不辛燥的郁金、川楝子、青皮，以疏肝解郁；热象较甚，舌红口干、便秘者，加龙胆草、决明子，以清肝泻火；妇女若兼月经不调，可加泽兰、益母草，以活血调经；素体阴虚，或肝郁发热日久伤阴，可选用滋水清肝饮，以养阴疏肝清热。

6. 湿郁发热证

证候：低热，午后热甚，热难速已，或身热不扬，心中烦热，胸闷脘痞，身体困重，头重如裹，不思饮食，渴不欲饮，呕恶，大便稀薄或黏滞不爽，舌苔白腻或黄腻，脉濡或濡数。

病机：湿阻三焦，郁而化热。

治法：除湿清热，宣畅气机。

方药：三仁汤加减（杏仁、白蔻仁、生薏苡仁、飞滑石、常山、白通草、竹叶、厚朴、半夏）。

本方三仁合用，以宣上、畅中、渗下为配伍特点，兼有宣畅三焦气机之功。由于湿性黏滞，其为患多缠绵难愈，故立法遣药除湿重于清热，俾湿去热自解。头痛如裹者，加藁本、苍术，以祛风燥湿止痛；呕恶者，加竹茹、藿香、陈皮，以和胃降逆；胸闷、苔腻者，加郁金、佩兰，以理气化湿；湿热阻滞少阳枢机，症见寒热如疟、寒轻热重、口苦呕逆者，加青蒿、黄芩，以清解少阳湿热。

7. 血瘀发热证

证候：午后或夜晚发热，或自觉身体某些部位发热，口干咽燥，但不多饮，肢体或躯干有固定痛处或肿块，面色萎黄或晦黯，舌质青紫或有瘀点、瘀斑，脉弦或涩。

病机：血行瘀滞，瘀热内生。

治法：养血活血，化瘀清热。

方药：血府逐瘀汤加减（当归、川芎、牡丹皮、赤芍、生地黄、柴胡、黄芩、枳壳、桃仁、红花、川牛膝、炙甘草）。

原方经加减，以活血化瘀为主，兼有凉血清热之功。发热较甚者，可重用牡丹皮，加秦艽、白薇，以清热凉血；便秘者，重用桃仁，加大黄，以润肠通腑泄热；素体脾虚者，加黄芪、党参，以益气化瘀；兼肝郁者，加莪术、佛手，以理气化瘀；肢体肿痛者，可加姜黄、乳香、没药、地龙，以化瘀通络、消肿止痛。

【专方验方】

1. 于万贵治湿温发热方　藿香40g，厚朴20g，半夏15g，茯苓50g，杏仁15g，薏苡仁50g，猪苓15g，泽泻15g，砂仁15g。水煎服。功效：清宣化湿，上下分消。用于湿温发热，症见发热、肢体倦怠、舌苔黄腻而厚、脉弦滑而数者。（夏洪生《北方医话》）

2. 蒲辅周治血瘀发热方　当归尾、赤芍、川芎、西红花、炒枳壳、柴胡、制没药各4.5g，净桃仁、川牛膝、干地龙各6g，干生地9g，桔梗、生甘草各3g。水煎服。功效：活血化瘀。用于内伤发热之瘀血证，症见午后发热，体温在40℃以上，而患者自觉并不发热，右胁下痛不移，面无热色，口不渴，大便自调，小便亦利，舌色黯，脉弦涩。（《蒲辅周医案》）

3. 张翼治内伤发热方　生地黄10g，知母、黄柏各6g，肉桂1g，怀牛膝、栀子、青蒿各6g，合欢花15g，郁金、山药各10g，砂仁6g。水煎服。本方滋阴清火，引火归原。用于肝郁日久，精血暗耗，肝肾不足，相火有余，郁火沿督脉冲逆之内伤发热，症见腰背肌腠灼热，因情绪改变而发，心烦急躁，舌黯，苔薄，脉沉滑。（高新彦《古今名医医案赏析》）

【中成药】

气虚发热证用补中益气丸；阳虚发热证用金匮肾气丸；血虚发热证用人参归脾丸；

阴虚发热证用六味地黄丸、龟甲胶、知柏地黄丸；阴虚火旺证用大补阴丸、天王补心丹；少阳郁热证用小柴胡冲剂；瘀血发热证用血府逐瘀口服液；肝郁化火证用加味逍遥丸；痰湿郁热证用黄连温胆丸。

【简便疗法】

1. 针刺疗法　气虚发热选脾俞、胃俞、气海、合谷、尺泽等穴，用补泻兼施法，每日 1～2 次；阴虚发热选三阴交、太溪、复溜、大椎等穴，用补泻兼施法，每日 1～2 次；肝郁发热选行间、风池、大椎、曲池、内关等穴，用泻法，每日 1～2 次；瘀血发热选血海、膈俞、中冲、阳陵泉、水沟、神门等穴，用泻法，每日 1～2 次；湿郁发热选合谷、大椎、丰隆、内关、公孙、足三里等穴，用泻法，每日 1～2 次。

2. 饮食疗法　黄芪大枣煲乌鸡：黄芪、党参各 30g，大枣 5 枚，乌鸡肉 250g，水煎汤加盐调味服食。适用于血虚发热。（《中国烹饪》1989 年第 11 期）

【预防调护】

1. 起居有常　要按时作息，住所寒温适宜，并注意保暖、避风，防止感受外邪。常自汗、盗汗者，应注意更换内衣，

2. 饮食有节　饮食宜清淡而富有营养又易于消化，适当多食水果、蔬菜，少食油腻，忌烟酒。

3. 运动有度　体温高者应卧床休息，长期低热的患者，在体力许可的情况下，可进行适当户外活动。

4. 及时调治　患病后应及时治疗调养，避免日久导致脏腑功能失调，气血阴阳亏损。平时要注意摄生，保持精神愉快，气和神平，使阴平阳秘。

【小结】

内伤发热系情志不舒、饮食失调、劳倦过度、久病伤正等导致脏腑功能失调，气血阴阳失衡所引起的发热。一般起病较缓，病程较长，或有反复发热的病史。临床表现多为低热，但有时也可以是高热，亦有少数患者自觉发热或五心烦热，而体温并不升高。气滞、血瘀、湿停，郁结壅遏化热，以及气、血、阴、阳亏虚，阴阳失衡发热，是内伤发热的两类病机。前者属实，后者属虚。虚实可以相互转化。临床虽以阴虚发热、血虚发热、气虚发热、阳虚发热、气郁发热、湿郁发热、血瘀发热等证型常见，但各种证型之间常相互关联。如气虚日久，气损及阳，转为阳虚发热；气不行血，血停为瘀，表现为血瘀发热。临床治疗时务须结合标本虚实传变，时时注意祛邪不要伤正，补虚要兼顾祛邪；扶正主要是调养脏腑、补益气血阴阳，祛邪重在理气解郁、活血化瘀、化痰祛湿。

【证治汇补】

1. 辨证要详询病史，全面权衡　内伤发热病因复杂，见症殊多，往往为疑难重病

之先兆，且具有气、血、水湿郁滞壅遏，或气、血、阴、阳亏损失调的病史，其在发热的同时，必分别兼有气滞、血瘀、湿郁或气虚、血虚、阴虚、阳虚等证，故对其辨证详询病史至为重要，同时应结合发病情况、证候特点及相关的理化检查等方面细察明辨，全面权衡，方可审因论治，此为内伤发热辨证论治之关键。

2. 要掌握用药宜忌　对于内伤发热的用药，宜轻剂，不宜重剂。特别是正虚发热的治疗，病程较长，脾胃虚弱，补益太过，则虚不受补，或碍脾滞胃，故用药剂量宜轻，缓缓而图之，否则欲速不达。实证可适当清热，虚证可选清虚热药，切不可一见发热，便用发散解表及苦寒泻火之剂，以免耗气伤阴，或伤脾败胃。

3. 治疗内伤发热虚证，要时时顾护胃气　脾胃为后天之本，气血生化之源。脾胃已虚，既不堪攻伐，又虚不受补，况且内伤发热以虚证为多，除实证外，一般均应酌情补益脾胃，以助气血生化之源，促进疾病的恢复。药量亦宜轻，宁可再剂，不可重剂。

【医案选读】

龚某，男，58 岁。1965 年 3 月 5 日初诊。

主诉：低热 2 天。

病史：低热 2 天，手足心热，午后热甚，体温偏高，常自汗出，头晕，周身酸困，咳嗽，二便正常。

检查：舌淡苔薄白，脉迟。

诊断：低热（气阴不足）。

治法：益气养阴。

处方：浮小麦 12g，炙甘草 6g，大枣 5 枚（切），黄芪 12g，北五味子 3g（打），天冬 9g，地骨皮 6g，枸杞子 6g。5 剂，水煎服，每剂 2 煎，共取 150mL，早晚空腹服。

3 月 9 日复诊：药后低热见退，汗出减少，头晕、咳嗽亦减，但晚间手足仍发热，二便正常，脉舌正常，停药观察。

3 月 12 日三诊：停药后又发热，原方再服 5 剂。

3 月 20 日四诊：药后偶有低热，脉细沉，舌无苔，属脾气虚弱，治宜益气缓肝。

处方：党参 6g，炒白术 4.5g，云苓 3g，炙甘草 1.5g，陈皮 2.4g，木瓜 3g，炒小麦 9g，五味子 3g，大枣 3 枚。

4 月 2 日五诊：低热已去，食欲好转，原方继服 5 剂，诸症悉平。

按：低热一症比较常见，致病原因亦多。本例有手足心热，午后热甚，为阴液不足；但自汗、头晕、身困、脉迟、舌淡又见阳气不足，单纯养阴清热不能胜任，必须甘温益气，后以养阴之品，方可气阴两补。甘麦大枣汤加黄芪亦为甘温除热法，加天冬、五味子生津增液，而地骨皮和枸杞子，又能养阴除热。

（中医研究院《蒲辅周医疗经验》）

复习思考题

一、问答题

1. 何为内伤发热？临床表现有哪些特点？

2. 试述内伤发热的病因病机要点。

3. 如何鉴别内伤发热与外感发热？

4. 试述内伤发热的辨证论治要点。

5. 试述内伤发热各证型的证候特点、治法及代表方药。

6. 阴虚发热及血瘀发热均多在午后及（或）夜间发热，如何将两者加以鉴别？

二、选择题

[A1 型题]

1. 甘温除热治法的代表方剂是（   ）

    A. 大建中汤   B. 小建中汤

    C. 黄芪建中汤   D. 补中益气汤

    E. 人参养荣汤

2. 下列各项，不符合内伤发热临床特征的是（   ）

    A. 起病缓慢，病程较长   B. 多为低热，亦有高热

    C. 测量体温都升高   D. 可有气、血、阴、阳亏虚的症状

    E. 可有气郁、血瘀、湿阻的症状

[A2 型题]

1. 患者，男性，36 岁。发热而欲近衣，形寒怯冷，四肢不温，少气懒言，头晕嗜卧，腰膝酸软，纳少便溏，面色㿠白，舌质淡胖，边有齿痕，苔白润，脉沉细无力。此时的证候诊断是（   ）

    A. 气虚发热证   B. 血虚发热证

    C. 阴虚发热证   D. 阳虚发热证

    E. 气郁发热证

2. 患者，女性，50 岁。自觉午后发热近 2 个月，口燥咽干，但不多饮，肢体有固定痛处，面色晦黯，舌质青紫，有瘀点，脉涩。治疗本病首选的方剂是（   ）

    A. 血府逐瘀汤   B. 桂枝茯苓丸

    C. 天台乌药散   D. 复元活血汤

    E. 黄连温胆汤

[B1 型题]

    A. 肝   B. 脾胃   C. 心   D. 肺   E. 肾

1. 内伤发热患者，发热每因劳累而起，伴乏力、自汗、食少、便溏，其病位在（   ）

2. 内伤发热患者，发热常因郁怒而起，伴胸胁胀满，叹气得舒，口苦便干，其病位在（   ）

第六节　虚　劳

1. 虚劳的概念。
2. 虚劳的病因病机。
3. 虚劳的诊断与病证鉴别。
4. 虚劳的辨证论治。
5. 虚劳的转归预后。
6. 虚劳的预防调护。

　　虚劳又称虚损，是以脏腑功能衰退，气血阴阳亏损，久虚不复成劳为主要病机，以五脏虚证为主要特征的多种慢性虚损证候的总称。

　　古代医籍对虚劳的论述甚多。《素问·通评虚实论》提出"精气夺则虚"，被视为虚证的提纲。《素问·调经论》进一步指出"阳虚则外寒，阴虚则内热"，说明虚证有阴虚、阳虚的区别，并指出了阴虚、阳虚的主要特点。《难经·十四难》论述了"五损"的症状及转归，并在治法上根据五脏所主及其特性提出五脏虚损的治疗大法："损其肺者，益其气；损其心者，调其营卫；损其脾者，调其饮食，适其寒温；损其肝者，缓其中；损其肾者，益其精。"汉代张仲景《金匮要略·血痹虚劳病脉证并治》首先提出了虚劳的病名，详述证因脉治，分阳虚、阴虚、阴阳两虚 3 类，治疗重在温补脾肾，并提出扶正祛邪、祛瘀生新等治法，首创补虚不忘泻实的治疗理念。隋代巢元方《诸病源候论·虚劳病诸候》比较详细地论述了虚劳的病因及各类症状。金元以后，对虚劳的理论认识及临床治疗有了进一步的发展。如李东垣重视脾胃，长于甘温补中。朱丹溪重视肝肾，善用滋阴降火。明代张景岳《景岳全书》对阴阳互根的理论作了深刻的阐发，提出"阴中求阳，阳中求阴"的治则，在治疗肾阴虚、肾阳虚的理论及方药方面有所创新。李中梓《医宗必读》强调脾、肾在虚劳中的重要性。汪绮石的《理虚元鉴》为虚劳专书，对虚劳的病因、病机、治疗、预防及护理均有深刻的论述。清代吴澄《不居集》对虚劳的资料作了比较系统的汇集整理，对研究虚劳有参考价值。

　　虚劳涉及的内容很广，凡多种慢性虚弱性疾病，发展至严重阶段，以脏腑气血阴阳亏损，久虚不复为主要特征的病证，均属于本病证的范围。西医学中多个系统的多种慢性消耗性和功能衰退性疾病，出现类似虚劳的临床表现时，均可参照本节辨证论治。

【病因病机】

　　导致虚劳的病因甚多，正如《理虚元鉴·虚证有六因》所说："有先天之因，有后天之因，有痘疹及病后之因，有外感之因，有境遇之因，有医药之因。"说明多种病因作用于人体，引起脏腑功能失调，气血阴阳亏虚，日久不复，即可成为虚劳。

　　1. 禀赋薄弱，体质不强　因父母体弱多病，年老体衰，孕育不足，胎中失养；或孕期染病，胎儿受损；或生后喂养不当，营养不良等，均可导致禀赋薄弱，体质不强，脏腑不健，生机不旺，气血不足，形气薄弱，则后天易于罹患疾病，并在病后难以复原，使脏腑气血阴阳亏虚日甚，久而成为虚劳。

2. 劳欲过度，损伤五脏　长期劳力、用脑过度、房劳过度、忧思积虑等，耗损正气，损伤五脏，日久成劳，其中尤以劳神过度及恣情纵欲较为多见。如忧郁思虑不解、烦劳过度、所愿不遂等劳伤心脾，易使心失所养，脾失健运，气血亏虚，日久成劳；或早婚多育、房事不节、频繁手淫等，易使肾精亏虚，肾气不足，久虚不复而成虚劳。

3. 饮食不节，损伤脾胃　暴饮暴食、饥饱不调、食有偏嗜、饮酒过度等原因，均会导致脾胃损伤，不能运化水谷精微，气血乏源，脏腑经络失于濡养，日久形成虚劳。

4. 大病久病，失于调治　大病重病，邪气过盛，损伤脏腑，耗伤气血阴阳，正气短时难以恢复，加之病后失于调养，每易发展成劳。或产后失于调理，正虚难复，成为虚劳。久病迁延失治，日久不愈，损耗机体的气血阴阳。如热病日久，耗伤阴血；或寒病日久，损伤阳气；或瘀血内结，新血不生等，日久均可演变为虚劳。

综上所述，虚劳的病因主要有因虚致病，因病成劳，以及因病致虚，久虚不复成劳两个方面。幼年患虚劳者多以先天不足为主因，因虚而致病；成年以后患病，多为后天失于调养，劳伤过度，久病体虚成劳。其基本病机为脏腑功能衰退，气血阴阳亏损，久虚不复而成虚劳。

本病的病理性质主要为气、血、阴、阳的亏损。因气血同源，阴阳互根，在病变过程中常互相影响。气虚及血，血虚及气；气虚者，日久阳也渐衰；血虚者，日久阴亦不足；阳损及阴，阴虚及阳等，以致病势日渐发展，而病情日趋复杂。

病变部位涉及五脏，因脾肾为先后天之本，尤以脾肾为主。虚劳的病因不一，损伤的脏器各异，如《医宗金鉴》说："阳虚外寒损肺经，阴虚内热从肾损，饮食劳倦自脾成。"又由于五脏有相互资生和制约的整体关系，在病理上可以相互影响转化，一脏受病，可累及他脏。

五脏阴阳气血的损伤，各有不同的侧重点。一般来说，气虚以肺、脾为主，重者每可累及心、肾；血虚以心、肝为主，并与脾之化源不足有关；阴虚以肾、肝、肺为主，可涉及心、胃；阳虚以脾、肾为主，重者每易影响到心。

虚劳一般病程较长，多为久病痼疾，症状逐渐加重，短期不易康复。其转归及预后，与体质的强弱、脾肾的盛衰、能否清除致病原因，以及是否能得到及时、正确的治疗护理等因素有密切关系。若脾肾未衰，元气未败，形气未脱，饮食尚可，脉象和缓，无大热，或虽有热而治之能解，无喘息不续，能受补益等，为虚劳的顺证表现，其预后较好。反之，若脾肾俱败，形神衰惫，肉脱骨痿，不思饮食，泄泻不止，喘急气促，发热难解，声哑息微，或内有实邪而不任攻，或诸虚并集而不受补，舌质淡胖无华或光红如镜，脉象急促细弦或浮大无根，为虚劳的逆证表现，其预后不良。

【诊断】

一、诊断要点

1. 临床特征 多见神疲体倦，心悸气短，面色无华，食少厌食，自汗盗汗，面容憔悴，五心烦热，甚或形神衰败，身体羸瘦，大肉尽脱，或畏寒肢冷，脉虚无力等症。一般病程较长，症状日渐加重，短期不易康复。

2. 病史 具有引起脏腑功能衰退或气血阴阳亏损的病因和较长的病史。多见于大病、重病、久病之后。

3. 相关检查 血常规、血电解质、骨髓涂片、X线、痰涂片、肝肾功能、B超检查、CT检查、人类免疫缺陷病毒（HIV）抗体检测等，或结合原发病选做相关检查，以明确病因。

二、病证鉴别

1. 虚劳与肺痨 在唐代以前，尚未将这两种病证加以区分，一般都统括在虚劳之内。宋代以后，对虚劳与肺痨的区别有了明确的认识。两者鉴别的要点：肺痨是由于正气不足，痨虫侵蚀肺叶所引起的一种具有传染性的慢性虚弱疾患，临床以咳嗽、咳痰、咯血、潮热、盗汗、身体逐渐消瘦为主要特征。其病位在肺，以阴虚火旺为其病理特点，治疗以养阴清热、补肺杀虫为主。而虚劳可由多种原因所致，久虚不复，病程较长，无传染性。以脏腑功能衰退，气血阴阳亏损为基本病机。病位可在一脏或多脏，可出现五脏气血阴阳亏损的多种症状。治疗以补虚扶正为主，分别予以益气、养血、滋阴、温阳。

2. 虚劳与其他疾病的虚证 虚劳与内科其他病证中的虚证在临床表现、治法、方药上有类似之处。两者的主要区别：虚劳的各种证候，均以出现一系列衰退亏损的症状为特征，是多种慢性虚弱性疾病发展到严重阶段的结果，一般病程较长，程度更重，病势缠绵，常涉及多脏，甚至整体。而其他病证的虚证则各以其病证的主要症状为突出表现，病程有长有短，病变脏腑多单一。

【辨证论治】

一、辨证要点

1. 辨气血阴阳亏损 虚劳的证候虽多，但总不离乎五脏；而五脏之虚，又不外乎气、血、阴、阳。故对虚劳的辨证应以气血阴阳为纲，五脏虚候为目。首先辨清气、血、阴、阳亏虚之不同，然后再明确脏腑病位之异。又由于气血同源，阴阳互根，五脏相关，所以各种原因所致的虚损往往互相影响，由一虚渐致多虚，由一脏而累及他脏，使病情趋于复杂和严重，临证时应辨清其相互关系，区别主次。

2. 辨别有无兼夹病证 虚劳的病程一般较长，辨证时要注意有无兼夹病证，尤其应注意下述 3 种情况：

（1）是否存在原发病　因病致虚，久虚不复者，应辨明原发病是否继续存在。如因热病、寒病或瘀结致虚者，原发疾病是否已经治愈。

（2）是否虚实夹杂　有无因虚致实的表现。如因气虚运血无力，形成瘀血；脾气虚不能运化水湿，以致水湿内停等。

（3）是否兼夹外邪　虚劳之人由于卫外不固，易感外邪，且感邪之后不易恢复，治疗用药也与常人不同。

二、论治要点

治疗虚劳，根据"虚则补之""损者益之"的理论，应以补益为基本原则。在进行补益时，应注意以下 5 点。

1. 针对病性　根据病理性质的不同，分别采用益气、养血、滋阴、温阳之法，或两法同用，如益气生血、阴阳同补等。

2. 区分五脏　结合五脏病位的不同而选方用药，以增强治疗的针对性。

3. 重视脾肾　因脾胃为后天之本、气血生化之源，脾胃健运，五脏六腑、四肢百骸方能得以滋养。肾为先天之本，寓元阴元阳，为生命的本源。重视补益脾肾，先后天之本不败，各脏腑虚损才可修复。

4. 注意兼夹　对于虚中夹实或兼感外邪者，当补中有泻，扶正祛邪。祛邪亦可起到固护正气的作用，防止因邪恋而进一步损伤正气。

5. 病证结合　既可因虚致病，亦可因病致虚，因此，应辨证结合辨病，针对不同疾病的特殊性，一方面扶正以补其虚，一方面求因以治其病。

三、分证论治

（一）气虚

面色㿠白或萎黄，气短懒言，语声低微，头昏神疲，肢体无力，舌质淡，苔白，脉细弱。

1. 肺气虚证

证候：咳嗽无力，痰液清稀，声音低怯，短气，自汗，畏风，时寒时热，平素易于感冒，面白，舌质淡，脉弱。

病机：肺气虚损，卫外不固。

治法：补益肺气。

方药：补肺汤加减（人参、黄芪、熟地黄、五味子、紫菀、桑白皮）。

本方补益肺气、肃肺止咳，适用于肺气虚损，短气息促，咳嗽无力者。无咳嗽者，可去桑白皮、紫菀；自汗较多者，加牡蛎、麻黄根固表敛汗；若气阴两虚兼见潮热盗汗者，加地骨皮、鳖甲、秦艽等，以养阴清热；气短息促者，加冬虫夏草、五味子，以补肺益肾纳气；肺卫不固，易于感冒，加防风、白术。

2. 心气虚证

证候：心悸，气短，劳则尤甚，面色㿠白，神疲体倦，自汗，舌质淡，脉弱。

病机：心气亏虚，心失所养。

治法：益气养心。

方药：七福饮加减（熟地黄、当归、人参、白术、炙甘草、酸枣仁、远志）。

本方补益气血、宁心安神，适用于心气亏虚者。自汗多者，可加黄芪、五味子，以益气固摄；纳呆少食者，加炒麦芽、砂仁、茯苓，以健脾开胃；气虚及阳，手足不温者，加肉桂，以温通心阳。

3. 脾气虚证

证候：饮食减少，食后胃脘不舒，倦怠乏力，大便溏薄，面色萎黄，舌质淡，苔薄，脉弱。

病机：脾气虚弱，气血乏源。

治法：健脾益气。

方药：加味四君子汤加减（人参、黄芪、白术、甘草、茯苓、扁豆）。

本方益气健脾除湿，适用于脾气亏虚而夹湿者。胃失和降而兼见胃脘胀满、嗳气、呕吐者，加陈皮、半夏，以和胃理气降逆；食少运迟而见脘闷腹胀、嗳气、苔腻者，加神曲、麦芽、山楂、鸡内金，以消食健胃；气虚及阳，脾阳渐虚而兼见腹痛即泻、手足欠温者，加肉桂、炮姜，以温中散寒；若中气不足，气虚下陷，脘腹坠胀、气短、脱肛者，可改用补中益气汤，以补中益气、升阳举陷。

4. 肾气虚证

证候：神疲乏力，腰膝酸软，小便频数而清，或尿失禁，白带清稀量多，舌质淡，脉弱。

病机：肾气虚损，固摄无权。

治法：益气补肾。

方药：大补元煎加减（人参、山药、炙甘草、杜仲、山茱萸、熟地黄、枸杞子、当归）。

本方补益肾气，适用于肾气不足之证。神疲乏力甚者，加黄芪补气；尿频较甚及小便失禁者，加菟丝子、五味子、益智仁，以补肾固摄；脾失健运而兼见大便溏薄者，去熟地黄、当归，加肉豆蔻、补骨脂，以温补固涩。

在气、血、阴、阳的亏虚中，气虚是临床最常见的一类，其中尤以肺、脾气虚为多见。若肝病而出现神疲乏力、食少便溏、舌质淡、脉弱等气虚症状时，多在治肝的基础上结合脾气亏虚论治。

（二）血虚

面色淡黄或淡白无华，唇、舌、指甲色淡，头晕目眩，肌肤枯燥，舌质淡红，苔少，脉细。

1. 心血虚证

证候：心悸，怔忡，健忘，失眠，多梦，面色不华，舌质淡，脉细或结代。

病机：心血亏虚，心失所养。

治法：养血安神。

方药：养心汤加减（黄芪、茯苓、茯神、当归、川芎、炙甘草、半夏曲、柏子仁、炒枣仁、远志、五味子、人参、肉桂、大枣、生姜）。

本方益气生血、养心安神，适用于心血虚证。失眠、多梦较甚，可加合欢花、夜交藤，以养心安神；心悸甚者加龙骨、牡蛎，以镇心安神。

脾血虚常与心血虚同时并见，临床常称心脾血虚。除前述的养心汤外，归脾汤为补脾与养心并进、益气与养血相融之剂，具有补益心脾、益气补血的功能，是治疗心脾血虚的常用方剂。

2. 肝血虚证

证候：头晕目眩，胁痛，肢体麻木，筋脉拘急，或惊惕肉瞤，女子月经不调，甚则闭经，面色不华，舌质淡，脉弦细或细涩。

病机：肝血亏虚，筋脉失养。

治法：补血养肝。

方药：四物汤加减（当归、白芍、川芎、熟地黄）。

本方补血调血，加味后适用于肝血虚证。加黄芪、党参、白术补气以生血。血虚甚者，加制首乌、枸杞子、鸡血藤增强补血养肝的作用；胁痛，加丝瓜络、柴胡、郁金、香附理气通络；目失所养，视物模糊，加女贞子、枸杞子、决明子养肝明目；若肝血亏虚兼血脉瘀滞，新血不生，症见羸瘦，腹满，腹部触有癥块，硬痛拒按，肌肤甲错，状如鱼鳞，妇女经闭，两目黯黑，舌有青紫瘀点、瘀斑，脉细涩者，可同服大黄䗪虫丸祛瘀生新。

心主血，脾统血，肝藏血，故血虚之中以心、脾、肝的血虚较为多见。

（三）阴虚

面红颧赤，唇红，低热或潮热，手足心热，虚烦不安，盗汗，口干，舌红少津，脉细数无力。

1. 肺阴虚证

证候：干咳，或痰少质黏，或痰中带血，咽燥，甚或失音，潮热，盗汗，面色潮红；舌红少津，脉细数。

病机：肺阴亏虚，肺失清润。

治法：养阴润肺。

方药：沙参麦冬汤加减（沙参、麦冬、玉竹、生甘草、冬桑叶、生扁豆、天花粉）。

本方滋养肺胃、生津润燥，适用于肺胃阴虚之证。咳嗽甚者，加百部、款冬花肃肺止咳；咳血，加白及、仙鹤草、小蓟凉血止血；潮热，加地骨皮、银柴胡、秦艽、鳖甲养阴清热；盗汗，加五味子、煅牡蛎、乌梅、瘪桃干敛阴止汗。

2. 心阴虚证

证候：心悸，心烦，失眠，烦躁，潮热，盗汗，或口舌生疮，面色潮红，舌质红少津，脉细数。

病机：心阴亏虚，心失濡养。

治法：滋阴养心。

方药：天王补心丹加减（人参、玄参、丹参、茯苓、五味子、远志、桔梗、当归、天冬、麦冬、柏子仁、酸枣仁、生地黄、朱砂）。

本方益气滋阴、养心安神，适用于心阴虚证。火热偏盛而见烦躁不安、口舌生疮者，去当归、远志，加黄连、木通、淡竹叶、栀子清心泻火、导热下行；潮热，加地骨皮、银柴胡清退虚热；盗汗，加牡蛎、浮小麦收敛止汗。

3. 脾胃阴虚证

证候：口干唇燥，不思饮食，大便燥结，甚则干呕、呃逆，面色潮红，舌质干红，无苔或少苔，脉细数。

病机：脾胃阴虚，失于濡养。

治法：养阴益胃。

方药：益胃汤加减（沙参、麦冬、生地黄、玉竹、冰糖）。

本方养阴益胃，适用于脾胃阴虚之证。可加白芍、乌梅、甘草酸甘化阴。便秘者，以蜂蜜易冰糖，加火麻仁、郁李仁润肠通便；口干唇燥，津亏较甚者，加石斛、天花粉生津润燥、滋养胃阴；不思饮食甚者，加麦芽、谷芽、扁豆、山药健脾益胃；干呕、呃逆者，加西洋参、刀豆、柿蒂、竹茹养阴益胃、降逆止呃；大便干结，去冰糖用蜂蜜，加火麻仁、郁李仁润肠通便。

4. 肝阴虚证

证候：头痛，眩晕，耳鸣，目干畏光，视物不明，急躁易怒，或肢体麻木，筋惕肉瞤，面色潮红，舌质干红，脉弦细数。

病机：肝阴亏虚，肝阳偏亢，上扰清空。

治法：滋养肝阴。

方药：补肝汤加减（当归、芍药、川芎、熟地黄、酸枣仁、木瓜、炙甘草）。

本方养血柔肝、滋养肝阴，适用于肝阴虚证。可加山茱萸、首乌滋养肝阴。头痛、眩晕、耳鸣较甚，或筋惕肉瞤，为风阳内盛，加石决明、菊花、钩藤、刺蒺藜平肝息风潜阳；目干涩畏光，或视物不明者，加枸杞子、女贞子、草决明养肝明目；急躁易怒、尿赤便秘、舌红脉数者，为肝火亢盛，加夏枯草、牡丹皮、栀子、龙胆草清肝泻火。

5. 肾阴虚证

证候：腰膝酸软，遗精，两足痿弱，眩晕，耳鸣，甚则耳聋，口干，咽痛，颧红，舌质红，少津，脉沉细。

病机：肾阴亏虚，虚火内动。

治法：滋补肾阴。

方药：左归丸加减（熟地黄、山药、山茱萸、菟丝子、枸杞子、川牛膝、鹿角胶、龟板胶）。

本方滋补肾阴，适用于肾阴虚证。遗精，加牡蛎、金樱子、芡实、莲须固肾涩精；潮热、口干咽痛、脉数，为阴虚火旺，去鹿角胶、山茱萸，加知母、黄柏、地骨皮滋阴泻火。

五脏的阴虚在临床上均较常见，而以肾、肝、肺为主，且以肝肾为根本。

（四）阳虚

面色苍白或晦暗，畏寒，手足不温，出冷汗，精神疲倦，气息微弱，或有浮肿，下肢为甚，舌体胖嫩、边有齿印，苔白而润，脉细微、沉迟或虚大。

1. 心阳虚证

证候：心悸，自汗，神倦嗜卧，心胸憋闷疼痛，形寒肢冷，面色苍白或青紫，舌质淡或紫黯，脉细弱或沉迟，或结代。

病机：心阳不足，血行不畅。

治法：温补心阳。

方药：保元汤加减（人参、黄芪、肉桂、炙甘草、生姜）。

本方益气温阳，适用于心阳虚之证。心胸疼痛者，酌加郁金、川芎、丹参、三七活血止痛；形寒肢冷、脉沉迟，为阳虚较甚，重用炙甘草，以桂枝易肉桂辛甘化阳，并酌加附子以温补阳气。

2. 脾阳虚证

证候：面色萎黄，食少，手足不温，倦怠乏力，少气懒言，大便溏薄，肠鸣腹痛，每因受寒或饮食不慎而加重，舌质淡，苔白，脉弱。

病机：脾阳虚衰，运化无力。

治法：温中健脾。

方药：附子理中汤加减（制附子、人参、白术、炙甘草、干姜）。

本方益气温中健脾，适用于脾阳虚证。腹中冷痛较甚，为寒凝气滞，可加高良姜、香附、丁香、吴茱萸温中散寒、理气止痛；食后腹胀及呕逆者，为胃寒气逆，加砂仁、制半夏、陈皮温中和胃降逆；腹胀冷痛、泄泻、完谷不化，为阳虚寒甚，加肉豆蔻、补骨脂、薏苡仁温补脾肾、涩肠除湿止泻。

3. 肾阳虚证

证候：腰背酸痛，畏寒肢冷，遗精，阳痿，多尿或小便失禁，或尿频，夜间为甚，面色苍白，下利清谷或五更泄泻，舌质淡胖、有齿痕，苔白，脉沉迟。

病机：肾阳虚衰，阴寒内盛。

治法：温补肾阳。

方药：右归丸加减（熟地黄、山药、枸杞子、山茱萸、肉桂、杜仲、制附子、菟丝子、鹿角胶、当归）。

本方温补肾阳，适用于肾阳虚证。遗精者，加金樱子、桑螵蛸、莲须，或配服金锁固精丸以收涩固精；肾虚及脾，脾肾阳虚以致下利清谷者，减去熟地黄、当归、山萸肉等滋腻滑润之品，加党参、白术、薏苡仁益气健脾、渗湿止泻；命门火衰以致五更泄泻者，合四神丸温脾暖肾、固肠止泻；阳虚水泛以致浮肿、尿少者，加茯苓、泽泻、白术、车前子，或合五苓散利水消肿；肾不纳气而见喘促短气，动则更甚者，加补骨脂、五味子、蛤蚧补肾纳气。

阳虚常由气虚进一步发展而成，阳虚则生寒，症状比气虚重，并出现里寒的症状。阳虚之中，以心、脾、肾的阳虚为多见。由于肾阳为人身之元阳，所以心脾阳虚日久，多病及于肾，而出现心肾阳虚或脾肾阳虚的病变。

【专方验方】

1. 张美珠"升血汤" 黄芪 20 ~ 40g，当归 10 ~ 15g，鸡血藤 15 ~ 20g，茯苓 10 ~ 12g，陈皮 10g，熟地黄 12 ~ 15g。水煎服，每日 1 剂。若伴有恶心呕吐者，加半夏、竹茹、代赭石；纳差者，加焦三仙、白术、砂仁。功效：补气生血。用于晚期恶性肿瘤患者化疗后白细胞下降难升，气血虚弱，见倦怠乏力，少气懒言，头昏心悸，面色少华，舌淡胖有齿痕，脉细弱。（孙继芬《黄河医话》）

2. 冷方南"再障"先后天汤 怀山药 9g，生扁豆 9g，野冬术 3g，生稻芽 6g，盐黄柏 6g，鹿茸粉 0.6g（冲服）。治再生障碍性贫血。（《医论医话荟要》）

【中成药】

表虚自汗，易感风邪者可用玉屏风颗粒；脾胃虚弱，中气下陷者可用补中益气丸；气阴两虚之气短自汗、体倦乏力者可用生脉饮；心脾两虚之气血不足者可用归脾丸；久病气血两虚所致的体虚乏力、面黄肌瘦者可用驴胶补血颗粒；肝肾阴虚者可用六味地黄丸；肾阳不足者可用金匮肾气丸。

【简便疗法】

1. 饮食疗法 "药补不如食补"之说，提示了食补的重要性。常用方如下。

（1）海参（干品）50g，大枣 10 枚，猪骨 200g，加水炖服，每日 1 剂，连服 20 ~ 60 天，治虚劳（再生障碍性贫血）。

（2）阳虚宜温补，可食用羊肉、田鸡等。也可用张仲景当归生姜羊肉汤：当归 20g，生姜 30g，羊肉 500g，黄酒、调料适量。将羊肉洗净、切块，加入当归、生姜、黄酒及调料，炖煮 1 ~ 2 小时，吃肉喝汤。此汤具有温中补血、祛寒止痛的作用。适合阳虚、血虚体质者食用。

（3）阴虚者，可食用银耳、百合、猪肝等。

（4）食疗药疗共进：①黄芪、党参、当归、制首乌、枸杞子各 10g，熟地黄、鸡内金、牡丹皮、陈皮、炙甘草各 6g，上肉桂 3g。每日 1 剂，浓煎，少少热饮。②肥鸽 1 只，小火浓煎取汁，纳佐料，调至适口为度，服药后随即服鸽汤一小碗，或以少许鸽汤兑入药液中同饮。适宜于精气衰竭至极，胃气衰败，进食极差，不易吸收，难以耐受药物滋腻峻补。肥鸽乃血肉有情之品，且少油腻，适宜于虚极患者补养精血，再配以甘温补益气血之剂，比单纯药物治疗效果要好。（刘强《名老中医医话》）

2. 艾灸疗法　艾灸关元具有补肾壮阳、温通经络、理气和血、补虚益损、壮一身之元气等作用。方法：用艾条实施温和灸法。将艾条的一端点燃后，对准关元穴熏烤。艾条距离皮肤 2～3cm，使局部有温热感而不灼痛，每次灸 15～30 分钟，以局部皮肤产生红晕为度，隔日灸 1 次，每月连续灸 10 次。

【预防调护】

1. 去病因，是关键　消除和避免引起虚劳的病因是预防虚劳的根本措施。如有肺痨、消渴等疾病应及时调治。

2. 避风寒，适寒温　虚劳病程中，感受外邪，耗伤正气，通常是病情加重的重要原因。而虚劳患者由于正气不足，卫外不固，易感外邪而再伤元气。故应避风寒，适寒温，避免外感。

3. 调饮食，戒烟酒　人体气血全赖水谷以资生，饮食应以富于营养、易于消化、不伤脾胃为原则，忌辛辣厚味，避免滋腻、生冷、不洁之物。吸烟嗜酒有损正气，应该戒除。

4. 慎起居，适劳逸　生活起居要有规律，做到动静结合，劳逸适度。根据自己体力的情况，可适当参加户外散步、气功锻炼、打太极拳等活动。病情轻者，可适当安排工作和学习。适当节制房事。

5. 调情志，少烦忧　过分的情志刺激易使气阴伤耗，是促使病情加重的重要原因之一。保持情绪稳定，心情舒畅，有利于虚劳的康复。

【小结】

本病主要为气、血、阴、阳的亏损，阳损及阴、阴虚及阳等，以致病势日渐发展，而病情日趋复杂。病变部位涉及五脏，因脾肾为先后天之本，尤以脾肾为主。由于虚劳的病因不一，损伤的脏器各有不同，而五脏有相互资生和制约的整体关系，在病理上可以相互影响转化，一脏受病，可累及他脏。五脏阴阳气血的损伤，各有不同的侧重点。一般来说，气虚以肺、脾为主，重者每可累及心、肾；血虚以心、肝为主，并与脾之化源不足有关；阴虚以肾、肝、肺为主，可涉及心、胃；阳虚以脾、肾为主，重者每易影响到心。治疗虚劳，根据"虚则补之""损者益之"的理论，应以补益为基本原则，根据脏腑气血阴阳不同，分别采用益气、养血、滋阴、温阳治法，并应结合五脏病位的不同而选方用药。

【证治汇补】

1. 注重相关检查以辨病，把握疾病基本规律　虚劳是中医内科气血津液病证中涉及脏腑及证候最多的一种病证，也涉及西医学的多种疾病。由于病种的不同，其病情演变、治疗效果、发展预后等有较大的区别，应结合临床表现，进行相关检查以辨病，以便全面地掌握病情，把握本病诊断、治疗的基本规律，加强治疗的针对性，提高疗效。

2. 注意气、血、阴、阳的亏虚既有区别，又有联系 为了便于临床辨证和治疗，将虚劳分为气、血、阴、阳亏虚4类，但临床上常错杂互见。一般而言，病程短者，多伤及气血，可见气虚、血虚及气血两虚之证；病程长者，多伤及阴阳，可见阴虚、阳虚及阴阳两虚之证。而气血与阴阳的亏虚既有联系，又有区别。津液精血都属于阴的范畴，但血虚与阴虚的区别在于：血虚主要表现出血脉不充，失于濡养的症状，如面色不华、唇舌色淡、脉细弱等；阴虚则多表现为阴虚生内热的症状，如五心烦热、颧红、口干咽燥、舌红少津、脉细数等。阳虚可以包括气虚在内，且阳虚往往是由气虚进一步发展而成。气虚表现为短气乏力、自汗、食少、便溏、舌淡、脉弱等症；阳虚则进一步加重，且出现阳虚里寒的症状，如倦怠嗜卧、形寒肢冷、肠鸣泄泻、舌质淡胖、脉虚弱或沉迟。

3. 注意兼夹 对虚劳的辨证，一方面应以气血阴阳为纲，五脏虚候为目，提纲挈领；另一方面由于气血同源，阳阳互根。五脏相关，在病理情况下，往往互相影响，由一虚而渐至多虚，由一脏而累及多脏，使证候趋于复杂，辨证必须注意兼夹，治疗当相互兼顾。常见相兼的证候如气阴耗伤、肺肾气虚、心脾（气血）两虚、肝肾阴虚、脾肾阳虚、心肾阳虚、阴阳两虚等。

4. 补血勿忘补气 吴鹤皋在《名医方论》中言："有形之血不能自生，生于无形之气也。"指出气能生血，气旺则化生血的功能亦强。由于血为气之母，故血虚均会伴有不同程度的气虚症状，所以血虚不宜单用补血药，应适当配伍补气药，以达到益气生血的目的。又脾为气血生化之源，在治疗各种血虚证时，应结合健脾益气生血之法。常用的益气药有黄芪、人参、党参、白术等。

5. 注意阴阳互根 在补阴补阳时，注意"阴阳互根"，以"阴中求阳"和"阳中求阴"。正如《景岳全书·新方八阵·新方八略引》说："善补阳者，必于阴中求阳，则阳得阴助而生化无穷；善补阴者，必于阳中求阴，则阴得阳升而泉源不竭。"

6. 提倡综合治疗 对于虚劳的治疗应从多方面着手，除药物外，气功、针灸、推拿等均可配合应用。治疗中还需注意生活起居、饮食调摄、保持乐观情绪等，以提高疗效，促进康复。

7. 重视适当食补 虚劳的病程一般较长，调摄护理对促进虚劳的好转乃至痊愈具有十分重要的意义。应发挥饮食的补益作用，进食富于营养而易于消化的食物，以保证气血的化生。阳虚患者忌食寒凉，宜进温补类食物；阴虚患者忌食燥热，宜进清淡滋润类食物。

【医案选读】

陈某，男，22岁。云贵石油勘测指挥部工人。

于1966年8月无明显诱因而头昏心悸、气短乏力时有鼻衄，皮下有出血瘀点。西医诊为"肺结核"。同年10月22日，因突然昏仆呕吐而急诊住院。血象检查：血红蛋白5g/L，红细胞1.4×10^{12}/L，白细胞2.3×10^9/L。骨髓检查确诊为"再生障碍性贫血"。给予强的松、丙酸睾丸酮等及每周输血 2 次。治疗 2 个月后，血红蛋白 10.5g/L，红细胞 $3.28 \times 10^{12}/L$，病情好转出院。后因病情反复发作，曾到省外求医，多次住院。中药曾服过大量熟地黄、首乌、龟胶、鱼鳔胶、枸杞、阿胶等补血养阴药，血红蛋白始终维持在 3~5g/L 之间，输血则可回升至 7g/L，但数日后又下降。治疗 8 个月余，效果不显，患者绝望，返回贵阳。于 1968 年 7 月再次入我院。采用中西医结合治疗两月余无改善，遂邀余会诊。

症见：面无血色，精神萎靡，疲倦乏力，胸腔闷胀，纳呆食少，大便稀溏，头昏眼花，耳鸣如蝉，心悸失眠，潮热盗汗，手足心热，腰痛遗精，舌质淡，苔黄厚腻，脉虚大无力。血红蛋白 3g/L。辨属心脾肝肾气血俱虚，湿热蕴结中焦。法当清热除湿，先治其标，再以调补脏腑气血，后治其本。

处方：苍术 10g，黄柏 9g，法半夏 9g，陈皮 9g，茯苓 10g，薏苡仁 30g，广木香 6g，黄芩 9g，黄连 3g，栀子 9g，甘草 3g。

以此为基础方，随症加减，每日 1 剂，连服 1 个月，胃纳增加，胸腔闷胀已除，大便成形，舌苔由黄厚腻转为薄黄。湿热之邪，十去八九，病有转机，不再输血。以滋阴补血为主，佐以清热除湿。

处方：熟地黄 15g，白芍 12g，当归 12g，川芎 6g，首乌 15g，阿胶 12g，青蒿 9g，鳖甲 15g，知母 6g，苍术 10g，薏苡仁 15g，茯苓 10g，栀子 9g。

阴虚内热加银柴胡、地骨皮；心悸失眠加枣仁、五味子；遗精加金樱子、莲须。经 4 个月的治疗，患者面色红润，精神大振，饮食倍增，临床症状基本消失，舌质红润，脉细缓。血红蛋白 11g/L，红细胞 $4.20 \times 10^{12}/L$，白细胞 $4 \times 10^9/L$，血小板 $120 \times 10^9/L$。病告痊愈出院。出院后停服中西药物，加强营养和体育锻炼。经 10 年多追访观察，一直正常工作，未见复发。患者体魄壮实，容光焕发，体重 80kg（原 60kg）。1979 年 6 月检查：血红蛋白 14.5g/L，红细胞 $4.8 \times 10^{12}/L$，白细胞 $8.1 \times 10^9/L$，血小板 $146 \times 10^9/L$。

分析：本病从表面上看是一派虚象，似应大补，但追溯分析，致虚之因乃为湿热所致。盖脾居中焦，能运化水谷之精微，是气血生化之源。今脾被湿困，运化失职，气血生化源绝，故气血亏虚，累及心、肝、肾而致三脏俱虚。治之当以清热除湿为法。前医投以滋腻大补，势必碍脾助邪，更伤其正，导致脏腑气血更虚，病情虚化。清代名医徐大椿先生说："邪之所凑，其气必虚，故补正即所以驱邪，此大缪也。唯其正虚而邪凑，尤当急驱其邪以卫其正，若更补其邪气，则正气益不能支矣，即使正气全虚，不能托邪于外，亦宜于驱风药中少加扶正之品，以助驱邪之力，从未有纯用温补者。"前贤所言正是，临床中应引以为戒。

虚劳者，乃因五脏诸虚不足而呈现的多种虚弱证候。本病症状繁多，牵涉面广。辨证应溯本追源，审因归属，治宜权衡。

（刘尚义《南方医话》）

复习思考题

一、问答题

1. 何谓虚劳？

2. 试述虚劳的病因病机。

3. 虚劳如何与肺痨及一般的虚证相鉴别？

4. 试述虚劳的辨证要点。

5. 试述虚劳的治疗原则。

6. 试述肺气虚、心气虚、脾气虚、肾气虚的症状、治法及代表方药。

7. 试述心血虚、肝血虚的症状、治法及代表方药。

8. 试述肺阴虚、心阴虚、脾胃阴虚、肝阴虚、肾阴虚的症状、治法及代表方药。

9. 试述心阳虚、脾阳虚、肾阳虚的症状、治法及代表方药。

10. 虚劳患者应如何调护？

二、选择题

[A1 型题]

1. 下列各项中，不是虚劳病因的是（　　）

　　A. 禀赋薄弱　　　　　　　　B. 情志失调

　　C. 烦劳过度　　　　　　　　D. 饮食不节

　　E. 大病久病

2. 虚劳辨证中，首先要辨别的要点是（　　）

　　A. 辨别五脏气血阴阳虚亏　　B. 辨本症与并发症

　　C. 是否兼夹外邪　　　　　　D. 辨明有无因虚致实的表现

　　E. 辨明原有疾病是否还继续存在

[A2 型题]

1. 患者，男，56 岁。自觉近期口干唇燥，不思饮食，大便燥结，呃逆，面颧红赤，唇红，午后潮热，盗汗，舌质光红少津，脉细数无力。此时的证候诊断是（　　）

　　A. 脾阳虚　　　　　　　　　B. 心血虚

　　C. 脾气虚　　　　　　　　　D. 脾胃阴虚

　　E. 脾血虚

2. 患者，男，38 岁。长期熬夜工作，自觉腰背酸痛多年，近期腰痛加重，遗精，阳痿，夜多尿，下利清谷，怕冷，手足不温，出冷汗，精神疲倦，面色苍白，舌质胖嫩，边有齿印，苔淡白而润，脉沉迟。本病的治法是（　　）

　　A. 健脾益气　　　　　　　　B. 滋补肾阴

　　C. 补血养肝　　　　　　　　D. 温中健脾

　　E. 温补肾阳

[B1 型题]

A. 黄芪、党参、白术　　　　B. 沙参、五味子、百合

C. 肉豆蔻、补骨脂　　　　　D. 补骨脂、五味子、蛤蚧

E. 菟丝子、五味子、益智仁

1. 肾气虚证患者，若出现尿频较甚及小便失禁，应加用的药物是（　　）

2. 肾阳虚证患者，若出现喘促短气，动则更甚，应加用的药物是（　　）

第七节　汗　证

学习要点

1. 汗证的概念。

2. 汗证的病因病机。

3. 汗证的诊断与病证鉴别。

4. 汗证的辨证论治。

汗证是指阴阳失调，营卫不和，腠理不固，而致汗液外泄失常的病证。其中，不因外界环境因素的影响，清醒时汗出，动辄益甚者，称为自汗；寐中汗出，醒来自止者，称为盗汗，亦称为寝汗；大汗不止或汗出如油，肢冷息微者为脱汗；急性热病中恶寒战栗而后汗出者为战汗；汗色发黄而染衣者为黄汗。《明医指掌·自汗盗汗心汗证》对自汗、盗汗的名称作了形象说明："夫自汗者，朝夕汗自出也。盗汗者，睡而出，觉而收，如寇盗然，故以名之。"

早在《内经》即对汗的生理及病理有了一定认识。如《素问·宣明五气》云："五脏化液，心为汗。"《素问·阴阳别论》云："阳加于阴，谓之汗。"提出汗为心液，为心所主，是阳气蒸化阴液而形成。《灵枢·五癃津液别论》说："天暑衣厚则腠理开，故汗出……天寒则腠理闭，气湿不行，水下留于膀胱，则为溺与气。"指出生理性的出汗与气温高低及衣着厚薄有密切关系。《内经》认为病理性出汗是由阴阳失调、脏腑功能失和所致。汉代张仲景《金匮要略·水气病脉证并治》首先记载了盗汗的名称，并认为由虚劳所致者较多。该篇又较详细地论述了黄汗的证因脉治。金元时期朱丹溪对自汗、盗汗的病理属性作了概括，认为自汗属气虚、血虚、阳虚、湿、痰，盗汗属血虚、阴虚。清代叶天士《临证指南医案·汗》说："阳虚自汗，治宜补气以卫外；阴虚盗汗，治当补阴以营内。"王清任在《医林改错·血府逐瘀汤所治之症目》中提出了血瘀所致自汗、盗汗的治疗方药。

自汗、盗汗作为症状，既可单独出现，也常伴见于其他疾病过程中。本节着重讨论以自汗、盗汗、黄汗为主的病证。至于由其他疾病引起者，在治疗原发疾病的基础上，可参考本节辨证论治。少数人由于体质关系，平素易于出汗，而不伴有其他症状者，则不属本节讨论范围。

西医学中的甲状腺功能亢进、植物神经功能紊乱、风湿热、结核病等所致的自汗、

盗汗均可参考本节辨证论治。

【病因病机】

本病的病因，主要有病后体虚、情志不舒、饮食不节等，导致表虚不固，腠理开泄而出汗，或汗液不能自藏而外泄。

1. 病后体虚 若素体薄弱，病后体虚，或久患咳喘，耗伤肺气，使肺气不足，则肌表疏松，卫表不固，腠理开泄而致自汗。或表虚之人微受风邪，导致营卫不和，卫外失司，腠理开泄，而致汗出。

2. 内伤情志 由于情志不舒，肝气郁结，气郁化火，逼津外泄；或思虑太过，损伤心脾，导致心血不足，心不敛营，心液不藏而外泄，均引起自汗或盗汗。若热盛耗阴，阴虚火旺，阴津被扰，不能自藏而外泄，多可导致盗汗。

3. 内伤饮食 嗜食辛辣，助阳生热，或恣食肥甘厚味，助湿生热，或素体湿热偏盛，以致邪热郁蒸，湿热内盛，皆可迫津外泄而致汗出增多。若湿热熏蒸肝胆，则汗出色黄。

汗证的病位在卫表肌腠，其发生与肺、心、肾密切相关。因汗由津液所化生，气属阳，血属阴。所以，上述几方面的病因，可概括为以下两个方面：一是肺气不足或营卫不和，以致卫外失司，固摄无权，腠理开泄，津液外泄；二是由于阴虚火旺或邪热郁蒸，迫津外泄。病机总属阴阳失调，营卫不和，腠理不固，汗液外泄失常。

病理性质有虚实之分，但虚多实少，一般自汗多为气虚，盗汗多为阴虚。属实证者，多由肝火或湿热郁蒸所致；属虚证者，多由肺气亏虚、心血不足、阴虚火旺所致。虚实之间每可兼见或相互转化，如邪热郁蒸，久则伤阴耗气，转为虚证；虚证亦可兼有火旺或湿热。虚证自汗日久可伤阴，盗汗久延则伤阳，以致出现气阴两虚或阴阳两虚之候。

汗证若治疗得当，转归及预后多数较好。汗为心之液，由水谷精气所化，不可过泄。津能载气，若汗证持续时间过长，常发生气随津脱、精气耗伤的病变，以致出现神情倦怠、肢软乏力、不思饮食等症。在大量汗出，津液耗损时，不仅渗入脉内之津液不足，甚至脉内之津液亦渗出于脉外，形成血脉空虚、津枯血燥等病变。如《灵枢·营卫生会》言："夺汗者无血。"

【诊断】

一、诊断要点

1. 临床特征 不因外界环境影响，头面、颈胸，或四肢、全身出汗者，昼日汗出溱溱，动则益甚为自汗；睡眠中汗出津津，醒后汗止为盗汗；汗出色黄染衣着色者为黄汗。

2. 病史 有病后体虚，表虚受风，或思虑烦劳过度、情志不舒，或内伤饮食等病史。

3. 相关检查　血沉、抗"O"、T$_3$、T$_4$、TSH、基础代谢率、胸部 X 线摄片、痰涂片、结核菌素试验等检查，可根据病情选择。

二、病证鉴别

1. 自汗、盗汗与脱汗　不问朝夕，动或不动，醒时汗出，为自汗；睡时汗出，醒后则止，为盗汗；脱汗为正气欲脱，阳不敛阴，以致汗液大泄，表现为大汗淋漓，汗出如珠，常伴声低息微、精神疲惫、四肢厥冷、脉微欲绝或散大无力。多在疾病危重时出现，为病情危急的征象，故脱汗又称为绝汗。其汗出的情况及病情的程度均较自汗、盗汗为重。

2. 自汗、盗汗与战汗　战汗主要见于急性热病过程中，表现为突然恶寒战栗、全身汗出、发热、烦躁不安，为邪正交争，驱邪外出的一种防御征象。若汗出之后，热退脉静、气息调畅，为正气拒邪，正胜邪退，病趋好转。与阴阳失调、营卫不和之自汗、盗汗迥然有别。

3. 自汗与黄汗　黄汗为汗出色黄，染衣着色，常伴见口中黏苦、渴不欲饮、小便不利、苔黄腻、脉弦滑等湿热内郁之症。与湿热郁蒸的自汗显然不同。

【辨证论治】

一、辨证要点

汗证应着重辨清证候的阴阳虚实，一般来说，属虚者多。自汗多属气虚不固，盗汗多属阴虚内热。但因肝火、湿热等邪热郁蒸所致者，则属实证；而邪客表虚，营卫不和，则属本虚标实；病程较久或病重者，可出现阴阳虚实错杂的情况。自汗久则可以伤阴，盗汗久则可以伤阳，出现气阴两虚或阴阳两虚之证；邪热郁蒸，病久伤阴耗气，则见虚实兼夹之证。

二、论治要点

虚证当根据证候的不同而治以益气、养阴、补血、调和营卫；实证当清肝泄热、化湿和营；虚实夹杂者，则根据虚实的主次而适当兼顾。此外，由于自汗、盗汗均以腠理不固，津液外泄为共同病变，故可酌加麻黄根、浮小麦、糯稻根、五味子、瘪桃干、牡蛎等固涩敛汗之品，以增强止汗之效。

三、分证论治

1. 肺卫不固证

证候：汗出恶风，稍劳汗出尤甚，或半身、某一局部出汗，易于感冒，体倦乏力，面色㿠白少华，舌苔薄白，脉细弱。

病机：肺气不足，表卫不固。

治法：益气固表。

方药：桂枝加黄芪汤或玉屏风散加减（桂枝、白芍、炙甘草、生姜、大枣、黄芪、白术、防风）。

两方均能补气固表止汗。但前方能调和营卫，适用于表虚卫弱、营卫不和引起的汗证；后方补肺益气、固表止汗，适用于表虚不固的汗证。气虚甚者加党参、黄精健脾补肺益气；兼有阴虚，而见舌红、脉细数者，加麦冬、生地黄、五味子养阴敛汗；兼阳虚者，加附子温阳敛汗；汗多者，加浮小麦、糯稻根、龙骨、牡蛎固涩敛汗；如半身或局部出汗者，可配合甘麦大枣汤甘润以缓急。

2. 心血不足证

证候：自汗或盗汗，心悸少寐，神疲气短，面色不华，舌质淡，苔薄，脉细。

病机：心血不足，心不敛营。

治法：补血养心。

方药：归脾汤加减（人参、黄芪、白术、茯苓、当归、龙眼肉、酸枣仁、远志、木香、甘草、生姜、大枣）。

本方益气生血、健脾养心，适用于心血不足引起的汗证。汗出多者，可加五味子、牡蛎、乌梅、浮小麦收涩敛汗；血虚甚者，加制首乌、枸杞子、熟地黄补益精血；心悸甚者，加龙骨、琥珀粉、朱砂以镇静安神；不寐者，加柏子仁、合欢皮、夜交藤以养心安神。

 课堂互动

王某，女，65岁。2014年11月7日就诊。寐中汗出，醒来自止，五心烦热，兼午后潮热，两颧色红，口干，舌红少苔，脉细数。

要求：诊断，病机，治法，方药。

3. 阴虚火旺证

证候：夜寐盗汗，或有自汗，五心烦热，或兼午后潮热，两颧色红，口渴，形体消瘦，女子月事不调，男子梦遗；舌质红，少苔，脉细数。

病机：虚火内灼，迫津外泄。

治法：滋阴降火。

方药：当归六黄汤加减（当归、生地黄、熟地黄、黄连、黄芩、黄柏、黄芪）。

本方具有滋阴清热、固表止汗的功效，适用于阴虚火旺引起的汗证。汗出多者，加牡蛎、浮小麦、糯稻根、五味子固涩敛汗；潮热甚者，加秦艽、地骨皮、银柴胡、白薇清退虚热。以阴虚为主，而火热不甚，潮热、脉数等不显著者，可改用麦味地黄丸补益肺肾、滋阴清热。

4. 湿热郁蒸证

证候：蒸蒸汗出，汗黏，汗液易使衣服黄染，面赤烘热，烦躁，口苦，小便色黄，舌苔薄黄或黄腻，脉弦数。

病机：湿热郁蒸，迫津外泄。

治法：清肝泄热，化湿和营。

方药：龙胆泻肝汤加减（龙胆草、泽泻、木通、车前子、当归、柴胡、生地黄、黄芩、栀子、甘草）。

本方清肝泻火、清利湿热，适用于湿热郁蒸所致的汗证。里热较甚，小便短赤者，加茵陈清解郁热。湿热内蕴而热势不盛，面赤烘热、口苦等症不显著者，可改用四妙丸清热除湿，以黄柏清热，苍术、薏苡仁除湿，牛膝通利经脉。

【专方验方】

1. 刘选清治盗汗方 白术、苍术、白豆蔻、藿香、佩兰各6g，厚朴、茯苓、杏仁各12g，陈皮9g，薏苡仁24g，通草3g。水煎服。功效：健脾燥湿，芳香化浊利湿。用于湿困脾阳，卫阳不固之阳虚盗汗。（《黄河医话》）

2. 断汗汤 黄芪20g，人参15g，茯苓15g，白芍10g，肉桂6g，甘草6g，牡蛎粉15g，生姜6g，大枣6枚，乌梅10g。水煎服。功效：健脾益气。用于脾气不足，汗出，形体虚弱，面色萎黄，神疲体倦，少气懒言，动则益甚，饮食少进，便溏，舌淡苔白，脉虚弱。（《杂病广要》）

3. 六味回阳汤 熟地黄15g，当归9g，干姜6g，附子9g，人参9~30g，炙甘草6g。水煎微温服。治阴阳俱脱，汗出不止。（《医学从众录》）

【中成药】

表虚自汗用玉屏风颗粒；气阴两亏证用生脉饮；肝肾阴虚证用大补阴丸；肺肾阴虚证用百合固金汤、麦味地黄丸；阴虚火旺证用知柏地黄丸。

【简便疗法】

饮食疗法 可用芪枣粥：黄芪30g，大枣10枚，粳米100g。将黄芪先煎取浓汁，与粳米、大枣同熬成粥，每日食用2次。适用于自汗易感冒者。

【预防调护】

1. 预防 注意锻炼身体，增强体质，使卫表腠理固密。生活有常，劳逸有度，保持精神愉快。饮食有节，少食辛辣厚味，进食清淡而富有营养又易于消化的食物，调节体内阴阳平衡。

2. 护理 居处环境温度适宜。汗出之时，腠理开张，易于感受外邪，故应避风寒，防外感。汗出之后，应及时用干毛巾将汗擦干，保持内衣、被褥干燥清洁。对脱汗患者应专人守护，密切观察病情变化，及时采取有效措施。

【小结】

汗证是由多种原因导致阴阳失调，营卫不和，腠理不固，以汗液外泄失常为特征的病证。主要由病后体虚、内伤情志、饮食等引起。病位在卫表肌腠，其发生与肺、心、肾密切相关。因汗由津液所化生，气属阳，血属阴。病理性质有虚实之分，但虚多实少，一般自汗多为气虚、盗汗多为阴虚。属实证者，多由肝火或湿热郁蒸所致；属虚证者，多由肺气亏虚、心血不足、阴虚火旺所致。虚证当根据证候的不同而治以益气、养阴、补血、调和营卫；实证当清肝泄热、化湿和营；虚实夹杂者，则根据虚实的主次而适当兼顾。汗证若治疗得当，转归及预后多数较好。

【证治汇补】

1. 辨生理性出汗与病理性出汗　出汗是人体的一种正常生理现象，具有润泽肌肤、调节人体阴阳平衡的作用。如天气炎热、穿衣盖被过暖、过用热饮热饭、体力劳动、剧烈运动之后，出现一时汗多，并无不舒适的感觉；或外感之后服发汗解表之药，使邪随汗解等均属生理性出汗。病理性出汗可表现为汗液外泄过多，或出汗的时间、部位、颜色及出汗形式的异常，常见的有自汗、盗汗、脱汗、战汗、黄汗等。

2. 辨证论治，通常达变　自汗多属气虚，盗汗多属阴虚，为辨证之常，但也有阳虚盗汗、阴虚自汗者，或自汗盗汗属于瘀血者，因而必须四诊合参，通常达变，才能辨证准确。如《医林改错·血府逐瘀汤所治之症目》说："竟有用补气、固表、滋阴、降火，服之不效，而反加重者，不知血瘀亦令人自汗、盗汗，用血府逐瘀汤。"

【医案选读】

李某，男，52 岁，干部，1964 年 1 月 20 日门诊。

患者于 3 个月前染重感冒后，自汗迄今未愈。目前主要症状：头晕，耳鸣，头皮左侧发麻，遇事紧张或闻电话铃响即汗出，不能看书报文件，睡眠甚差，每夜服安眠药后才能睡 4~5 小时，醒来感觉疲乏不适，左手小指发麻，脉沉细，左关独弦，舌质正常，无苔。

西医诊断：植物神经失调。

中医诊断：自汗。属肝阴不足，肝阳上亢。

治法：滋水涵木，息风潜阳。

处方：玳瑁二钱，石决明四钱（煅），珍珠母四钱，灵磁石三钱（醋炙），菊花二钱，白蒺藜三钱，天麻三钱，钩藤三钱，桑寄生三钱，白芍二钱，炙甘草一钱，木瓜一钱五分。前 4 味另包先煎 1 小时，纳余药再煎 20 分钟，取汁分早晚 2 次温服。

复诊：服前方 5 剂，汗出减半，头皮及手指发麻亦减，脉弦细，病势初减，再进原方 5 剂，兼服杞菊地黄丸，每晚临睡前服三钱。

三诊：病势再减，左关脉微弦，余脉缓和，但入睡困难，乃阴虚阳浮，水火不济，仍宜滋阴潜阳为治。

处方：龙齿五钱，石决明五钱，灵磁石五钱，牡蛎五钱，菊花二钱，桑寄生五钱，白蒺藜三钱，天麻三钱，黄精四钱，枣仁五钱，山萸肉二钱，红枣三枚。

煎服法同前。此方服 3 剂后，睡眠好转，改用丸剂，早服柏子养心丹 1 丸，晚服杞菊地黄丸 1 丸，连服 20 日。

四诊：左手指发麻已消失，其余症状亦解除，不服安眠药每夜亦能睡 7 小时左右，脉缓和，舌淡无苔，饮食、二便俱调，续进丸剂，以资巩固。

按：肝脏体阴而用阳，喜条达，故肝阴不足者必见阳亢。本例头晕、耳鸣，实为阴虚阳亢之征。阳动则风生，故见左侧头皮及手小指发麻。自感冒后，自汗 3 个月不止，紧张则汗甚，亦为肝阳易动外候，故予以平肝息风、滋阴潜阳为治。3 剂而汗减半，继以柏子养心丹育阴养血、杞菊地黄丸滋肾养肝。虚则补其母，水升火降而诸症息。不治汗而汗止。

（《蒲辅周医案》）

复习思考题

一、问答题

1. 何谓汗证？

2. 自汗、盗汗、脱汗、战汗及黄汗各自的临床特征是什么？

3. 简述汗证的病因病机。

4. 汗证的治疗原则是什么？

5. 试述汗证各证型的症状、治法及代表方药。

6. 如何预防汗证？

二、选择题

[A1 型题]

1. 盗汗在中医文献中首见于（　　）

　　A. 《景岳全书》　　　　　　　　B. 《内经》

　　C. 《临证指南医案》　　　　　　D. 《金匮要略》

　　E. 《三因极一病证方论》

2. 盗汗又称为（　　）

　　A. 夜汗　　　　B. 寝汗　　　　C. 晚汗　　　　D. 眠汗　　　　E. 睡汗

3. 汗证临床特征是（　　）

　　A. 有其他疾病的症状及体征，但不明显

　　B. 无其他疾病的症状及体征

　　C. 有其他疾病的症状及体征，且明显

　　D. 其他疾病的症状及体征严重

　　E. 与其他疾病的症状及体征关系不一定

4. 下列症状对汗证和脱汗的鉴别诊断最具价值者为（　　）

　　A. 大汗淋漓　　　　　　　　B. 战汗

　　C. 盗汗　　　　　　　　　　D. 黄汗

　　E. 多在疾病危重时出现，为病危之征

[A2 型题]

1. 患者赵某，女，48 岁，汗出恶风，稍劳尤甚，易于感冒，体倦乏力，苔薄白，脉细弱。治疗最宜选用（　　）

    A. 桂枝汤　　　　　　　　　B. 归脾汤

    C. 当归六黄汤　　　　　　　D. 龙胆泻肝汤

    E. 玉屏风散汤

2. 患者王某，男，58 岁。蒸蒸汗出，汗液易使衣服黄染，面赤烘热，烦躁，口苦，小便色黄，舌苔薄黄，脉象弦数，治疗首选方是（　　）

    A. 龙胆泻肝汤　　　　　　　B. 六妙丸

    C. 茵陈蒿汤　　　　　　　　D. 四妙丸

    E. 黄龙汤

[B1 型题]

    A. 桂枝汤　　　　　　　　　B. 归脾汤

    C. 玉屏风散　　　　　　　　D. 龙胆泻肝汤

    E. 当归六黄汤

1. 汗黏，或易使衣服黄染的邪热郁蒸型汗证宜选用（　　）

2. 汗出恶风，周身酸楚，时寒时热，脉浮缓，宜用（　　）

第八节　癌　病

学习要点

1. 癌病的概念。

2. 癌病的病因病机。

3. 癌病的诊断与病证鉴别。

4. 癌病的辨证论治。

5. 癌病的转归预后。

6. 癌病的预防调护。

　　癌病是多种恶性肿瘤的总称，以脏腑组织发生异常增生为基本病变。临床以肿块逐渐增大，表面高低不平，质地坚硬，时有疼痛，常伴有发热、纳差、乏力、日渐消瘦等为特征。

　　早在殷墟甲骨文中就有"瘤"的记载。《说文解字》云："瘤，肿也，从病，留声。"《圣济总录》言："瘤之为义，留滞不去也。"对瘤的含义作了精辟的解释。而"癌"之病名首见于宋代东轩居士所著的《卫济宝书》，该书将"癌"作为痈疽五发之一。癌病的名称，在古医籍中较多地结合各种癌病的临床特点而予以相应的命名，如甲状腺癌类属于"石瘿"、肝癌类属于"肝积"等。

　　古医籍对一些癌病的临床表现早有详细记载。如《素问·玉机真脏论》言："大骨

枯槁，大肉陷下，胸中气满，喘息不便，内痛引肩项，身热，脱肉破䐃，真脏见，十月
之内死。"所述症状类似肺癌晚期的临床表现，并明确指出预后不良。清代祁坤《外科
大成·论痔漏》说："锁肛痔，肛门内外如竹节锁紧，形如海蜇，里急后重，便粪细而
带扁，时流臭水，此无治法。"上述症状的描述与直肠癌基本相符。唐代孙思邈论五瘿
七瘤，已对癌病的分类提出了新的见解。对癌病的病因病机的认识，多认为是由于阴阳
失调、七情郁结、脏腑受损等，导致气滞血瘀，久则成为"癥瘕""积聚"。如隋代巢
元方《诸病源候论·积聚病诸候》说："诸脏受邪，初未能为积聚，留滞不去，乃成积
聚。"对于癌病的治疗，中医学著作中论述更多，有内治与外治、单方与复方、药物与
手术等多种治疗方法。唐代房玄龄《晋书》中说，"初，帝目有瘤疾，使医割之"，为
我国手术治疗癌病的最早记载。明代张景岳《景岳全书·杂证谟·积聚》说："凡积聚
之治，如经之云者，亦既尽矣。然欲总其要，不过四法，曰攻，曰消，曰散，曰补，四
者而已。"对积聚的治法作了高度概括。清代王清任《医林改错·方叙》说，"气无形
不能结块，结块者必有形之血也"，并用膈下逐瘀汤治疗积块。

　　癌病是一常见病、多发病、难治性疾病。西医学中的各种恶性肿瘤可参考本节辨证
论治，本节主要讨论西医学的肺癌、肝癌、肠癌、肾癌、膀胱癌与脑瘤。食道癌、胃
癌、甲状腺癌等分别与噎膈、胃痛、积聚、瘿病等病证相关，可参考相关章节内容
辨治。

【病因病机】

　　癌病的病因尚未完全明了。中医学认为，其发生多由于久病伤正或年老体衰使正气
内虚，感受邪毒或六淫之邪，情志怫郁，饮食损伤，宿有旧疾等因素，使脏腑功能失
调，气血津液运行失常，产生气滞、血瘀、湿聚、痰凝、热毒等病理变化，并蕴结于脏
腑组织，相互搏结，日久渐积而成的一类恶性疾病。

　　1. 体质虚弱　体质状况决定了正气的强弱、癌病的易患性和倾向性，机体正气在
癌病的发生发展中起重要作用。正气内虚，脏腑功能失调，阴阳失衡，气血津液运行失
常，是易患癌病的主要因素。素体虚弱，大病久病耗伤正气，年老脏腑气血渐衰，正气
亏虚，气虚血瘀；或生活失于调摄，劳累过度，气阴耗伤，外邪每易乘虚而入，客邪留
滞不去，气机不畅，气滞血瘀结而成块。正如《医宗必读·积聚》所说："积之成者，
正气不足，而后邪气踞之。"

　　2. 六淫邪毒　正气不足，寒温失调，外感六淫之邪；或工业废气、石棉、煤焦烟
炱、放射性物质等邪毒之气，由表入里，若正气不能抗邪，祛邪无力，则致客邪久留，
使脏腑功能失调，气血津液运行失常，产生气滞、血瘀、痰浊、热毒等病变，日久结成
肿块而发癌病。

　　3. 七情内伤　情志不舒，气机郁结，久则导致气滞血瘀；或气机不畅，气不布津，
久则津凝为痰。气滞、血瘀、痰浊互结，渐而成块，发为癌病。正如《类证治裁·郁
证》所说："七情内起之郁，始而伤气，继必及血。"或气郁化火及邪热郁结日久可成
热毒，热毒内蕴，郁久不散，加之正气虚弱，不能透毒外出，以致毒滞难化，积聚不

去，渐成肿核积块。

4. 饮食失调 嗜好烟酒，恣食肥甘厚腻，过食辛辣腌炸烧烤，损伤脾胃，脾失健运。一方面使正气亏虚，气虚血瘀。如《读医随笔·承制生化论》说："气虚不足以推血，则血必有瘀。"正气亏虚，又易感外邪或易导致客邪久留，积久成块。另一方面，脾失健运，不能升清降浊、敷布运化水湿，则痰湿内生。正如《医宗必读·痰饮》所说："脾土虚弱，清者难升，浊者难降，留中滞膈，瘀而成痰。"正气亏虚，痰瘀、湿毒内结，日久不去，凝滞成块，则成癌病。

5. 宿有旧疾 体内宿疾损伤脏腑功能，使气血津液运行失常，又治不得法或失于调养，则病邪久羁，损伤正气，祛邪无力，加重或诱发气、痰、食、湿、水、血等凝结阻滞体内，久则壅结成块。

癌病的发生主要是由于正气不足，使脏腑功能失调，气血津液运行失常，导致气滞、湿聚、痰凝、热毒、血瘀等病理产物积聚，或外邪入侵而滞留，形成肿块，日久发生质变而成。病理属性总属本虚标实。多为因虚致病，因虚而致实，是一种全身属虚、局部属实的疾病。初期邪盛而正虚不显，故以气滞、湿聚、痰凝、血瘀、热毒等所致之实证为主。中晚期由于癌瘤耗伤人体气血津液，以正虚为主，而出现气血阴阳亏虚，脏腑功能衰败之象。发病趋势为邪愈盛而正愈虚，本虚标实，病变错综复杂，病势日益深重。

不同的癌病，其病机又各有特点。脑瘤的本虚以肝肾亏虚、气血两亏多见，标实以痰浊、瘀血、风毒多见；肺癌之本虚以阴虚、气阴两虚多见，标实以气滞、瘀血、痰浊多见；大肠癌的本虚则以脾肾双亏、肝肾阴虚为多见，标实以湿热、瘀毒多见；肾癌及膀胱癌的本虚以脾肾两虚、肝肾阴虚多见，标实以湿热蕴结、瘀血内阻多见。癌病其病变部位在相应的脏腑，但由于肝主疏泄，条达气机，脾为气血生化之源，肾藏精，内寄元阴元阳，故上述癌病的发生发展，多与肝、脾、肾的关系较为密切。

癌病是一种难治性疾病，预后一般较差，但采用中西医结合的方法治疗，对于提高疗效、减少毒副反应、提高生存质量、延长生存期都具有重要的意义。

【诊断】

一、肺癌

肺癌又称原发性支气管肺癌，是较常见的恶性肿瘤之一，是以咳嗽、咯血、胸痛、气急、发热为主要临床表现的一种恶性疾病。肺癌多由正气虚弱，邪毒内结所致，以肺失宣发肃降为基本病机。根据肺癌的临床表现，中医古籍有关肺癌的论述散见于"肺积""咳嗽""咯血""胸痛"等病证中。

（一）诊断要点

1. 病史 多见于年龄在 40 岁以上，有长期吸烟史的男性；或有长期接触石棉、煤焦油、沥青、烟尘及放射性物质等病史。早期有干咳，或咳少量白色泡沫痰。

2. 临床特征　近期发生呛咳，顽固性干咳持续不愈，或反复咳血痰，或不明原因的顽固性胸痛、气急、发热，或伴消瘦、疲乏等。

3. 相关检查　①胸部 X 线、CT、支气管镜等检查有助于肺癌的早期诊断。②痰脱落细胞学检查是早期诊断肺癌简单而有效的方法，阳性率在 80% 左右，多次检查阳性率可提高。③纤维支气管镜检查及病理检查可确定病变性质，是确诊肺癌的重要方法。

（二）病证鉴别

1. 肺癌与肺痨　肺痨与肺癌均有咳嗽、咯血、胸痛、发热、消瘦等症状，两者容易混淆，应注意鉴别。肺痨是肺部的慢性传染性疾病，多见于青壮年，而肺癌好发于40 岁以上的中老年男性。部分肺痨患者已愈合的结核病灶所引起的肺部瘢痕可恶变为肺癌。肺痨经抗结核治疗有效，肺癌经抗结核治疗则无效。肺部 X 线检查、痰结核菌检查、痰脱落细胞学检查、纤维支气管镜检查、病理学检查等，有助于两者的鉴别。

2. 肺癌与肺痈　肺痈患者也可有发热、咳嗽、咳痰、痰中带血，伴有胸痛的临床表现，应注意鉴别。典型的肺痈是急性发病，高热、寒战、咳嗽、咳吐大量腥臭脓血痰，伴有胸痛；肺癌发病较缓，热势一般不高，呛咳，或干咳，或咳痰带血，伴见神疲乏力、消瘦等全身症状。肺癌患者在感受外邪时，也可出现高热、咳嗽加剧等症，此时更应详细询问病史，四诊合参，并借助肺部 X 线检查、痰和血的病原体检查、痰脱落细胞学检查等实验室检查加以鉴别。

3. 肺癌与肺胀　肺胀是多种慢性肺系疾患反复发作，迁延不愈所致的慢性肺部疾病。病程长达数年，反复发作，多发生于 40 岁以上人群，以咳嗽、咳痰、喘息、胸部膨满为主症；肺癌则起病较为隐匿，以咳嗽、咯血、胸痛、发热、气急为主要临床表现，伴见消瘦、乏力等全身症状，借助肺部 X 线检查、痰脱落细胞学检查等有助于鉴别。

二、肝癌

肝癌又称原发性肝癌，起源于肝细胞或肝内胆管细胞。临床以右胁疼痛，右上腹肿块，腹胀纳差，恶心呕吐，渐则出现消瘦、乏力、黄疸、鼓胀或昏迷为特征。肝癌以脏腑气血亏虚为本，气、血、湿、热、瘀、毒互结为标，以肝失疏泄为基本病机。

肝癌是癌病中恶性程度较高的一种，是我国常见恶性肿瘤之一。肝癌可发生于任何年龄，但以 30～50 岁为最多。早期手术切除的远期疗效较好，但大多数肝癌患者在确诊时已属晚期，手术机会多已错过。采用中医药治疗是本病的主要治疗手段之一。根据肝癌的临床表现，中医古籍有关肝癌的论述散见于"积证""鼓胀""胁痛""黄疸""肥气""积气"等病证中。

（一）诊断要点

1. 临床特征　①右胁（肝区）不适或疼痛，原有肝病症状加重，伴全身不适、腹胀纳呆、恶心呕吐、乏力、消瘦、体重减轻或出现黄疸、鼓胀。②右上腹肿块（肝脏）

进行性肿大，质地坚硬而拒按，表面有结节。

2. 病史　好发于 30～50 岁的男性，多有肝炎、肝硬化病史，或食霉玉米、霉花生或有饮食被亚硝胺类和偶氮苯类污染的水和食物史。

3. 相关检查　肝区 B 超、CT 扫描、MRI、肝穿刺活检、血清学检查测甲胎球蛋白（AFP）等，有助于明确诊断。

（二）病证鉴别

1. 肝癌与黄疸　黄疸是由于湿浊阻滞，胆液不循常道，外溢而引起的以目黄、身黄、小便黄为主症的病证。其起病有急缓，病程有长短，黄疸色泽有明暗，以利湿解毒为治疗原则。而肝癌以右胁疼痛，肝脏进行性肿大，质地坚硬，表面有结节，腹胀大，乏力，形体逐渐消瘦为特征。中晚期可伴有黄疸，此时，黄疸仅视为一个症状，而不是一个独立的病种，以扶正（补益气血）祛邪（疏肝理气、活血化瘀、清热利湿、泻火解毒、消积散结等）、标本兼顾为治疗原则，并需结合西医抗癌治疗。结合血清总胆红素、尿胆红素、直接胆红素、血清谷丙转氨酶等肝功能测定，以及甲胎球蛋白、肝区 B 超、CT 扫描等可明确诊断。

2. 肝癌与鼓胀　肝癌失治，晚期伴有腹水时可有腹胀大、皮色苍黄、脉络暴露的症状而形成鼓胀，属于鼓胀的一种特殊类型。但肝癌患者形体明显消瘦，腹部肿块坚硬，表面凹凸不平。肝癌所致之鼓胀，病情危重，预后不良，在鼓胀辨证论治的基础上，需结合西医抗癌治疗。可结合实验室检查明确诊断，协助治疗。

3. 肝癌与胁痛　二者都有胁痛的症状。胁痛是以一侧或两侧胁部疼痛为主要临床表现，一般无右上腹肿块；肝癌之胁痛，以右胁为主，有右上腹坚硬并逐渐增大的肿块，并见纳呆、乏力、消瘦，甚者可见昏迷，病情危重。可结合实验室检查以明确诊断。

三、大肠癌

大肠癌包括结肠癌与直肠癌，是消化道常见的恶性肿瘤，临床以排便习惯与粪便性状改变，腹痛，腹胀，里急后重，大便脓血，甚至腹内结块、形体消瘦为主要临床表现。大肠癌多由情志失调、饮食不节、久泻久痢致脾失健运，湿热瘀毒蕴结于肠道，凝结成积所致。根据其发病及临床特征分析，中医古籍有关大肠癌的论述散见于"肠积""积聚""癥瘕""肠蕈""肠风""脏毒""下痢""锁肛痔"等病证中。

（一）诊断要点

1. 病史　年龄在 30 岁以上，有情志失调、饮食不节、久泻久痢等导致脾失健运的病史，或有慢性结肠炎、结肠腺瘤性息肉病史，特别是具有家族性结肠息肉病者为高度怀疑对象。

2. 临床特征　①近期出现持续性腹部不适、隐痛、胀气，经一般治疗症状不缓解。②无明显诱因的大便习惯改变，如腹泻或便秘，或腹泻与便秘交替出现等。③大便变细变形，粪便带脓血、黏液，或血便，里急后重，肛门坠痛，排除痢疾及肠道慢性炎症等疾病。④结肠部位出现肿块。⑤原因不明的贫血或体重减轻、消瘦、乏力等。

3. 相关检查 大便隐血检查、直肠指诊检查、全结肠镜检查、钡灌肠 X 线检查、血清癌胚及肠癌相关抗原测定、直肠内超声扫描、CT 等检查可明确诊断。

（二）病证鉴别

1. 大肠癌与痢疾 痢疾与大肠癌在腹痛、泄泻、里急后重、排脓血便等临床症状上有相似之处，要注意区别。痢疾是以腹痛、里急后重、排赤白脓血便为主要临床表现的具有传染性的疾病。一般起病较急，常以发热伴有呕吐开始，继则腹痛、里急后重、下痢赤白脓血。其腹痛多呈阵发性，泻后稍减轻，泄泻次数可达每日10～20次，粪便呈胶冻状、脓血状。而大肠癌起病较为隐匿，早期症状多较轻或不明显，中晚期伴见明显的全身症状，如神疲倦怠、消瘦等；腹痛常为持续性隐痛；常见泄泻，但每日次数不多，泄泻与便秘交替出现是其特点。实验室检查对明确诊断具有重要价值，如血常规、大便细菌培养、大便隐血试验、直肠指诊、全结肠镜检查等。

2. 大肠癌与痔疾 痔疾与大肠癌均有大便带血、肛门坠胀或异物感等临床表现，应注意区别。痔疾属外科疾病，起病缓，病程长，一般无全身症状，其大便下血特点为便时或便后出血、血色鲜红，常伴有肛门坠胀或异物感，多因劳累、过食辛辣等诱发或加重。大肠癌中晚期伴有明显的全身症状，如贫血、神疲乏力、消瘦等，以排便习惯与粪便性状改变、腹痛、腹部肿块为特征。直肠指诊、直肠镜等检查有助于明确诊断。

四、肾癌、膀胱癌

肾癌是泌尿系统常见的肿瘤，以无痛性血尿、腰痛、肿块、消瘦乏力等为主要临床表现。男性多于女性，40～60岁多发。根据肾癌的起病及临床表现，中医古籍有关肾癌的论述散见于"尿血""腰痛"等病证中。

膀胱癌亦是泌尿系统常见的肿瘤，以无痛性血尿、尿频、尿急、尿痛、排尿困难、发热、消瘦乏力、恶病质等为主要临床表现。男性多于女性，50～70岁多发。中医古籍有关膀胱癌的论述散见于"尿血""血淋""癃闭"等病证中。

（一）诊断要点

1. 病史 多见于40岁以上中年男性，早期常无症状。有些有接触、吸收化学致癌物质，吸烟，病毒感染，各种慢性刺激（如结石、血吸虫卵），以及内源性色氨酸代谢异常等病史。

2. 临床特征 肾癌早期常无症状，晚期部分患者可有典型的三联症：血尿、腰痛、上腹或腰部肿块。膀胱癌典型临床表现为无痛性血尿、尿急、尿频、尿痛，或持续性尿意感。二者晚期均可见消瘦、乏力、恶病质等全身症状。

3. 相关检查 尿检查可见肉眼血尿及镜下血尿；尿脱落细胞学检查对早期诊断肾癌、膀胱癌有一定价值；B 超、CT、MRI 可确定病变部位、大小及浸润情况等。此外，膀胱镜检查也是确诊膀胱癌的重要方法。

（二）病证鉴别

1. 肾癌与多囊肾 多囊肾常有腰腹疼痛、血尿、蛋白尿，多见肾功能障碍和高血压，往往合并其他多囊脏器。B 超、CT、MRI 有助于鉴别诊断。

2. 肾癌、膀胱癌与泌尿系结石 泌尿系结石多有相关部位的急性剧烈疼痛，尿中排出砂石，或排尿时突然中断，少数有腰、腹部隐痛，可伴见血尿。B 超、腹部 X 线等有助于诊断。

3. 肾癌、膀胱癌与肾及膀胱结核 肾及膀胱结核常有尿急、尿频、尿痛等尿路刺激征，有尿血、脓尿，并伴低热、盗汗、午后潮热、消瘦等症状，尿培养可查到结核杆菌，抗结核治疗有效。

五、脑瘤

脑瘤是颅内肿瘤的简称，以头痛、呕吐、视力下降、感觉障碍、运动障碍、人格障碍等为主要临床表现。脑瘤可发生于任何年龄，但以 20～40 岁者最多。根据脑瘤的临床表现，中医古籍有关脑瘤的论述散见于"头痛""眩晕""呕吐"等病证中。

（一）诊断要点

1. 临床特征 患者有头痛、呕吐、视力障碍等临床表现。随脑组织受损部位的不同而有相应的局部症状，有助于定位诊断。如大脑额叶前部肿瘤可见精神障碍，出现性格改变、进行性痴呆、癫痫发作等；额下回后部肿瘤可出现运动性失语；额叶后部中央前回运动区受压则产生对侧偏瘫。大脑顶叶部肿瘤以感觉障碍为主，感觉定位和感觉区别的能力消失。大脑颞叶部肿瘤则以听觉障碍为主。大脑枕叶部肿瘤定位征为视野缺损。胼胝体部肿瘤精神症状明显。中脑部肿瘤早期易出现脑积水，而发生头痛、视乳头水肿及呕吐等。小脑部肿瘤以运动失调为特征。桥脑部肿瘤则以交叉性偏瘫、交叉性感觉麻木及眼球垂直性震颤与眼外展麻痹为特征。

2. 病史 年龄以 20～40 岁者最多。

3. 相关检查 CT、MRI 探查肿瘤的部位、大小及浸润情况，是目前诊断脑瘤的主要手段。

（二）病证鉴别

1. 脑瘤与脑血管疾病 部分脑瘤患者可见颅内压升高、偏瘫，应注意与脑血管疾病相鉴别。脑血管疾病多见于老年人，常有高血压和动脉硬化病史，多突然出现昏迷，可有颅内压升高症状和偏瘫。CT、MRI 有助于鉴别。

2. 脑瘤与癫痫 脑瘤患者可以有症状性癫痫，常伴有颅内压升高的症状（如头痛、呕吐、视力下降等）和其他局灶性症状（如精神障碍、感觉障碍、运动障碍等）持续存在。原发性癫痫通常缺少局灶性脑症状，发作过后多无明显症状。CT、MRI 有助于鉴别。

在各种癌病的诊断中，病理后检查为必查项目，以便尽可能了解癌病的细胞学性质，对其进行细胞学分类诊断，如肺癌的鳞状上皮细胞癌、小细胞癌、腺癌等。这对估计病情、判断预后、选择治疗方案等有重要意义。临证应结合患者的临床表现、全身情况、肿瘤发展情况等，制定合理的中西医综合治疗方案。

【辨证论治】

一、辨证要点

定期体检，早期发现，早期诊断，早期治疗，对提高疗效和预后有积极意义。

1. 辨脏腑病位　临床首先应辨各种癌病的脏腑病位，可根据患者的临床表现、部位的经络循行及所属脏腑功能、体征等特点来辨脏腑病位。辨明属肺、肝、大肠、肾、膀胱、脑等不同脏腑病位之癌病，以便加强治疗的针对性。

2. 辨病变性质　由于癌病是在正虚的基础上发病的，故表现为局部为实、整体为虚。其实者应分清气滞、湿聚、痰凝、血瘀、热毒的不同，以及有无病邪的兼夹，以确定祛邪的针对性；其虚者则为全身气血阴阳虚衰，应分清受病脏腑气血阴阳失调的不同，以确定扶正的侧重。

3. 辨标本虚实　在癌病的发展过程中，各种病理因素又常互相兼夹，进一步又耗伤正气，形成正虚邪实，故应辨清标本虚实，并分清主次，以便正确处理扶正与祛邪的关系。

4. 辨舌脉　舌脉在癌病辨证中占有重要地位，它可以反映机体正虚邪实的情况。脉象弦、大、滑、数者，多属气滞血瘀、痰热壅盛、湿热鸱张、毒火亢盛，为癌病疼痛的反映，为病进之象；脉细、涩、弱、缓者，多属气虚、血少、精伤、夹湿等的反映，为正虚之象；舌质淡紫或黯，或有瘀斑、瘀点，为夹有瘀血；舌红绛，为内有毒火；舌苔白属寒，黄属热，腻苔为有痰湿。如体虚而脉盛，见于肿瘤迅速发展时，则预后不良。

5. 辨病程阶段　明确患者处于早、中、晚期及术后的不同，以选择适应的治法和估计预后。

二、论治要点

癌病属于正虚邪实，邪盛正衰的一类疾病，所以治疗的基本原则是扶正祛邪、攻补兼施。要结合病史、病程、四诊情况及实验室检查等临床资料，综合分析，辨证论治，做到"治实当顾虚，补虚勿忘实"。早期邪盛正虚不明显，重在祛邪抗癌，采用重攻轻补的原则，但应"衰其大半而止"；中期正气日渐耗损，邪实正亦虚，宜攻补兼施；晚期正气大伤，不耐攻伐，当以补为主，扶正培本，以抗邪气，可适当辅以祛邪抗癌；术后以扶正调理为主，但常余邪未尽，易于复发转移，仍应以扶正与祛邪相结合。祛邪主要针对病理因素而采用理气除湿、化痰散结、活血化瘀、清热解毒等法，并应适当配伍经现代药理研究证实有抗癌作用的中药。扶正之法应贯穿病程的始终，即所谓"养正则积自除"。应根据正虚侧重的不同，并结合主要病变脏腑而分别采用益气、补血、滋阴、温阳之法。总之，以扶正不留邪、祛邪不伤正为原则。肾为先天之本，脾胃为后天之本，故扶正培本多从脾肾入手。扶正培本对于提高免疫力，增强抗癌能力，控制癌病的发展，促进机体的恢复，具有重要意义。

三、分证论治

（一）肺癌

1. 瘀阻肺络证

证候：咳嗽不畅，胸闷气憋，胸痛有定处，痛如锥刺，或痰血黯红，口唇紫黯，舌质黯或有瘀点、瘀斑，苔薄，脉细弦或细涩。

病机：气滞血瘀，痹阻于肺。

治法：行气活血，化瘀散结。

方药：血府逐瘀汤加减（当归、生地黄、桃仁、红花、川芎、赤芍、柴胡、桔梗、牛膝、枳壳、甘草）。

本方有活血化瘀、理气止痛的功效，适用于肺癌瘀阻肺络证。胸痛明显者，可配伍香附、延胡索、郁金、莪术等理气通络、活血定痛；若反复咯血、血色黯红者，可去桃仁、红花，加蒲黄、三七、藕节、仙鹤草、茜草根祛瘀止血；瘀滞化热，耗伤气津，见口干舌燥者，加党参、沙参、天花粉、玄参、知母等清热养阴、益气生津；气虚较重而见食少、乏力、气短者，加黄芪、党参、白术益气健脾。

2. 痰湿蕴肺证

证候：咳嗽，咳痰，痰质稠黏，痰白或黄白相兼，气喘，胸闷胸痛，纳呆便溏，体倦乏力，舌质淡，苔白腻，脉滑。

病机：脾虚生痰，痰湿蕴肺。

治法：健脾燥湿，行气祛痰。

方药：二陈汤合瓜蒌薤白半夏汤加减（陈皮、法半夏、茯苓、炙甘草、瓜蒌、薤白）。

本方有健脾燥湿、行气祛痰之功，适用于痰湿蕴肺证。加紫菀、款冬花止咳化痰。若见胸脘胀闷、喘咳较甚者，可加用葶苈大枣泻肺汤以泻肺行水；痰郁化热，痰黄稠黏难出者，加海蛤壳、鱼腥草、荞麦根、黄芩、栀子清化痰热；胸痛甚，且瘀象明显者，加川芎、郁金、延胡索活血止痛；倦怠乏力、纳呆、腹胀者，加党参、白术、鸡内金、焦三仙健脾开胃。

3. 阴虚毒热证

证候：咳嗽无痰，或痰少而黏，或痰中带血，甚则咯血不止，伴胸闷气短，心烦寐差，潮热盗汗，或壮热不退，口渴，大便干结，舌质红，苔干黄或光剥无苔，脉细数或数大。

病机：肺阴亏虚，热毒炽盛。

治法：养阴清热，解毒散结。

方药：沙参麦冬汤合五味消毒饮加减（沙参、玉竹、麦冬、生甘草、桑叶、天花粉、生扁豆、金银花、野菊花、蒲公英、紫花地丁、紫背天葵）。

前方养阴清热，适用于肺阴亏虚者；后方以清热解毒为主，适用于热毒炽盛者。若见咯血不止，可选加白及、白茅根、仙鹤草、茜草根、三七凉血止血、收敛止血；低热盗汗，加地骨皮、白薇、五味子育阴清热敛汗；大便干结者，加全瓜蒌、火麻仁润肠通便。

4. 气阴两虚证

证候：咳嗽痰少，或痰中带血，咳声低弱，气短喘促，神疲乏力，面色㿠白，形体消瘦畏风，自汗或盗汗，口干便秘，舌质红或淡，脉细弱。

病机：气虚阴伤，肺痿失用。

治法：益气养阴，清热化痰。

方药：生脉散合百合固金汤加减（人参、麦门冬、五味子、生地黄、熟地黄、贝母、百合、当归、芍药、甘草、玄参、桔梗）。

前方益气生津，适用于气阴两伤者；后方养阴清热、润肺化痰，适用于肺虚阴伤而有痰热证。气虚症状明显者，加生黄芪、太子参、白术等益气补肺健脾；咳痰不利、痰少而黏者，加瓜蒌仁、杏仁润肺化痰。若肺肾同病，阴损及阳，以阳气虚衰为突出临床表现时，可选用右归丸温补肾阳。

如出现颜面、胸膺上部青紫水肿，声音嘶哑，头痛晕眩，呼吸困难，甚至昏迷等严重症状，危重者可在短期内死亡。中医多从瘀血、水肿论治（多属于西医学上腔静脉压迫综合征），采用活血化瘀、利水消肿之法，可使部分患者缓解。常用方剂如通窍活血汤、五苓散、真武汤等。压迫症状较轻者，可在辨证论治方药中，酌加葶苈子、猪苓、生麻黄、益母草等泻肺除壅、活血利水。

临证中，可在辨证论治基础上，选用有抗肺癌作用的中草药，以提高疗效。常用的有白花蛇舌草、半边莲、半枝莲、龙葵、蚤休、山豆根、蒲公英、黄芩、苦参、射干、瓜蒌、贝母、杏仁、海藻、桃仁、丹参、三七、三棱、莪术、泽泻、猪苓、大戟、延胡索等。

（二）肝癌

1. 肝脾失调证

证候：右胁部胀痛，右胁下肿块，胸闷不舒，善太息，纳呆食少，时有泄泻，女子可见月经不调，舌苔薄腻，脉弦。

病机：肝郁脾虚，气血不和。

治法：疏肝健脾，佐以活血。

方药：逍遥散加减（柴胡、炙甘草、当归、白芍、党参、白术、茯苓、川芎）。

本方疏肝健脾、活血止痛，适用于肝郁脾虚，气血郁滞之肝癌。疼痛较明显者，可加郁金、延胡索活血定痛；已出现胁下肿块者，加莪术、三棱、桃仁、半夏、浙贝母等破血逐瘀、软坚散结；纳呆食少者，重用党参、白术，加薏苡仁、神曲等，以开胃健脾益气。

2. 气滞血瘀证

证候：右胁下肿块较大，质硬拒按，或同时见左胁下肿块，右胁疼痛较剧，如锥如刺，入夜更甚，甚或痛引肩背，脘腹胀满，甚或腹胀大，皮色苍黄，脉络暴露，食欲不振，大便溏结不调，面色萎黄而黯，倦怠乏力，月经不调，舌质紫黯，有瘀点或瘀斑，脉弦涩。

病机：气滞血瘀，结为癥块。

治法：行气活血，化瘀消积。

方药：膈下逐瘀汤加减（五灵脂、当归、川芎、桃仁、牡丹皮、赤芍、延胡索、香附、红花、枳壳、甘草）。

本方活血化瘀、行气止痛、消癥散结，主治瘀在膈下，形成积块。可加三棱、莪术、郁金，以加强活血定痛、化瘀消积之力；若转为鼓胀之腹胀大、皮色苍黄、脉络暴露者，加甘遂、大戟、芫花攻逐水饮，或改用调营饮活血化瘀、行气利水；脾虚泄泻者，减五灵脂，加党参、黄芪、白术，以健脾止泻、扶助正气。

3. 湿热聚毒证

证候：右胁疼痛，甚或痛引肩背，右胁部结块，身黄目黄，或壮热，口干口苦，心烦易怒，食少厌油，腹胀满，便干溲赤，舌质红，苔黄腻，脉弦滑或滑数。

病机：肝胆湿热，久聚为毒。

治法：清热利湿，泻火解毒。

方药：茵陈蒿汤加减（茵陈、栀子、大黄）。

本方清热利湿退黄，适用于湿热黄疸。可加白花蛇舌草、黄芩、蒲公英清热泻火解毒；疼痛明显者，加柴胡、香附、延胡索疏肝理气、活血止痛。

4. 肝阴亏虚证

证候：胁肋疼痛，胁下结块，质硬拒按，五心烦热，潮热盗汗，头晕目眩，纳差食少，口干口苦，腹胀大，甚则呕血、便血、皮下出血，舌红少苔，脉弦细数。

病机：肝阴亏虚，肝气偏盛。

治法：滋阴柔肝，凉血解毒。

方药：一贯煎加减（沙参、麦冬、当归、生地黄、枸杞子、川楝子）。

本方滋阴疏肝，用于肝肾阴虚之胸胁疼痛。出血者，加仙鹤草、白茅根、牡丹皮、侧柏叶、三七清热凉血、活血止血；兼脾虚者，加党参、黄芪，以健脾益气；出现黄疸者，可合茵陈蒿汤清热利胆退黄；肝阴虚日久，累及肾阴，而见阴虚症状突出者，加生鳖甲、生龟板、女贞子、旱莲草滋肾阴、清虚热。肾阴虚日久常可阴损及阳而见肾之阴阳两虚，临床见形寒怯冷、腹胀大、水肿、腰酸膝软等症，可用金匮肾气丸为主方加减化裁。

本病若并发血证、黄疸、昏迷或转为鼓胀者，可参照有关章节辨证论治，病情危重者尚须中西医结合救治。

临证时，在辨证论治的基础上，可选用具有抗肝癌作用的中草药，以增强疗效，常用的有白花蛇舌草、半枝莲、半边莲、拳参、紫草、苦参、蒲公英、重楼、夏枯草、大蓟、虎杖、丹参、水蛭、海藻、牡蛎等。

（三）大肠癌

1. 湿热郁毒证

证候：腹部阵痛，便中带血，或黏液脓血便，里急后重，或大便干稀不调，肛门灼热，或有发热，恶心，胸闷，口干口苦，小便黄，舌质红，苔黄腻，脉滑数。

病机：肠腑湿热，热盛酿毒。

治法：清热燥湿，凉血解毒。

方药：槐角丸加减（槐角、地榆、黄芩、当归、大黄、枳壳、防风）。

本方有清热燥湿、凉血解毒、疏风理气之功，适用于湿热下注、郁毒内结之大肠癌。腹痛较著者可加香附、木香、郁金行气活血定痛；大便脓血黏液、泻下臭秽，为热毒炽盛，可加白头翁、败酱草、马齿苋、牡丹皮以清热解毒凉血。

2. 瘀毒蕴结证

证候：腹部拒按，或腹内结块，里急后重，大便脓血，色紫黯，量多，烦热口渴，面色晦黯，或有肌肤甲错，舌质紫黯或有瘀点、瘀斑，脉涩。

病机：瘀血内结，瘀滞生毒。

治法：活血化瘀，清热解毒。

方药：膈下逐瘀汤加减（五灵脂、当归、川芎、桃仁、牡丹皮、赤芍、延胡索、香附、红花、大黄、枳壳、甘草）。

本方有活血通经、化瘀止痛、理气的功效，适用于瘀血痹阻重者。由于瘀血壅遏化热，故应酌加清热解毒之品，如黄连、黄柏、败酱草等；体质虚弱或兼见脾虚之象者，加党参、黄芪、茯苓，减五灵脂；便血较多时，可加三七、地榆、藕节等凉血活血止血。

3. 脾肾阳虚证

证候：腹胀腹痛，喜温喜按，或腹内结块，下利清谷或五更泄泻，或见大便带血，面色苍白，气短乏力，畏寒肢冷，腰酸膝冷，苔薄白，舌质淡胖、有齿痕，脉沉迟。

病机：肾阳亏虚，脾失健运。

治法：温补脾肾。

方药：附子理中汤加减（炮附子、人参、白术、炮姜、炙甘草）。

本方温补脾肾，适用于脾肾阳虚证。理中汤温中健脾，附子温肾散寒。如下利清谷、腰酸膝冷之症突出，可配四神丸以温补脾肾、涩肠止泻；大便下血者，加赤石脂、灶心土、白芍、阿胶，以养血收涩止血。

4. 肝肾阴虚证

证候：腹痛隐隐，或腹内结块，便秘，大便带血，腰膝酸软，头晕耳鸣，视物昏花，五心烦热，口干咽燥，盗汗，遗精，月经不调，形瘦纳差，舌红少苔，脉弦细数。

病机：肝肾阴伤，阴虚火旺。

治法：滋肾养肝。

方药：知柏地黄丸加减（熟地黄、山茱萸、山药、泽泻、牡丹皮、茯苓、知母、黄柏）。

本方滋补肝肾、清泻虚火，适用于肝肾阴虚，兼有火旺证。便秘者，加火麻仁、柏子仁、郁李仁润肠通便；大便带血者，加三七、茜草、仙鹤草化瘀止血；遗精，加芡实、金樱子益肾固精；月经不调者，加香附、当归、阿胶理气活血、养血调经；口干咽燥者，加麦冬、天花粉、石斛滋养肺胃之阴。

临证时，在辨证论治的基础上，可选用具有抗肠癌及消化道肿瘤作用的中草药，以增强疗效，常用的有白花蛇舌草、半枝莲、拳参、苦参、野菊花、虎杖、丹参、三棱、莪术、牡蛎、泽泻等。

▦ 课堂互动

刘某，女，58岁。半年来大便时稀时干，时有脓血，经乙状结肠镜检查，发现乙状结肠和直肠交界处肿物，表面溃烂，肠腔狭窄，活检诊断为腺癌。现症：左下腹部阵痛，便稀伴有血性黏液，里急后重，肛门灼热，恶心纳差，胸闷，口苦而腻，小便黄，舌质红，苔黄腻，脉滑数。

要求：诊断，病机，治法，方药。

（四）肾癌、膀胱癌

肾癌、膀胱癌的中医分型论治有共同之处，故合并介绍。

1. 湿热蕴毒证

证候：腰痛，腰腹坠胀不适，尿血，尿急，尿频，发热，形体消瘦，纳差，心烦口渴，夜寐不安，舌红苔黄腻，脉濡数。

病机：湿热蕴结下焦，膀胱气化不利。

治法：清热利湿，凉血解毒。

方药：八正散合龙胆泻肝汤加减（木通、车前子、萹蓄、瞿麦、滑石、甘草梢、大黄、山栀子、龙胆草、当归、生地黄）。

前方清热泻火、利水通淋，适用于下焦湿热者；后方清热利湿之力均较强，适用于湿热俱盛者。尿血者，酌加小蓟、白茅根、仙鹤草以清热凉血止血；腰痛甚者，酌加桑寄生、菟丝子、三七、川芎、桃仁，以补肾活血定痛；心烦口渴者，加天花粉养阴除烦。

2. 瘀血内阻证

证候：尿血，尿中或有血块，腰腹坠胀疼痛，甚则腰腹部触及肿块，面色晦黯，发热，舌质紫黯或有瘀点、瘀斑，苔薄白，脉涩。

病机：瘀血蓄结，壅阻气机。

治法：活血化瘀，理气散结。

方药：桃红四物汤加减（桃仁、红花、川芎、当归、白芍、熟地黄、香附、木香、枳壳）。

桃红四物汤活血化瘀之力较强，适用于瘀血内阻者，加香附、木香、枳壳，以理气散结。血尿较著者，酌减破血逐瘀的桃仁、红花，加三七、花蕊石、藕节化瘀止血；发热者，加大青叶、牡丹皮清热凉血；伴乏力、消瘦、纳少者，加黄芪、白术益气健脾，以资后天，提高抗癌能力；也可酌加龙葵、半枝莲、苦参以增强抗癌解毒之力。

3. 气虚血瘀证

证候：腰痛，腹胀，腰腹部肿块，腰膝酸软，血尿，纳差，呕恶，便溏，消瘦，神疲乏力，舌质淡黯，苔薄白，脉沉细。

病机：脾肾气虚，瘀阻肾络。

治法：健脾益肾，化瘀散结。

方药：大补元煎合桂枝茯苓丸加减（人参、山药、熟地黄、杜仲、枸杞子、当归、山茱萸、桂枝、茯苓、赤芍、桃仁、牡丹皮、炙甘草）。

本方健脾益肾、活血化瘀，适用于脾肾气虚血瘀者。可加海藻、昆布软坚散结。尿血者，酌加仙鹤草、白及、血余炭收敛止血；畏寒肢冷、便溏者，可合附子理中汤温中健脾；气虚甚者，重用党参，加黄芪、白术健脾益气；阴虚者，加女贞子、旱莲草滋阴补肾。

4. 阴虚内热证

证候：腰痛，腰腹部肿块，尿血，尿频，五心烦热，口干唇燥，小便短赤，大便秘结，消瘦乏力，舌质红，苔薄黄少津，脉细数。

病机：肝肾阴亏，虚火内生。

治法：滋阴清热，化瘀止痛。

方药：知柏地黄丸加减（延胡索、郁金、熟地黄、山茱萸、山药、泽泻、牡丹皮、茯苓、知母、黄柏）。

知柏地黄丸滋补肝肾、清泻虚火，适用于肝肾阴亏，虚火内生者，加延胡索、郁金活血化瘀止痛。尿血者，加三七、藕节、旱莲草、白茅根、茜草、仙鹤草化瘀凉血止血；便秘者，加火麻仁、郁李仁润肠通便；心悸失眠者，加酸枣仁、柏子仁、五味子养心安神；遗精，加芡实、金樱子益肾固精；口干甚者，加麦冬、天花粉、石斛养阴润燥；月经不调者，加香附、当归理气活血调经。

结合辨病，按肿瘤的性质和部位不同选择适当的药物，以加强针对性。如肾癌选土茯苓、白花蛇舌草、马鞭草等；膀胱癌选龙葵、石韦、车前草、白茅根等。

（五）脑瘤

1. 痰瘀阻窍证

证候：头晕头痛，项强，目眩，视物不清，呕吐，失眠健忘，肢体麻木，面唇黯红或紫暗，舌质紫黯或有瘀点、瘀斑，脉涩。

病机：痰瘀互结，蔽阻清窍。

治法：息风化痰，祛瘀通窍。

方药：通窍活血汤加减（白芥子、胆南星、麝香、桃仁、红花、川芎、赤芍、黄酒、大枣、生姜、老葱）。

通窍活血汤有活血通窍的功效，适用于瘀血阻窍证，加白芥子、胆南星化痰散结。呕吐者，加竹茹、姜半夏、泽泻，以利湿和胃止呕；失眠者，加酸枣仁、夜交藤养心安神。

2. 风毒上扰证

证候：头痛头晕，耳鸣目眩，视物不清，呕吐，咽干口燥，面红目赤，失眠健忘，肢体麻木，重则抽搐，震颤，或偏瘫，或角弓反张，或神昏谵语，项强，舌质红或红绛，苔黄，脉弦。

病机：阳亢化风，热毒内炽。

治法：平肝息风，清热解毒。

方药：天麻钩藤饮合黄连解毒汤加减（天麻、钩藤、石决明、山栀子、黄芩、川牛膝、杜仲、益母草、桑寄生、夜交藤、朱茯神、黄柏、黄连）。

前方平肝息风、清热活血、补益肝肾，适用于肝阳偏亢者；后方清热泻火、凉血解毒，适用于火热邪毒炽盛之病证。阳亢风动之势较著者，加代赭石、生龙骨、生牡蛎重镇潜阳、镇肝息风；大便干燥者，加番泻叶、火麻仁通腑泄热。

3. 阴虚风动证

证候：头痛头晕，神疲乏力，虚烦不宁，肢体麻木，语言謇涩，颈项强直，手足蠕动或震颤，口眼㖞斜，偏瘫，口干，小便短赤，大便干，舌质红，苔薄，脉弦细或细数。

病机：肝肾阴亏，虚风内动。

治法：滋阴潜阳息风。

方药：大定风珠加减（白芍、阿胶、生地黄、生龟板、生鳖甲、生牡蛎、火麻仁、五味子、麦冬、鸡子黄、炙甘草）。

本方具有滋液填阴、育阴潜阳息风的功能，适用于脑瘤阴虚风动者。加钩藤、僵蚕息风止痉。虚热之象著者，加青蒿、白薇清退虚热；大便秘结者，加郁李仁润肠通便。

【专方验方】

1. 肺癌方 半枝莲 15g，白英 12g，莪术 9g，僵蚕 12g，薏苡仁 12g，全瓜蒌 12g，夏枯草 12g，白术 15g，太子参 15g，土茯苓 12g，黄芪 30g，甘草 6g，炒麦芽 12g，炒谷芽 12g。用法：水煎服，每日 1 剂。功效：益气养阴，化痰散结，解毒消积。用于气阴两虚，痰毒胶结之肺癌。（高荣林、姜在旸《中国中医研究院广安门医院专家医案精选·朴炳奎医案》）

2. 结肠腺癌术后方 太子参 24g，当归 9g，白芍 9g，白术 12g，生黄芪 21g，焦三仙各 9g，茯苓 12g，甘草 6g，广陈皮 9g，厚朴 12g，何首乌 9g。用法：水煎服，每日 1 剂。功效：补肾健脾利湿。用于脾肾两虚，湿浊凝聚之结肠腺癌术后。（高荣林、姜在飏《中国中医研究院广安门医院专家医案精选·刘志明医案》）

3. 软坚丸　蜈蚣 100g，蜣螂、土鳖虫、地龙、鼠妇虫各 300g，蜂蜜适量。共研细末，炼蜜如绿豆大丸。适用于原发性肝癌。日服 5g，分 2～3 次服。（上海第一医学院中山医院方）

4. 肝癌丸　麝香、乳香、没药、牛黄、熊胆各 5g，人参、三七、银耳各 25g，薏苡仁 100g，土茯苓 50g，共研细末，装胶囊内。日 3 次，每次 2.5g，4 个月为 1 个疗程。适用于原发性肝癌。（第二军医大学方）

5. 肝癌 1 号散　生莪术、生三棱、生水蛭、瓦楞子各 18g，苏木、红花、延胡索、香附、木香、砂仁、陈皮、半夏、厚朴、枳实、木通各 15g，大黄 9g。共研细末。每次 3g，日 3 次，3～6 个月为 1 个疗程。适用于原发性肝癌。（沈阳医学院第一附属医院方）

【中成药】

阴虚毒热型肺癌可用犀黄丸；肝郁脾虚型肝癌可用肝复乐；痰瘀互结型肝癌可用鳖甲煎丸；气滞血瘀型肝癌可用大黄䗪虫丸；气滞血瘀型肝癌可用复元活血汤；阴虚内热型肾癌、膀胱癌可用知柏地黄丸。

【简便疗法】

1. 针灸疗法　可改善肿瘤患者的症状，减轻放化疗产生的不良反应。

（1）肺癌咳喘者，可选定喘、风门、肺俞、列缺、合谷等穴针刺，以宣肺平喘。

（2）放化疗后骨髓造血功能抑制时，可选大椎、足三里、肾俞等穴针刺或艾灸，以健脾补肾、补气生血。

（3）放化疗后胃肠道反应明显者，可选内关、曲池、足三里、中脘等穴针刺。

2. 外治疗法

（1）雷击液　制法与组成：丙酮 2kg 倒入小口玻璃瓶内，然后放入雷公藤根皮 90g，五灵脂 20g，白芥子 30g，皂角刺 20g，生大黄 30g，穿山甲 30g。7 天后，将药渣滤出，加入乒乓球 30 只（剪碎），阿魏 90g，待药完全溶化后，即可应用。用法：取药棉 1 块，蘸药液搽肝癌肿块部位，日 3 次。切勿内服。功用：软坚散结止痛。

（2）消肿止痛膏　制法与组成：制乳香、没药各 30g，龙胆草 15g，煅寒水石 60g，铅丹 15g，冰片 15g，密陀僧 30g，干蟾皮 30g，公丁香 15g，雄黄 15g，细辛 15g，大黄 50g，姜黄 50g，生南星 20g。各为细末，和匀。用法：取酌量药粉调入适量凡士林内，摊于纱布上，贴敷肝癌肿块部位，隔日 1 换。如局部出现丘疹或水泡则停止使用，待皮肤正常后再用。功用：消肿止痛。

（3）软坚丹　制法与组成：山甲珠 30g，制乳香、没药各 10g，红芽大戟 20g，甘遂 15g，生南星 10g，白僵蚕 10g，制半夏 10g，朴硝 10g，蟾酥 2g，麝香 2g，蜈蚣 30 条，酌加少量铜绿、阿魏。共为细末，瓷瓶收贮。用法：视肿块大小取药粉调凡士林摊于纱

布上，贴敷肝癌肿块部位，用胶布固定，1 日 1 换。切勿内服。功效：软坚散结止痛。（陈泽霖《名医特色经验精华》）

【预防调护】

1. 加强预防　癌病的发生多与正气不足、外邪侵袭、脏腑功能失调有关。故平素应注意调养精气，劳逸结合，养成良好的生活、饮食习惯，戒烟忌酒，保持心情愉快，坚持体育锻炼，加强必要的防护措施，对预防癌病有重要的意义。

2. 警惕癌病的早期信号　警惕癌病的一些早期症状和体征。如身体某部位触及肿块，其质地坚硬，表面不平，进行性增大；原因不明的较长时间的食欲减退，神疲倦怠，体重减轻；顽固性头痛，伴恶心呕吐、视力障碍；持续性胸骨后闷胀不适或噎塞感，上腹部持续性疼痛；持续性声音嘶哑，干咳，痰中带血，胸痛，气急，发热等；原因不明的大便秘结、泄泻交替发作；无痛性血尿，腰部不适；持续性肝区疼痛，乏力，纳差，或肝功能异常等。发现这些表现应及时就医，并做相关检查，明确诊断。

3. 注重心理治疗　癌病常因情绪抑郁，肝气郁结，气机不畅，三焦功能紊乱所致。病情明确后患者又更加忧郁悲观，不仅不配合治疗，还可能加重病情。故应加强精神护理，耐心做好患者的思想工作，给予疏导、宽慰，消除郁闷、紧张、恐惧、绝望情绪。帮助患者树立战胜疾病的信心，使其积极配合治疗。

4. 注重食疗，增强体质　宜进食易于消化而富于营养的食物，禁食辛辣腌炸烧烤及海膻发物。对于癌病晚期气血亏虚明显者，应增加血肉有情之品，如瘦肉、蛋类、牛奶等，以扶助正气，增强抗癌能力。起居有节，劳逸有度，适当参加锻炼，增强体质，可有效提高患者的生存质量。

【小结】

癌病是在脏腑阴阳气血失调的基础上，或六淫邪毒入侵，或与气、湿、痰、瘀、热等搏结积聚而成。古代医家对癌病早有认识，但由于受历史条件的限制，少有专门著述，而散见于"癥瘕""瘿瘤""积聚""血证"等病证中。本节对肺癌、肝癌、大肠癌、肾癌及膀胱癌、脑瘤的病因病机、诊查要点、辨证论治作了扼要阐述。其病理性质为本虚标实，本虚为脏腑气血阴阳的亏虚，标实为气滞、痰凝、瘀血、热毒互结，聚结成块。治疗原则为扶正祛邪，攻补兼施。

【证治汇补】

1. 处理好癌病治疗中的攻补关系　癌病病理属性总属本虚标实，是一种全身属虚、局部属实的疾病，且患者就诊时多属中晚期，本虚标实突出。一方面，患者局部有有形之包块，治疗时多用理气行气、化痰散结、活血化瘀之法，即需要攻；另一方面，多有脏腑气血阴阳之不足，故应补益气血阴阳，扶正以抗邪，即又需要补。临证可根据病情采用先攻后补，或先补后攻，或攻补兼施等方法。同时，又应时时固护胃气，调理脾胃。脾胃不伤，气血生化有源，从而扶正以祛邪。

2. 强调中西医结合　癌病是一类全身性疾病的局部表现，任何单一手段的局部治疗，均难以彻底治愈。中医药治疗癌病以扶正祛邪为治疗原则，中西医结合治疗可以取长补短，充分发挥各种治疗方法在癌病各阶段中的作用，能改善症状，提高生存质量，延长生存期。癌病常常需要综合治疗，早中期手术切除、放射治疗、化学药物治疗对消除癌肿病灶具有积极意义；中医药配合手术、化疗、放疗治疗癌病，有提高疗效或减毒增效的作用。①癌病患者手术后，常出现一些全身症状，如发热、盗汗或自汗、纳差、神疲乏力等。中药可补气生血，使免疫功能尽快恢复，同时又有直接的抗癌作用。因此，加用中药可使机体较快恢复，预防和控制由于手术所致的对癌细胞的刺激增殖作用。常采用健脾益气、滋阴养血之法，代表方如参苓白术散、八珍汤、十全大补汤、六味地黄丸等。②癌病放化疗的患者，常出现消化障碍、骨髓抑制、机体衰弱及炎症反应等毒副反应，中医辨证分型以阴虚毒热、气血损伤、脾胃虚弱、肝肾亏虚等为常见，常用治法为清热解毒、生津润燥、补益气血、健脾和胃、滋补肝肾，代表方如黄连解毒汤、沙参麦冬汤、圣愈汤、香砂六君子汤、左归丸、右归丸等。中医辨证治疗通过调整胃肠道功能，降低毒副反应，增强造血功能，有助于改善机体的整体状况。

3. 选择应用抗癌中药　经过现代药理及临床研究筛选出的一些具有抗肿瘤作用的中药，在辨证论治的基础上选择使用，可以提高疗效。临证时应辨证结合辨病，按肿瘤的性质和部位不同选择适应的药物。

（1）清热解毒类　针对中晚期癌病患者出现的局部肿块灼热疼痛、发热或五心烦热、口渴尿赤、便秘、舌苔黄腻等热性证候，可选用白花蛇舌草、半边莲、半枝莲、藤梨根、龙葵、蚤休、蒲公英、野菊花、苦参、青黛等。

（2）活血化瘀类　针对癌病患者表现的瘀血证候，如肿块经久不消、局部疼痛、痛有定处、日轻夜重、唇舌青紫、肌肤甲错、脉细涩等，可选用莪术、三棱、丹参、桃仁、穿山甲、大黄、紫草、延胡索、郁金等。

（3）化痰散结和利水渗湿类　针对痰湿凝聚类肿块及局部有水潴留者，可选用瓜蒌、贝母、南星、半夏、杏仁、百部、马兜铃、海蛤壳、牡蛎、海藻、猪苓、泽泻、防己、土茯苓、瞿麦、萆薢等。

（4）虫类攻毒药　对于积久难消的肿块，可选用性峻力猛的虫类药或有毒药，如蟾皮、蜈蚣、蜂房、全蝎、土鳖虫、蜣螂、壁虎、斑蝥、水蛭等。用时要结合患者的体质，掌握好攻毒的剂量，并合理配伍与炮制。

4. 祛邪应适度　依据"带瘤生存"的理论，治疗癌病不完全以消除瘤体为目的，故在祛邪时，应遵循"衰其大半而止"的原则，以防伤正。

【医案选读】

患者，男，57 岁，2005 年 3 月 15 日初诊。

主诉：右胁胀痛、目黄两月。

患者因患乙型病毒性肝炎已历 20 余年，近两个月觉右胁胀痛，腹部渐膨隆，目黄，尿黄，在专科诊治。经肝功能、AFP、腹水、B 超、CT 等检查，确诊为原发性肝癌，因疾病属晚期已无手术机会，患者又拒绝化疗及光子刀治疗等，遂寻求中医治疗。就诊时觉右胁腹胀痛，纳差，神疲乏力，消瘦，尿黄。查：面色晦黯，白睛黄染，腹形稍膨隆，右胁下可触及质硬肿大的肝脏，双下肢无浮肿，舌质黯，苔黄稍腻，脉弦细。证属癌症晚期，肝脾虚损，湿热瘀血停滞。治从扶正抗癌，以健脾养肝、清热解毒为主，佐以活血利胆退黄。

处方：生黄芪 20g，党参 20g，白术 10g，陈皮 6g，谷芽、麦芽各 10g，灵芝 20g，枸杞子 20g，制首乌 20g，绵茵陈 20g，白英 20g，白花蛇舌草 20g，半枝莲 20g，丹参 20g，生甘草 10g。7 剂，每日 1 剂，水煎服 2 次，饭后服。给予心理疏导，嘱患者注意饮食调理。

二诊：药后右胁腹胀痛稍有减轻，食欲有所改善，目黄、尿黄依旧，舌质黯，苔黄稍腻，脉弦细。宗前法，续服前方 14 剂。嘱患者保持乐观情绪，并进营养丰富易消化饮食。

三诊：药后，右胁腹胀痛明显缓解，精神食欲均好，目黄、尿黄较前消退，舌质黯，苔薄微黄，脉弦细。宗前法，前方去谷芽、麦芽，续服 14 剂。

四诊：药后，右胁腹胀痛基本消失，仅偶有隐痛不适，精神食欲均好，小便转清，白睛淡黄，舌质暗，苔薄，脉弦细。宗前法，前方去谷芽、麦芽，续服 14 剂。已能外出适当运动。

以后半年每觉不适时，在上方基础上加减治疗，病情较为平稳，精神尚好，能坚持做轻微家务劳动及户外活动。生活质量较治疗前明显提高，带病延年。

按：患者因久患乙型病毒性肝炎，湿热毒邪内存，日久湿热毒邪与气血搏结积于肝脏而成肝癌之症。肝气郁结，瘀血内阻，则右胁腹胀痛、胁下积块、面色晦黯、舌质黯；湿热之邪内存，肝胆疏泄失常，胆汁不循常道而外溢，故尿黄、白睛黄染、舌苔黄腻；因病属晚期，肝脾受损，正气渐衰，故出现纳差、神疲乏力、消瘦；故临证时扶正，借以调节脏腑功能，以增强机体免疫抗病能力；湿热邪毒与气血搏结，有形的恶性细胞在肝脏汇聚发展，更伤人体正气，破坏脏腑功能致人体气血阴阳衰竭而亡，故临证治以清热解毒、活血利胆退黄，以祛邪抗癌，借以抑制癌症迅速发展，以利机体正气恢复。方中以生黄芪、党参、白术、陈皮、谷芽、麦芽、灵芝、枸杞子、制首乌健脾养肝、扶正培本；以绵茵陈、白英、白花蛇舌草、半枝莲、丹参清热解毒、活血利胆退黄，以祛邪抗癌。配合饮食、心理调治，使患者充分发挥自身抗病能力，与药物治疗起到协同作用，从而有利病情的控制，使患者带病延年。

（钟洪《钟洪医案医论》）

复习思考题

一、问答题

1. 何谓癌病？

2. 试述癌病的病因病机。

3. 癌病的病理性质是什么？

4. 如何将肺癌与肺痨相鉴别？

5. 如何将肝癌与鼓胀相鉴别？

6. 如何将大肠癌与痢疾相鉴别？

7. 如何将肾癌、膀胱癌与泌尿系结石相鉴别？

8. 试述癌病的治疗原则。为什么说治疗癌病时"治实当顾虚，补虚勿忘实"？

9. 试述肺癌、肝癌、大肠癌、肾癌与膀胱癌各证型的症状、治法及代表方药。

10. 如何处理好癌病治疗中的攻补关系？

二、选择题

[A1 型题]

1. 下列各项，不是癌病的基本病理变化的是（　　）

　　A. 正气内虚　　　　　　　　　B. 气滞

　　C. 血瘀　　　　　　　　　　　D. 痰结

　　E. 疫毒入脏腑

2. 下列各项，不符合肺癌描述的是（　　）

　　A. 不明原因的顽固性胸痛、气急、发热

　　B. 近期发生的呛咳，顽固性干咳持续数周不愈

　　C. 反复咳血痰

　　D. 咳吐大量脓臭痰，痰中可带血

　　E. 40 岁以上，有长期吸烟史的男性多发

[A2 型题]

1. 患者，男，45 岁。右胁肋胀痛，右胁下肿块，胸闷不舒，善太息，纳呆食少，腹泻，舌苔薄腻，脉弦。宜首选（　　）

　　A. 柴胡疏肝散　　　　　　　　B. 膈下逐瘀汤

　　C. 茵陈蒿汤　　　　　　　　　D. 龙胆泻肝汤

　　E. 一贯煎

2. 患者，男性，76 岁。有长期吸烟史。反复咳嗽咳痰 40 余年，胸闷胸痛近半年，伴咯血。肺部 X 线提示右上肺占位性病变。目前咳嗽不畅，胸痛有定处，如锥如刺，痰血黯红，口唇紫黯，舌质黯，有瘀点、瘀斑，苔薄，脉细弦。其初步诊断是（　　）

　　A. 咳嗽　　　B. 肺痨　　　C. 肺癌　　　D. 肺痈　　　E. 胸痹

[B1 型题]

　　A. 右胁下肿块疼痛，形体消瘦　B. 饮食减少

　　C. 咳嗽　　　　　　　　　　　D. 咯血

　　E. 胸痛

1. 肝癌的主要特征是（　　）

2. 肺癌最常见的早期症状是（　　）

第十二章　肢体经络病证

　　肢体经络病证是以肢体功能障碍甚或结构失常为主要表现，以脏腑功能失常，经络失养或闭阻不通为病理基础的一类病证。肢体经络病证涉及的范围较广，本章主要介绍痹证、痿证、颤证、腰痛的辨证论治。

　　肢体，泛指躯体，也包括"五体"（皮、肉、筋、骨、脉）5 种组织结构，为构成整个人身形体的重要组织。与脏腑相对而言，肢体在外。肢体必须依赖脏腑所化生精气的濡养，才能维持其正常的生理活动。脏腑较脆弱，必须依靠形体的保护，才能避免损伤。脏腑与肢体之间，是相互依存而不可分离的，经络贯穿于脏腑与形体之中。生理情况下，脏腑所化生的精气，通过经络而流布周身，滋养肢体。病理情况下，外邪与脏腑经络之间有着诸多联系而相互影响。而"五体"与脏腑经络之间，除总体、广泛的联系之外，与五脏尚有相对应的密切联系，如肺主皮、脾主肉、肝主筋、肾主骨、心主脉，故五脏的病理变化可导致诸多肢体经络病证。

　　经络是运行全身气血、联络脏腑肢节、沟通上下表里的独特系统。经络，是经脉和络脉的总称。经脉是经络系统的主干，并有固定的循行路线，且多循行于人体的内部；络脉则是经脉的分支，纵横交错而网络全身。经络把人体所有的脏腑组织、形体等联结成统一的有机整体，既能运行气血，又能抗御外邪，主束骨而利关节。《灵枢·海论》有"夫十二经脉者，内属于腑脏，外络于肢节"之说，揭示了经络与人体的有机联系。《灵枢·本脏》云："经脉者，可以行气血而营阴阳，濡筋骨利关节者也。"概括了经络的生理功能。在病理情况下，经络受邪，闭阻气血，或脏腑内伤，气血不足，皆可导致肢体经络发病。

第一节　痹　证

学习要点

1. 痹证的概念。

2. 痹证的病因病机要点与转归预后。

3. 痹证的诊断与病证鉴别。

4. 痹证的辨证论治及预防调护要点。

5. 痹证各证型的证治要点。

痹证是指感受风、寒、湿、热等邪，闭阻经络气血，引起以肢体肌肉、关节、筋骨疼痛、重着、酸楚、麻木，或关节屈伸不利为特征的病证。轻者病在关节、肌肉、筋骨，重者可内舍于脏。

痹证在《内经》中称之为"痹"，泛指风寒湿邪闭阻肢体、经络、脏腑所致的各种疾病，如风痹、寒痹、湿痹、热痹、五体痹（皮、肌、脉、筋、骨痹）、五脏痹（如肺痹等）、肠痹、胞痹，以及胸痹、喉痹、食痹等。后世所述的痹证，主要指风寒湿邪侵袭经络，痹阻气血，引起以关节、肌肉疼痛为特征的一类疾病。《内经》认为"痹"的病因以风、寒、湿邪为主，治疗重视温经散寒，以针刺为主要疗法。汉代张仲景《金匮要略》设"中风历节病"为专篇，认为该病"历节痛，不可屈伸"，"其痛如掣"。其所创立的治痹诸方，如桂枝附子汤、白术附子汤、乌头汤、防己黄芪汤、桂枝芍药知母汤等，因疗效确切，被广泛应用于临床。金元时代张从正《儒门事亲》提倡"痹痛以湿热为源，风寒为兼，三气合而为痹"之说。明代张景岳《景岳全书·杂证谟·痹》主张痹证须分阴证、阳证，阴证即为寒痹，阳证即为热痹，并认为痹证"寒证多而热证少"。明代李中梓《医宗必读·痹》阐明了祛风、除湿、散寒治法在行痹、着痹、痛痹治疗中的具体运用，并提出"治风先治血，血行风自灭"的治则，至今仍有效地指导着临床实践。清代王清任《医林改错》倡瘀血致痹说，创身痛逐瘀汤，为治疗瘀血痹证之名方。

西医学的风湿性关节炎、类风湿性关节炎、骨关节炎、强直性脊柱炎、风湿热、痛风、坐骨神经痛等疾病均属本节的讨论范围。其他疾病以肌肉、关节、筋骨发生酸痛、重着、麻木为主要临床表现时，亦可参考本节辨证论治。

【病因病机】

痹证的发生，与体质、气候、生活环境等因素密切相关。多由于正气不足，感受风、寒、湿、热之邪，导致肢体肌肉、关节、筋骨、经络气血痹阻而发病。

1. 正气不足 体质素弱，气血亏虚；或劳欲过度，精气亏损；或长期职业伤害，劳力过度，筋骨劳损；或老年体虚，肝肾不足，肢体筋脉失养；或禀赋不足，或病后、产后气血亏虚，腠理疏松，以致外邪乘虚入侵而发病。此外，恣食肥甘厚味或海腥发物，或用药不当，损伤脾气，脾失健运，湿热痰浊内生；或跌仆损伤，损及肢体筋脉，气血痹阻，亦与痹证的发生有关。

2. 感受外邪 气候寒冷，或久居潮湿之地，或贪凉露宿、睡卧当风，或冒雨涉水等，以致风寒湿邪客于肌肉经络，滞留于关节筋骨，使气血痹阻而发为风寒湿痹，尤以素体阳虚者为多发。由于感受风、寒、湿邪各有所偏胜，而发病则有行痹、痛痹、着痹之别。诚如《素问·痹论》所云："风寒湿三气杂至，合而为痹也。其风气胜者为行痹，寒气胜者为痛痹，湿气胜者为着痹也。"若素体热盛，复感风寒湿邪，则可化热；或风寒湿痹迁延日久，亦可蕴而化热；或久居炎热潮湿之地，外感风湿热邪，袭于肌肉，壅于经脉，痹阻气血，则发为风湿热痹。由此说明，外邪致痹，往往因体质的不同而有寒化热化之别。

在一般情况下，外因是致病的条件，内因是发病的基础，常因正虚感邪而致病。但在特殊情况下，如感邪过重，即使正气不虚亦可致病；而在遗传、产后、年老及职业劳损等"正虚"情况下，无外感因素亦有发病者。说明在痹证的发病中，"正气不足"与"感受外邪"皆有其一定局限性，应客观看待其致病作用。

本病的病位初在肌表经络，久则深入筋骨，病及五脏。若邪气深入，内痹脏腑，出现相应的脏腑病变，即可形成顽固难愈的"五脏痹"，如表现为心悸、气喘的心痹，或肢软、肌瘦无力的脾痹，或腰背偻曲不能伸直或关节变形的骨痹等，其中以心痹较为多见。此即《素问·痹论》所说："五脏皆有合，病久而不去者，内舍于其合也。"

痹证的基本病机为外邪侵袭肢体，经络闭阻，"不通则痛"。病理性质病初以邪实为主，病久邪恋伤正可致虚实夹杂。因病变初起感受风寒湿或风湿热邪，病程较短，正气未伤，故以邪实为主。病程久延，则风寒湿热之邪，势必伤及肝肾阴阳气血，而呈虚实夹杂之候。然而本虚易于感邪而致标实，标实又可加重本虚，进一步损伤阴阳气血，故虚实之间常互为因果，而使病情加重。若非外感因素为主所致者，其病机重在经络失养，"不荣则痛"。"不通"与"不荣"既密切相关，又有主次之别。

久痹不已，不仅风寒湿热诸邪留恋于经络、关节，痹阻气血，亦可因邪气与气血相搏，津液不得随经运行，凝聚成痰，血脉涩滞不通，着而成瘀。或因气血不足，阴阳虚损，不能运行布散津血，而酿成痰瘀。瘀血痰浊痹阻经络，流注关节，使经络气血闭阻尤甚，以致关节肿大、僵硬、畸形。诚如《类证治裁·痹证》所云："（痹久）必有湿痰败血瘀滞经络。"

本病的转归预后，与患者体质之强弱、感邪之轻重，以及治疗是否得当等因素密切相关。一般来说，痹证初发，正气亏虚不著，病邪轻浅，经及时有效的治疗，多可痊愈。若虽属初发而感邪深重，或痹证反复发作，或失治、误治等，往往可使病邪深入，由肌肤而渐至筋骨、脉络，甚至损及脏腑，而病情缠绵难愈，预后较差。风寒湿痹日久化热可转化为风湿热痹；风寒湿痹或风湿热痹日久不愈，气血运行不畅日甚，或因气血不足，阴阳虚损，不能运行布散津血，而酿成痰瘀，则瘀血、痰浊阻痹经络，可致关节肿大、屈伸不利等症；久痹不已，复感于邪，病邪内舍脏腑，可致脏腑痹，其中以心痹较为常见。

【诊断】

一、诊断要点

1. 临床特征　肢体关节、肌肉疼痛、重着，或疼痛游走不定，关节屈伸不利，甚则关节剧痛、肿大变形或僵硬。

2. 病史　发病一般比较缓慢，寒冷、潮湿等气候变化易于发病或使病情加重。某些痹证的发生和加重与禀赋不足、年老、职业劳损和饮食不当密切相关。

3. 相关检查　病变部位的骨关节 X 线和 CT 等影像学检查，有助于本病诊断。实验室检查可见红细胞沉降率、抗"O"增高，类风湿因子试验阳性及血尿酸、关节镜、有关血清酶、C反应蛋白等检查，有助本类疾病的诊断和鉴别诊断。

二、病证鉴别

1. 痹证与痿证　痹证日久，因肢体疼痛、屈伸不利，也可见肌肉痿软。两者鉴别要点：①辨痛与不痛：痹证以肢体关节疼痛为主，而痿证肢体关节多无疼痛。②辨肢体活动障碍：痹证是因疼痛而关节屈伸不利，而痿证为肢体肌肉痿软，无力运动。③辨发病特点：痹证因关节痛甚或僵硬，日久废用方可导致肌肉萎缩，而部分痿证发病之初即有肌肉萎缩。若肢体肌肉萎缩无力与肌肉关节疼痛并见者，是为痿痹并病，应详审其病因病机特点，辨别证候之孰轻孰重而论治。

2. 其他　如膝眼风（即鹤膝风）、痛风等病证，虽也可见关节肌肉疼痛，但疼痛部位、性质和兼症，各有其特点，不难辨别。

【辨证论治】

一、辨证要点

1. 辨病性虚实　一般而言，新病多实，久病多虚。实者，发病较急，正气较强，故痛势较剧，脉实有力；虚者，病程较长，气血不足，故疼痛绵绵，痛势较缓，脉虚无力。本病后期多见虚实错杂，应辨明虚实，分清主次。

2. 辨病邪偏盛　肢体关节疼痛游走不定者，属风胜；疼痛较剧，遇寒则甚，得热则缓者，属寒胜；重着而痛，手足沉重，肌肤麻木者，属湿胜；红肿热痛，筋脉拘急者，属热胜。

3. 辨痰瘀主次　痹证迁延不愈，症见关节漫肿，甚则强直畸形，屈伸不利，痛如针刺，痛有定处，昼轻夜重者，多属肝肾不足，痰瘀交结。临证当依据关节漫肿与痛如针刺的主次，结合脉、舌象，辨别痰、瘀的轻重。

二、论治要点

痹证的治疗总以祛邪通络为基本原则。因风寒湿热通常是本病常见之外邪，故疏风、散寒、祛湿、清热为本病常用祛邪之法，并应针对邪气的偏胜，权衡主次，数法合用。针对久痹易兼痰浊、瘀血的病机特点，故在祛外邪同时，也应适当配合相应治法。久病伤正而虚实夹杂者，应酌情合用益气养血、补益肝肾等法。养血既能补虚，又寓祛风之意，即所谓"治风先治血，血行风自灭"。初病祛邪当兼顾扶正，久病补虚应不忘祛邪。病程久延，邪伏较深者，又当合用虫类搜风通络之药。

由于痹证病程较长，病情复杂多变，单一疗法收效较慢，故应重视综合治疗。可在内服中药的同时，选择配合针灸、药浴、热熨、外敷、熏洗、磁疗、蜡疗、激光、电疗、气功、中药加电离子导入等疗法，以提高疗效。

三、分证论治

（一）风寒湿痹

1. 行痹

证候：关节、肌肉游走性疼痛，屈伸不利，可涉及多个关节，多见于上肢关节，初起可见发热、恶风，舌苔薄白，脉浮或浮缓。

病机：风兼寒湿，留滞经脉，痹阻气血。

治法：祛风除湿，散寒通络。

方药：防风汤加减（防风、麻黄、桂枝、葛根、当归、茯苓、生姜、大枣、甘草）。

本方养血祛风，散寒除湿，解肌止痛。若上肢痛重者，加羌活、桑枝、姜黄，以祛风胜湿，引药上行；若下肢痛重者，加独活、木瓜，以祛风胜湿，引药下行；腰背酸痛为主者，多与肾虚有关，加狗脊、续断，以温肾壮督，引药入肾经；汗出较多者，加白芍，配桂枝以调和营卫；素体气虚者，加黄芪以益气固表。

2. 痛痹

证候：关节、肌肉固定疼痛，遇寒痛增，得热则减，关节拘紧，屈伸不利，初起可见发热、恶寒，舌质淡，苔薄白，脉弦紧。

病机：寒兼风湿，留滞经脉，痹阻气血。

治法：散寒通络，祛风除湿。

方药：乌头汤加减（制川乌、麻黄、桂枝、白芍、黄芪、甘草、蜂蜜）。

本方重在温经散寒止痛，适用于痹证寒邪偏胜，关节疼痛明显者。若寒象较重，关节冷痛较剧、屈伸不利者，重用川乌，加细辛，以增强温经散寒、通痹止痛之功；痛痹反复发作、遇寒痛增、稍劳加重、畏寒肢冷，阳虚明显者，重用黄芪，并合用麻黄附子细辛汤，以温通表里。

3. 着痹

证候：关节、肌肉疼痛、酸楚、重着，麻木不仁，屈伸不利，多见于下肢关节，舌质淡，舌苔白腻，脉濡缓。

病机：湿兼风寒，留滞经脉，痹阻气血。

治法：除湿通络，祛风散寒。

方药：薏苡仁汤加减（薏苡仁、苍术、羌活、独活、防风、麻黄、桂枝、制川乌、当归、川芎、甘草）。

本方祛湿止痛、发散风寒，兼有益气健脾、养血活血通脉之功。若关节肿胀甚，湿气较盛者，加萆薢、五加皮、土茯苓，以增渗湿泻浊通络之力；湿浊久滞，阻遏气血运行，致肌肤麻木不仁甚者，加海桐皮、豨莶草，以祛风通络；脘闷纳呆、大便溏薄，湿困中焦重者，加党参、茯苓、白蔻仁，以增强健脾燥湿之力；病程久延，湿凝成痰，关节漫肿、僵硬，有硬结者，加清半夏、制天南星、僵蚕，以蠲痰化湿、散结通络。

病程日久，风、寒、湿邪偏盛不明显者，可选用蠲痹汤加减。本方具有益气和营、祛风胜湿、通络止痛之功效，临证可根据感受外邪之偏胜而灵活化裁。

 课堂互动

患者入冬双膝关节疼痛，历时两月余。诊见反复发作，遇寒痛增，得热则减，关节屈伸不利，经芬必得等药治疗虽疼痛可缓解，但稍劳即加重，伴畏寒肢冷，腰膝酸软，舌质淡，苔薄白，脉沉紧。

要求：诊断，病机，治法，方药。

（二）风湿热痹

证候：关节、肌肉游走性疼痛，痛处灼热红肿，痛不可触，得冷稍舒，可涉及一个或多个关节，可见皮下结节或红斑，常兼发热、恶风、汗出、口渴、烦躁等症，舌质红，舌苔黄或黄腻，脉滑数或浮数。

病机：风湿热壅滞经脉，气血痹阻不痛。

治法：疏风清热，祛湿通络。

方药：白虎加桂枝汤合宣痹汤加减（生石膏、知母、黄柏、连翘、桂枝、防己、杏仁、薏苡仁、滑石、忍冬藤、晚蚕沙）。

前方以清热宣痹为主，适用于风湿热痹，热象明显者；后方重在清热利湿、宣痹通络，适用于风湿热痹，关节疼痛明显者。两方相合，用治风湿热痹，功专力宏。若发热、恶风、咽痛等风热表证症状突出者，加荆芥、金银花、牛蒡子、玄参，以疏风清热、养阴利咽；若湿重于热，症见身热不扬、肢体困重、脘痞纳呆者，加苍术、羌活、白蔻仁，以疏风祛湿、燥湿宽中；若热重于湿，皮肤有红斑者，加牡丹皮、赤芍、紫草，以清热凉血、活血化瘀；如热毒炽盛，关节红肿、疼痛剧烈、壮热烦渴者，可改用五味消毒饮合犀黄丸，以清热解毒、凉血止痛。

（三）寒热错杂证

证候：关节灼热肿痛，而又遇寒加重，恶风畏寒，或关节冷痛喜温，而又手心灼热，口干口苦，小便黄，舌质淡红，舌苔白微黄，脉弦紧或弦数。

病机：寒郁化热，或外寒内热，闭阻经脉。

治法：温经散寒，清热通络，祛风除湿。

方药：桂枝芍药知母汤加减（桂枝、白芍、知母、制附子、防风、麻黄、白术、木防己、晚蚕沙、生姜、甘草）。

本方既用桂枝、附子温散寒湿于表，助阳除湿于内，又用白芍、知母护阴清热于里。寒重于热者，重用桂枝、附子，以温阳散寒通络；热重于寒者，重用知母，加生石膏，以清热通络；痛在上肢者，加桑枝、伸筋草，以祛风活络，引药上行；痛在下肢者，加独活、川木瓜、薏苡仁，以祛湿通络，引药下行；舌根部苔黄厚腻，或下肢关节肿痛者，加苍术、黄柏、土茯苓，以加强除湿清热通痹之力；素体气虚，自汗恶风者，加黄芪以益气固表；腰脊痛重者，加狗脊、鹿角霜，以补肾强督；关节痛重者，加制川乌，以温经止痛；脘胀纳呆者，加苍术、砂仁，以燥湿和胃。

（四）痰瘀痹阻证

证候：痹证日久，关节、肌肉疼痛如刺，固定不移，或关节紫黯、肿胀，肌肤顽麻或重着，或关节僵硬，有硬结、瘀斑，面色黯黑，或胸闷多痰，舌质紫黯或有瘀斑、瘀点，舌苔白腻，脉弦涩。

病机：痰瘀互结，留滞关节，闭塞经脉。

治法：化痰行瘀，蠲痹通络。

方药：双合汤加减（桃仁、红花、当归、川芎、鸡血藤、黄芪、茯苓、清半夏、陈皮、白芥子、僵蚕、蜈蚣、姜汁）。

本方活血化瘀、祛痰通络，适用于痰瘀痹阻筋脉，关节重着疼痛者。小关节痛者，加青风藤、露蜂房，以通络止痛；痰浊滞留甚，皮下有硬结者，加土贝母、胆南星，以软坚散结；关节肿痛、强直，舌质紫黯者，加土鳖虫、土茯苓，以化瘀泄浊；痰瘀交结，疼痛不已者，加穿山甲、白花蛇、蜈蚣，以搜风蠲痰、化瘀通络；痰瘀化热者，加胆南星、知母、牡丹皮，以清热化痰、凉血散瘀。

（五）肝肾亏虚证

证候：痹证日久不愈，关节、肌肉疼痛时轻时重，遇疲劳加重，关节屈伸不利或畸形，形体消瘦，腰膝酸软，或畏寒肢冷，阳痿，遗精，或骨蒸潮热，心烦口干，舌质淡红，舌苔薄白或少津，脉沉细弱或沉细数。

病机：肝肾不足，筋骨失于濡养、温煦，不荣则痛。

治法：培补肝肾，舒筋活络。

方药：独活寄生汤加减（独活、桑寄生、杜仲、牛膝、秦艽、茯苓、防风、党参、甘草、当归、白芍、熟地黄、鸡血藤）。

本方寓补肝益肾、益气、养血于一方，兼有祛风、除湿、散寒之功。若偏于肾阳虚，症见畏寒肢冷、关节疼痛拘急者，加制附子、淫羊藿，或合用阳和汤加减；偏于肝肾阴亏，症见腰膝酸痛、低热心烦或午后潮热者，加龟板、山茱萸，或合用河车大造丸加减；关节变形，或痛点固定，痛如针刺，舌质黯淡者，重用鸡血藤，加土鳖虫、白花蛇，以活血通络；湿热偏盛者，去熟地黄，酌加薏苡仁、苍术、黄柏，以祛湿消肿。

【专方验方】

1. 二风汤　海风藤、追地风、山茱萸、千年健、牛膝、丹参各15g，生地黄、熟地黄各30g，威灵仙、伸筋草、青风藤、白术、当归各12g，全蝎、蜈蚣各1条，川芎9g，甘草6g。每日1剂，水煎服。本方养血祛风、化瘀通络、补益肝肾，用于类风湿性关节炎。（《山东中医杂志》2009年第9期）

2. 三乌汤　制附子50g（先煎），制川乌30g（先煎），制草乌30g（先煎），苍术10g，桂枝10g，茯苓30g，生黄芪50g，桃仁10g，红花10g，独活20g，蜈蚣3条，甘草10g。每2天1剂，水煎服，30天为1个疗程，3个疗程为治疗周期。本方祛风散寒、化湿通络、活血化瘀，治疗类风湿性性关节炎。（《云南中医中药》2009年第3期）

【中成药】

风寒湿痹可用马钱子散、麝香风湿胶囊、寒热痹颗粒；风湿热痹可用四妙丸、风湿圣药胶囊；痰瘀痹阻证可用痹祺胶囊、复方南星止痛膏；肝肾两虚证可用杜仲壮骨丸、骨仙片、鹿筋壮骨酒。

【简便疗法】

1. 热熨疗法　汉防己30g，威灵仙30g，苍术30g，马钱子10g，生川乌、生草乌各10g，天南星10g，生姜40g，当归30g，木瓜30g，牛膝30g，樟脑30g，红花30g，防风30g，生半夏7g，生附子6g，桂枝35g。将上药共研末，用酒拌湿，装入布袋。将药袋围摊于关节周围，缠扎，外用热水袋热熨30分钟，每日3~4次。用于痛痹。此药毒性大，用后要洗手。（韦绪性《中医痛证诊疗大全》）

2. 敷贴疗法　大黄3份，红花、白芷、厚朴、当归尾各2份，川乌、草乌、乳香、没药、姜黄、肉桂、茴香、穿山甲、桑枝、黄柏各1份。共碾成细粉，取药粉、凡士林适量调成糊状，涂于纱布上，外敷患处，外加绷带缠绕，胶布固定后加用热水袋热敷。每日2次，每次半小时，隔日更换1次。一般敷6~20天。本疗法祛风散寒、除湿活血、化瘀通络、消肿止痛，适用于类风湿性关节炎。（《实用中医药杂志》1998年第3期）

【预防调护】

1. 避免诱因　避免汗出当风、受寒、冒雨涉水等，并注意季节气候变化，积极防治外感病。

2. 改善环境　室内保持清洁干燥，阳光充足，空气流通，温度适宜，避免久居潮湿阴冷之处，并随气候变化及时增减衣被。

3. 坚持锻炼　通过健身锻炼，以提高机体抵御外邪的能力，防止痹证的发生或复发。但在急性期应卧床休息，减少关节活动，待病情稳定、疼痛减轻后，方可鼓励或协助患者肢体功能锻炼，以促进关节功能的恢复。关节不利或强直者，应定时做被动活动，然后从被动到主动，由少而多，由弱而强，循序渐进。

4. 情志调护　久病患者，情绪容易忧郁、焦虑、绝望等，故要加强情志调护，让患者保持乐观向上的心境。

5. 饮食调护　饮食应以富有营养、易于消化的食物为主，避免生冷、肥甘厚腻之品。痛风患者应慎用醇酒、豆类、海鲜等食品。

【小结】

痹证在临床颇为常见，其形成与体质因素、气候条件、生活环境有密切关系。正虚卫外不固是痹证发生的内在基础，感受外邪是引发本病的外在条件。外邪侵袭肢体，经络闭阻，不通则痛是其基本病机。病理性质病初以邪实为主，病久邪恋伤正可致虚实夹杂。临床辨证应根据热象之有无，首先辨清风寒湿痹与风湿热痹。风寒湿痹中，风邪偏胜者为行痹，寒邪偏胜者为痛痹，湿邪偏胜者为着痹。其治疗原则是祛邪通络，针对邪气的偏盛，疏风、散寒、除湿、清热、祛痰、化瘀等法，酌情选择，权衡主次，数法合施，不可偏执一端。初病祛邪当兼顾扶正，久病补虚应不忘祛邪。病程久延，致虚实夹杂，或寒热并存、痰瘀互结者，又当详察细辨，随证治之。

【证治汇补】

1. 据疼痛部位用药　如痛在上肢者，可选用片姜黄、羌活、桂枝、桑枝，以祛风胜湿；痛在下肢者，选独活、川牛膝、川木瓜，以引药下行；膝关节肿痛，或有积液者，可用土茯苓、萆薢、薏苡仁、川木瓜，以祛湿通络、消肿止痛；四肢小关节肿痛者，选用青风藤、露蜂房、僵蚕、威灵仙，以消肿散结、通络止痛；痛在项部者，可选用葛根、伸筋草、桂枝、羌活，以祛风活络；痛在腰部者，可选用仙灵脾、桑寄生、续断，以壮腰益肾。

2. 重视应用藤类药　藤类药物多长于通经活络、舒筋止痛，对痹证有较好疗效。如青风藤、海风藤为治风寒湿痹之要药，能舒筋活血，镇痛力强；鸡血藤活血、舒筋止痛，无论虚实皆可酌情使用；忍冬藤清络中之热，通络中之滞，故为治热痹必用之药。

3. 合理应用虫类药　治疗邪伏较深之顽痹，非草木之品所能宣达，必借虫蚁之类搜剔，方能浊去凝开，气通血和，经行络畅。但其作用均较峻猛，搜风通络之力较强，且药性多偏辛温，多有毒或小毒，能破气耗血伤阴，故用量宜小，中病即止，或间歇用药。体虚者，尚须配合使用扶正药。虫类药功用同中有异，应辨证选用。如蛇类药长于搜风通络，外达皮肤，内通经络，透骨搜风之力最强。其中金钱蛇功效最佳，白花蛇略逊，乌梢蛇性平力薄；蜈蚣"走窜之力最速，内而脏腑，外而经络，凡气血凝聚之处，皆能开之，其性尤善搜风"（《医学衷中参西录》）；全蝎亦善搜风通络，然功力较蜈蚣平稳；露蜂房祛风散肿，解毒定痛，且能温肾壮阳，顽痹属肾阳亏虚者尤宜；热胜者可选用性寒之地龙；湿胜者可选用晚蚕沙；痰阻者可选用僵蚕；瘀血痹阻者可选用穿山甲、蛴螂、土鳖虫等，而穿山甲"其走窜之性无微不至"，尤善疗痹。由于虫类药性多燥，可酌情配以生地黄、白芍等养血滋阴之品，以制其偏而增强疗效。在用法上，除煎服外，还可焙干研末吞服，既可减少药物用量，又能提高临床疗效。

4. 正确运用有毒药　治疗顽痹疼痛，选择川乌、马钱子、雷公藤等药物治疗多有显效，但因其有一定毒性，故用法要得当。一是必须炮制，如雷公藤须去皮，一般不入煎剂，若入煎剂要先煎1小时；川乌、草乌宜先制用，如无效再生用，但生用者必须久煎1小时以上。二是严格用量，药量应根据病情、体质而定，一般应由小剂量递增。如制川乌常用量为 5～12g；制马钱子一般不入煎剂，散剂每日常规用量为 0.3g，也有大剂量用至 0.9g 者，但应慎重；雷公藤每日用量通常不超过 25g。三是为防止中毒，可加甘草同煎。四是注意药后反应，如出现唇舌发麻、眩晕、心悸、恶心、脉迟有歇止者，为中毒反应，应立即停药，并用绿豆甘草汤频饮。无效或病情危重者，按药物中毒急救处理。

5. 辨外邪不可拘泥表证　风寒湿痹、风湿热痹在急性期虽然皆可出现表证，如寒证之恶寒发热、无汗、肢节痛重，热证之恶风、身热有汗不解、历节烦痛。但在慢性期复感外邪，往往无明显寒、热表证，故不能用"感冒"表证的辨证思维理解本病是否感邪。

6. 尪痹的病机与证治要点提示　尪痹主要见于类风湿性关节炎，临床以小关节疼痛、肿胀、晨僵，起病缓慢，迁延不愈为特点。其病因为风、寒、湿、热等外邪侵入，并与素体气血不足、肝肾亏虚等内因有关。主要病机为邪气痹阻经络，气血运行滞涩。病久可致痰浊瘀血痹阻，气血肝肾受损，多为虚实夹杂证。治疗以祛邪通络为原则。尪痹虽然也是风寒湿三气杂至合而为痹，但又有肾虚寒邪深侵和久痹不已，复感三邪，内舍肾肝的特点。治疗此证，必须抓住肾虚寒盛的特点，治法以补肾祛寒为主，辅以化湿散风、养肝荣筋，佐以壮骨利节、活血通络，用补肾祛寒治尪汤加减。

【医案选读】

李某，女，39 岁，农民，2013 年 11 月 20 日就诊。

初诊：关节肿痛 3 年余。患者有类风湿性关节炎病史 3 年余，用泼尼松等药治疗近 3 个月（用量不详），关节肿痛有所减轻，但药物减量即复发。刻诊双手腕、指关节肿痛，双膝关节、踝关节疼痛，晨僵明显，影响肢体活动。肿痛之关节皮色如常，遇寒疼痛加剧，得温则痛缓，畏寒肢冷，神疲倦怠，脘闷纳差，面胖而光亮，二便调。血沉：56mm/h，类风湿因子阳性，C 反应蛋白 >18mg/L。舌质淡黯，苔白腻微黄，脉沉细滑。诊断为伏邪痹病。证属脾肾阳虚，邪伏脉络，瘀血痹阻。治以温补脾肾，宣痹通络之法。方拟蠲痹笑痛方加减。

处方：制附子 20g，桂枝 15g，知母 12g，制川乌 12g，制马钱子 0.8g，土白术 15g，苍术 15g，制天南星 12g，炒露蜂房 12g，蜈蚣 2 条，当归 15g，乳香 12g，没药 12g，鸡血藤 30g，炙甘草 25g。7 剂，日 1 剂，水煎服。先用文火煎制川乌、附子 1 小时后，再纳入余药同煎 30 分钟，第二遍煎 20 分钟，共取药液 500mL。每天分 3 次凉服。制马钱子研末分 3 次冲服，连服 7 天后停用。

二诊：服药后关节疼痛减轻，晨僵有所好转，精神状态改善，舌、脉象同前。效不更方，继予蠲痹笑痛方，唯停用马钱子。

三诊：服药 7 剂，指、腕、踝关节疼痛大减，肿胀渐消，晨僵已不明显。舌质淡略黯，苔薄白腻，脉沉细。上方制附子减至 15g，桂枝减至 12g，炙甘草减至 20g。

四诊：上方继服 7 剂，患者关节肿痛消退，活动已基本正常，血沉 16mm/h，C 反应蛋白、类风湿因子均恢复正常。因已临近春节，患者不愿再服汤药，嘱其注意生活调摄，避受风寒，适当服用当归生姜羊肉汤，并配服尪痹冲剂，以善其后。

按： 本例患痹病逾时 3 载，关节肿痛，皮色如常，遇寒痛剧，得温痛缓与畏寒肢冷、神疲倦怠、脘闷纳差等症并见，显系脾肾阳虚，骨节失养，伏邪留于关节，复感受外邪，内外相合，痹阻气血而肿痛。脾肾阳虚为本，伏邪与瘀血互结为标。其面胖而光亮，苔白腻而微黄，脉沉细而滑，应属长期运用糖皮质激素所致酷似"湿热"之副作用，非病机之主流。因其证虚实夹杂，寒热互见，用疏风、散寒、燥湿等常法治之则难以奏效。蠲痹笑痛方系经验方，用该方一则温补脾肾以固本，一则蠲痹通络以治标。其中桂枝以疏达太阳经脉，使邪外透。所加之炒露蜂房体轻窜散，可内可外，不仅取其益肾温阳之功，且长于宣痹止痛；加知母以清热通络，兼制乌、附子诸药之温燥。患者久病缠绵，故坚持守方守法治疗，而收全功。

（《新中医》2015 年第 1 期）

复习思考题

一、问答题

1. 何为痹证？简述其主要病因、基本病机，有何病机转归？
2. 痹证有何辨证、论治要点？
3. 痹证各证型的证候特点与代表方药是什么？
4. 如何预防和调护痹证？
5. 试述痛痹治法的具体运用。

二、选择题

[A1 型题]

痹证日久出现关节周围结节、关节肿大畸形的病机是（　　）

  A. 气血不足　　　　　　　　B. 肝肾亏虚

  C. 瘀血痰浊痹阻经络　　　　D. 寒湿留滞经脉

  E. 湿热壅滞经脉

[A2 型题]

林某，男性，15 岁。5 天来双膝关节、肌肉疼痛酸楚，屈伸不利，疼痛呈游走性，初起有恶风、发热，舌苔薄白，脉浮。其治疗应首选的方剂是（　　）

  A. 薏苡仁汤　　　　　　　　B. 防风汤

  C. 乌头汤　　　　　　　　　D. 宣痹汤

  E. 独活寄生汤

[B1 型题]

  A. 养血活血药　　　　　　　B. 温阳补火药

  C. 活血化瘀药　　　　　　　D. 补益肝肾药

  E. 健脾益气药

1. 治疗痹证着痹时，应加用（　　）

2. 治疗痹证痛痹时，应加用（　　）

第二节　痿　证

学习要点

1. 痿证的概念。
2. 痿证的病因病机。
3. 痿证的诊断要点与病证鉴别。
4. 痿证的辨证论治要点。

痿证是指肢体筋脉弛缓，软弱无力，日久渐至肌肉萎缩，不能随意运动的病证。临床以下肢痿弱较为常见，亦称"痿躄"。"痿"指痿弱不用，"躄"指下肢软弱无力，不能步履行走。

痿证的记载首见于《内经》，其阐述了痿证的病因病机、病证分类和治疗原则。其中《素问·痿论》是讨论痿证的专篇，阐述了痿证的病因（思想无穷、有渐于湿、热伤五脏、远行劳倦、房劳太过等）、病机（肺热叶焦、肺燥不能输精于五脏、五体失养而肢体筋脉痿软）、病证分类（皮痿、脉痿、筋痿、肉痿、骨痿5类）及治疗原则（治痿独取阳明）。另外，《素问·生气通天论》中还认为湿热也是痿证成因之一。隋唐至北宋时期，一直将痿列入风门，较少设专题讨论。直至金元时期，张子和《儒门事亲》将风、痹、厥与痿证进行鉴别，并强调"痿病无寒"。朱丹溪认为痿证有湿热、湿痰、气虚、血虚、瘀血之别，并提出"泻南方，补北方"的治则，"泻南方则肺金清而东方不实……补北方则心火降而西方不虚"。明清以后对痿证的辨证论治渐趋完善，明代张景岳《景岳全书》更加全面地认识了痿证的辨证论治，指出痿证并非皆是阴虚火旺，应当斟酌寒热深浅而施治。清代叶天士《临证指南医案·痿》中邹滋九按："夫痿证之旨，不外乎肝肾肺胃四经之病。"

西医学中的多发性神经炎、运动神经元疾病、脊髓病变、重症肌无力、周期性麻痹、进行性肌萎缩等表现为肢体痿软无力，不能随意运动者，均可参照本节辨证论治。

【病因病机】

痿证的成因颇为复杂，感受温热毒邪、先天不足、饮食劳倦、情志内伤、房事不节、跌打损伤、接触神经毒品性药物及化学物质等，均可致使五脏受损，气血亏耗，精津不足，肌肉筋脉失于濡养而发为本病。

1. 感受温毒　感受温热毒邪，或热病后期，余邪未尽，或高热持续不退，熏灼肺金，肺热叶焦，不能输布津液、润泽五脏，五体失养而痿弱不用。

2. 湿热浸淫　久处湿地或涉水冒雨，感受湿邪，湿邪郁遏化热，浸淫经脉，久则营卫气血运行受阻，筋脉肌肉失养而成痿。正如《素问·痿论》云："有渐于湿，以水为事，若有所留，居处潮湿，肌肉濡渍，痹而不仁，发为肉痿。"

3. 饮食、毒物所伤 素体脾虚，或饮食不节，或思虑过度，或久病致虚，致脾胃受伤，无以化生水谷精微，使筋脉失养；或脾虚失运，聚湿成痰，郁久化热，湿热客于经脉，致使气血运行不畅发而成痿；或服用或接触毒性药物，损伤气血，经气运行不利，脉道不畅，亦可致痿。

4. 久病房劳 先天不足，或久病体虚，或房劳不节，或劳役太过，耗伤肾精，筋脉失于濡养，渐致肌肉瘦削而肢体痿弱不用。

痿证病变部位在筋脉肌肉，但根本在于五脏虚损。肺主皮毛，布散津液；脾主肌肉，又为后天之本、气血生化之源；肝主筋，藏血，为罢极之本；肾主骨，藏精而生髓，为先天之本；心主血脉，为五脏六腑之大主。各种外感内伤致病因素，均可伤及五脏精气，导致精血津液亏损，筋脉失养弛纵，不能束骨而利关节，以致肌肉软弱无力，消瘦枯萎，终致痿证。

痿证以热证、虚证为多，虚实夹杂者也不少见。外感温热、湿热所致者，初期多属实证，实邪日久伤正，肺胃肝肾气血精津耗损，则可由实转虚，或虚实夹杂。内伤致病，脏腑精血虚衰，病久不已，以虚证为主，但也可夹湿、夹热、夹痰、夹瘀等，表现为虚实夹杂的本虚标实之候。五脏病变，皆可致痿，且可相互传变。如肺热叶焦，津失其布，日久则五脏失濡，热邪内盛，肾水下亏，水不制火，则火灼肺金，又可加重肺热津伤。脾虚失运与湿热蕴积也可互为因果；湿热亦能下注于肾，伤及肾阴。肝肾阴虚，虚火内炽，耗伤津液，可致津亏血瘀，脉络失畅，而使病程缠绵难愈。久病虚极，脾肾精气衰败，病情危笃，预后极差；如脾气虚损，无力升清，肾气虚衰，宗气不足，可见舌体瘫软，吞咽、呼吸困难等凶险之候。

【诊断】

一、诊断要点

1. 临床特征 早期仅表现为四肢无力，病情呈进行性加重，日久终致肢体出现肌肉萎缩。肢体筋脉弛缓不收，下肢或上肢，一侧或双侧软弱无力，甚则瘫痪，部分可出现肌肉萎缩。肌肉痿软无力，可有睑废、视歧、声嘶、抬头无力等症，甚至影响呼吸、吞咽。

2. 病史 部分患者发病前有感冒、腹泻病史，或有神经毒性药物接触史或家庭遗传史。有起病缓慢者，也有突然发病者。

3. 相关检查 血液检测中血清谷草转氨酶（AST）、谷丙转氨酶（ALT）、乳酸脱氢酶（LDH）、肌酸磷酸激酶（CPK）的含量及尿中肌酸排泄量有助于鉴别其肌肉萎缩的病因；脑脊液检查、肌肉活组织检查、肌电图检查等有助于对与痿证有关的神经系统疾病的定位、定性诊断。CT、MRI 检查有助于疾病的鉴别诊断。

二、病证鉴别

痿证与偏枯 痿证是以邪热伤阴，导致五脏气血精津亏耗，经脉肌肉失养而为患；

偏枯又称半身不遂，则是中风而引发症状，症见一侧肢体偏废不用，常伴语言謇涩、口眼㖞斜，患侧肢体日久不用也可致肌肉枯萎。由于二者起病病因明显有别，临床不难鉴别。

【辨证论治】

一、辨证要点

1. 辨脏腑　痿证初起，症见发热、咳嗽、咽痛，或在热病之后出现肢体软弱不用者，病位多在肺；而四肢痿软，面浮神疲，肢倦乏力，纳少腹胀，易便溏，下肢微肿，病位多在脾胃；以下肢痿软无力明显，甚则不能站立，腰膝酸软，头晕耳鸣，咽干目眩，遗精阳痿，月经不调，病位多在肝肾。

2. 辨虚实　感受温毒、湿热之邪者，发病急，病程短，病情进展快，多属实证；但是热邪易耗津伤正，疾病早期也时常见虚实夹杂者。内伤积损，久病不愈者，则起病缓，病程长，病情进展缓慢，多属虚证；但常因虚生邪，而兼夹郁热、湿热、痰浊、瘀血，形成虚中夹实。

二、论治要点

痿证治疗，虚实有别。虚证以扶正补虚为主。脾胃虚弱者，宜健脾益气；肝肾亏虚者，宜滋养肝肾。实证以祛邪和络为主。肺热津伤者，应清热润燥；湿热浸淫者，应清热利湿；瘀阻脉络者，应活血行瘀。虚实兼夹证，当分辨虚实主次而兼调之。

《内经》提出"治痿独取阳明"的治则，强调治痿应重视脾胃。另外，发散治风之药，虽能开通腠理，但同时也易耗伤阴血，痿证患者多阴血耗伤，如多用风药治疗痿证，易酿成坏病，故痿证不可妄用风药。

三、分证论治

1. 肺热津伤证

证候：发病急，病起发热，或热病后突然出现肢体软弱无力，甚至较快出现肌肉瘦削，皮肤枯燥，咳呛少痰，咽干不利，心烦口渴，小便黄赤量少或兼热痛，大便干燥，舌质红，苔薄黄，脉数或细数。

病机：肺热津伤，五脏失润，筋脉失濡。

治法：清热润燥，养阴生津。

方药：清燥救肺汤加减（桑叶、石膏、党参、甘草、胡麻仁、阿胶、麦冬、杏仁、枇杷叶）。

本方清热润燥、养阴宣肺，为燥热伤肺、气阴两伤之主方。若高热、口渴、汗多，倍石膏，加知母、忍冬藤，清气分之热以保津；若呛咳少痰，加瓜蒌仁、桑白皮、川贝母，以清热润肺化痰；咽干不利，加天花粉、玄参、芦根，以滋阴生津、润喉清热；身热已退，见口咽干燥、口渴较甚、食欲较差者，可改用益胃汤（北沙参、麦冬、生地黄、玉竹、冰糖）加山药、石斛、白术、谷芽、麦芽等，以益胃养阴、消食开胃。

2. 湿热浸淫证

证候：起病较缓，肢体逐渐出现困重，痿软无力，尤以下肢为甚，或麻木微肿，足胫微热，或有全身发热，胸脘痞闷，小便短赤热痛，舌质红，苔黄腻，脉濡数或滑数。

病机：湿热浸淫，壅遏筋脉。

治法：清热利湿，通利经脉。

方药：加味二妙丸加减（苍术、黄柏、牛膝、防己、薏苡仁、蚕沙、木瓜、萆薢、龟甲、当归、忍冬藤）。

本方清热利湿、补肾通脉，适用于湿热内盛，兼伤肾阴之痿证。若湿邪偏盛，胸脘痞闷、肢重且肿，酌加厚朴、茯苓、泽泻、枳壳、陈皮，以理气化湿；夏季暑湿当令，酌加藿香、佩兰、香薷，以芳香化湿解暑；热邪偏盛，身热肢重、小便短赤热痛，加蒲公英、忍冬藤、赤小豆、土茯苓，以清热解毒利湿；久病肢体麻木、关节运动不利、舌质紫黯、脉细涩，加鸡血藤、桃仁、红花、丹参，以活血化瘀；湿热伤阴，兼形体消瘦、两足焮热、心烦口干、舌质红或中剥无苔、脉细数，则减苍术，重用龟甲，加玄参、生地黄、山茱萸、知母，以养阴清热。

■ 课堂互动

程某，男，64岁，腰膝酸软，肢体痿软无力，以下肢为著，不能久立，下肢肌肉渐萎缩，食少便溏，气短乏力，面色黄白，舌质淡白，苔白，脉细弱。X线征示：腰椎间盘突出症。

要求：诊断，病机，治法，方药。

3. 脾胃虚弱证

证候：起病缓慢，肢体痿软无力逐渐加重，肌肉萎缩，食少便溏，神疲乏力，少气懒言，面浮不华，舌质淡，苔薄白，脉细弱。

病机：脾虚气弱，生化乏源，筋脉失养。

治法：健脾益气，升清化湿。

方药：参苓白术散加减（党参、茯苓、白术、山药、白扁豆、莲子、桔梗、陈皮、薏苡仁、砂仁、甘草）。

本方补气健脾、升清化浊，用于脾胃气虚，健运失常，水湿内盛者。若脾虚中气下陷甚，肢体痿弱重坠、神疲乏力、少气懒言、脉细弱明显者，需健脾升清、益气生血为主，则改用补中益气汤；若气血虚甚，面白少华、心悸气短，可重用党参、白术、山药，并加黄芪、当归、阿胶，以补气养血；若脾虚食积，兼腹胀不食、嗳腐泛酸，加神曲、麦芽、炒莱菔子，以消食导滞；气虚而致血瘀，见唇舌紫黯而淡、脉细弱兼涩象，加黄芪、桂枝、丹参、川芎、川牛膝，以补气行血。体形肥胖，痰多或脾虚湿盛，可用香砂六君子汤加减。

4. 肝肾亏虚证

证候：起病缓慢，渐见肢体痿软无力，以下肢为著，腰膝酸软，不能久立，甚则步履全废，腿胫大肉渐脱，或伴眩晕耳鸣，口咽干燥，遗尿遗精，女子月经不调，舌质红少苔，脉细数。

病机：肝肾亏虚，精血不足，筋脉失养。

治法：补益肝肾，滋阴清热。

方药：虎潜丸加减［龟甲、黄柏、知母、生地黄、熟地黄、虎骨（用长狗骨代替）、杜仲、牛膝、锁阳、白芍、砂仁、炙甘草、干姜］。

本方滋阴降火、强筋健骨，适用于肝肾阴亏有热之痿证。若虚热甚，兼见口干、尿赤、胫部烦热、腿足瘦削，去锁阳、干姜，加枸杞子、鹿角胶、天冬，以滋阴补肾清虚火；若血虚重，见面色萎黄无华、头昏心悸、舌淡、脉细弱，加黄芪、党参、何首乌、龙眼肉、当归，以补益气血；若病久阴损及阳，阴阳两虚，见神疲乏力、畏寒、阳痿早泄、尿频而清、妇女月经不调、脉沉细无力，去黄柏、知母，加仙灵脾、鹿角霜、紫河车、肉桂等温肾阳，以求阴阳双补。

【专方验方】

1. 弃杖汤　淫羊藿 30g，薏苡仁 30g，黄芪 30g（可根据病情逐渐加至 60～120g），紫菀 15g，炙龟甲 15g（先煎），天冬 15g，苍术 10g，黄柏 6g，每日 1 剂。治疗四肢麻木不仁，腰膝无力之痿躄。（《中医杂志》2007 年第 12 期）

2. 强肌健力饮　黄芪 60g，五爪龙 60g，党参 30g，白术 15g，柴胡 10g，升麻 10g，当归头 10g，陈皮 3g，炙甘草 5g。本方补脾益损、强肌健力，主治脾胃虚损之睑废、痿证及大气下陷的重症肌无力症（《中药新药与临床药理》2004 年第 4 期）。

【中成药】

湿热痿证，可用四妙丸；肝肾精血亏虚的寒热虚实错杂之痿证，可用虎潜丸；肝肾阴虚、风湿阻络而引起的痿证，可用健步强身丸；肝肾亏虚之痿证，可用健步丸、金刚丸。

【简便疗法】

1. 针灸疗法　取穴：上肢取曲池、合谷、内关、列缺，下肢取复溜、足三里、跗阳、绝骨、阳陵泉、委中、冲阳、公孙。刺法：以针刺补法为主，依据虚实，灵活选用灸法、泻法等不同方法治疗。适用于肌萎缩侧索硬化（痿证）的治疗。（北京中医药大学 2012 年硕士学位论文）

2. 推拿疗法　点揉手足三里、阳陵泉、曲池、合谷等穴及背部的脏腑俞穴，每穴 1 分钟。最后在背部由长强至大椎捏脊 6 遍。每日 1 次，10 天为 1 个疗程，每疗程间隔 5 天。（《陕西中医》1997 年第 3 期）

【预防调护】

1. 减少诱因 避居湿地，注意寒温，清心寡欲，防御外邪侵袭。

2. 加强锻炼 平时注意强健体质，病情一旦稳定，即应鼓励、指导和协助患者进行功能锻炼。注意锻炼不在一时，贵在坚持。生活自理者，可散步、打太极拳、做五禽戏；病情较重者，可经常用手轻拍患肢，进行四肢屈伸锻炼，以促进肢体气血运行。

3. 生活调护 病情危重，吞咽、呼吸困难者，要常给予翻身拍背，鼓励患者排痰，以防止痰湿蕴肺和发生褥疮。已经瘫痪者，嘱陪护者常帮助其疏理筋骨，防止肌肉挛缩和关节僵硬。肌肤麻木、知觉障碍者，在日常生活与护理中，应避免冻伤或烫伤。

4. 饮食护理 饮食宜清淡而富有营养，忌油腻辛辣食物，以免助热生痰。注意加强食疗，宜进食海参、甲鱼、核桃、虾、鱼、肉、动物蹄筋、骨髓等滋补肝肾之品。

5. 情志调护 注意精神调养，战胜恐惧，保持乐观，坚持治疗和功能锻炼。

6. 综合治疗 药物治疗、功能锻炼的同时，遵医嘱配合理疗、针灸、推拿、熏洗等疗法，有助于肢体功能的恢复。

【小结】

痿证是指肢体软弱无力，不能随意运动的病证。病因有外感和内伤两类因素。外感多由温毒、湿热之邪，耗伤、阻遏津血而成。内伤多为饮食、久病劳倦等，损伤脏腑，导致脾胃虚弱、肝肾亏损。本病证以虚证为多，或虚实夹杂。临床虽以肺热津伤、湿热浸淫、脾胃虚弱、肝肾亏虚等证型常见，但易互相兼夹转化。临床治疗时要注意标本虚实转化，兼顾用药；扶正主要是调养脏腑、补益阴阳气血；祛邪重在清利湿热、解毒祛邪；另外，注意兼顾运行气血，通利经络。

痿证预后与病因、病程相关。外邪致痿，或急性病例，在初起阶段，病情较轻浅，救治及时，功能较易恢复，预后较好；若迁延至后期，尤其肌肉明显萎缩，肝肾精血俱衰者，则常难以恢复。内伤致病，或慢性病例，病势缠绵，渐致百节弛纵不收，脏气损伤加重，多属沉疴难治；年老体衰发病者，预后多差。

【证治汇补】

1. 祛邪不可伤正，扶正避免助邪 痿证多属五脏内伤，精血受损，阴虚火旺。临证以热证、虚证居多，夹痰、夹瘀、夹湿者亦不少见，实证、寒证较少，临证时当详辨之。补虚要分清是气虚还是阴虚，气虚宜健脾益气，阴虚应补益肝肾。夹湿、夹痰、夹瘀者，当配合利湿、化痰、活血等法。又本病常有湿热、痰湿为患，用苦寒、燥湿、辛温等药，注意用量不宜大、药味不宜多、时间不宜长，应时时注意护阴，补虚扶正亦当防止恋邪助邪。

2. 关于"治痿独取阳明" 现代临床对"治痿独取阳明"的运用，多采用补益脾胃的方法治疗痿证。"脾气散精，上归于肺"，肺之津液来源于脾胃，肝肾的精血亦有赖于脾胃的生化，脾胃功能健旺，则气血津液充足，脏腑功能旺盛，筋脉得以濡养，有利于痿证的恢复。但"独取阳明"不可简单理解为补益，尚包括清胃火、祛湿热等祛除邪气、调理脾胃法。既然本证寒热虚实诸证皆有，故辨证论治最关键。

3. "泻南方，补北方"　即"泻心火，滋肾水"，是治痿独取阳明的补充。肾主骨生髓，肾水不足是致痿之本。肾水不能制心火而上灼肺金，致"肺热叶焦"不能布送津液以润五脏，则四肢筋骨失养，痿弱不用。因此，采用泻火补水之法，清内热、滋肾阴，使金水相生，而达滋养五脏之功。

4. 重视调畅气血　吴师机言："气血流通即是补。"痿证日久，坐卧少动，气血亏虚，运行不畅，在治疗时可酌情配合养血活血通脉之品。若属元气亏损，气虚血滞，还当补气化瘀；若属情欲太过而成痿，则当调理气机，气化正常，气机通畅，百脉皆通，其病可愈。

5. 慎用风药　痿证多虚、多热，治风之剂皆发散之品，若用之当则阴血更燥，使病情加重。即如《丹溪心法》云："痿证断不可作风治而用风药。"

6. 重视综合治疗　痿证病因复杂，病程长，一般都表现在肢体的功能上，在中药调理的同时，配合针灸、推拿、熏洗、药浴等综合疗法，加强肢体活动，有助于提高疗效。

【医案选读】

王某，女，40 岁，1956 年 12 月初诊。

下肢痿软无力，病已两年有余，曾服温补、散风、活血通络、气血双补等方药，皆未见效。患者面色萎黄，心烦急躁，大便干结，小便色黄，舌红且干，两脉濡软力弱，按之弦细滑数。热郁于内，深入血分，痹阻脉络，痿证已久，温通无益，当以养血育阴通络治之。辛辣、油腻皆忌。

北沙参 18g，天冬 12g，麦冬 12g，南百合 12g，知母 6g，木瓜 12g，钩藤 12g，丝瓜络 9g，桑枝 30g，鸡血藤 15g，赤芍 12g，焦三仙各 9g，香稻芽 9g。

二诊：前服甘寒育阴、活络化湿之后，病势渐减，仍用甘寒活络以利关节。

宣木瓜 12g，双钩藤 12g，防风 6g，独活 3g，赤芍 12g，茜草 9g，丝瓜络 12g，鸡血藤 9g，海风藤 9g，络石藤 9g，南百合 9g，焦三仙各 9g。

三诊：前服甘寒活络之后，病势续减，步履已见恢复，再以养血育阴活络方法。

当归 12g，赤芍 6g，白芍 6g，生地黄 18g，川芎 9g，防风 6g，白芷 6g，丹参 9g，宣木瓜 9g，钩藤 9g，桑枝 30g，焦三仙各 9g。

四诊：药后两下肢痿软日渐恢复，脉濡滑，弦细之象已瘥，郁热减轻，脉络渐通，苔白且润，改用填补下元方法，治在肺肾。

熟地黄 24g，木瓜 12g，赤芍 24g，杜仲 9g，川续断 9g，桑枝 30g，丝瓜络 9g，菟丝子 9g，金狗脊 9g，芡实米 12g，楮实子 9g。

按：本例属痿证日久，多次误治，肺热伤津，经脉痹阻之证。四肢百骸之濡养，必赖肺津之输布。若肺受热灼，津液耗伤，筋脉失于濡润，则发为痿证。如《素问·痿论》云："肺热叶焦，则皮毛虚弱急薄，著则生痿躄也。"故用解郁热、养肺阴、通经络方法，药后病势渐减。效不更方，仍用甘寒凉血，通经活络以利关节。二诊后，病情明显减轻。步履已见恢复，再以养血育阴活络方法。药用当归、白芍、赤芍、生地黄、丹参、木瓜、川芎等，服后脉弦细数之象已痊，且濡软且滑。提示郁热已解，脉络渐通。病久肝肾已亏，故用填补下元方法。数日后下肢痿软恢复，病告痊愈。

（赵绍琴《赵绍琴内科学》）

复习思考题

一、问答题

1. 何为痿证？简述其主要病因、基本病机，有何病机转归？
2. 痿证的诊断要点是什么？
3. 痿证的辨证论治要点是什么？
4. 痿证各证型的证候特点与代表方药是什么？
5. 试述痿证"治痿独取阳明"治则的具体理解和运用。

二、选择题

[A1 型题]

确立"治痿独取阳明"治则的医籍是（　　）

  A.《素问·痿论》　　　　　　B.《三因极一病证方论·五痿叙述》

  C.《景岳全书·杂证谟·痿论》　D.《临证指南医案·痿》

  E.《丹溪心法》

[A2 型题]

王某，男性，45岁。患重症肌无力多年，近日劳累后肢体微弱无力逐渐加重，食少便溏，胃脘胀满，面色黄白不华，气短乏力，精神萎靡，舌质淡苔白，脉细弱。其治疗应首选的方剂是（　　）

  A. 清燥救肺汤　　　　　　B. 加味二妙散

  C. 虎潜丸　　　　　　　　D. 参苓白术散合补中益气汤

  E. 三仁汤

[B1 型题]

  A. 清燥救肺汤　　　　　　B. 加味二妙散

  C. 虎潜丸　　　　　　　　D. 参苓白术散

  E. 香砂养胃丸

1. 痿证湿热浸淫证的代表方是（　　）
2. 痿证肝肾亏损证的代表方是（　　）

第三节　颤　证

1. 颤证的概念。
2. 颤证的病因病机。
3. 颤证的诊断与病证鉴别。
4. 颤证的辨证论治要点。

颤证是以头部或肢体摇动、颤抖，不能自制为主要临床表现的病证。轻者可仅有头摇或手足微颤，重者头部震摇大动，肢体颤动不止，甚则肢节拘急，生活不能自理。本病又称"颤振""振掉""震颤"等。

《内经》无颤证病名，但有对颤证的认识，指出本病以肢体摇动为主要症状，属风象，病变与肝肾有关。明代楼英《医学纲目·颤振》中言："颤，摇也；振，动也。风火相乘，动摇之象，比之瘛疭，其势为缓……此症多由风热相合，亦有风寒所中者，亦有风夹湿痰者，治各不同也。"又在"中风"中提出："风颤者，以风入于肝脏经络，上气不守正位，故使头招面摇，手足颤掉也。"对本病的诊断鉴别与发病有了一定认识。明代王肯堂《证治准绳·颤振》篇中明确本病发病对象为"中年以后乃有之，老年尤多"，病机以"夫老年阴血不足，少水不能制盛火"为主，且预后"极为难治"，并详述本病的辨证用方。明代孙一奎《赤水玄珠》又提出气虚、血虚均可引起颤证，还指出"木火上盛，肾阴不足，下虚上实，实为痰火，虚则肾亏"的观点，故确定治法宜"清上补下"。清代张璐《张氏医通》在系统总结前人经验的基础上，结合临床实践对颤证的病因（多因风、火、痰、瘀、虚）、病机、辨证用方及其预后有了较全面认识。

西医学中的震颤麻痹、手足徐动症、舞蹈病、肝豆状核变性、甲状腺功能亢进等，凡具有颤证临床特征的椎体外系疾病和某些代谢性疾病，均可参照本节辨证论治。

【病因病机】

颤证的发生主要由于年老体虚、情志失调、饮食不节、劳逸太过等，导致肝肾阴亏，气血不足，筋脉失于濡养而发病。

1. 年老体虚　人过中年，脾胃渐损，肝肾亏虚，精气暗衰；或罹患沉疴，久病虚弱，脏腑功能紊乱，气血阴阳不足；或先天禀赋不足，肾精亏损，脏气失调，导致筋脉失养，虚风内动。

2. 情志失调　郁怒伤肝，肝气郁结，气滞血瘀，筋脉失养；肝郁日久则化火生风，窜经入络，筋脉不柔。或思虑太过，损伤心脾，气血化源不足，筋脉失养；也有伤脾甚者，致脾虚不运，水液失于输布运化，聚湿生痰，流窜经络，阻滞筋脉，皆可发为本病。

3. 饮食不节　恣食肥甘厚味或嗜酒成癖，伤脾碍胃，聚湿成痰，痰阻经络而生风；

或痰热互结，壅阻经脉而动风；或因饥饱无常，或过食生冷，损伤脾胃，气血生化乏源，筋脉失养。

4. 劳逸太过　行役劳苦，动作不休，肌肉筋膜损伤疲极；或房事太过，致肝肾亏虚，阴血暗耗，虚风内动而致颤证；或以伤肾阳为主，致使元阳虚衰，温煦失职，筋脉不用，虚风内动。

颤证的基本病机是肝风内动，筋脉失养。病位在筋脉，与肝、脾、肾等脏关系密切。上述各种原因导致气血亏虚，不能濡养筋脉；或肝肾阴虚，虚风内动，筋脉失养；或肾阳虚衰，温煦失职，筋脉不用；肝郁化火，热极生风，扰动筋脉；或痰热内蕴，热极生风。

本病的病理性质总属本虚标实。本虚为气血阴阳亏虚，其中以阴津精血亏虚为主；标实则是风、火、痰、瘀等病理因素为患；标本之间常常相互影响，相互兼夹。颤证初期以肝、脾受损为主，多为肝阴不足，肝风内动，或脾虚痰阻，风痰阻络。颤证日久不愈，则肝脾肾皆伤，气血阴阳俱损，且病久入络，痰瘀互结，而虚实夹杂。

本病之正虚与风、火、痰、瘀往往相兼，且互为因果，日久则转为沉疴，故难以治愈。若年龄尚轻，病情轻浅，因外感或情志诱发而阵发性发作者，若治疗及时得当，则预后较好；若病情较重，逐渐进展，少数治疗得当者可缓解症状，大多数呈逐年加重趋势，见全身僵硬，活动困难，甚者痴呆，终至不能起床，预后不良。

【诊断】

一、诊断要点

1. 临床特征　头部及肢体颤抖、摇动，不能自制，甚者颤动不止，四肢强急。常伴动作笨拙，活动减少，多汗多涎，语言缓慢不清，烦躁不寐，善忘，神识呆滞。

2. 病史　多发于中老年人。一般起病隐匿，逐渐加重，不能自行缓解。部分患者发病与情志有关，或继发于脑病。

3. 相关检查　眼底角膜色素环，血铜、尿铜的测定，肝功能检查，有助于因铜代谢异常异常性疾病引起颤证的诊断。T_3、T_4 及甲状腺功能检测，有助于内分泌疾病的诊断。颅脑 CT、MRI 等影像学检查，有助于脑部疾病的诊断。

二、病证鉴别

颤证与瘛疭　瘛疭即抽搐，多见于急性热病或某些慢性疾病急性发作，抽搐多呈持续性，可有短暂性间歇，症见手足屈伸牵引，部分患者可有发热、两目上视、神昏等症状；颤证是一种慢性疾病过程，以头部、肢体不自主颤动、振摇为主症，手足颤抖动作幅度小、频率快，而无发热、神昏和手足屈伸牵引等症状。根据上述各自症状特点，并结合病史分析，二者不难鉴别。

【辨证论治】

一、辨证要点

重在辨标本虚实 肝肾阴虚、元阳虚衰和气血不足等正气不足，为病之本，属虚，表现为颤抖无力，缠绵难愈，腰膝酸软，消瘦眩晕，遇烦劳易加重；风、火、痰、瘀等病理因素为病之标，属实，表现为震颤较剧，肢体僵硬，烦躁不宁，胸闷体胖，遇郁怒易发。但病久则多为标本虚实夹杂，临证需仔细辨别其主次轻重。

二、论治要点

本病以"急则治标，缓则治本，标本兼治"为治疗原则。颤证初期，风火、痰热壅阻等症状明显，又无明显正虚之象者，治疗当以清热、化痰、息风、化瘀等治标法为主；病程较长，年老体弱，其肝肾亏虚、元阳虚衰、气血不足等本虚之象逐渐突出者，治疗当以滋补肝肾、调补阴阳、益气养血等治本之法为主，兼以息风通络。若本虚标实者，当斟酌标本的主次轻重，适当调整补虚泻实，标本兼顾之法。

三、分证论治

1. 肝风内动证

证候：肢体颤动明显，程度较重，不能自制，常伴有眩晕耳鸣，烦躁易怒，精神紧张病情加重，口苦咽干，面赤，口角流涎，或有肢体麻木，语言迟缓沉重，尿赤便干，舌质红，苔黄，脉弦。

病机：肝郁阳亢，化火生风，扰动筋脉。

治法：镇肝息风，舒筋止颤。

方药：天麻钩藤饮合镇肝熄风汤加减（天麻、钩藤、怀牛膝、桑寄生、黄芩、夜交藤、白蒺藜、生白芍、代赭石、牡蛎、龟甲、生地黄）。

前方平肝息风、清热安神，适于肝阳上亢证；后方镇肝息风、育阴潜阳、舒筋止颤，适于水不涵木，阳亢化风，风阳扰动筋脉证。二方合用，镇肝潜阳息风之力倍增。若肝火偏盛，焦虑心烦甚，加龙胆草、夏枯草，以增泻火除烦之力；风多夹痰，如兼咳吐黄痰、舌苔黄腻等痰热之象者，加竹沥、天竺黄、胆南星，以清热化痰息风；腰痛、眩晕、耳鸣等虚火症象明显者，加知母、黄柏、牡丹皮，以增清虚火之力；肝火耗血扰心，心烦失眠，加炒枣仁、柏子仁、丹参，以养心安神；尿赤便干、口苦口干，酌加大黄、决明子等，以通便泄热；颤动不止，加僵蚕、蜈蚣，以增强息风活络止颤之力。

2. 痰热风动证

证候：头摇不止，肢麻震颤，重则手不能持物，常伴胸脘痞闷，头晕目眩，口苦口粘，甚则时吐痰涎，舌质红，苔黄腻，脉弦滑数。

病机：痰热内蕴，引动肝风，筋脉失约。

治法：清热化痰，平肝息风。

方药：导痰汤合羚角钩藤汤加减（姜半夏、陈皮、枳实、茯苓、甘草、胆南星、羚羊角、钩藤、桑叶、菊花、川贝母、生地黄、赤芍、竹茹）。

前方清热导痰，适用于痰郁化热，阻滞气机之证；后方清热凉肝熄风、增液舒筋，主治肝经热盛，热极动风证。二方合用，清热化痰、平肝息风，适于痰热内蕴，扰动肝风之颤证。若痰湿内聚，胸闷恶心、咳吐痰涎、苔厚腻、脉滑，加煨皂角、白芥子，以豁痰燥湿；湿阻气滞，胸闷脘痞甚，加瓜蒌皮、厚朴、白术，以宽胸消痞；火热盛，热象明显者，加黄芩、鲜竹沥，以增清热化痰之力；风邪盛，震颤较重，加珍珠母、生石决明，以息风潜阳镇颤；气血不通，经络阻痹，而肌肤麻木不仁，加全蝎、地龙、丝瓜络，清热息风通络；痰湿蒙窍，神识呆滞，加石菖蒲、远志、礞石，以豁痰开窍。

3. 气血亏虚证

证候：头摇肢颤幅度小而弱，面白无华，表情淡漠，神疲乏力，动则气短，心悸健忘，舌体胖大，舌质淡红，苔薄白而滑，脉沉细弱。

病机：气血两虚，筋脉失养，虚风内动。

治法：益气养血，濡养筋脉。

方药：人参养荣汤加减（人参、黄芪、白术、茯苓、当归、白芍、熟地黄、天麻、钩藤、珍珠母、远志、五味子、陈皮、炙甘草、生姜、大枣）。

本方补气养血、补益心脾，适用于心脾气血两虚，虚风内动之颤证。若久病，或舌质黯，或有瘀点，兼瘀血者，加丹参、川芎、川牛膝，以活血通络；气虚而致湿聚成痰，加半夏、白芥子、胆南星，以化痰通络息风；心悸、失眠、健忘等心神失养明显者，加炒枣仁、柏子仁、制首乌，以养心安神。

课堂互动

孙某，女，74岁。右手震颤两年余，伴反应迟钝、表情呆滞半年。右手不停震颤，不能持物，步态不稳，逐渐加重，反应迟钝，表情呆滞，近事转瞬即忘，有过走失被警察送回史，头晕，耳鸣，腰膝酸软，舌质红绛，苔少，脉细数。脑CT示：脑萎缩。

要求：诊断，病机，治法，方药。

4. 阴虚风动证

证候：头摇肢颤，持物不稳，步履疾趋，时时欲仆，筋脉拘急，肌肉瞤动，腰膝酸软，失眠心烦，头晕耳鸣，善忘神呆，或痴傻，舌质红，苔薄黄，或红绛无苔，脉细数。

病机：肝肾阴虚，筋脉失养，虚风内动。

治法：益肾填精，育阴息风。

方药：大定风珠加减（龟甲、鳖甲、牡蛎、阿胶、生地黄、枸杞、白芍、火麻仁、五味子、麦冬、鸡子黄、人参、山药、茯苓、炙甘草）。

本方增液滋阴息风，适于热盛耗伤阴津，或肝肾阴虚，筋脉失养，虚风内动者。肝风甚，肢体颤动、眩晕较重，加重镇肝息风药量，再加天麻、钩藤、蜈蚣，以平肝息风；虚火甚，兼五心烦热、躁动难眠、便秘溲赤，加知母、黄柏、玄参、牡丹皮、地骨皮，以滋阴降火；肢体麻木、拘急强直，重用白芍、甘草，加木瓜、威灵仙、地龙，以舒筋缓急；神呆痴傻者，加石菖蒲、葛根、川芎、胡桃肉，以醒脑补肾益智。

5. 阳气虚衰证

证候：头摇肢颤，筋脉拘挛，畏寒肢冷，四肢麻木，心悸懒言，乏力气短，小便清长，大便溏，或二便失禁，舌质淡，苔薄白，脉沉迟无力。

病机：元阳虚衰，温煦失职，筋脉不用。

治法：补肾助阳，温煦筋脉。

方药：地黄饮子加减（生地黄、巴戟天、山萸肉、石斛、五味子、附子、肉桂、茯苓、麦冬、石菖蒲、白芍、炙甘草、生姜、大枣、薄荷）。

本方补肾助阳填精、温煦筋脉，适于肾阳衰微，筋脉拘挛，颤抖不止者。若阳虚生寒湿，大便稀溏甚，加干姜、薏苡仁、补骨脂，以温补脾肾，渗湿止泻；心阳虚，心悸气短甚者，重用炙甘草，加桂枝，以辛甘化阳，并加炒枣仁，以养心安神。

【专方验方】

1. 秘方定心丸　天麻、秦艽、细辛、全蝎各30g，熟地黄、生地黄、当归、川芎、白芍各60g，防风、荆芥各20g，白术、黄芪各45g，威灵仙15g。共研细末，酒煮米糊和丸，如梧桐子大，每次70~80丸，热汤或温酒送下。用于老人血虚风动，身体震颤。（《赤水玄珠》）

2. 黄龙定颤汤　黄芪、地龙各15g，当归、川芎、天麻、生地黄、熟地黄各10g，炙僵蚕15g，防风、秦艽、威灵仙各10g，炙全蝎5g（研吞），炙蜈蚣3g（研吞）。血压升高，加钩藤、桑寄生；失眠，加炒枣仁、夜交藤；心悸，加炙远志、枸杞子仁；便秘，加瓜蒌仁、火麻仁；口干舌红，加石斛、玄参。每日1剂，水煎服，早、晚各服1次。功用养血息风、活血化瘀，主治震颤麻痹。（《中国当代中医名人志·张沛虬》）

3. 化痰透脑丸　制胆星25g，天竺黄100g，煨皂角5g，人工麝香10g，琥珀50g，郁金50g，清半夏50g，蛇胆陈皮50g，远志肉100g，珍珠10g，沉香50g，石花菜100g，海胆50g。共为细末，蜜为丸（重约6g），每服1丸，1日3次。用于痰浊内阻之颤证。（《悬壶漫录》）

【中成药】

肾阴不足证，可用六味地黄丸、左归丸；阴血亏虚证，可用天王补心丹；痰热动风证，可用化痰透脑丸、颤振平胶囊，或鲜竹沥；风痰瘀阻证，可用天麻丸；风阳内动证，可用天麻钩藤颗粒。

【简便疗法】

1. 针刺疗法　取双侧肝俞、肾俞、风池、曲池、合谷、阳陵泉、太溪、太冲，局部皮肤常规消毒，用 0.25mm×40mm 毫针直刺，平补平泻，针刺得气后留针 30 分钟，每日针刺 1 次，10 次为 1 个疗程，连续针刺 30 天。（《中华中医药学刊》2011 年第 11 期）

2. 电针疗法 取穴：前顶、百会、承灵、悬颅。操作：选好穴位，常规消毒，将 28～30 号不锈钢针沿头皮斜向捻转进针，达到该穴规定深度后，接电针仪的输出接头，通电 20 分钟，频率为每分钟 120～150 次，通电量大小以患者能耐受为度。每天针刺 1 次，15 次为 1 个疗程，疗程间休息 3～5 天。（《中国针灸》2003 年第 3 期）

3. 注射疗法 蝮蛇抗栓酶注射剂治疗震颤麻痹。组成：主要成分为转氨酸酯酶，每克含 0.25P（酶活力单位）。用法：常用量每千克体重每天 0.008～0.012V（成人大约 0.5P）加入生理盐水 500mL，做静脉滴注，滴速不超过每分钟 40 滴。每天 1 次，20 天为 1 个疗程。由于该药为蛋白酶类制剂，首次药用蝮蛇抗栓酶 0.125P 加入 500mL 生理盐水缓慢静脉滴注，或用 0.002V/mL 浓度做皮内试验，以防出现过敏反应。（《现代康复》2000 年第 3 期）

【预防调护】

1. 避免诱因 避免中毒、中风、颅脑损伤，对预防颤证有重要意义。
2. 生活起居 起居有节，劳逸适度，节制房事。
3. 饮食调护 饮食宜清淡而富有营养，忌暴饮暴食及恣食肥甘厚味，戒除烟酒等不良嗜好。
4. 情志调护 情绪稳定，心情舒畅，适时释放不良情绪和精神压力。
5. 适当锻炼 注意加强肢体功能锻炼，如气功、太极拳、五禽戏等。对卧床不起的患者注意帮助翻身，经常肢体按摩，避免褥疮发生。

【小结】

颤证是以头部或肢体摇动、颤抖为主要临床表现的病证。其形成与年老体虚、情志失调、饮食不节、劳逸太过等因素有关。病位在筋脉，与肝、肾、脾等脏关系密切。病性总属本虚标实。本虚为气血阴阳亏虚，其中以阴津精血亏虚为主；标实为风、火、痰、瘀为患，虚实二者常兼夹为病。治疗以急则治其标，缓则治其本，标本兼顾为原则。治本为滋补肝肾，益气养血，调补阴阳；治标是清热、化痰、息风、化瘀。各证型均可适当配伍息风止颤之品。对虚实夹杂者，宜标本兼顾，斟酌主次，灵活变通。本病为难治病证，部分患者呈逐年加重倾向，故治疗用药同时，要注意调摄锻炼。

【证治汇补】

1. 分期论治 颤证可根据病程长短，结合临床表现，分为 3 期论治：一般 1 年内为初期，2～3 年为中期，3 年以上为后期。初期主要因感受不正之气，或因起居、情志等因素，导致肝郁脾虚，复因年事已高，肝脾肾诸脏渐虚而致精血不足，筋脉失养，此时治疗以疏肝息风治标、健脾益气治本；若治疗不得法，诸脏进一步亏虚，精血乏源，运化失常，出现风、火、痰、瘀等病理改变，此时治疗以豁痰化瘀以治标、滋补肝肾以治本；风、火、痰、瘀等得不到改善，则加重亏损，出现以虚损为主的证候，此为后期，当补益精血，以治虚损为主。

2. 提倡综合治疗 颤证病情复杂，病程长，症状表现为肢体或头部的震颤，适当配合中医针灸、推拿理疗，有助于缓解筋脉的拘急，减轻症状。

3. 重视息风药物的运用 颤证也属"风病"范畴，根据"治风先治血，血行风自灭"之理，临证应适当运用养血活血之品，以提高止颤息风之效。又因肝风内动，筋脉失养是其基本病机，各型病证均可在辨证用药基础上，配合息风通络之药。常用息风通络药有钩藤、白蒺藜、天麻、珍珠母、生龙骨、生牡蛎、全蝎、蜈蚣、土鳖虫等。其中虫类药对于颤证疗效颇佳，但入煎剂疗效稍逊，以焙干研末吞服为佳。

4. 年高病久，治宜缓图 颤证多为年高久病，病情复杂，往往难达速效，过求速效反易招致诸多变证，故治疗宜缓缓而图之，慎用耗伤气血阴阳的攻伐之品。如果能够减轻症状，控制发展，则应坚持守方守法治疗。

【医案选读】

陈某，男，56 岁，工人。

高血压病史 20 余载，两年前起右侧肢体震颤，1 年后右足步行无力，言语含糊不清，血压 170/120mmHg。外院诊断为帕金森病。近因肢体颤抖加剧而来门诊。

初诊：右肢震颤，伴有紧掣，不良于行，甚则萎而不举，语謇不楚，目眵，脉细数，舌红苔薄。肥人多痰浊，兼有肝家瘀热胶滞，筋失所养，先当清化瘀热、柔肝养筋。

处方：当归 9g，白芍 9g，木瓜 9g，灵磁石 30g（先煎），煅龙骨、煅牡蛎各 30g，蚕沙 9g，千年健 9g，伸筋草 9g，牛膝 9g，紫丹参 15g，络石藤 9g，豨莶草 15g，红花 9g，白术 9g，炙地龙 4.5g。14 帖。

二诊：震颤小止，语謇已楚，头昏，举步仍无力，神萎多痰，脉细弦，舌红苔薄。肝主筋，失荣血之柔润，复有肝风与痰瘀交搏所致，势难速效。

处方：当归 9g，白芍 9g，木瓜 9g，虎杖 30g，红花 9g，双钩藤 9g，白术 9g，黄芪 30g，紫丹参 30g，千年健 9g，伸筋草 15g，熟地黄 15g，龟甲 15g（先煎），山药 20g，健步虎潜丸 9g（另吞）。14 帖。

上方进退调治半年，病呈小康之局。

按： 帕金森病之病因不外肝肾阴亏、气虚血少、五志化火及禀赋不足等，皆与气血津液运行不畅有关。气为血之帅，气行则血行，投补血滋阴、益气化瘀之品，使周身气血津液得充，髓海得养，筋得濡润，则肝风平息矣。临床研究发现，滋阴药能缓解症状，有的经治病例，可维持 8～16 小时，还较平肝息风、活血通络或镇潜定痉药为优。故本例取此意，以龟甲、熟地黄、当归、白芍育阴填精为主，加黄芪大补肺气，冀气旺则能生血；丹参、红花活血化瘀、疏通经脉，求血旺则充髓。难治病竟达小康之局。

（颜乾麟《颜德馨中医心脑病诊治精粹》）

复习思考题

一、问答题

1. 何为颤证？其主要病因、基本病机是什么？有何病机转归？

2. 颤证辨证要点、治疗原则如何？

3. 颤证各证型的证候特点与代表方药是什么？

4. 如何理解《内经》病机十九条中"诸风掉眩，皆属于肝"？

5. 对颤证辨证与辨病相结合的治疗思路应如何认识？

二、选择题

[A1 型题]

颤证的主要病位是（　）

  A. 筋骨　　　　　　　　B. 关节

  C. 肌肉　　　　　　　　D. 筋脉

  E. 经络

[A2 型题]

患者头摇肢颤，筋脉拘挛，畏寒肢冷，四肢麻木，心悸懒言，小便清长或自遗，大便溏，舌质淡，苔薄白，脉沉迟无力。治疗应首选（　）

  A. 导痰汤　　　　　　　B. 地黄饮子

  C. 三才封髓丹　　　　　D. 大定风珠

  E. 镇肝熄风汤

[B1 型题]

  A. 颤证风阳内动证　　　B. 颤证痰热动风证

  C. 颤证气血亏虚证　　　D. 颤证阴虚风动证

  E. 颤证阳气虚衰证

1. 患者头摇不止，肢体震颤，头晕目眩，胸脘痞闷，咽中多黏痰，舌体胖大，质红，舌苔黄腻，脉滑数，是（　）

2. 患者头摇肢颤，筋脉拘挛，畏寒肢冷，四肢麻木，心悸懒言，夜尿频，大便溏，舌质淡，苔薄白，脉沉迟无力，是（　）

第四节　腰　痛

学习要点

1. 腰痛的概念。

2. 腰痛的病因病机。

3. 腰痛的诊断要点与病证鉴别。

4. 腰痛的辨证论治要点。

5. 腰痛各证型的证候特点及代表方药。

腰痛是指因外感、内伤或闪挫，导致腰部气血运行不畅，或失于濡养引起以腰脊正中或腰脊两旁疼痛为主要症状的病证。腰痛一年四季均可发生，是内科常见病。

《内经》中首先提出腰部病位在肾，病理以虚为主，并与督脉相关。汉代张仲景在《金匮要略》中论述了寒湿腰痛的发病、症状，用甘姜苓术汤治之，并介绍用肾气丸治虚劳腰痛。隋代巢元方《诸病源候论》在发病方面，强调肾虚、风寒留着、劳役伤肾、坠堕伤腰及寝卧湿地等因素。宋代《太平圣惠方》载有腰痛方剂百余首，其中常用药有杜仲、续断、狗脊、桑寄生、菟丝子、萆薢、五加皮、牛膝等。金元时期朱丹溪在《丹溪心法》中云，"腰痛主湿热，肾虚，瘀血，挫闪，有痰积"，显示对腰痛的病因认识已经比较全面，治疗上提倡"寒凉药不可峻用，必用温散之药"。后代医家重点探讨腰痛的辨治，如清代李用粹《证治汇补》中指出："治为补肾为先，而后随邪之所见者以施治，标急则治标，本急则治本，初痛以疏邪滞、理经隧，久痛宜补真元、养血气。"颇具临床指导意义。

西医学的腰肌劳损、腰椎骨质增生、腰椎间盘病变、腰肌纤维炎、强直性脊柱炎等疾病及某些内脏疾病，若以腰痛为主要症状者均可参考本节辨治。如因外科、妇科疾患引起的腰痛，不属本节讨论范围。

【病因病机】

腰痛病因有外感风、寒、湿、热诸邪，内伤，久病，年老体弱，劳欲过度，以及劳力扭伤，导致筋脉痹阻，或腰府失养而形成腰痛。

1. 外邪侵袭　久居湿地，或衣着单薄，劳汗当风，或涉水冒雨，寒湿之邪侵入，寒邪凝滞、收引，湿性重着、黏滞，均可致腰府经脉壅遏，络脉细急而成腰痛。寒湿久蕴化热，或感受湿热之邪，或膀胱湿热，由腑及脏，均可造成湿热内蕴，经脉阻遏而引起腰痛。外感诸邪中以湿性黏滞，最易痹着腰部，所以外感总不离湿邪为患。

2. 闪挫跌仆　跌仆外伤，损伤经脉气血，或腰部体位不正，用力不当，屏气闪挫，导致经络气血阻滞不通，均可使瘀血留着腰部而发生疼痛。

3. 年老久病　久病体虚，或年老体衰，或房事不节，或先天禀赋不足，以致肾精亏损，无以濡养筋脉而发生腰痛。

腰痛病位在腰，病变与肾密切相关，与循布腰部的足太阳、任、督、冲、带等经脉也相关联。腰痛基本病机为经脉痹阻，腰府失养。内伤多因肾之精气亏虚，腰府失其濡养、温煦所致；外感多由外邪痹阻经脉，气血运行不畅所致。至于跌仆闪挫所致者，则和气滞血瘀有关，临床上亦不少见。内外二因，相互影响，而肾虚是发病关键所在，风寒湿热之邪，常因肾虚而客，即如《杂病源流犀烛·腰脐病源流》指出："腰痛，精气虚而邪客病也……肾虚其本也，风寒湿热痰饮，气滞血瘀闪挫其标也，或从标，或从本，贵无失其宜而已。"因此，其病理性质虽有虚实不同，但以虚为多，或见本虚标实。

实证迁延不愈，邪气久稽耗伤正气致肾虚，病证则由实转虚；虚证常因肾虚更易受邪，形成缠绵难愈的虚实错杂之证。寒湿郁久可以化热，形成寒热错杂之证。寒湿、湿热邪痹经脉，阻滞气血运行，易致气滞血瘀。而寒湿、湿热、气滞、血瘀日久均可伤肾，导致肾之精气耗伤。甚或痛久入络，气滞血瘀，脉络不通，肢体筋脉失于濡养，则可能合并痿证，预后欠佳。

【诊断】

一、诊断要点

1. **临床特征** 腰部一侧或两侧或正中疼痛。急性腰痛，病程较短，轻微活动即可引起一侧或两侧腰痛加重，脊柱两旁常有明显压痛。慢性腰痛，病程较长，缠绵难愈，多为隐痛、酸痛，常因体位不当、劳累过度、天气变化而加重。腰痛以两侧为主，按之则舒，劳则痛甚，多属腰肌或肾脏疾病；腰部正中疼痛，弯腰不利，多属脊椎病变。腰痛常因气候变化而加剧者，多属风湿病。

2. **病史** 常有腰部外伤、跌仆劳损、涉水冒雨、感受外邪等病史。

3. **相关检查** 排除腰部器质性病变。必要时摄腰部 X 线平片或做腰部 MRI 等相关检查，有助于明确诊断。

二、病证鉴别

1. **腰痛与背痛、尻痛、胯痛** 腰痛，是指腰部正中及其两侧部位的疼痛；背痛，为背膂以上部位疼痛；尻痛，是尻骶部位的疼痛；胯痛，是指尻尾以下及两侧胯部的疼痛。以上疼痛部位不同，病证也有别，应予鉴别。

2. **腰痛与肾痹** 腰痛以腰部疼痛为主；肾痹属五脏痹之一，多由骨痹日久不愈，复感外邪所致，见骨痿弱不能行走，腰背弯曲，不能伸直，或关节肿胀，强直不能屈曲，常伴下肢挛缩、腰痛、遗精等症。

【辨证论治】

一、辨证要点

1. **辨邪实正虚** 外感腰痛多起病急，病程短，腰痛明显，常伴外感症状；内伤腰痛多起病较缓，反复发作，腰部酸痛，痛势绵绵，常伴肾虚或其他脏腑症状。跌仆闪挫腰痛，起病急，疼痛部位固定，瘀血征象明显，常有明确外伤史。若腰痛久治不愈，累及脊背、下肢，甚者出现偻屈不伸、弓背畸形，多属肾精亏损，病邪深入骨髓，瘀血阻滞经脉；久治不愈或体虚复感外邪者，多属虚中夹实之证。

2. **辨病理因素** 腰部重着疼痛，难以转侧，倦怠无力者，多属湿；兼有冷感，得热则舒，遇寒加重者，多属寒湿；若疼痛灼热或遇热加剧，小便短赤者，多属湿热；疼痛呈刺痛或疼处固定不移，痛势较剧，动则加重者，多属瘀。

二、论治要点

腰痛治疗要分清虚实标本。邪实者重在祛邪通络，并根据病理因素的不同，分别予以清热、散寒、除湿、活血等法治之，亦可适当顾护肾气；正虚者重在补肾固本，并针对偏于阴阳虚衰的差异，或滋补肾阴，或温补肾阳治之，还要根据兼症适当调治肝脾。若属正虚邪实错杂者，又当辨明主次，攻补兼施，恰当用药。

三、分证论治

1. 寒湿腰痛

证候：腰部冷痛重着，转侧不利，逐渐加重，每遇寒冷、阴雨天疼痛加剧，痛处喜温，或手足不温，舌质淡，苔白腻而润，脉沉而迟缓或沉紧。

病机：寒湿留着，滞碍气血，闭阻经脉。

治法：散寒祛湿，温通经络。

方药：甘姜苓术汤加减（干姜、炙甘草、桂枝、茯苓、白术、独活、川牛膝）。

本方即《金匮要略》肾着汤，有散寒、除湿、通络之功，适于寒湿痹阻经脉致腰脊疼痛者。若寒邪偏胜，腰冷痛拘急较甚者，加附子、细辛，以增强温经散寒之力；湿邪偏盛，腰痛重着、下肢酸重无力、舌苔白腻者，加苍术、薏苡仁，以增祛湿散邪之效；兼风象，形成风湿相搏者，多腰痛走窜不定，加防风、羌活，以助疏风散邪之功；年高体弱或久病不愈，肾阳虚衰者，多兼腰膝酸软、脉沉无力，宜改用独活寄生汤加附子。

2. 湿热腰痛

症状：腰部疼痛，重着而热，暑湿阴雨天加重，活动后疼痛或可减轻，身体困重，小便短赤，舌苔黄腻，脉濡数或弦数。

病机：湿热壅遏，经脉不畅。

治法：清热利湿，舒筋活络。

方药：四妙丸加减（苍术、黄柏、薏苡仁、川牛膝、萆薢、木瓜、络石藤）。

本方清热利湿、舒筋活络、强壮腰膝，适用于湿热腰痛。若膀胱湿热证明显，伴有尿赤热量少，加泽泻、木通、白茅根，以增强清热利湿之力；湿热日久兼有口咽干燥、手足心热等阴伤之象者，酌加生地黄、女贞子、知母等，以补肾坚阴，应注意滋阴勿恋湿。

3. 瘀血腰痛

症状：痛处固定，痛如针刺，痛处拒按，日轻夜重，重者持续不解，活动不便，甚则不能转侧，舌质紫黯，或有瘀斑，多脉涩。常有跌挫外伤史。

病机：瘀血阻滞，经脉痹阻。

治法：活血化瘀，理气通络。

方药：身痛逐瘀汤加减（川芎、桃仁、红花、没药、香附、五灵脂、川牛膝、地龙、当归、桂枝、酒大黄、秦艽、甘草）。

本方活血化瘀、祛风除湿、通络止痛，适于瘀血腰痛或兼夹风湿。若兼肾虚，腰痛以中间腰椎为主，伴腰膝酸软者，加杜仲、川续断、桑寄生，以强腰壮肾；因跌仆闪挫或体位不正而引起腰部两侧肌肉损伤为主者，加乳香、延胡索、青皮，以增强行气活血止痛之功；兼风湿较甚者，加独活、防风、细辛，以增强祛风通络之力。

课堂互动

施某，男，50岁。患者腰痛已两年余，其痛悠悠，尚可忍耐。近则痛势加剧，腿足痿软无力，不能久立，更不耐远行，痛时喜手按摩，神倦气短，小溲清长，舌质淡，苔少，脉微弱无力。

要求：诊断，病机，治法，方药。

4. 肾虚腰痛

症状：腰酸软疼痛，喜按喜揉，腿膝无力，遇劳更甚，卧则减轻，常反复发作。偏肾阳虚者，则少腹拘急，面色㿠白，畏寒，手足不温，少气乏力，舌淡，脉沉弱无力；偏肾阴虚者，面色潮红，口燥咽干，失眠心烦，手足心热，舌红少苔，脉弦细数。

病机：肾气不足，腰脊失养。

治法：补益肾气。

方药：偏肾阳虚者，以右归丸为主方（附子、肉桂、熟地黄、山药、当归、山茱萸、枸杞子、杜仲、狗脊、菟丝子、鹿角片）。偏肾阴虚者，以左归丸为主方（熟地黄、山药、山茱萸、菟丝子、枸杞子、川牛膝、女贞子、桑寄生、鹿角胶、龟板胶）。

右归丸温补命门之火，适用于肾阳不足，命门火衰证；左归丸滋肾益精，适用于真阴不足证。若虚火甚者，可加大补阴丸；腰痛日久，无明显阴阳偏虚者，可服用青娥丸以补肾强腰；若肾虚日久，不能温脾，或久行久立，劳力太过，常致脾虚气陷，而兼见气短乏力、语声低弱、食少便溏或肾脏下垂等，应酌加黄芪、白术、升麻、葛根等补气升提，以助肾升举。

【专方验方】

百损丸　破故纸（羊油炒微黄）二两半，骨碎补（甜酒洗）二两，杜仲（盐水炒断丝，勿令焦）一两，川牛膝（甜酒炒，勿令焦）一两，川续断（甜酒炒，勿令焦）一两，肉苁蓉（酒洗）一两，黑豆一两，当归（酒洗）一两，鸡血藤膏（甜酒化开，或用鸡血藤3两代）五钱，三七（另研，可用竹节代）五钱，血琥珀（另研，或用乳香5钱代）三钱，麒麟竭（另研）五钱，沉香（另研，或用降香代）五钱。前8味，共为细末，连同后5味和匀，入鸡血藤膏，再入炼蜜为丸，每丸重三钱。主治跌打损伤，不论内伤脏腑，外伤筋骨，以及劳伤经络；并治遗精，脚弱，腰膝酸痛，诸虚百损。每服1丸，早、晚空心开水送下。久服自效。（中医研究院《蒲辅周医疗经验》）

【中成药】

寒湿腰痛可选用干姜苓术丸、大活络丸、舒筋活络丸；湿热腰痛可选用四妙丸、当归拈痛丸；瘀血腰痛可选用三七伤药片、跌打丸、伤痛宁片；肾阳虚腰痛可选用右归丸、金匮肾气丸、青娥丸；肾阴虚腰痛可选用左归丸、六味地黄丸、知柏地黄丸。

【简便疗法】

1. 药酒疗法　大黄、白芷、肉桂各 10g，樟脑 2g，白酒 100mL。将上药浸入酒中泡 1 天，每次服 10mL，日 2 次。适于瘀血腰痛（胡遵达、程益春《英汉实用中医药大全·单验方》）

2. 熨敷疗法　独活、桃仁、生大黄、生乳香、生没药、土鳖虫各 15g，当归、牛膝、巴戟天、骨碎补、透骨草、生川乌、生草乌、生半夏各 20g，细辛、三七、红花各 12g。将上药烘干研末后，加入樟脑、冰片各 6g，调匀备用。取药末 30g，用白酒调加热炒成膏状，装入单层纱布袋内热敷患处，用胶布固定。敷 4~6 小时后去除，每日 1 次，10 天为 1 个疗程，两疗程间隔 10 天。（梁勇才《骨关节痛症妙方》）

【预防调护】

1. 注意腰部保暖，切勿当风而卧或坐卧湿地，湿衣当及时更换，或饮姜糖水驱散风寒。

2. 保持正确的坐、卧、行走姿势；不可强力举重，不可负重久行；避免跌仆闪挫。

3. 注意摄生，劳逸适度，节制房事，勿使肾精亏损。

【小结】

腰痛证病因有外感、内伤和跌仆闪挫。其病机总以肾虚为本，寒湿、湿热、瘀血等为标。实证迁延日久可致正虚，虚证又易感邪致病。治疗时，实证重在祛邪通络，寒湿腰痛当散寒除湿、温通经络，湿热腰痛应清热利湿、舒筋活络，瘀血腰痛则宜活血化瘀通络；虚证当以补肾扶正为主；虚实夹杂者，根据标本虚实，或以祛邪为主，或以扶正为先，或祛邪与扶正并用。

【证治汇补】

1. 提倡综合治疗　治疗本病，尚可配合针灸、按摩、理疗、拔火罐、贴敷、药物熏洗等方法综合治疗，疗效较好。如寒湿腰痛、肾虚腰痛、瘀血腰痛在内服药物的基础上，可配合熨法治疗，如将肉桂、吴茱萸、葱头、花椒 4 味捣匀，炒热，以绢帕包裹熨痛处，冷则再炒熨之，外用阿魏膏贴之，可提高治疗效果。

2. 重视原发病的治疗　泌尿系疾病、骨伤科疾病、妇科疾病均可导致腰痛的发生，因此，临床要认真分析腰痛的原因，针对原发疾病，采用不同的治疗方法，切忌腰痛治腰，以免贻误病情。

3. 恰当选用活血化瘀药 只要有明显的疼痛多有瘀血阻络，因此，活血化瘀应贯穿于腰痛治疗之始终，但在疾病不同的阶段，所选取的药物和用量应有别。初发急性期，宜选用小剂量的当归、川芎，以养血和血、温通血脉；腰痛日久，顽疾难愈者，草本类药物难奏攻逐之效，要予以虫类药物，如水蛭、全蝎、蜈蚣等，因其药性灵动、善走窜，能深入经隧，攻逐痼结之瘀，使血络流通，气机宣畅，而腰痛可止。

4. 合理应用辛热峻猛药 对于沉寒痼冷之顽疾痛甚者，在准确辨证的基础上，可选择川乌、草乌、制附子、麻黄、细辛等辛热峻猛之品，但应严格注意用量用法，具体包括煎药时应先煎、久煎，用药量宜从小剂量开始，中病即止等，以防止中毒反应。

【医案选读】

杨某，女，56 岁，营业员。

患者因腰痛活动不利 4 年，加重 40 余天，于 1993 年 2 月 14 日经家人送来就诊。自诉 1989 年初即觉腰脊痛，转侧不利，当年 12 月曾在长沙市某医院做 X 光摄片，示"腰椎骨质增生"，服骨刺片痛可稍缓。今年 1 月 6 日因弯腰拎物，用力不当，当时即觉腰痛难忍，不能站立，即送某院伤科住院，经 X 光摄片示"腰椎间盘突出，腰椎骨质增生"，保守治疗半月而出院。因不能承受牵引治疗，出院后多处求治，间服骨仙片、骨刺片等无明显效果。现症见：腰及右下肢后侧缘疼痛，不能俯仰转侧，动则痛甚，夜间常因疼痛不能入眠，二便调，舌淡红，苔微黄腻，脉弦细。

诊断辨证：肝肾亏损，经络痹阻之骨痹。

治法：补益肝肾，活络止痛。

处方：狗脊 12g，骨碎补 12g，续断 10g，五加皮 10g，豨莶草 15g，萆薢 10g，制全蝎 3g，川牛膝 10g，威灵仙 10g。

进 20 剂，疼痛大减，已能下床行走。仍嘱守方续服。

按：《素问·金匮真言论》云："北风生于冬，病在肾，俞在腰股。"因骨痹（骨刺）属于骨，椎体的退行性变病位以腰椎最为多见。发病后还常导致根性坐骨神经痛，故责之于肾虚骨弱，与"病在肾，俞在腰股"的理论颇为一致。该患者病甚于冬令（冬气通于肾），病位在腰股，故用狗脊、骨碎补、续断、五加皮补肾壮骨，辅以全蝎、豨莶草、威灵仙通络止痛，佐以萆薢清利湿热，俾湿去络通则腰痛可止，腰强骨壮而步履自健。

[单书健、陈子华《古今名医临证金鉴·痹证卷（下）》]

复习思考题

一、问答题

1. 何为腰痛？腰痛的病机要点是什么？

2. 腰痛的辨证分型有哪些？各自的治法、代表方是什么？

3. 腰痛的辨治是否需要结合西医诊断？

4. 有关"腰为肾之府"的认识，对临床辨治腰痛的指导意义是什么？

二、选择题

[A1 型题]

湿热腰痛的疼痛特点是（　　）

　　A. 腰冷痛，伴酸胀重着，遇冷加重

　　B. 灼热而痛，伴重着，暑湿阴雨天加重

　　C. 腰痛如锥如刺，难以转侧，动则痛剧

　　D. 腰膝冷痛，酸软无力，绵绵不已，劳则加重，

　　E. 腰脊疼痛，绵绵不已，劳则加重，口干咽燥，五心烦热

[A2 型题]

患者，男，64 岁。腰膝痛，劳累则加重，卧则稍减，喜温喜按，反复发作两年半。伴有手足不温，少腹拘急，阳痿，舌淡苔白，脉沉细。应选何方治疗（　　）

　　A. 甘姜苓术汤　　　　　　　　B. 四妙丸加味

　　C. 左归丸　　　　　　　　　　D. 青娥丸

　　E. 右归丸

[B1 型题]

　　A. 散寒祛湿，温经通络　　　　B. 清热利湿，疏经通络

　　C. 活血化瘀，理气通络　　　　D. 补肾助阳通络

　　E. 益肾填精通络

1. 寒湿腰痛的治法是（　　）

2. 瘀血腰痛的治法是（　　）

附　录

方剂药物组成

一　画

一贯煎（《柳洲医话》）　沙参　麦冬　当归　生地黄　枸杞子　川楝子

二　画

二至丸（《医方集解》）　女贞子　旱莲草

二陈汤（《太平惠民和剂局方》）　法半夏　橘红　白茯苓　炙甘草

二陈平胃散（《太平惠民和剂局方》）　半夏　茯苓　陈皮　甘草　苍术　川朴

十灰散（《十药神书》）　大蓟　小蓟　荷叶　侧柏叶　白茅根　茜草根　栀子　大黄　牡丹皮　棕榈皮

十枣汤（《伤寒论》）　芫花　大戟　甘遂　大枣

丁香散（《古今医统》）　丁香　柿蒂　炙甘草　高良姜

丁香柿蒂汤（《症因脉治》）　丁香　柿蒂　人参　生姜

七福饮（《景岳全书》）　人参　熟地黄　当归　白术　枣仁　远志　炙甘草

七味白术散（《小儿药证直诀》）　人参　白术　茯苓　甘草　葛根　木香　藿香

七味都气丸（《张氏医通》）　熟地黄　山茱萸　山药　泽泻　牡丹皮　茯苓　五味子

人参养荣汤（《太平惠民和剂局方》）　白芍　当归　陈皮　黄芪　桂心　人参　煨白术　炙甘草　熟地黄　五味子　茯苓　远志　生姜　大枣

人参养荣丸（《太平惠民和剂局方》）　人参　甘草　当归　白芍　熟地黄　肉桂　黄芪　白术　茯苓　五味子　远志　橘皮　生姜　大枣

人参胡桃汤（《严氏济生方》）　人参　胡桃肉

九味羌活汤（《此事难知》）羌活　防风　细辛　苍术　白芷　川芎　黄芩　生地黄　甘草

八正散（《太平惠民和剂局方》）　车前子　瞿麦　萹蓄　滑石　山栀子仁　炙甘草　木通　大黄

八珍汤（《正体类要》）　当归　川芎　熟地黄　白芍药　人参　白术　茯苓

甘草

三　画

三圣散（《儒门事亲》）　瓜蒂　防风　藜芦

三拗汤（《太平惠民和剂局方》）　麻黄　杏仁　甘草　生姜

三子养亲汤（《韩氏医通》）　苏子　莱菔子　白芥子

三才封髓丹（卫生宝鉴）　天冬　熟地黄　人参　黄柏　砂仁　甘草

三物备急丸（《金匮要略》）　大黄　干姜　巴豆

三仁汤（《温病条辨》）　杏仁　白蔻仁　薏苡仁　厚朴　半夏　通草　滑石
竹叶

大建中汤（《伤寒论》）　人参　干姜　蜀椒

大补元煎（《景岳全书》）　人参　山药　熟地黄　杜仲　枸杞子　当归　山茱萸
炙甘草

大补阴丸（《丹溪心法》）　知母　黄柏　熟地黄　龟板　猪脊髓

大定风珠（《温病条辨》）　白芍　阿胶　生龟板　生地黄　火麻仁　五味子
生牡蛎　麦冬　炙甘草　鸡子黄　生鳖甲

大承气汤（《伤寒论》）　大黄　芒硝　枳实　厚朴

大青龙汤（《伤寒论》）　麻黄　桂枝　炙甘草　杏仁　石膏　生姜　大枣

大柴胡汤（《伤寒论》）　柴胡　黄芩　半夏　枳实　白芍药　大黄　生姜　大枣

大黄蟅虫丸（《金匮要略》）　大黄　蟅虫　水蛭　虻虫　蛴螬　桃仁　芍药
干漆　地黄　黄芩　甘草　杏仁

大黄附子汤（《金匮要略》）　大黄　附子　细辛

千金苇茎汤（《千金要方》）　苇茎　薏苡仁　冬瓜仁　桃仁

川芎茶调散（《太平惠民和剂局方》）　川芎　荆芥　薄荷　羌活　细辛（或香附）
白芷　甘草　防风

小陷胸汤（《伤寒论》）　黄连　半夏　瓜蒌

小半夏汤（《金匮要略》）　半夏　生姜

小半夏加茯苓汤（《金匮要略》）　半夏　生姜　茯苓

小建中汤（《金匮要略》）　桂枝　芍药　饴糖　生姜　大枣　甘草

小承气汤（《伤寒论》）　大黄　厚朴　枳实

小青龙汤（《伤寒论》）　麻黄　桂枝　芍药　甘草　干姜　细辛　半夏　五味子

小柴胡汤（《伤寒论》）　柴胡　黄芩　半夏　人参　甘草　生姜　大枣

小蓟饮子（《严氏济生方》）　生地黄　小蓟　滑石　通草　炒蒲黄　淡竹叶
藕节　当归　山栀　甘草

小青龙加石膏汤（《金匮要略》）　麻黄　桂枝　芍药　甘草　干姜　细辛　半夏
五味子　石膏

己椒苈黄丸（《金匮要略》）　防己　椒目　葶苈　大黄

四 画

天王补心丹（《摄生秘剂》） 人参 玄参 丹参 茯苓 五味子 远志 桔梗 当归身 天冬 麦冬 柏子仁 酸枣仁 生地黄 辰砂

天麻钩藤饮（《杂病诊治新义》） 天麻 钩藤 生石决明 川牛膝 桑寄生 杜仲 山栀 黄芩 益母草 朱茯神 夜交藤

五皮饮（《中藏经》） 桑白皮 橘皮 生姜皮 大腹皮 茯苓皮

五苓散（《伤寒论》） 桂枝 白术 茯苓 猪苓 泽泻

五磨饮子（《医方集解》） 沉香 木香 槟榔 枳壳 乌药 白酒

五味消毒饮（《医宗金鉴》） 金银花 野菊花 蒲公英 紫花地丁 紫背天葵子

双合汤（《万病回春》） 当归 川芎 白芍 生地黄 陈皮 姜半夏 茯苓 桃仁 红花 白芥子 甘草

无比山药丸（《千金要方》） 赤石脂 茯神 巴戟天 熟干地黄 山茱萸 牛膝 泽泻 山药 五味子 肉苁蓉 杜仲 菟丝子

木防己汤（《金匮要略》） 木防己 石膏 桂枝 人参

少腹逐瘀汤（《医林改错》） 小茴香 干姜 延胡索 没药 当归 川芎 肉桂 赤芍 蒲黄 五灵脂

止嗽散（《医学心悟》） 紫菀 百部 荆芥 桔梗 甘草 陈皮 白前

中满分消丸（《兰室秘藏》） 厚朴 枳实 黄连 黄芩 知母 半夏 陈皮 茯苓 猪苓 泽泻 砂仁 干姜 姜黄 人参 白术 炙甘草

化斑汤（《温病条辨》） 石膏 知母 生甘草 玄参 犀角（水牛角代） 白粳米

化积丸（《类证治裁》） 三棱 莪术 阿魏 海浮石 香附 雄黄 槟榔 苏木 瓦楞子 五灵脂

化痰通络汤（《临床中医内科学》） 茯苓 半夏 生白术 天麻 胆南星 天竺黄 紫丹参 香附 酒大黄

月华丸（《医学心悟》） 天冬 麦冬 生地黄 熟地黄 山药 百部 沙参 茯苓 桑叶 菊花 阿胶 川贝母 三七粉 水獭肝

乌头赤石脂丸（《金匮要略》） 乌头 附子 蜀椒 干姜 赤石脂

乌头汤（《金匮要略》） 乌头 麻黄 黄芪 芍药 炙甘草

乌头桂枝汤（《金匮要略》） 乌头 桂枝 芍药 生姜 大枣 甘草

乌梅丸（《伤寒论》） 乌梅 黄连 黄柏 人参 当归 附子 桂枝 蜀椒 干姜 细辛

丹栀逍遥散（《内科摘要》） 牡丹皮 栀子 当归 白芍 柴胡 茯苓 白术 甘草 薄荷 生姜

丹参饮（《时方歌括》） 丹参 檀香 砂仁

六一散（《宣明论方》） 滑石 甘草

六磨汤（《证治准绳》）　沉香　木香　槟榔　乌药　枳实　大黄

六君子汤（《医学正传》）　人参　炙甘草　茯苓　白术　陈皮　制半夏

六味地黄丸（《小儿药证直诀》）　熟地黄　山茱萸　山药　茯苓　牡丹皮　泽泻

五　画

正气天香散（《玉机微义》）　干姜　紫苏　乌药　香附　陈皮

甘麦大枣汤（《金匮要略》）　甘草　淮小麦　大枣

甘姜苓术汤（《金匮要略》）　甘草　干姜　茯苓

甘遂半夏汤（《金匮要略》）　甘遂　半夏　芍药　炙甘草　蜜

甘露消毒丹（《温热经纬》）　滑石　茵陈　黄芩　石菖蒲　木通　川贝母　射干　连翘　薄荷　白豆蔻

玉女煎（《景岳全书》）　生石膏　熟地黄　麦冬　知母　牛膝

玉液汤（《医学衷中参西录》）　生黄芪　生山药　知母　葛根　五味子　天花粉　生鸡内金

玉枢丹（《百一选方》）　山慈菇　千金子　大戟　麝香　雄黄　朱砂　五倍子

玉屏风散（《医方类聚》）　黄芪　白术　防风

平胃散（《太平惠民和剂局方》）　苍术　厚朴　陈皮　炙甘草　生姜　大枣

左归丸（《景岳全书》）　熟地黄　山药　山茱萸　菟丝子　枸杞子　川牛膝　鹿角胶　龟板胶

左归饮（《景岳全书》）　熟地黄　山萸肉　杞子　山药　茯苓　甘草

左金丸（《丹溪心法》）　黄连　吴茱萸

右归丸（《景岳全书》）　地黄　山药　山茱萸　枸杞子　杜仲　菟丝子　附子　肉桂　当归　鹿角胶

右归饮（《景岳全书》）　熟地黄　山萸肉　枸杞子　山药　甘草　肉桂　杜仲　制附子

石韦散（《证治汇补》）　石韦　冬葵子　瞿麦　滑石　车前子

龙胆泻肝汤（《医方集解》）　龙胆草　泽泻　木通　车前子　当归　柴胡　生地黄（近代方中有黄芩、栀子）

平喘固本汤（《验方》）　党参　五味子　冬虫夏草　胡桃肉　沉香　灵磁石　脐带　苏子　款冬花　法半夏　橘红

归脾汤（《严氏济生方》）　党参　黄芪　白术　茯神　酸枣仁　龙眼　木香　炙甘草　当归　远志　生姜　大枣

四七汤（《太平惠民和剂局方》引《简易方》）　苏叶　制半夏　厚朴　茯苓　生姜　大枣

四妙丸（《成方便读》）　苍术　黄柏　牛膝　薏苡仁

四神丸（《证治准绳》）　补骨脂　五味子　肉豆蔻　吴茱萸　生姜　大枣

四逆散（《伤寒论》）　柴胡　芍药　枳壳　甘草

四逆汤（《伤寒论》） 附子 干姜 甘草

四逆加人参汤（《伤寒论》） 附子 干姜 甘草 人参

四物汤（《仙授理伤续断秘方》） 熟地黄 当归 白芍药 川芎

四君子汤（《太平惠民和剂局方》） 人参 白术 茯苓 炙甘草

四味回阳饮（《景岳全书》） 人参 干姜 炙甘草 附子

瓜蒌薤白半夏汤（《金匮要略》） 瓜蒌 薤白 半夏 白酒

失笑散（《太平惠民和剂局方》） 五灵脂 蒲黄

生脉散（《内外伤辨惑论》） 人参 麦冬 五味子

生铁落饮（《医学心悟》） 天冬 麦冬 贝母 胆星 橘红 远志 石菖蒲 连翘 茯苓 茯神 玄参 钩藤 丹参 辰砂 生铁落

生脉注射液（《中成药临床应用》） 人参 麦冬 五味子

生脉地黄汤（《医宗金鉴》） 人参 麦冬 五味子 生地黄 山萸肉 山药 茯苓 牡丹皮 泽泻

代抵当丸（《证治准绳》） 大黄 归尾 生地黄 山甲片 芒硝 桃仁 肉桂

白头翁汤（《伤寒论》） 白头翁 秦皮 黄柏 黄连

白虎加人参汤（《金匮要略》） 石膏 知母 粳米 甘草 人参

白虎加桂枝汤（《金匮要略》） 石膏 知母 粳米 桂枝

加味二妙散（《丹溪心法》） 苍术 黄柏 牛膝 防己 草薢 龟板 当归

加味桔梗汤（《医学心悟》） 桔梗 甘草 贝母 橘红 金银花 薏苡仁 葶苈子 白及

加味四物汤（《金匮翼》） 白芍 当归 生地黄 川芎 蔓荆子 菊花 黄芩 甘草

加味逍遥丸（《医学心悟》） 柴胡 甘草 茯苓 白术 当归 白芍 牡丹皮 黑山栀 薄荷

加味四君子汤（《直指》） 人参 茯苓 白术 甘草 黄芪 白芍 扁豆

加减葳蕤汤（《通俗伤寒论》） 白薇 玉竹 葱白 薄荷 桔梗 豆豉 炙甘草 大枣

半硫丸（《太平惠民和剂局方》） 半夏 硫黄

半夏秫米汤（《黄帝内经》） 半夏 秫米

半夏泻心汤（《伤寒论》） 半夏 黄连 黄芩 干姜 人参 甘草 大枣

半夏厚朴汤（《金匮要略》） 半夏 厚朴 茯苓 紫苏 生姜

半夏白术天麻汤（《医学心悟》） 半夏 天麻 白术 茯苓 陈皮 蔓荆子 炙甘草 生姜

六　画

芍药甘草汤（《伤寒论》） 芍药 甘草

芍药汤（《素问病机气宜保命集》） 黄芩 芍药 炙甘草 黄连 大黄 槟榔

当归　木香　肉桂

地榆散（《普济方》）　何首乌　肉桂　地榆　白芷

地黄饮子（《宣明论方》）　熟地黄　巴戟天　山茱萸　石斛　肉苁蓉　炮附子
五味子　官桂　白茯苓　麦冬　石菖蒲　远志　生姜　大枣　薄荷

百合固金汤（《医方集解》引赵蕺庵方）　生地黄　熟地黄　麦冬　贝母　百合
当归　芍药　甘草　玄参　桔梗

至宝丹（《太平惠民和剂局方》）　朱砂　麝香　安息香　金银箔　犀角（水牛角
代）　牛黄　琥珀　雄黄　玳瑁　龙脑

当归四逆汤（《伤寒论》）　当归　桂枝　芍药　细辛　甘草　通草　大枣

当归龙荟丸（《宣明论方》）　当归（酒炒）　龙胆（酒炒）　芦荟　青黛　栀子
黄连（酒炒）　黄芩（酒炒）　黄柏（盐炒）　大黄（酒炒）　木香　麝香

当归六黄汤（《兰室秘藏》）　当归　生地黄　熟地黄　黄连　黄芩　黄柏　黄芪

朱砂安神丸（《医学发明》）　朱砂　黄连　生地黄　当归　甘草

竹叶石膏汤（《伤寒论》）　竹叶　石膏　麦冬　人参　半夏　甘草　粳米

芎芷石膏汤（《医宗金鉴》）　川芎　白芷　石膏　菊花　藁本　羌活

再造散（《伤寒六书》）　人参　甘草　黄芪　桂枝　附子　羌活　防风　川芎
赤芍　细辛　生姜

防风汤（《宣明方论》）　防风　当归　赤茯苓　杏仁　黄芩　秦艽　葛根　麻黄
肉桂　生姜　大枣　甘草

华盖散（《太平惠民和剂局方》）　麻黄　桑白皮　紫苏子　杏仁　赤茯苓　陈皮
甘草

阳和汤（《外科证治全生集》）　鹿角胶　熟地黄　白芥子　麻黄　肉桂　姜炭
生甘草

舟车丸（《景岳全书》引刘河间方）　甘遂　大戟　芫花　大黄　黑丑　木香
青皮　陈皮　轻粉　槟榔

血府逐瘀汤（《医林改错》）　当归　生地黄　桃仁　红花　枳壳　赤芍　柴胡
甘草　桔梗　川芎　牛膝

交泰丸（《韩氏医通》）　黄连　肉桂

安宫牛黄丸（《温病条辨》）　牛黄　郁金　犀角（水牛角代）　黄连　朱砂　冰
片　珍珠　山栀　雄黄　黄芩　麝香　金箔衣

安神定志丸（《医学心悟》）　人参　茯苓　茯神　远志　石菖蒲　龙齿

导赤散（《小儿药证直诀》）　生地黄　木通　竹叶　甘草

导痰汤（《严氏济生方》）　半夏　枳实　甘草　生姜　胆南星　茯苓　陈皮

防己黄芪汤（《金匮要略》）　防己　黄芪　白术　甘草　生姜　大枣

七　画

还少丹（《医方集解》）　熟地黄　枸杞子　山萸肉　肉苁蓉　远志　巴戟天

小茴香　杜仲　怀牛膝　楮实子　茯苓　山药　大枣　五味子　石菖蒲

杏苏散（《温病条辨》）　杏仁　紫苏叶　橘皮　半夏　生姜　枳壳　桔梗　前胡　茯苓　甘草　大枣

冷哮丸（《张氏医通》）　麻黄　生川乌　细辛　蜀椒　生白矾　杏仁　半夏曲　胆南星　生甘草　紫菀　款冬花　皂角

连朴饮（《霍乱论》）　黄连　厚朴　石菖蒲　清半夏　香豉　芦根　焦山栀

麦门冬汤（《金匮要略》）　麦冬　人参　半夏　甘草　粳米　大枣

杞菊地黄丸（《医级》）　枸杞子　菊花　熟地黄　山萸肉　山药　茯苓　泽泻　牡丹皮

苏合香丸（《太平惠民和剂局方》）　白术　青木香　乌犀屑（用代用品）　香附　朱砂　诃子　白檀香　安息香　沉香　麝香　丁香　荜茇　龙脑　苏合香油　熏陆香

苏子降气汤（《太平惠民和剂局方》）　苏子　半夏　前胡　陈皮　厚朴　当归　肉桂　甘草　生姜

妙香散（《沈氏尊生书》）　山药　茯苓　茯神　远志　黄芪　人参　桔梗　甘草　木香　辰砂　麝香

苍术二陈汤（《医林绳墨大全》）　苍术　白术　茯苓　陈皮　半夏　甘草

更衣丸（《先醒斋医学广笔记》）　芦荟　朱砂

吴茱萸汤（《伤寒论》）　吴茱萸　人参　生姜　大枣

连理汤（《张氏医通》）　黄连　人参　白术　干姜　甘草

身痛逐瘀汤（《医林改错》）　当归　川芎　桃仁　红花　五灵脂　没药　香附　牛膝　秦艽　羌活　地龙

羌活胜湿汤（《内外伤辨惑论》）　羌活　独活　川芎　蔓荆子　甘草　防风　藁本

沉香散（《金匮翼》）　沉香　石韦　滑石　当归　陈皮　白芍　冬葵子　甘草　王不留行

沙参麦冬汤（《温病条辨》）　沙参　麦冬　玉竹　桑叶　甘草　天花粉　生扁豆

沙参清肺汤（《家庭治病新书》）　北沙参　生黄芪　太子参　合欢皮　白及　生甘草　桔梗　薏苡仁　冬瓜子

补肝汤（《医学六要》）　当归　白芍　川芎　熟地黄　酸枣仁　木瓜　炙甘草

补肺汤（《云岐子保命集》）　人参　黄芪　熟地黄　五味子　紫菀　桑白皮

补天大造丸（《医学心悟》）　人参　白术　当归　枣仁　炙黄芪　远志　白芍　山药　茯苓　枸杞子　紫河车　龟板　熟地黄　鹿角

补中益气汤（《脾胃论》）　人参　黄芪　白术　甘草　当归　陈皮　升麻　柴胡

补气运脾汤（《统旨方》）　人参　黄芪　白术　茯苓　甘草　砂仁　陈皮　半夏　生姜　大枣

补阳还五汤（《医林改错》）　黄芪　当归尾　赤芍　地龙　川芎　桃仁　红花

启膈散（《医学心悟》）　丹参　沙参　贝母　茯苓　郁金　荷叶蒂　砂仁壳

杵头糠

良附丸（《良方集腋》）　高良姜　香附

启阳娱心丹（《辨证录》）　人参　远志　茯神　石菖蒲　甘草　橘红　砂仁　柴胡　菟丝子　白术　生枣仁　当归　白芍　山药　神曲

附子理苓汤（《内经拾遗》）　附子　干姜　甘草　人参　白术　猪苓　赤茯苓　泽泻　官桂

附子理中丸（《太平惠民和剂局方》）　炮附子　人参　白术　炮姜　炙甘草

八　画

青娥丸（《太平惠民和剂局方》）　胡桃肉　补骨脂　杜仲

苓甘五味姜辛汤（《金匮要略》）　茯苓　甘草　干姜　细辛　五味子

苓桂术甘汤（《金匮要略》）　茯苓　桂枝　白术　甘草

转呆丹（《辨证录》）　人参　白芍　当归　半夏　柴胡　生枣仁　附子　石菖蒲　神曲　茯神　天花粉　柏子仁

虎潜丸（《丹溪心法》）　龟板　黄柏　知母　熟地黄　虎骨（用狗长骨代替）　锁阳　白芍　陈皮　干姜

知柏地黄丸（《医宗金鉴》）　知母　黄柏　熟地黄　山茱萸　山药　茯苓　牡丹皮　泽泻

金水六君煎（《景岳全书》）　当归　茯苓　半夏　熟地黄　陈皮　炙甘草

金锁固精丸（《医方集解》）　沙苑蒺藜　芡实　莲须　煅龙骨　煅牡蛎　莲粉

金匮肾气丸（《金匮要略》）　桂枝　附子　熟地黄　山萸肉　山药　茯苓　牡丹皮　泽泻

炙甘草汤（《伤寒论》）　炙甘草　人参　桂枝　生姜　阿胶　生地黄　麦冬　火麻仁　大枣

泽泻汤（《金匮要略》）　泽泻　白术

宣痹汤（《温病条辨》）　防己　杏仁　滑石　连翘　山栀　薏苡仁　半夏　蚕沙　赤小豆皮

定喘汤（《摄生众妙方》）　白果　麻黄　桑白皮　款冬花　半夏　杏仁　苏子　黄芩　甘草

定痫丸（《医学心悟》）　天麻　川贝　胆南星　姜半夏　陈皮　茯苓　丹参　麦冬　石菖蒲　远志　全蝎　僵蚕　琥珀　辰砂　姜汁　竹沥　甘草

实脾饮（《严氏济生方》）　附子　干姜　白术　甘草　厚朴　木香　草果　槟榔　木瓜　生姜　大枣　茯苓

河车大造丸（《扶寿精方》）　紫河车　熟地黄　杜仲　天冬　麦冬　龟板　黄柏　牛膝

泻心汤（《金匮要略》）　大黄　黄芩　黄连

泻白散（《小儿药证直诀》）　桑白皮　地骨皮　生甘草　粳米

参苏饮（《太平惠民和剂局方》）　人参　苏叶　葛根　法半夏　前胡　茯苓　木香　枳壳　陈皮　桔梗　甘草　生姜　大枣

参蛤散（《普济方》）　人参　蛤蚧

参附汤（《校注妇人良方》）　人参　炮附子　生姜　大枣

参附汤（《世医得效方》）　人参　熟附子

参芪地黄汤（《中医内科诊疗常规》）　人参　黄芪　白术　五味子　麦冬　陈皮　炮附子

参附青注射液（成药）　人参　附子　青皮

参附注射液（《中华人民共和国药典》1995 年版）　红参　附片

参附龙牡汤（《验方》）　人参　附子　龙骨　牡蛎

参苓白术散（《太平惠民和剂局方》）　人参　茯苓　白术　桔梗　山药　甘草　白扁豆　莲子肉　砂仁　薏苡仁

驻车丸（《千金要方》）　黄连　阿胶　当归　干姜

九　画

春泽汤（《医方集解》）　白术　桂枝　猪苓　泽泻　茯苓　人参

牵正散（《杨氏家藏方》）　白附子　僵蚕　全蝎

枳术丸（《脾胃论》）　枳实　白术

枳实消痞丸（《兰室秘藏》）　干姜　甘草　麦芽曲　白茯苓　白术　半夏曲　人参　厚朴　枳实　黄连

枳实薤白桂枝汤（《金匮要略》）　枳实　薤白　桂枝　厚朴　瓜蒌

枳实导滞丸（《内外伤辨惑论》）　大黄　枳实　黄芩　黄连　神曲　白术　茯苓　泽泻

柏叶汤（《金匮要略》）　侧柏叶　干姜　艾叶　马通汁（按现多以童便代之）

茜根散（《景岳全书》）　茜根　黄芩　阿胶　侧柏叶　生地黄　甘草

茵陈蒿汤（《伤寒论》）　茵陈　栀子　大黄

茵陈五苓散（《金匮要略》）　茵陈　桂枝　茯苓　白术　泽泻　猪苓

茵陈术附汤（《医学心悟》）　茵陈　白术　附子　干姜　炙甘草　肉桂

荆防败毒散（《外科理例》）　荆芥　防风　羌活　独活　前胡　柴胡　桔梗　枳壳　茯苓　川芎　甘草

厚朴麻黄汤（《金匮要略》）　厚朴　麻黄　石膏　杏仁　半夏　五味子　干姜　细辛

胃苓汤（《丹溪心法》）　苍术　厚朴　陈皮　官桂　茯苓　白术　泽泻　猪苓　甘草　生姜　大枣

洗心汤（《辨证录》）　人参　茯神　半夏　陈皮　神曲　甘草　附子　菖蒲　生枣仁

香茸丸（《类证治裁》）　鹿茸　生当归　麝香　生川乌　雄羊肾

香苏散（《太平惠民和剂局方》）　香附　紫苏茎叶　陈皮　甘草

香砂六君子汤（《古今名医方论》）　木香　砂仁　陈皮　半夏　党参　白术　茯苓　甘草

香附旋覆花汤（《温病条辨》）　香附　旋覆花　炙苏子　杏仁　当归　赤芍　柴胡　云茯苓　薏苡仁　延胡索

复元活血汤（《医学发明》）　柴胡　天花粉　穿山甲　当归　大黄　红花　甘草　桃仁

保元汤（《博爱心鉴》）　黄芪　人参　肉桂　甘草　生姜

保和丸（《丹溪心法》）　神曲　山楂　茯苓　半夏　陈皮　连翘　莱菔子

保真汤（《十药神书》）　人参　白术　茯苓　甘草　黄芪　五味子　生地黄　熟地黄　天冬　麦冬　当归　白芍　柴胡　地骨皮　知母　黄柏　莲须　陈皮　生姜　大枣

顺气和中汤（《卫生宝鉴》）　黄芪　人参　甘草　白术　陈皮　当归　白芍　升麻　柴胡　细辛　蔓荆子　川芎

独参汤（《景岳全书》）　人参

独活寄生汤（《千金要方》）　独活　桑寄生　秦艽　防风　细辛　当归　芍药　川芎　干地黄　杜仲　牛膝　人参　茯苓　甘草　桂心

养心汤（《证治准绳》）　黄芪　茯苓　茯神　当归　川芎　炙甘草　半夏曲　柏子仁　酸枣仁　远志　五味子　人参　肉桂

济川煎（《景岳全书》）　当归　牛膝　肉苁蓉　泽泻　升麻　枳壳

济生肾气丸（《严氏济生方》）　地黄　山药　山茱萸　牡丹皮　茯苓　泽泻　炮附子　桂枝　牛膝　车前子

神术散（《医学心悟》）　苍术　陈皮　厚朴　甘草　藿香　砂仁

十　画

桂枝汤（《伤寒论》）　桂枝　芍药　生姜　大枣　炙甘草

桂枝加厚朴杏子汤（《伤寒论》）　桂枝　芍药　厚朴　杏仁　生姜　大枣　炙甘草

桂枝茯苓丸（《金匮要略》）　桂枝　茯苓　牡丹皮　桃仁　赤芍

桂枝芍药知母汤（《金匮要略》）　桂枝　芍药　知母　麻黄　附子　防风　白术　生姜　炙甘草

桂枝加黄芪汤（《金匮要略》）　桂枝　黄芪　芍药　生姜　大枣　炙甘草

桂枝甘草龙骨牡蛎汤（《伤寒论》）　桂枝　甘草　龙骨　牡蛎

桔梗杏仁煎（《景岳全书》）　桔梗　杏仁　甘草　金银花　贝母　枳壳　红藤　连翘　夏枯草　百合　麦冬　阿胶

桃花汤（《伤寒论》）　赤石脂　干姜　粳米

桃仁承气汤（《温病条辨》）　桃仁　大黄　芒硝　当归　牡丹皮　白芍

桃仁红花煎（《陈素庵妇科补解》）　红花　当归　桃仁　香附　延胡索　赤芍

川芎　乳香　丹参　青皮　熟地黄

桃红四物汤（《医宗金鉴》）　桃仁　红花　地黄　芍药　当归　川芎

真武汤（《伤寒论》）　炮附子　白术　茯苓　芍药　生姜

真人养脏汤（《太平惠民和剂局方》）　诃子　罂粟壳　肉豆蔻　白术　人参　木香　肉桂　炙甘草　当归　白芍

真方白丸子（《瑞竹堂方》）　半夏　白附子　天南星　天麻　川乌头　全蝎　木香　枳壳

柴枳半夏汤（《医学入门》）　柴胡　黄芩　半夏　瓜蒌仁　枳壳　桔梗　杏仁　青皮　甘草

柴胡疏肝散（《景岳全书》）　柴胡　陈皮　枳壳　白芍　炙甘草　香附　川芎

逍遥丸（《中华人民共和国药典》1995 年版）　柴胡　当归　白芍　白术　茯苓　甘草　薄荷

逍遥散（《太平惠民和剂局方》）　柴胡　白术　白芍药　当归　茯苓　炙甘草　薄荷　煨姜

射干麻黄汤（《金匮要略》）　射干　麻黄　细辛　紫菀　款冬花　半夏　五味子　生姜　大枣

桔梗白散（《外台秘要》）　巴豆　桔梗　贝母

秦艽鳖甲散（《卫生宝鉴》）　地骨皮　柴胡　秦艽　知母　当归　鳖甲　青蒿　乌梅

脏连丸（《中药制剂手册》）　黄芩　黄连　地黄　赤芍　当归　槐角　槐花　荆芥穗　地榆炭　阿胶

消渴方（《丹溪心法》）　黄连　天花粉　人乳汁（或牛乳）　藕汁　生地黄　姜汁　蜂蜜

涤痰汤（《奇效良方》）　制南星　制半夏　炒枳实　茯苓　橘红　石菖蒲　人参　竹茹　甘草　生姜

润肠丸（《沈氏尊生书》）　当归　生地黄　麻仁　桃仁　枳壳

凉膈散（《太平惠民和剂局方》）　连翘　大黄　甘草　芒硝　栀子　黄芩　薄荷　竹叶　蜂蜜

益胃汤（《温病条辨》）　沙参　麦冬　生地黄　玉竹　冰糖

调营饮（《证治准绳》）　莪术　川芎　当归　玄胡　赤芍　瞿麦　大黄　槟榔　陈皮　大腹皮　葶苈子　赤茯苓　桑白皮　细辛　肉桂　炙甘草　生姜　大枣　白芷

通幽汤（《脾胃论》）　生地黄　熟地黄　当归　桃仁　红花　甘草　升麻

通关散（《医宗金鉴》）　南星　牙皂　细辛　薄荷　半夏

通瘀煎（《景岳全书》）　当归尾　红花　山楂　香附　乌药　青皮　木香　泽泻

通窍活血汤（《医林改错》）　赤芍　川芎　桃仁　红花　老葱　生姜　大枣　麝香　黄酒

桑杏汤（《温病条辨》）　桑叶　杏仁　沙参　浙贝母　豆豉　栀子皮　梨皮

桑菊饮（《温病条辨》）　桑叶　菊花　杏仁　连翘　薄荷　桔梗　甘草　芦根

桑白皮汤（《景岳全书》）　桑白皮　半夏　苏子　黄芩　山栀　杏仁　贝母
黄连

十一画

理中汤（《伤寒论》）　人参　白术　干姜　甘草

黄土汤（《金匮要略》）　灶心土　甘草　生地黄　白术　附子　阿胶　黄芩

黄芪汤（《金匮翼》）　黄芪　陈皮　火麻仁　白蜜

黄连平胃散（《医宗金鉴》）　黄连　苍术　陈皮　厚朴　甘草

黄连清心饮（《古今医鉴》）　黄连　生地黄　当归　甘草　茯神　酸枣仁　远志
人参　莲肉

黄连阿胶（鸡子黄）汤（《伤寒论》）　黄连　黄芩　白芍　阿胶　鸡子黄

黄连香薷饮（《类证活人书》）　黄连　香薷　厚朴

黄连温胆汤（《六因条辨》）　黄连　半夏　陈皮　茯苓　甘草　竹茹　枳实
大枣　生姜

黄连解毒汤（《外台秘要》）　黄连　黄芩　黄柏　山栀

黄芪建中汤（《金匮要略》）　黄芪　白芍　桂枝　炙甘草　生姜　大枣　饴糖

黄芪桂枝五物汤（《金匮要略》）　黄芪　桂枝　芍药　生姜　大枣

控涎丹（《三因极一病证方论》）　甘遂　大戟　白芥子

银翘散（《温病条辨》）　金银花　连翘　桔梗　薄荷　牛蒡子　竹叶　荆芥穗
豆豉　甘草　鲜芦根

羚羊散（《验方》）　羚羊角

羚羊（角）钩藤汤（《通俗伤寒论》）　羚羊角　桑叶　川贝母　鲜生地　钩藤
菊花　白芍　生甘草　鲜竹茹　茯神

麻黄汤（《伤寒论》）　麻黄　杏仁　桂枝　炙甘草

麻子仁丸（《伤寒论》）　麻子仁　芍药　枳实　大黄　厚朴　杏仁

麻杏甘石汤（《伤寒论》）　麻黄　杏仁　石膏　甘草

麻黄附子细辛汤（《伤寒论》）　麻黄　附子　细辛

麻黄连翘赤小豆汤（《伤寒论》）　麻黄　杏仁　生梓白皮　连翘　赤小豆　甘草
生姜　大枣

旋覆代赭汤（《伤寒论》）　旋覆花　半夏　人参　代赭石　炙甘草　生姜　大枣

清心莲子饮（《太平惠民和剂局方》）　黄芩　麦冬　地骨皮　车前子　甘草　石
莲肉　白茯苓　黄芪　人参

清中汤（《医宗金鉴》）　黄连　栀子　半夏　茯苓　陈皮　草豆蔻　甘草

清肺饮（《证治汇补》）　茯苓　黄芩　桑白皮　麦冬　车前子　山栀　木通

清胃散（《兰室秘藏》）　生地黄　当归　牡丹皮　黄连　升麻

清骨散（《证治准绳》）　银柴胡　胡黄连　秦艽　鳖甲　地骨皮　青蒿　知母

甘草

清脏汤（《万病回春》） 当归 川芎 生地黄 白芍 黄连 黄芩 栀子 黄柏 地榆 槐角 柏叶 阿胶

清开灵注射液（《中华人民共和国药典》2005年版） 牛胆酸 猪胆酸 水牛角 珍珠母粉 黄芩素 栀子 金银花提取物 板蓝根

清金化痰汤（《统旨方》） 黄芩 山栀 桔梗 甘草 贝母 知母 麦冬 桑白皮 瓜蒌仁 橘红 茯苓

清燥救肺汤（《医门法律》） 桑叶 石膏 党参 甘草 炒胡麻仁 阿胶（烊化） 麦冬 杏仁 炙枇杷叶

十二画

程氏萆薢分清饮（《医学心悟》） 川萆薢 黄柏 石菖蒲 茯苓 白术 莲子心 丹参 车前子

琥珀养心丹（《证治准绳》） 琥珀 龙齿 石菖蒲 远志 黑豆 甘草 茯神 酸枣仁 人参 当归 生地黄 朱砂 黄连 柏子仁 牛黄

葱白七味饮（《外台秘要》） 葱白 葛根 麦门冬 干地黄 豆豉 生姜

越鞠丸（《丹溪心法》） 香附 苍术 川芎 栀子 神曲

越婢加术汤（《金匮要略》） 麻黄 石膏 甘草 大枣 白术 生姜

葛根芩连汤（《伤寒论》） 葛根 黄芩 黄连 炙甘草

葶苈大枣泻肺汤（《金匮要略》） 葶苈子 大枣

椒目瓜蒌汤（《医醇賸义》） 椒目 瓜蒌 桑白皮 葶苈子 橘红 半夏 茯苓 苏子 蒺藜 生姜

紫金丹（《普济本事方》） 砒 豆豉

紫雪丹（《太平惠民和剂局方》） 寒水石 磁石 滑石 石膏 黄金 犀角（水牛角代） 羚羊角 青木香 沉香 玄参 升麻 甘草 丁香 朴硝 硝石 麝香 朱砂

琼玉膏（《洪氏集验方》） 人参 生地黄 白茯苓 白蜜

黑锡丹（《太平惠民和剂局方》） 黑锡 生硫黄 川楝子 胡芦巴 木香 附子（制） 肉豆蔻 补骨脂（盐水炒） 沉香 小茴香（盐水炒） 阳起石 肉桂

痛泻要方（《景岳全书》） 陈皮 白术 白芍 防风

温胆汤（《三因极一病证方论》） 半夏 竹茹 枳实 陈皮 炙甘草 茯苓 生姜 大枣

温脾汤（《千金要方》） 大黄 附子 干姜 人参 甘草（一方有桂心无甘草，一方加当归 芒硝）

滋水清肝饮（《医宗己任编》） 生地黄 山茱萸 茯苓 当归 山药 牡丹皮 泽泻 白芍 柴胡 栀子 大枣

滋肾通关丸（《兰室秘藏》） 黄柏 知母 肉桂

犀角地黄汤（《千金要方》）　犀角（水牛角代）　生地黄　牡丹皮　赤芍
犀角散（《千金要方》）　犀角（水牛角代）　黄连　升麻　山栀　茵陈
疏凿饮子（《严氏济生方》）　商陆　泽泻　赤小豆　椒目　木通　茯苓皮　大腹皮　槟榔　生姜皮　羌活　秦艽

十三画

解语丹（《医学心悟》）　白附子　石菖蒲　远志　天麻　全蝎　羌活　南星　木香　甘草
槐角丸（《太平惠民和剂局方》）　槐角　地榆炭　黄芩　枳壳　当归　防风
槐花散（《普济本事方》）　槐花　柏叶　荆芥穗　枳壳
新加香薷饮（《温病条辨》）　香薷　金银花　鲜扁豆花　厚朴　连翘

十四画

膈下逐瘀汤（《医林改错》）　桃仁　牡丹皮　赤芍　乌药　延胡索　当归　川芎　五灵脂　红花　香附　甘草　枳壳
酸枣仁汤（《金匮要略》）　酸枣仁　知母　茯苓　川芎　甘草

十五画以上

增液汤（《温病条辨》）　玄参　生地黄　麦冬
增液承气汤（《温病条辨》）　玄参　麦冬　生地黄　大黄　芒硝
薏苡仁汤（《类证治裁》）　薏苡仁　当归　川芎　生姜　桂枝　羌活　独活　防风　甘草　川乌　麻黄
镇肝熄风汤（《医学衷中参西录》）　怀牛膝　龙骨　生白芍　天冬　麦芽　代赭石　牡蛎　玄参　川楝子　茵陈　甘草　龟板
黛蛤散（《中药成方配本》）　青黛　海蛤壳
礞石滚痰丸（《养生主论》）　青礞石　沉香　黄芩　大黄　朴硝
藿香正气散（《太平惠民和剂局方》）　藿香　厚朴　苏叶　陈皮　大腹皮　白芷　茯苓　白术　半夏曲　桔梗　甘草　生姜　大枣
鳖甲煎丸（《金匮要略》）　鳖甲　乌扇　黄芩　柴胡　鼠妇　干姜　大黄　芍药　桂枝　葶苈子　石韦　厚朴　牡丹皮　瞿麦　紫葳　半夏　人参　蟅虫　阿胶　蜂房　赤硝　蜣螂　桃仁
癫狂梦醒汤（《医林改错》）　桃仁　柴胡　香附　木通　赤芍　半夏　大腹皮　青皮　陈皮　桑白皮　苏子　甘草
蠲痹汤（《医学心悟》）　羌活　独活　桂枝　秦艽　海风藤　桑枝　当归　川芎　乳香　木香　甘草

主要参考书目

[1] 秦伯未. 谦斋医学讲稿. 上海：上海科学技术出版社，1980.
[2] 王庆其. 内经临床医学. 北京：人民卫生出版社，2010.
[3] 中华中医药学会. 中医内科常见病诊疗指南·中医病证部分. 北京：中国中医药出版社，2008.
[4] 中医师资格考试专家组. 中医执业助理医师资格考试习题集. 北京：中国中医药出版社，2012.
[5] 黄文东. 实用中医内科学. 上海：上海科学技术出版社，1984.
[6] 方药中，邓铁涛，李克光，等. 实用中医内科学. 上海：上海科学技术出版社，1985.
[7] 吴勉华，王新月. 中医内科学. 北京：中国中医药出版社，2012.
[8] 周仲瑛. 中医内科学. 北京：中国中医药出版社，2007.
[9] 田德禄，中医内科学. 北京：人民卫生出版社，2002.
[10] 王永炎. 中医内科学. 上海：上海科学技术出版社，1997.
[11] 李明富. 中医内科学. 北京：中国中医药出版社，2000.
[12] 王永炎，严世芸. 实用中医内科学. 上海：上海科学技术出版社，2009.
[13] 王永炎，鲁兆麟. 中医内科学. 北京：人民卫生出版社，1999.
[14] 王永炎，晁恩祥. 今日中医内科学. 北京：人民卫生出版社，2000.
[15] 王永炎，晁恩祥. 临床中医内科学. 北京：北京出版社，1994.
[16] 陈湘君，张伯礼. 中医内科学（案例版）. 北京：科学出版社，2007.
[17] 张伯臾. 中医内科学（教参）. 北京：人民卫生出版社，1988.
[18] 王琦. 王琦男科. 北京：中国中医药出版社，2012.
[19] 金实. 中医内伤杂病临床研究. 北京：人民卫生出版社，2009.
[20] 余甘霖. 中医内科学. 北京：中国中医药出版社，2006.
[21] 韦绪性，孙世山. 中医内科学. 北京：军事医学科学出版社，2013.
[22] 王琦. 中医体质学. 北京：人民卫生出版社，2009.
[23] 李振华，李郑生. 中国传统脾胃病学. 郑州：中原农民出版社，1995.
[24] 韦绪性. 中医痛证诊疗大全. 北京：中国中医药出版社，1992.
[25] 韦绪性. 中西医临床疼痛学. 北京：中国中医药出版社，1996.
[26] 王永炎，张伯礼. 中医脑病学. 北京：人民卫生出版社，2007.
[27] 周仲瑛，周学平. 中医内科杂病证治精义. 北京：人民卫生出版社，2008.
[28] 朱良春. 朱良春虫类药的应用. 北京：人民卫生出版社，2011.
[29] 张学文. 疑难病证治. 北京：人民卫生出版社，1996.
[30] 单书健，陈子华. 古今名医临证金鉴. 北京：中国中医药出版社，2011.

［31］庞国明，董慧，郭炳新．实用专病专方临床大全．北京：中国中医药出版社，1994.

［32］马同长，韦绪性．中风病防治新编．哈尔滨：黑龙江科学技术出版社，1991.

［33］马同长，韦绪性．中医心病证治学．成都：四川科学技术出版社，1992.

［34］金实，李春婷．疑难病症中医治疗研究．北京：人民卫生出版社，2006.

［35］周大桥，陆为民．中医内科诊疗思维．北京：人民军医出版社，2011.

［36］王钢．中医内科查房手册［M］．南京：江苏科学技术出版社，2004.

［37］李相中，韦绪性．全科医师中西医诊疗备要．郑州：河南人民出版社，2012.

［38］贾一江，庞国明，府强．当代中药外治临床大全．北京：中国中医药出版社，1991.

［39］张耀卿，陈道隆．内科临证录．上海：上海科学技术出版社，1978.

［40］中医研究院．赵锡武医疗经验．北京：人民卫生出版社，1980.

［41］刘冠军，王富春，李影．中国当代名医针方针术集成．长春：吉林科学技术出版社，1994.

［42］韦绪怀．中西医临床外科学．北京：中国中医药出版社，1996.

［43］贺兴东，翁维良，姚乃礼．当代名老中医典型医案集·内科分册．北京：人民卫生出版社，2009.

［44］李可．李可老中医危急重症疑难病经验专辑．太原：山西科学技术出版社，2001.

［45］张存悌，徐放，黄靖淳．中医火神派医案新选．沈阳：辽宁科学技术出版社，2010.

［46］李巧凤．中西医临床眼科学．北京：中国中医药出版社，1996.

［47］韦绪性．眼科创新实践．郑州：河南人民出版社，2008.

［48］郭振球．中医诊断学．长沙：湖南科学技术出版社，2013.

［49］随殿春，王富春，景宽．中国当代名医秘验方精粹．长春：吉林科学技术出版社，1992.